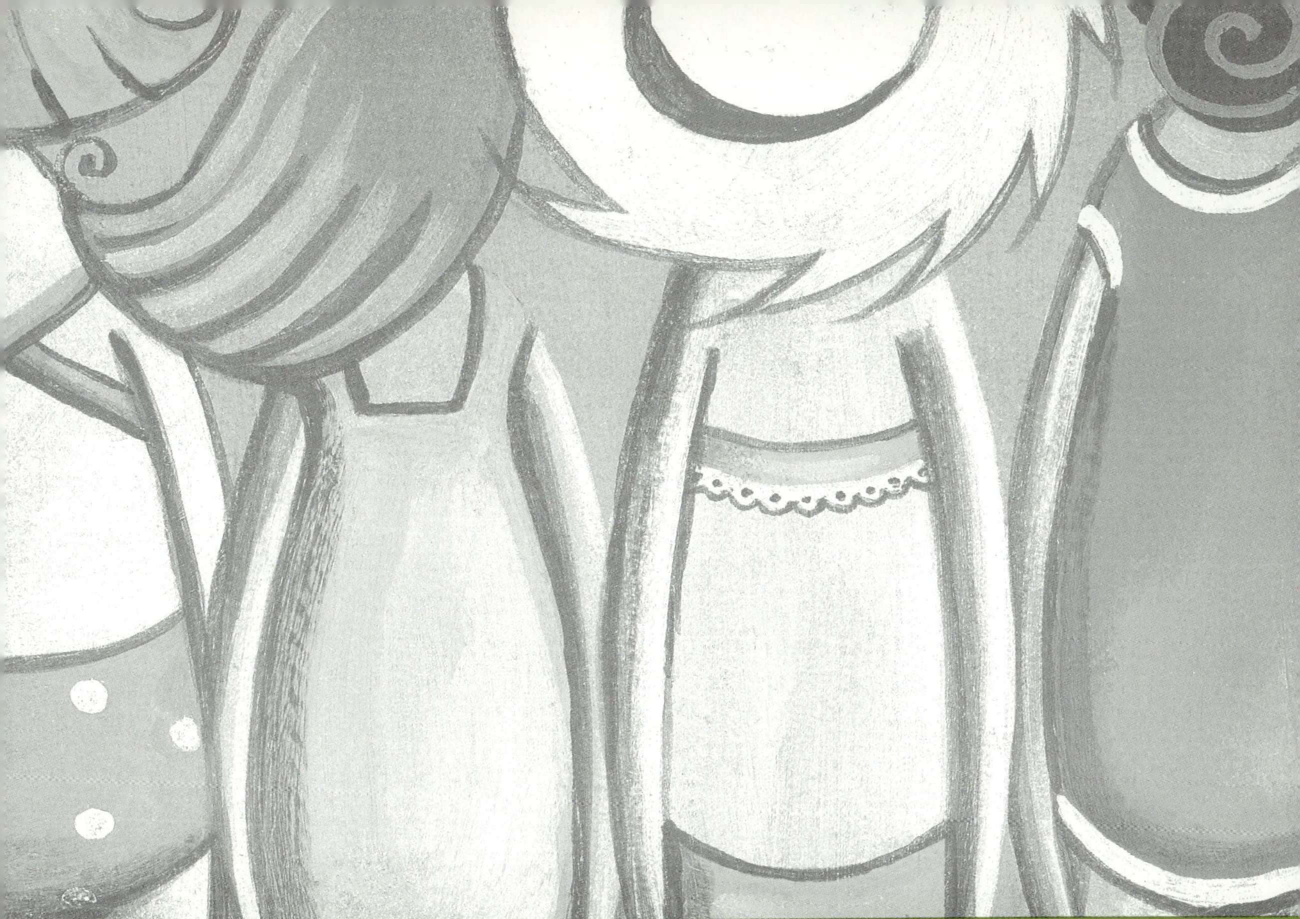

Child and Adolescent Obesity

Causes and Consequences, Prevention and Management

소아·청소년 비만

Walter Burniat, Tim Cole, Inge Lissau, Elizabeth Poskitt 공편

대한가정의학과 비만연구회 소아비만연구팀 · 나눔신경정신과의원 공역

강지현 · 김수진 · 박경희 · 박수연 · 서희선
성은주 · 손중천 · 송홍지 · 심수정 · 오미숙
윤영숙 · 이선영 · 이영호 · 최은영 · 허시영

학지사

Child and Adolescent Obesity: Causes and Consequences, Prevention and Management

edited by Walter Burniat, Tim J. Cole, Inge Lissau and Elizabeth M. E. Poskitt

추천사

비만은 현재 전 세계적으로 가장 급격하게 증가하고 있는 질병이며, 비만을 포함한 당뇨병이나 심혈관질환 등의 만성질환은 예방과 조기치료가 가장 중요합니다. 따라서 우리나라를 포함한 선진국에서 가장 시급히 다루어야 할 건강 문제는 바로 소아 비만의 예방과 치료라고 해도 과언이 아닙니다.

현대인은 '비만을 유발하는 환경'에 노출되어 있으며, 특히 소아와 청소년은 이러한 환경에 쉽게 영향을 받게 됩니다. 비만을 유전 요인과 환경 요인이 결합하여 발생하는 만성질환이라고 본다면, 식생활의 서구화가 빠르게 진행되고 있고 설탕 소비가 크게 증가하고 있는 우리나라에서 소아 비만 유병률이 급증하는 것이 놀랄 만한 일은 아닙니다. 현재 가장 큰 문제는 빠르게 증가하고 있는 소아 비만 환자 숫자에 비해 의사의 관심도는 상대적으로 낮다는 데 있습니다. 소아 비만은 치료 자체가 어려울 뿐만 아니라 시간과 노력이 많이 듭니다. 진료실에서 의사 혼자만으로는 어렵고 가족의 협조나 영양사 등 다른 전문가와의 협진치료가 필요합니다. 하지만 이러한 노력에 비해 이에 대한 적정한 보상을 받지 못하는 시스템의 문제도 있습니다. 여기에 덧붙여 체계적인 접근 방법과 치료에 대한 가이드라인이 부족한 것도 중요한 요인으로 작용합니다.

평소 소아비만클리닉을 운영하거나 관심을 가진 연구회 소속 교수들이 정기적인 모임을 통해 활발한 토론과 연구활동을 가지면서 지식의 폭을 넓히는 데에 그치지 않고 소아와 청소년 비만에 대한 진단과 치료를 체계적으로 다룬 번역서를 이번에 출간한 것은 시기적으로 아주 적절하다고 생각합니다.

모쪼록 이 책이 소아 비만에 대한 관심을 높이는 계기가 되어 좀 더 많은 유능한 선생님들이 우리나라 소아 비만의 예방과 치료를 위해 앞장설 수 있게 되기를 바랍니다. 이 책이 나오기까지 바쁜 시간을 쪼개 가며 수고를 아끼지 않으신 모든 분들께 독자들을 대신하여 감사의 인사를 드립니다.

2006년 1월

대한가정의학과 비만연구회

회장 박 용 우

역자 서문

과거의 우리 조상들은 어린아이의 살찐 모습을 복스럽고 건강한 것으로 여기며 긍정적인 현상으로 받아들였다. 불과 20여 년 전까지만 해도 우량아 선발대회를 열어 체중이 많이 나가는 유아나 영아들을 시상하기도 하였다.

그러나 오늘날 사회에서 비만은 인간에게 여러 가지 합병증을 일으키는 하나의 질병으로 인식되고 있다. 문명의 이기가 발달하고 생활이 서구화되면서 우리나라에서도 비만인구가 급증하고 있으며 더불어 소아 비만인구도 급속하게 늘어나고 있는 추세다.

이에 역자들은 점차 공중보건학적 문제로 대두되고 있는 소아 · 청소년 비만의 올바른 임상 진료 및 연구 활동을 논의하기 위해 2003년도 겨울에 첫 모임을 가졌다. 함께 공부하고 연구하던 중에 우리는 소아 · 청소년 비만에 관심 있는 많은 의료인 및 관련 업무에 종사하고 있는 분들과 지식을 공유할 필요성을 절감하게 되었고 적절한 자료를 물색하던 중에 이 책을 접하게 되었다.

이 책의 원서인 *Child and Adolescent Obesity*는 비만의 모든 분야를 망라하고 있다. 소아 비만의 원인과 연관 요인을 알아보기 위한 세밀한 역학조사에서부터 깊이 있는 병태생리, 다양한 임상경험 등이 기술되어 있다.

따라서 소아 비만에 대해 깊이 있는 공부를 하고자 하거나 혹은 실제적인 임상진료 혹은 비만 프로그램 운영에 대해 고민하는 분들에게 이 책이 도움이 될 것으로 기대된다. 많은 분들이 이 책을 읽고 소아 · 청소년 비만에 대한 문제에 더욱 깊은 이해를 가지고 그 대책 수립에 동참할 수 있기를 바란다.

끝으로 현대인의 정신건강과 스트레스, 비만 등에 깊은 관심을 갖고, 이 분야의 도서를 꾸준히 출판해 오신 학지사 김진환 사장님과 이 책의 출판과정에서 편집인으로서의 무한한 열정을 보여 주신 편집부 김경민 씨에게 지면을 빌려서 감사드린다.

2006년 1월
역자들

저자 서문

과거에 비만이 건강과 부의 상징으로 간주되었던 데 반하여 오늘날 비만은 많은 건강상의 위험을 동반시키는 놀림감이나 혐오의 대상이 되곤 한다. 비만으로 인한 모든 건강상의 해악들과 사회적인 오명에도 불구하고 서구화된 선진국에서 비만 및 과체중 인구는 점차 늘어나는 추세다. 비만이 부의 상징이라는 인식은 이제 개발도상국에서조차도 오래 전의 일처럼 여겨진다.

성인 비만의 높은 유병률이 소아 비만에서 시작되었다는 주장은 여전히 논쟁 중이다. 이러한 명제는 아직 명확하게 밝혀지지 않았다. 그러나 성인 비만인구가 증가하고 있는 것과 함께 모든 소아 연령대에서 비만인구가 증가하고 있다는 사실은 분명하다. 우리는 아직 소아 비만이 어떻게 발생하는지를 명확하게 밝히지 못했고 미래의 성인건강에 큰 관심사가 될 증가하고 있는 소아 비만의 현실을 조절하고 치료할 능력 또한 부족하다.

처음에는 소아비만이 소아의 건강과 임상적으로 관련된다는 사실에 관심을 가지는 사람이 너무 적다는 공감대를 공유하며 저자들 중 두 사람이 1988년도에 첫 모임을 가졌다. 이 모임에서 시작하여 유럽소아비만그룹(소아비만을 다루는 유일한 국제적인 소아 건강 전문가 모임으로 추정)이 탄생하였다. 저자들 중 다수가 이 그룹의 멤버로, 임상경험을 공유하며 연구 및 임상지침에 관한 책을 저술하고 있다.

이 책에서 소아 비만에 대한 역학, 사회학, 병리학을 점검하고자 하였다. 소아 비만과 관련한 현 상황을 제시하고 나아가 예방과 관리에 관해 고찰하였다. 이러한 과정을 통하여 우리는 소아든 성인이든 비만치료에는 왕도가 없다는 사실을 명심하면서 실제적이고 현실적이고자 하였다.

이 책의 많은 장에서 공통된 이슈와 주제를 발견할 수 있을 것이다. 불필요한 반복은 최대한 지양하였지만 이 책을 한 번에 다 읽을 수 없음을 고려하여 각 장에서 해당 주제가 충분히 고찰되도록 몇몇 주제들은 소아 비만의 다른 영역과 관련시켜 이 책의 여러 부분에서 다루었다.

우리는 이 사회가 비만 관련 문제에 애정을 가지고 이해하며 비만인구 감소를 위해 공동체 환경을 조성해야 한다고 믿는다. 우리가 개인적 차원은 물론 사회적 혹은 국가적 변화를 성취하지 못한다면 비만인구의 증가는 막을 수 없을 것이다. 이 책은 일차적으로 소아 비만 관련 직종에서 일하거나 연구하는 분들을 위해 쓰였지만 저자들은 이를 통해 더 넓은 영역에서 소아 비만의 중요 이슈들이 제기되기를 희망한다.

Walter Burniat
Tim J. Code
Inge Lissau
Elizabeth M. E. Poskitt

차 례

Obesity

제1부
비만의 원인

제 1 장
측정과 정의

Tim J. Cole[1) and Marie FranÇoise Rolland-Cachera[2)

1. 도 입

비만의 간단한 정의는 체지방 과잉이다. 그러나 비만을 정의할 때 우선 생기는 의문은 어떻게 체지방을 측정하고, 그것을 '과잉' 이라 정의할 수 있는 기준은 과연 무엇이냐는 것이다.

만일 비만이 체지방 과잉이라면, 체지방량에 대한 좀 더 중립적인 용어가 필요할 것이며 여기서는 이를 '지방증(adiposity)' 이라고 명명하겠다. 지방증은 절대적인 지방량이나 총체 질량에 대한 분율로 표현된다. 지방량은 체질량과 높은 연관성을 보이는 반면에 체지방 분율은 상대적으로 신체 크기와 연관이 없다.

성인의 경우, 체지방량뿐 아니라 지방분포 또한 중요하다. 체지방의 분포 양상은 비만 정도와는 독립적으로 나중의 질병위험도와 관련이 있다(Vague, 1956). 중심성, 체간형 혹은 남성형 지방 분포 유형이 더 위험한데, 주로 허리둘

1) Department of Paediatric Epidemiology and Biostatistics, Institute of Child Health, London.
2) ISTNA-CNAM, Paris.

레에 지방이 축적되는 반면 여성형 지방 분포 유형은 지방이 신체의 말단부로 갈수록 더 많이 축적되는 양상을 보인다.

일부 비만성인은 소아 때부터 비만하였으며 따라서 소아기 비만은 후반기 질병의 위험요인이 될 수 있다(Power et al., 1997). 이것은 비만의 기준을 정하는 것과도 연관이 있다. 그러나 비만을 평가할 때 성인과 소아 간에는 중요한 차이점이 필요한데, 소아는 성장하면서 체격이 변하므로 비만에 대한 인체 측정학적인 기준은 연령에 따라 보정되어야 하며, 청소년기에는 성숙에 대한 고려도 함께 이루어져야 한다. 이러한 이유로 소아와 청소년기의 지방도를 평가하는 것은 성인 기준에서의 평가와는 다르다고 할 수 있다.

비만은 지방증의 과잉이고, 이것은 적절한 체지방 측정법과 절단값을 요구한다. 성인의 지방증(adiposity)은 흔히 체질량지수(Body mass index, BMI)를 이용하여 평가되고, 사망의 위험에 기초한 비만의 진단기준이 체질량지수로 정의되어야 한다.

이 장에서는 소아에서 이러한 주제에 대한 내용을 다룬다. 세부적으로 2절에서는 소아 지방증의 자연사를 간단히 언급하고, 3절에서는 소아에서 지방증의 측정 방법에 관해 다룬다. 4절에서는 소아의 지방증이 후에 비만, 이환율 및 사망률에 미치는 예측적인 가치에 대해 설명한다. 5절에서는 소아 비만을 정의하기 위한 기준점과 참고사항을 고찰하도록 한다.

2. 지방증의 자연사

체지방은 지방세포로 구성되어 있다. 성장 중인 소아의 경우, 지방량의 변화는 두 가지 다른 경로를 통하여 이루어지는데, 지방세포의 수적 변화와 크기의 변화다. 유아에서는 지방세포의 크기 증가가 체지방량 증가의 대부분을 차지하지만 유아기 이후 지방량은 주로 세포 증식에 의해 증가한다(Knittle et al., 1979). 그 결과 지방량은 생후 첫 1년 동안 급격히 증가하다가 다시 감소하는 추세를 보이고 소아기 후반에 두 번째 증가를 보인다. [그림 1-1]은 이러한 경향을 도식화한 것이며 체질량지수나 견갑하피부주름두께와 같은 신체계측 지표가 연령에 따라 동일한 유형을 나타냄을 보여 준다.

3. 체지방 측정

이상적인 체지방 측정은 정확, 정밀하고 접근성이 있으며 잘 입증된 것이어야 한다. 정확도와 정밀도는 오류가 없고 재현성이 있음을 의미하고 접근성은 단순성, 비용과 사용하기 쉬운 방법과 연관이 있다. 또한 수용성은 측정의 침습성에 관한 광범위한 의미에 해당하며 입증성은 임상적 평가를 위한 연령 보정 참고치가 존재하는지를 말한다.

이 모든 조건을 만족시키는 측정방법은 현재로서는 없다. 중수소 희석법(deuterium dilution)과 수중체중측정법(underwater weighing)은 정밀하지만 비용이 비싸고 신체계측을 이용한 방법은 사용하기 쉽고 가격이 싸지만 정확도가 떨어진다.

1) 연구 방법

정확도는 비교적 높으면서도 체지방을 직접 측정할 수 있는 몇 가지 유용한 방법으로는 현재 수중체중측정법, 이중 에너지 X선 흡수법(Dualenergy X-ray absorptiometry, DEXA), 컴퓨터단층촬영술(Computer tomography), 자기 공명 영상(Magnetic kesonance imaging, MRI) 등이 있다(Davis & Cole, 1995). 수중체중측정법을 제외한 나머지 방법은 일반적으로 비침습적이다. 연구 도구로서 이러한 방법은 매우 가치가 높고, 특히 신체계측법의 유용성을 확인하는 데 쓸모가 있다(Ashwell et al., 1985). 그러나 이 방법은 일반 임상에서 실용화하기에는 부적절한데, 그 이유는 높은 비용과 제한된 접근성 때문이다.

생체전기저항법(Bioelectrical impedance analysis, BIA)은 상대적으로 낮은 비용 때문에 대중화된 간접적인 방법이다(Davis & Cole, 1995). 체지방은 물을 포

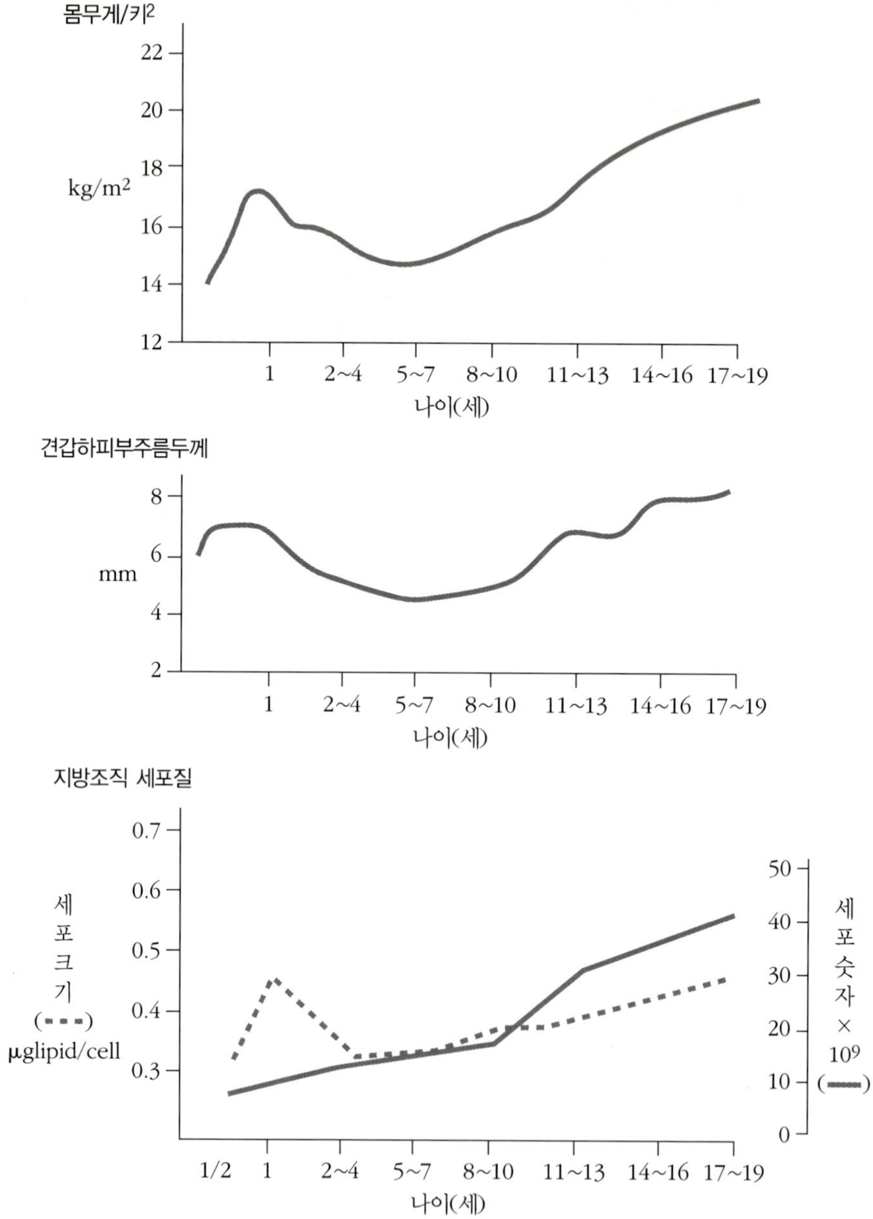

[그림 1-1] 아동기를 통한 체질량지수와 견갑하피부주름두께 사이의 경향과 지방조직세포질 안에서 상응하는 경향(Rolland-Cachera et al., 1982; sempe et al., 1979; knittle, 1979)

함하지 않기 때문에 고강도의 전기 저항(impedence)이 발생하는 원리에 근거한 방법이다. 전극을 신체 말단부, 주로 손과 발에 붙이고 적은 양의 전류를 흘려보낸 후 전극 간의 저항을 측정한다.

이 저항은 신체 크기와 강한 상관성이 있기 때문에 흔히 키의 제곱값으로 나누어 보정해야 한다. 생체전기저항법이 단순한 신체계측에 비해 추가로 제공하는 정보에 몇 가지 불확실한 면이 있지만 저항 측정을 도입한 최신 계량 척도법으로 상당히 대중화되어 있다(Jobb et al., 2000).

2) 신체계측법

신체계측법은 신체 크기, 체형 및 인체 내 구성을 평가하는 데 전 세계적으로 통용되는 비용이 저렴하고 비침습적인 방법이다. 이는 건강과 영양을 모두 반영하며 수행도, 위험 요인, 생존에 관한 예측을 가능하게 한다(de Onis & Habicht, 1996). 비만 예측에 가장 널리 사용되는 측정법은 체중과 신장, 피부주름두께 및 둘레다.

측정 방법

신체계측에서 흔히 저지르기 쉬운 과오 중의 하나는 이것이 시행하기 쉽고 정확한 측정을 위해서 특별한 훈련이나 감독이 필요하지 않다는 생각이다. 더 자세한 설명은 Cameron(1986) 등의 저서를 참고하고, 여기서는 일반적인 요점만 제시하겠다.

소아는 속옷을 입고 체중을 재야 하며 영아는 옷 무게를 보정해야 한다. 측정 도구는 디지털이 좋으나 여건이 안 되면 천칭 저울 혹은 고성능 용수철 저울을 사용한다. 길이를 확인하기 위해서 최소한 2회 이상 측정하고, 한 사람은 영아의 머리 부분이 머리 쪽 판자에 제대로 밀착되었는지 확인하고 다른 한 사람은 발 부위의 밀착을 확인한다. 신장의 경우 시중에서 좋은 신장계를 구입하고 매회 사용 전에 제대로 작동하는지 확인한다. 소아의 머리는 프랭크퍼트(Frankfort) 면에 고정시키는데, 이는 몸통과 수직이 되는 선이며 발뒤꿈치, 엉덩이, 어깨를 벽에 붙이고 똑바로 서도록 한다.

신장은 체중만큼 측정이 용이하지 않다. 특히 시간의 경과에 따른 신장 속도를 측정하려면 정밀도를 유지하기 위해 고도로 훈련된 관찰자와 지속적인 질적 관리가 필요하다. 단일 측정법을 이용하여 지방축적을 평가하는 것이 덜 치명적이지만 그렇더라도 관찰자 간 변동을 최소화하기 위해서는 훈련이 중요하다.

대규모의 역학 조사에서는 체중과 신장의 자기기입 수치를 이용하기도 하지만 청소년기와 소아 후반기로 갈수록 체중은 더 적게, 신장은 과장되게 보고하는 오차가 생기고, 특히 체중은 비만한 경우 그 오차 범위가 더 크다.

피부주름두께는 가장 측정하기 어려운 방법이다. 숙달된 훈련자와 지속적인 질적 관리가 필수적이며 경험이 풍부한 사람조차도 피부주름두께 측정에 불일치가 있을 수 있다.

둘레를 측정하는 것은 피부주름두께를 측정하는 것보다는 쉽지만 줄자를 놓는 위치와 줄자의 장력이 중요하다. 다시 말해 관찰자 간, 관찰자 내 변동을 최소화하기 위해서는 질적 관리가 필요하다.

중앙값의 백분율, 백분위수와 Z-점수

소아기 동안 신체계측치는 연령에 따라 변화한다. 개개인의 소아를 평가하기 위해서 측정값은 동일 연령의 다른 소아와 비교하여 보정할 필요가 있다. 덧붙여 체중은 키에 대해서도 보정해야 한다. 적절한 참고수치와 소아의 측정치를 비교하여 보정이 이루어지며, 참고치는 도표나 표를 이용하기도 하지만 최근에는 컴퓨터에 의해 작업이 간편화되고 있다.

보정된 신체계측치를 표현하는 세 가지 방법이 있다. 중앙값의 백분율(percent), 백분위수(percentile) 그리고 Z-점수(Z-score)다. 중앙값의 백분율은 측정치를 해당 소아 연령의 중앙값 혹은 평균값으로 나눈 후 100을 곱한 값이다(혹은 키 대비 체중의 경우, 소아 신장의 중앙값으로 체중을 나눈 값). 백분위수는 성장백분율도표(growth centile chart)에 측정값을 점으로 표시하며, 해당 소아의 백분위수는 성장곡선에서 읽는다. Z-점수는 백분위수와 밀접하게 관련된 개념으로 소아의 측정값이 참고치의 평균 또는 중앙값의 상위나 하위 참고치의 몇 표준편차(standard deviation)에 위치하는지를 의미한다.

예를 들면, 연령을 보정한 체중에 근거한 세 가지의 비만 기준점은 각각 중앙값의 120%, 97백분위수, 그리고 +2 Z-점수로 표시된다. 이러한 기준치는 서로 유사하며 기준인구집단의 2~3%의 과체중에 해당된다.

중앙값의 백분율은 세 가지 중 가장 쉽고 오랫동안 사용되어 온 방법이다(Gomez et al., 1956). 백분위수 도표는 읽기 쉬울 뿐만 아니라 부모에게 이해시키는 데도 효과적이다. 만일 측정값이 정규 분포를 보인다면 백분위수와 Z-점수는 상호 호환이 가능하다.

최근에는 체중(Cole et al., 1998)과 삼두근피부주름두께(Hughes et al., 1997)와 같이 정규 분포를 보이지 않을 때에도 백분위수를 Z-점수로 변환하는 도표를 만드는 것이 가능해졌다. 역학적인 분석 목적에서 백분위수보다는 Z-점수가 더 적합하다. 이는 백분위수가 비선형적이기 때문에 이런 계산은 항상 Z-점수를 사용해야 한다.

체 중

지금부터는 지방증의 신체계측 방법에 관해 생각해 보자. 체중은 가장 간단하면서도 신체 크기의 가장 직접적인 지표며, 측정하기가 쉽고 비용이 저렴하며 재현성이 있다. 또한 체지방과 상당히 높은 상관성을 갖고 있다(Cole, 1991). 연령별 체중을 도식화한 표와 그림은 원래 영양결핍을 평가하기 위하여 사용되었는데(Waterloo, 1972), 최근 세계보건기구에서는 영양상태 평가에 사용하도록 권고하고 있다(WHO, 1995).

그러나 체중은 신장과 높은 상관성이 있지만 신장과 체지방은 상관성이 약하다. 따라서 체중을 신장에 대해 보정하면 체중과 체지방의 관계가 더욱 강화될 수 있으며, 이는 좀 더 민감하고 특이도가 높은 지방증의 지표가 될 수 있다.

신장 대비 체중

체중과 신장을 기준으로 한 지표는 매우 많으며, 그 기원은 150년 이상 전으로 거슬러 올라간다(Cole, 1991). 가장 간단한 방법 중의 하나는 상대체중이다. 이것은 해당 소아의 신장과 성별에 대한 기대체중을 나타낸 표나 도표가 필요하고 소아의 체중은 그들의 기대체중에 대한 백분율로 표시된다. 만일 기대체중이 키와 성별에만 기준을 두었다면 그 지표는 신장 대비 체중이 된다. 신장 대비 체중은 소아의 연령을 고려하지 않은 값이기 때문에 출생일을 모를 경우에 유용하다. 그러나 해당 연령에 비해 특별히 키가 크거나 작은 소아에게 적용할 경우 오차가 생긴다(Cole, 1985).

세계보건기구의 국제 성장 참고 신장 대비 체중 도표(Dibley et al., 1987)는 여아는 10세, 남아는 11.5세 이후가 불완전하다. 이러한 현상은 이 연령을 지나서는 연령과 연관이 있기는 하지만 신장에 대한 체중을 보정할 수가 없기 때문이다. 결론적으로 신장대비 체중은 청소년의 지방증을 평가하는 데는 도움이 되지 않는다. 신장과 연령 모두에서 체중 보정이 필요하다는 주장이 받아들여지고(Cole, 1979; Rolland-Cachera et al., 1982), 이로 인해 체중/신장^2, 체중/신장^{3}와 같은 제곱 지표가 만들어지게 되었다.

신장과 전혀 연관성이 없는 체중/신장^p

신장에 대해 체중을 보정하는 이유는 위에서 언급한 것처럼 체중과 지방증의 상관성을 강화시키기 위한 것이다. 그러나 이것이 항상 의도한 대로 이루어지는 것은 아니며 체중은 본래 신장에 대해 보정되어 있어 지방증과는 별개로 신장과 무관한 지표다. 이러한 다른 두 가지 접근법은 약간 차이가 나는 형태의 체중-신장 지표를 만들게 되는데, 하나는 신장과 상관관계가 없는 지표고, 또 하나는 지방증과 최대의 상관관계를 가지는 지표다.

상대체중은 신장에 대해 보정한 체중이므로 정의대로라면 신장과는 연관성이 없다. 같은 원칙이 체중/신장^p 같은 지표에도 적용이 되는데, 신장과 무관한 지표를 만들기 위해서 p를 선택할 수 있다. 소아의 연령을 고려하지 않고 보정한다면 소아기의 적절한 p 값은 2다(Cole, 1991).

그러나 연령을 보정하는 것이 중요하므로 이를 위해서는 적절한 p를 얻기 위한 계산을 좁은 나이 범위 내에서 시행하거나(Rolland-Cachera et al., 1982) 체중과 신장에 대한 연령 보정을 먼저 하도록 한다(Cole, 1979). 소아기 초기에는 p가 2에 가까우므로 가장 적절한 것은 체중/신장^{2}이다(Cole et al., 1981; Gasser et al., 1995). p 값은 소아기에 점점 커지고 청소년기에 가장 높아 3 이상(체중/신장^3)이

되고, 이후 성인기에는 다시 2로 낮아진다(Rolland-Cachera et al., 1982; Cole, 1986). 따라서 소아기 초기에는 체질량지수(체중/신장^2)가 적절하고, 청소년기에는 롤러지수(체중/신장^3)가 더 좋다.

체중/신장^{p}은 지방증과 높은 상관성이 있다

신장과 전혀 연관성이 없는 체중/신장^{p}을 선택하는 것의 대안은 체지방과 최대의 상관성을 보이는 체중/신장^p 지표를 선택하는 것이다. 이 두 기준은 연령에 대해 보정한 후, 신장과 체지방이 서로 연관성이 없는 경우에만 같은 지표가 된다.

임상적으로 청소년기에 체지방은 체질량지수와 마찬가지로 신장과 약한 양의 상관성을 가지고(Himes & Roche, 1986; Lazarus et al., 1996), 두 상관관계는 서로 상쇄되는 경향을 보인다. 청소년기 체질량지수가 신장과 상관관계가 있지만 롤러지수보다 지방증과 더 강한 연관성을 가졌음을 의미한다. 따라서 체질량지수는 어린이와 청소년의 지방증을 평가하는 가장 적절한 체중-신장 지표로 평가된다.

체질량지수

대부분 체중, 신장, 체질량지수, 체지방의 상호 의존도에 대해 충분히 이해하지 못하고 있다. 체질량지수는 신장과의 연관성 때문에 비판을 받지만(O'dea & Abraham, 1995; Lazzarus et al., 1996), 이는 지표가 신장과 전혀 연관성이 없어야 하는 경우에만 가벼운 결점이 된다. 최근의 연구(Daniels et al., 1997; Pietrobelli et al., 1998)에서는 체질량지수와 이중에너지X선흡수법으로 측정한 체지방률 간에 높은 상관성이 있음을 보여 주었다.

동시에 청소년의 체질량지수가 지방증과 신장의 연관성을 확인하기 위해 사용될 수 없음을 아는 것도 중요한데, 이는 체질량지수가 지방증을 직접적으로 측정하는 것이 아니기 때문이다. 지방증과 신장의 연관성을 연구하기 위해서는 체지방을 직접 측정하는 이중에너지X선흡수법과 같은 방법을 사용해야 한다.

체질량지수의 자연사는 체지방의 그것과 유사한데, 영아기 동안 가파른 상승을 보이다 9개월에 최고점에 도달하고, 6세까지 감소하다가 이후에 제2의 증가

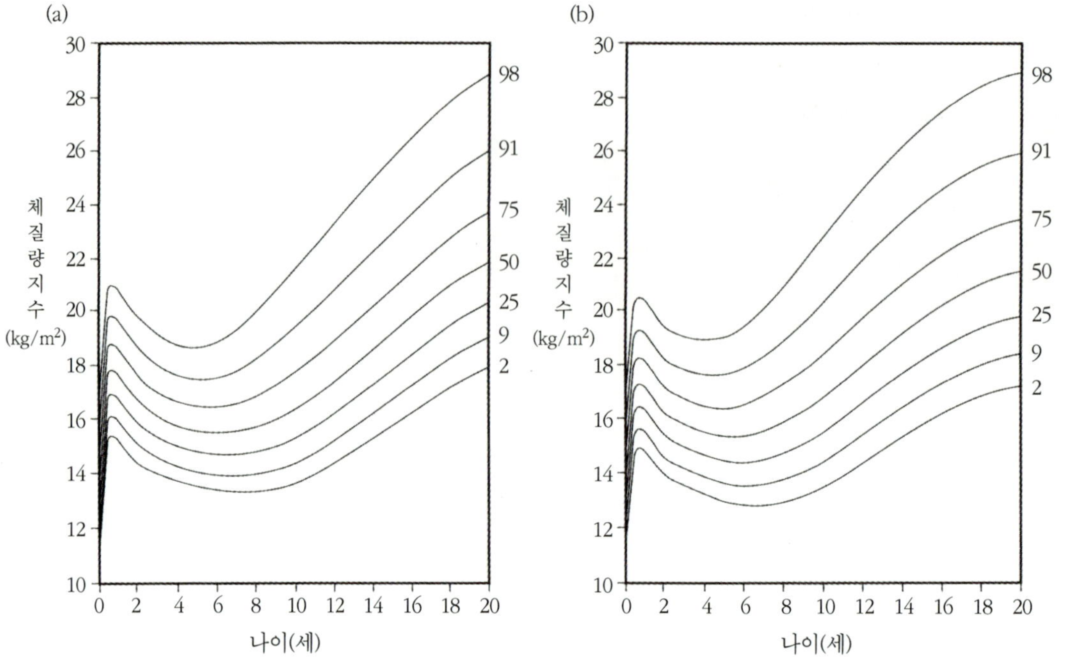

[그림 1-2] 1990년 영국 남아(a)와 여아(b)에 대한 체질량지수의 백분위수, 일곱 개의 백분위수는 Z-점수의 2/3에 분산되어 위치함. 즉, 2백분위수, 9백분위수, 25백분위수, 50백분위수, 75백분위수, 91백분위수, 98백분위수임.

를 보인 후 성인기까지 유지된다. 가장 초기에 출간된 체질량지수 도표는 프랑스 소아를 대상으로 한 것이며(Rolland-Cachera et al., 1982), 최근에는 북미, 영국, 스웨덴, 홍콩, 독일 소아를 대상으로 한 도표들이 나왔다(Hammer et al., 1991; Must et al., 1991; Rolland-Cachera et al., 1991; Cole et al., 1995; Lindgren et al., 1994; Leung et al., 1998; Cole & Roede et al., 1999; He et al., 2000; Kuczmarski et al., 2000). [그림 1-2]는 영국 소아의 체질량지수 백분위수 도표다(Cole et al., 1995). 이것은 다른 나라의 백분위수 도표와 전반적으로 비슷한 성별, 연령별 경향을 보이고 사춘기에는 여아보다 남아에게서 더욱 급속한 체질량지수 증가가 일어남을 보여 준다.

체중 백분위수와 신장 백분위수에 기초한 지표

소아의 체중과 신장을 백분위수 도표에 표시하는 것이 기본적으로 사용되어 왔고, 일부에서 과체중이나 저체중인 경우 두 백분위수 간에 차이를 두고 사용하였다. Hules와 schilg(1996)은 체중 백분위수가 신장 백분위수보다 3백분위수 높은 경우 비만으로 정의하였다. 이것은 비교적 간단하지만 너무 광범위한 기준으로 나이에 비해 유난히 키가 크거나 작은 경우에 오차가 생긴다(Cole, 1997). Mulligan과 Voss(1999)는 비만소아에게서 그들의 체중과 신장의 백분위수 차이는 나이와 신장에 따라 달라짐을 보여 주었다.

[그림 1-3]은 두 가지 대체 지표인 신장 대비 체중 백분위수와 체질량지수 백분위수를 비교하여 보여 주고 있다. 예를 들면, 키가 크고 매우 무거운 어린이는 체중 백분위수-신장 백분위수 도표를 사용하면 약간 과체중으로 진단되고(Z-점수=1.9), 신장 대비 체중 도표와 체질량지수 도표에 따르면 Z-점수 3을 초과하는 비만으로 평가된다.

백분위수와 Z-점수는 서로 연결되었기 때문에, 백분위수-백분위수 지표는

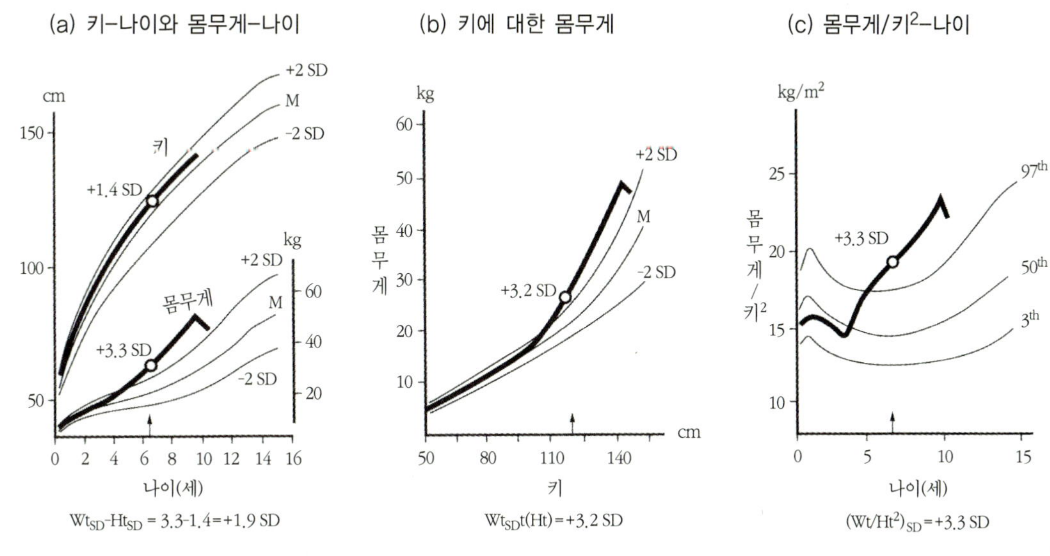

[그림 1-3] 키에 대해 보정한 몸무게를 평가하는 세 가지 방법의 비교: 키백분위수와 몸무게 백분위수의 비교(a), 키에 대한 몸무게의 Z-점수(b), 체질량지수 Z-점수(c)

체중 Z-점수와 신장 Z-점수의 차이와 동일하다. 더 나은 지표는 신장 Z-점수에 대해 보정한 체중 Z-점수(1.4×체중 Z 점수−신장 Z 점수)인데, 이것은 체중과 신장 간의 상관관계(일반적으로 상관계수=0.7)에 따라 달라진다(Cole, 1997). 이것은 표준편차가 1인 신장-백분위수에 대해 보정한 체중-백분위수의 Z-점수다. 따라서 체중과 신장의 백분위수를 비교하기 위해서는 이 값들을 Z-점수로 변환시키고, 체중 Z-점수에 1.4를 곱한 후 신장 Z-점수를 빼는 것이 정확하다(Cole, 1994). 이 공식을 [그림 1-3]의 예에 적용시키면 3.2라는 Z-점수가 나오고 이 값은 다른 두 지표와도 거의 일치한다.

일반적으로 이 Z-점수는 체질량지수 도표에서 쉽게 얻을 수 있는 체질량지수 Z-점수와 비슷하다. 이것은 체중과 신장, 체질량지수 백분위수가 서로 연결되었음을 보여 준다.

피부주름두께

피부주름두께는 신체의 여러 부위에서 피하지방을 측정하는 것인데, 대부분 흔히 삼두근과 견갑하에서 측정한다. 피부주름두께는 저렴하며 측정하기가 상당히 쉽지만 부분적으로 옷을 벗어야 하므로 일부 환자에게서 측정을 미루게 하는 등 오차가 생길 수 있다. 이 방법은 반복측정이 어렵고 검사사 간, 검사자 내 오차가 생기는데, 특히 피검자가 비만할 경우 더욱 그렇다. 이런 이유로 엄격한 질적 관리가 요구되며 비용이 증가된다.

피부주름두께의 측정으로 전체 체지방량과 체지방 비율을 예측할 수 있다(Parizkova, 1961; Rolland-Cachera et al., 1993). 소아는 삼두근피부주름두께가 견갑하피부주름두께보다 체지방의 백분율과 연관성을 더 많이 보인다(Roche et al., 1981). 체지방도 피부주름두께에 기초한 회귀공식에서 계산될 수 있다(Rohman et al., 1986). 그러나 이것은 민족에 따라 다르며 모든 개인에게 적용할 수 있는 것은 아니며, 특히 비정상 성장을 보이는 사람에서 사용할 수 없다.

체지방의 분포는 몸통(예, 견갑하)과 사지(예, 삼두근)의 피부주름두께를 비교하여 평가할 수 있다. 소아의 피부주름두께와 이중에너지X선흡수법을 이용하여 얻은 내장지방 관계를 Goran 등(1998)이 조사하였다. 몸통의 피부주름두께가 몸통과 사지의 피부주름두께 비율보다 내장지방량을 예측하는 데 더 효과적이었다. 청소년의 경우, 몸통의 피부주름두께가 몸통과 사지의 피부주름두께 비율보다 심혈관질환 위험요인을 예측하는 데 더 유용했다(Sangi & Muller et al., 1991). 체지방 분포는 성인의 경우에는 미래 건강과 연관 있는 것으로 알려졌지만 아직 소아에게서는 이의 중요성이 확실하게 밝혀지지 않았으므로 더 주의 깊게 다루어야 한다.

삼두박근과 견갑하피부주름두께에 대한 백분위수 도표는 영국, 프랑스 및 미국을 포함한 몇몇 국가에서 발표되었다(Tanner & Whitehouse, 1975; Sempe et al., 1979; Must et al., 1991). 견갑하 피부주름두께의 연령에 따른 추세는 체질량지수와 비슷하여 증가, 감소 후 제2의 증가를 보였고, 이것은 다른 체중-신장 지표보다 체질량지수의 사용을 옹호하는 논거다.

현재 피부주름두께 비율에 대한 성장곡선이 없다. 피부주름두께의 큰 측정 오차가 피부주름두께 비율에 복합되면 실제로 예측력이 낮은 지표가 된다.

둘레와 직경

둘레의 측정은 간단하고 비용이 저렴하며 적절히 훈련하면 재현성 있는 결과를 얻을 수 있다. 상완 중간 부위 둘레는 취학 전 소아의 저체중 추적에 널리 쓰는 방법이다(Brien & Zimicki, 1986). 이 측정치의 변화는 지방뿐 아니라 근육의 변화도 포함되는 것을 고려하면 이것은 후기 소아기의 비만도를 평가하는 데 유용한 대체 지표다.

상완 중간 부위 둘레와 팔의 피부주름에 근거한 공식이 Gurney와 Jelliffe (1973)에 의해 만들어졌다. 팔의 지방 부위는 해당 부위의 피부주름두께보다 체지방률을 예측하는 데는 더 나은 점이 없었으나 체지방량을 예측하는 데는 더 효과적이었다(Himes et al., 1980). 팔 부위의 이점은 제지방과 지방조직 모두를 평가할 수 있다는 점이다(Forbes et al., 1988). 이 공식은 지방의 양을 더 낮게 평가하는 경향이 있었지만 더욱 향상된 공식이 개발되었다(Rolland-Cachera et al., 1997).

최근에 이르러 허리, 엉덩이, 허벅지 둘레를 어린이의 체지방 분포를 예측하는 데 사용하기 시작하였다(Weststrate et al., 1989; Rolland-Cachera, 1993). 허리와 엉덩이 둘레 모두 내장비만의 좋은 예측 인자이고(Goran et al., 1998), 이는 허리/엉덩이 둘레비가 왜 내장지방을 잘 반영하지 못하는지를 적절하게 설명해준다. 허리와 엉덩이 둘레는 허리/엉덩이 둘레비보다 심혈관질환 위험인자를 예측하는 데 더 효과적이다(Sangi & Muller, 1991). 몸통/사지 피부주름두께비는 허리/엉덩이 둘레비보다 심혈관질환 위험인자(Freedman emd, 1987; Sangi & Muller, 1991) 및 당부하에 대한 인슐린 반응(Caprio et al., 1996)과 더 높은 상관관계를 가진다. 복부피부주름두께와 허리둘레는 체질량지수보다 내장지방을 예측하는 데 더 낫다(Goran et al., 1998).

둘레비를 사용하면 둘레 그 자체나 평균값이 비율보다 더 예측도가 높다는 사실을 간과하게 한다. 이러한 이유로 항상 둘레를 먼저 분석하고 그 후 비율을 사용한다. 둘레는 피부주름두께보다 측정오차가 작다는 점에서 장점이 있고 피부주름두께비와 둘레비를 비교했을 때도 마찬가지 이유로 둘레비가 더 유용하다(Muller & Kaplowitz, 1994).

직경은 체형사진이 가능한 경우 둘레 대신 사용되거나(Casey et al., 1994), 신체계측기로 측정하는 것이 줄자를 이용하는 것보다 편할 때 가끔 사용된다. 체형사진은 신체계측이나 줄자에 비해 덜 사용되는 방법이다.

팔과 머리 둘레에 대한 백분위수 도표는 수년 동안 있었지만, 허리나 엉덩이 둘레 도표는 거의 찾아보기 힘들다(Zannolli & Morgese, 1996).

요 약

신체계측은 임상적으로 지방과다를 평가하는 가장 저렴한 방법이며 대규모 선별 검사 시에도 필수적이다. 체질량지수와 피부주름두께가 주요 경쟁 대상이다. 체질량지수는 피부주름두께보다 받아들이기 쉽고 재현성이 우수하지만 체지방과의 상관성이 약하다. 게다가 체지방분포를 평가하기 위해서는 둘 이상의 피부주름두께 혹은 신체 둘레가 필요하다. 적절한 체질량지수 도표는 있지만 피부주름두께 도표는 대부분 오래된 것이고, 허리와 엉덩이 둘레에 대한 도표는 거의 없다.

4. 후기의 지방증, 이환율 및 사망률의 대체지표로서의 지방증

1) 추 적

많은 연구가 소아기에서 성인기에 이르는 동안 지방증의 지속에 대해 조사하였고, 최근에는 이에 대한 문헌이 재검토되었다(Parsons et al., 1999). 추적의 범위는 치료나 예방의 전략을 고려할 때 중요하다. 소아비만이 성인비만으로 이행될 가능성은 지방증 측정법과 비만의 정의, 초기 평가 시 나이에 따라 달라진다. 그러나 비만소아가 마른 소아에 비해 나중에 더 비만하다는 것은 일관성 있는 소견이다(Power et al., 1997).

조기 소아기부터 성인기까지 추적한 경우는 드물지만 비만한 청소년이 성인과 마찬가지로 비만 위험이 높다(Rolland-Cachera et al., 1987; Whitaker et al., 1997). 체질량지수는 피부주름두께보다 더 강하게 추적하고(Rolland-Cachera et al., 1989; Clarke & Lauer, 1993; Gasser et al., 1995), 허리/엉덩이 둘레비는 체질량지수보다는 낮아도 피부주름두께보다는 더 강하다(Casey et al., 1994).

6세의 체질량지수 백분위수 도표상의 최소 지점([그림 1-2] 참고)은 지방증 반동(adiposity rebound)으로 알려졌다(Rolland-Cachera et al., 1987). 지방증의 반동나이로 성인 체질량지수를 예측할 수 있지만(Rolland-Cachera et al., 1987; Siervogel et al., 1989; Prokopec & Bellisle, 1993; Whitaker et al., 1998), 나이에 해당하는 소아의 체질량지수만큼 좋은 예측인자는 되지 못할 것이다(Gasser et al., 1995). 소아 지방증에서 성인비만을 예측하는 것은 단지 중간 정도의 정확도를 가진다.

2) 이환율과 사망률

지방증이 현재와 미래의 이환율 및 사망률과 연관이 있음을 아는 것이 중요하다. 어린이에서 체중-신장 지표와 사망률의 연관성을 살펴본 몇몇 연구가 있었지만(Cole, 1991) 사용된 지표가 적절한지를 다룬 연구는 단 하나뿐이다. 체중/신장^{P} 지표가 영양불량 소아에게서 사망위험을 평가하는 데 사용되었다(Prudhon et al., 1995). 이때 적절한 p 값은 2에 가까워 이 값은 체질량지수에 해당된다. 따라서 체질량지수는 신장 대비 체중의 Z-점수보다도 조기 사망의 위험을 알기 위한 더 좋은 예측인자다.

체질량지수와 소아와 청소년기의 이환율 및 사망률의 연관성을 살펴본 자료는 거의 없지만 체질량지수나 체질량지수 변화와 혈압 증가, 지질의 악화, 제2형 당뇨병, 조기 동맥경화증 병변의 연관성이 밝혀졌다(Dietz & Robinson, 1998). 두 가지의 추적 연구가 소아의 체질량지수와 성인기 결과와의 연관성을 조사하였다. 하버드성장연구(Harvard Growth Study)에 따르면 과체중인 남아와 여아가 또래 마른 소아에 비해 비만 관련 이환의 위험이 높았다(Must et al., 1992). Boyd orr 코호트를 기초로 한 다른 연구에서 체질량지수 75백분위수 이상인 소아가 체질량지수 25~49백분위수의 소아에 비해서 허혈성 심장질환에 의한 사망 위험이 더 높았다(Gunnell emd, 1998). 이 연구는 또한 소아기에 저체중인 소아가 평균 체중의 소아에 비해 모든 원인에서 사망률이 더 높음을 보여 주었다. 이것은 성인이 체질량지수가 낮거나 높은 경우 사망률이 높다는 결과와 일치한다(Seltzer & Mayer, 1966).

5. 소아 비만의 정의

1) 연관된 결과 측정

과체중과 비만의 기준은 미리 정해진 절단값을 능가하는 지방증 정도다. 이상적으로 절단값은 현재의 이환, 후기의 이환, 후기의 사망 등과 같이 비만이 위험요인으로 작용하는 결과 측정을 기초로 결정해야 한다.

어떤 결과 측정이 사용되더라도 소아 혹은 청소년기 비만과의 연관성 강도가 절단값을 정하는 데 이용되어야 한다. 불행하게도 어떤 정밀함으로도 이 점이 확인될 수 없는데, 이는 다음과 같은 세 가지 이유 때문이다. (1) 어린이는 성인에 비해서 비만과 관련된 질병이 적다, (2) 소아 비만과 성인 건강 위험의 연결은 결국 성인 비만을 통해 일어난다, (3) 비만과 결과의 용량 반응 곡선은 지방증 범위에서 직선형이어서 명확한 절단값이 존재하지 않는다. 이것이 기준점 설정을 임의로 하게 만든다.

신체계측은 임상적인 선별 도구로 개인의 수준에서만 사용되는 것이 아니라, 집단의 건강을 평가하기 위하여 인구 집단수준에서도 사용된다. 비만을 평가하는 선별 도구는 민감도가 높고 특이도도 높아야 하지만(Himes & Bouchard, 1989; Robinson, 1993), 반면에 공중 보건의 도구로서는 동시대 혹은 시간의 경과에 따른 집단 간의 차이를 발견할 수 있어야 한다. 역학적인 관점에서 보면 절단값의 필요성은 더 낮아지는데, 비만의 정도는 연속적으로 변하는 양으로서 충분히 다룰 수 있기 때문이다(Flegal, 1993). 이것은 비만과 후기 결과의 연관성이 갖는 성격을 반영한다. 그러나 공중보건의 배경에서조차 절단값은 분류 목적에서 중요하다.

2) 절단값의 정의

성인은 체질량지수 25, 30 kg/m²을 과체중, 비만으로 정의하는 절단값으로 사용하고 있다(Garrow & Webster, 1985). 만일 소아에게 이와 같은 고정된 절단값을 적용하면, 연령과 성숙도에 따라 비만으로 진단되는 비율이 달라진다. 이것은 체질량지수 도표의 형태를 보면 알 수 있다([그림 1-2] 참고). 이러한 이유에서 나이와 연관된 절단값이 필수적이다.

체질량지수 백분위수 도표는 절단값을 제시하는 데 사용할 수 있지만 어떤 도표를 사용할 것인지를 결정하는 것은 어렵다. 어떤 참고 집단이 비만의 황금기준으로 적합할 것인가? 여기에는 의학적, 정치적인 두 가지 기준이 있다. 참고 인구집단을 건강에 근거하여 결정할 것인지 혹은 국제적인 대표성의 측면에서 고려해야 할 것인가? 아니면 둘 다를 고려해야 하는가? Cole과 Roede(1990)가 1980년 독일 소아의 체질량지수 도표가 비만 증가보다 앞섰다고 주장하더라도 이러한 고려는 이용 가능한 표본을 제외하게 만든다. 그렇더라도 1980년 독일 소아의 체질량지수 도표는 어떤 관점에서도 국제적인 대표성이 없다. 참고 인구집단을 명확히 하는 다른 방법은 뒤의 4) IOTF의 정의에서 다룰 것이다.

일단 적당한 도표가 정해지면 가장 간편하게 절단값을 정하는 방법은 중간값의 120%와 같이 백분율 중 고정된 값을 지정하는 것이다. 체질량지수의 변이 계수가 나이에 따라 일정하지 않기 때문에 이것은 고정된 절단값과 마찬가지로 서로 다른 나이의 인구집단의 다른 분율의 소아를 선별하는 것이 된다(Cole 등, 1998).

다른 방법은 체질량지수나 삼두근피부주름두께의 85백분위수 같이 미리 정해진 나이-성별 백분위수를 이용하는 것이다. 이 방법으로 Himes와 Dietz (1994)는 체질량지수 85백분위수를 과체중, 95백분위수를 비만으로 정의하는 절단값으로 제안하였다. 영국에서는 다른 체질량지수 백분위수를 이용하였는데 (Cole et al., 1995), 예를 들면 Z-점수의 2/3를 차지하는 백분위수에 근거한 91, 98, 99.6백분위수는 각각 Z-점수 +1.33, +2, +2.67에 상응한다.

백분위수에 근거한 절단값의 제공은 절단값을 초과하는 모든 대상을 치료하는 데 필요한 자원을 정의하는 것이다. 예를 들면, 85백분위수는 인구의 15%가 치료를 받아야 함을 의미한다. 역으로 만일 절단값이 98백분위수로 올라간다면 비만 유병률은 2%로 감소할 것이다. 동시에 비만이 후의 결과와 관련 있는 경우, 더욱 극단적인 정의를 사용하면 위험이 더 크게 보일 것이다. 따라서 절단값의 선택은 비만 유병률과 비만과 후기 결과와의 연관성의 강도를 정의하는 것이다.

절단값으로 백분위수를 사용하여 참고 인구집단의 모든 연령과 성별에서 선택된 절단값을 넘는 사람의 비율, 즉 비만 유병률을 정하는 것을 강조하는 것은 중요하다. 비만의 실제 수준은 나이와 성별에 독립적이지 않지만, 이를 평가할 수 있는 황금기준이 없는 상황에서는 이러한 불만족스런 통계적 시도가 이루어져야 한다.

85, 95, 91, 99.6백분위수를 선택하는 것조차도 전적으로 임의적이다. 어떤 백분위수를 사용할지 정할 수 있는 객관적인 기준이 없으며, 이것은 소아 비만을 정의하는 데 추후에도 근원적인 문제가 된다. 다음의 4) IOTF의 정의에서는 에서는 성인에서 널리 받아들이는 절단값과 연관지어 어떻게 절단값을 정의할

수 있는지를 보여 줄 것이다.

성인(Guliford et al., 1992; Bennett et al., 1995)과 소아(Troiano et al., 1995)의 비만 유병률이 급속도로 증가하는 시점에서, 정기적으로 체질량지수와 피부주름두께 백분위수 도표를 최신으로 갱신하는 것은 비효율적이다. 만일 이 자료를 정기적으로 갱신한다면(Freedman et al., 1995), 비만 유병률은 전혀 변동이 없는 것처럼 보일 것이다. 더 좋은 전략은 특정 순간에 도표를 동결시키고, 이 도표를 시간에 따른 비만 유병률의 연속적인 변화를 정량화하는 데 사용하는 것이다.

3) WHO 정의

소아의 경우, 국제 간 통용을 위해, 세계보건기구(WHO, 1995)는 National Center for Health Statistics(NCHS)/세계보건기구(WHO) 참고치를 기초로 하여 나이 대비 체중이나 신장 대비 체중의 Z-점수 2 이상을 과체중으로 표시하도록 권장한다. 청소년의 경우 권장되는 신체계측지표는 나이에 대해 보정한 체질량지수, 삼두근과 견갑하 피부주름두께고, 세계보건기구는 9~24세의 체질량지수와 9~19세의 피부주름두께 참고치를 제시하고 있다.

이러한 정의에는 몇 가지 임상적인 문제가 있다. 첫째, NCHS/WHO 참고치는 오래된 자료며 영아에게 사용하는 데는 기술적인 문제가 있다. 둘째, 신장 대비 체중, 체질량지수, 피부주름두께의 참고 값이 나이에 따라 제한되어 있다. 셋째, 참고값이 미국 소아를 대상으로 만들어졌기 때문에 국제적인 대표성이 없다. 넷째, 제시된 기준값에 객관적인 정당성이 없다.

별도의 문제는 체질량지수와 삼두근피부주름두께는 비만을 다른 방법으로 평가하기 때문에 비만 유병률이 다르게 나타날 수 있다. Flegal(1993)은 미국 청소년을 대상으로 한 동일한 세 번의 국민조사자료를 이용하여 비만 추세를 연구한 두 논문을 비교하여, 두 연구가 서로 다른 비만의 정의를 사용해 정반대의 결론에 도달했음을 보여 주었다. 체질량지수 85백분위수를 초과하는 대상의 분율은 시간 경과에 상관없이 세 번의 국민조사자료에서 일정하게 유지되었던 반면, 삼두근피부주름두께에 대한 85백분위수의 분율은 급속히 증가하였다.

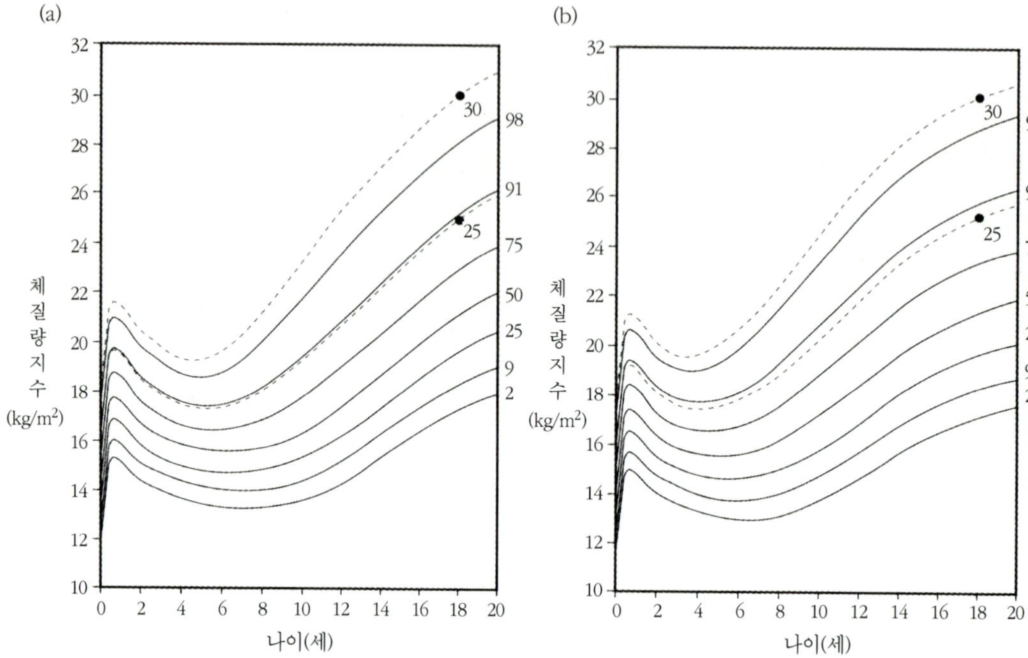

[그림 1-4] 18세에서 체질량지수 25kg/m^{2}와 30kg/m^{2}을 초과한 추가된 범위 밖 '백분위수'의 영국의 체질량지수 도표 (a) 남아, (b) 여아

이것은 어떤 비만의 정의도 임의성이 있음을 강조하는 것이다. 체지방은 체질량지수보다는 삼두근피부주름두께와 밀접한 관련을 보이는데, 이것은 Flegal의 예에서 볼 수 있듯이 체지방은 실제로 시간이 지나면서 증가하기 때문이다. 체질량지수가 시간에 따른 추세를 보이지 않는 것은 체지방의 증가가 근육량의 감소에 의해 보상되기 때문이다. 이는 우리에게 체질량지수가 체지방과 상관성이 있다고 해도 체지방을 직접 측정하는 것은 아니라는 것을 다시 상기시킨다.

4) IOTF의 정의

체질량지수가 소아의 가장 적합한 지방증의 지표라는 데는 광범위한 합의가 이루어졌고, 이는 유럽 소아 비만 그룹(European Childhood Obesity Group), NCHS, WHO에 의해 지지되고 있다(Poskitt, 2000). 그러나 수용될 수 있는 과체중과 비만의 정의를 제공하기 위해서는 두 가지 문제가 여전히 남아 있는데, 사용되는 체질량지수의 참고 인구집단과 절단값으로 사용될 체질량지수 백분위수의 참고치다.

최근에 국제 비만 전담반(International Obesity Task Force, IOTF)은 이러한 질문의 해법을 얻기 위한 새로운 접근법을 사용하기로 동의하였는데, 6개국의 대표성 있는 체질량지수 자료를 합하여 표본으로 하고, 이미 광범위하게 인정받은 성인의 체질량지수의 절단값, 25, 30kg/m^{2}과 연결된 소아 체질량지수 백분위수를 사용하는 것이다(Dietz & Robinson, 1998; Cole et al., 2000).

이 접근법의 핵심은 LMS 방법이라고 알려진 통계학적인 분석이다(Cole & Green, 1992). 이것은 발표된 체질량지수 백분위수 도표 중 몇 개를 구성하기 위해 사용되는 방법이다(Rolland-Cachera et al., 1991; Cole et al., 1995; Lindgren et al., 1995; Leung et al., 1998; Cole & Roede et al., 1999; Kuczmarski et al., 2000).

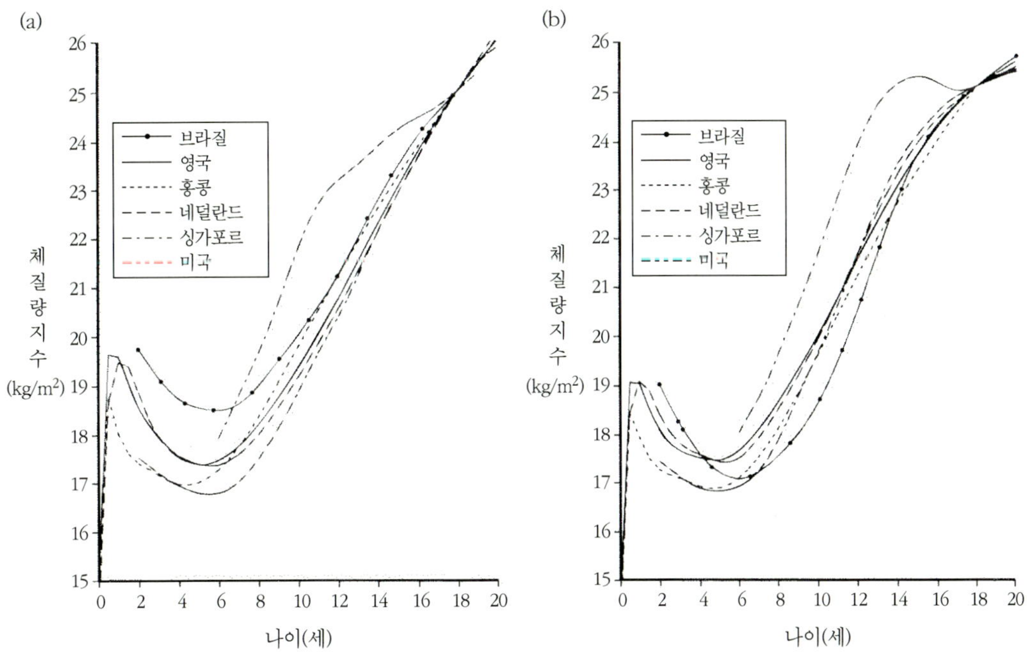

[그림 1-5] (a) 남아와 (b) 여아의 과체중에 대한 국가 절단값. 브라질, 영국, 홍콩, 네덜란드, 싱가포르와 미국의 자료에 대한 체질량지수 25kg/m^{2}을 초과하는 백분위수

백분위수 도표의 모양은 L, M, S 도표로 알려진 세 가지 바탕을 이루는 도표에 달렸는데, 일단 이 세 도표가 측정되면 어떤 백분위수 도표도 그릴 수 있다. M 도표는 중앙값, S 도표는 변이계수, L 도표는 자료를 정규분포에 가깝게 만드는 데 필요한 제곱 변환이다. 이 세 도표는 나이에 따라 변수가 어떻게 변하는지를 보여 준다.

따라서 특정 나이에서 특별한 체질량지수 값을 지나가는 추가 백분위수 곡선을 그리는 것은 간단하다. 예를 들면, [그림 1-4]는 영국의 체질량지수 도표에서 18세에 체질량지수 25~30kg/m^{2}를 지나가는 두 개의 추가 백분위수 곡선이 그려진 것을 보여 주고 있다. 성인에서 과체중과 비만의 절단값으로 잘 받아들여지는 기준점이 이 추가 백분위수 곡선을 그리는 지점으로 선택되고, 18세를 소아와 성인의 경계 지점으로 본다.

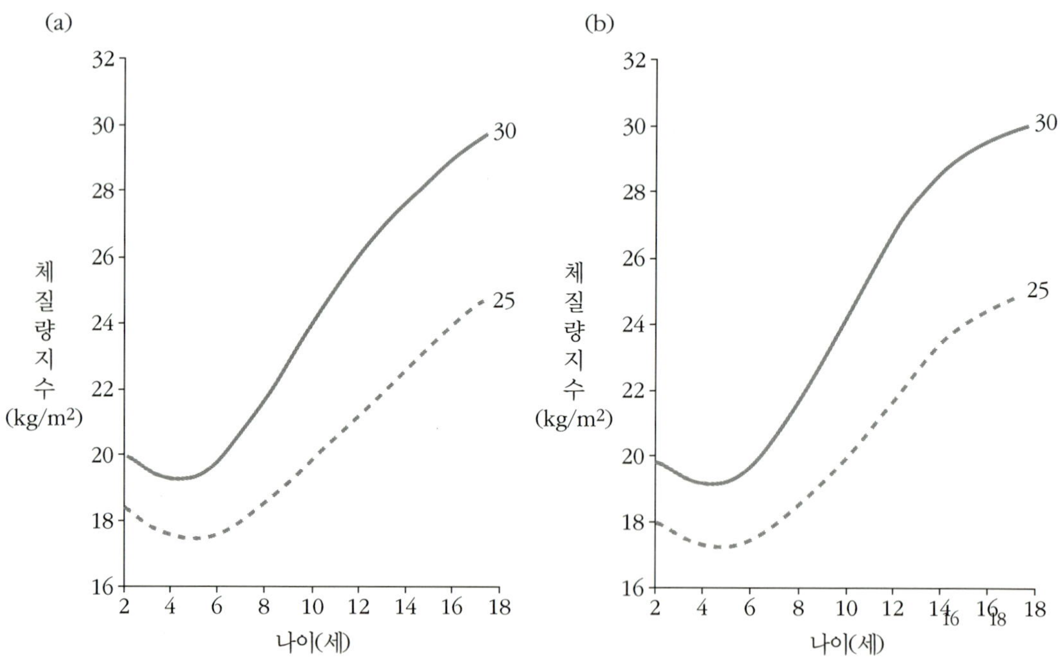

[그림 1-6] 18세에서 각각 체질량지수 25kg/m^{2}과 30kg/m^{2}을 초과하는 국가곡선을 평균해서 얻어진 (a) 남아와 (b) 여아에 대한 소아 과체중과 소아비만에 대한 IOFT 절단값

〈표 1-1〉 성별과 2~18세의 과체중과 비만에 대한 국가 간의 체질량지수, 18~25세와 30세를 초과하는 체질량지수로 정의

나이(세)	체질량지수 25		체질량지수 30	
	남아	여아	남아	여아
2	18.4	18.0	20.1	19.8
2.5	18.1	17.8	19.8	19.5
3	17.9	17.6	19.6	19.4
3.5	17.7	17.4	19.4	19.2
4	17.6	17.3	19.3	19.1
4.5	17.5	17.2	19.3	19.1
5	17.4	17.1	19.3	19.2
5.5	17.5	17.2	19.5	19.3
6	17.6	17.3	19.8	19.7
6.5	17.7	17.5	20.2	20.1
7	17.9	17.8	20.6	20.5
7.5	18.2	18.0	21.1	21.0
8	18.4	18.3	21.6	21.6
8.5	18.8	18.7	22.2	22.2
9	19.1	19.1	22.8	22.8
9.5	19.5	19.5	23.4	23.5
10	19.8	19.9	24.0	24.1
10.5	20.2	20.3	24.6	24.8
11	20.6	20.7	25.1	25.4
11.5	20.9	21.2	25.6	26.1
12	21.2	21.7	26.0	26.7
12.5	21.5	22.1	26.4	27.2
13	21.9	22.6	26.8	27.8
13.5	22.3	23.0	27.2	28.2
14	22.6	23.3	27.6	28.6
14.5	23.0	23.7	28.0	28.9
15	23.3	23.9	28.3	29.1
15.5	23.6	24.2	28.6	29.3
16	23.9	24.4	28.9	29.4
16.5	24.2	24.5	29.1	29.6
17	24.5	24.7	29.4	29.7
17.5	24.7	24.8	29.7	29.8
18	25	25	30	30

남녀 모두 체질량지수 30kg/m²를 지나가는 백분위수 곡선은 영국 백분위수 도표의 91백분위수에 근접하는 반면, 체질량지수 30kg/m²를 지나가는 백분위수 곡선은 99백분위수와 유사하다. 백분위수가 모든 나이에서 일정한 절단값이라는 원칙에 따르면 이러한 곡선은 젊은 성인의 과체중, 비만뿐 아니라 확대 해석하면 소아기의 과체중, 비만도 나타낸다. 따라서 우리는 성인에서 과체중과 비만을 정의하는 절단값에 직접 연결된 소아에서의 절단값을 가지게 된다.

이러한 원칙은 정치적으로 수용 가능한 소아기 과체중과 비만의 절단값을 제공하지만 [그림 1-4]의 영국 참고 도표가 국제적으로 사용되기에는 부적합하다. 대신 여러 국가에서 얻은 자료로 만든 참고 인구집단은 충분히 동질성이 있다. 대규모 국민조사를 통하여 대표성이 있는 소아 체질량지수 자료가 브라질, 영국, 홍콩, 네덜란드, 싱가포르, 미국에서 조사되었고(Cole et al., 2000), 이후 LMS 방법을 이용하여 체질량지수 백분위수는 각각 적합하게 수정되었다. [그림 1-5]는 6개국의 과체중 체질량지수 곡선인데, 2~18세에서 상당한 일치를 보이고 있다. 정의에 따라 곡선은 모두 18세에 체질량지수 25kg/m²을 지나간다.

마지막으로 [그림 1-6]은 6개국의 성별에 따른 과체중과 비만의 평균 곡선을 제시하고 있다. 〈표 1-1〉은 같은 자료를 표로 만든 것이다. 이러한 새로운 접근법은 국제적으로 통용될 수 있는 절단값과 참고치를 얻으려는 공동 문제에 대한 통계적인 해법을 제공하고 있다. 이것은 비만을 정의하는 절단값과 측정법 모두 소아와 성인 간에 연속성이 있음을 확신시킨다.

IOTF 절단값에 근거한 첫 번째 결과로, 20년 동안 영국 소아비만의 유병률 및 추세가 발표되었다. 이 절단값이 소아비만의 정의를 국제적으로 통용시킬 수 있을지는 향후 몇 년간에 걸쳐 증명될 것이다.

6. 결 론

체질량지수는 과체중을 측정하는 적절한 단일 수단이며, IOTF 절단값은 국제적으로 수용 가능한 과체중과 비만의 정의를 제공하고 있다. 그 자체만으로도 연구 간 비교를 더욱 타당하게 만들며, 최근 소아비만이 급격한 증가를 보이는 원인을 밝히는 데도 도움을 줄 것이다. 그러나 체질량지수는 체지방과 제지방량을 구별하지 못하고, 체질량지수와 체지방의 상관관계는 피부주름두께보다 약하다. 비록 피부주름두께나 둘레 자료가 신뢰성이 낮고 참고자료가 부족하더라도, 만일 체지방 분포가 특별한 관심 사항이라면 체중, 신장과 더불어 피부주름두께나 둘레 자료를 모아야 할 것이다.

참고문헌

Ashwell, M., Cole, T. J., & Dixon, A. K. (1985). Obesity: new insight into the anthropometric classification of fat distribution shown by computer tomography. *British Medical Journal, 290,* 1692-4.

Bennett, N., Dodd, T., Flateley, J., Freeth, S., & Bolling, K. (1995). Obesity and other anthropometric measures. In *The Health of the Nation Survey for England 1993: a survey carried out by the Social Survey Division of OPCS on behalf of the DoH,* ed. *Anonymous,* pp. 31-43. London: OPCS.

Bjöntorp, P. (1985). Regional patterns of fat distribution. *Annals of Internal Medicine, 103,* 994-5.

Briend, A., & Zimicki, S. (1986). Validation of arm circumference as an indicator of risk of death in one to four year old children. *Nutrition Research, 6,* 249-61.

Cameron, N. (1986). The methods of auxological anthropometry. In *Human Growth: A Comprehensive Treatise,* eds. F. Falkner & J. M. Tanner, pp. 3-46. New York: Plenum Press.

Caprio, S., Hyman, L. D., McCarthy, S., Lange, R., Bronson, M., & Tamborlane, W. V. (1996). Fat distribution and cardiovascular risk factors in obese adolescent girls: importance of intra abdominal fat depots. *American Journal of Clinical Nutrition, 64,* 2-7.

Casey, V. A., Dwyer, J. T., Berkey, C. S., Bailey, S. M., Coleman, K. A., & Valadian, I. (1994). The distribution of body fat from childhood to adulthood in a longitudinal study population. *Annals of Human Biology, 21,* 39-55.

Chinn, S., & Rona, R. J. (2001). Prevalence and trends in overweight and obesity in three cross sectional studies of British children, 1974-94. *BMJ, 322,* 24-6.

Clarke, W. R., & Lauer, R. M. (1993). Does childhood obesity track into adulthood? *Critical Reviews in Food Science and Nutrition, 33,* 423-30.

Cole, T. J. (1979). A method for assessing age-standardized weight-for height in children seen cross-sectionally. *Annals of Human Biology, 6,* 249-68.

Cole, T. J. (1985). A critique of the NCHS weight for height standard. *Human Biology, 57,* 183-96.

Cole, T. J. (1986). Weight/height^p compared to weight/height^2 for assessing adiposity in childhood: influence of age and bone age on p during puberty. *Annals of Human Biology, 13,* 433-51.

Cole, T. J. (1991). Weight-stature indices to measure underweight, overweight and obesity. In *Anthropometric Assessment of Nutritional Status,* ed. J. H. Himes, p. 83. New York: Alan R Liss.

Cole, T. J. (1994). A new index of child weight-for height based on weight ad height Z-scores (abstract). *Annals of Human Biology, 21,* 96.

Cole, T. J. (1997). Growth monitoring with the British 1990 growth reference. *Archives of Disease in Childhood, 76,* 1-3.

Cole, T. J., & Green, P. J. (1992). Smoothing reference centile curves: the LMS method and penalized likelihood. *Statistics in Medicine, 11,* 1305-19.

Cole, T. J., & Roede, M. J. (1999). Centiles of body mass index for Dutch children aged 0-20 years in 1980–a baseline to assess recent trends in obesity. *Annals of Human Biology, 26,* 303-8.

Cole, T. J., Donnet, M. L., & Stanfield, J. P. (1981). Weight-for-height indices to assess nutritional status - a new index on a slide-rule. *American Journal of Clinical Nutrition, 34,* 1935-43.

Cole, T. J., Freeman, J. V., & Preece, M. A. (1995). Body mass index reference curves for the UK, 1990. *Archives of Disease in Childhood, 73,* 25-9.

Cole, T. J., Freeman, J. V., & Preece, M. A. (1998). British 1990 growth reference centiles for weigh, height, body mass index and head circumference fitted by maximum penalized likelihood. *Statistics in Medicine, 17,* 407-29.

Cole, T. J., Bellizzi, M. C., Flegal, K. M., & Dietz, W. H. (2000). Establishing a standard definition for child overweight and obesity: international survey. *British Medical Journal, 320,* 1240-3.

Daniels, S. R., Khoury, P. R., & Morrison, J. A. (1997). The utility of body mass index as a measure of body fatness in children and adolescents: differences by age, gender. *Pediatrics, 99,* 804-7.

Davies, P. S. W., & Cole, T. J. (eds.) (1995). *Body Composition Techniques in Health and Disease.* Society for the Study of Human Biology Symposium 36. Cambridge: Cambridge University Press.

de Onis, M., & Habicht, J. P. (1996). Anthropometric reference data for international use: recommendations from a World Health Organization expert committee. *American Journal of Clinical Nutrition, 64,* 650-8.

Dibley, M. J., Goldsby, J. B., Staehling, N. W., & Trowbridge, F. L. (1987). Development of normalized curves for the international growth reference: historical and technical considerations. *American Journal of Clinical Nutrition, 46,* 736-48.

Dietz, W. H., & Robinson, T. N. (1998). Use of the body mass index (BMI) as a measure of overweight in children and adolescents. *Journal of Pediatrics, 132,* 191-3.

Flegal, K. M. (1993). Defining obesity in children and adolescents: epidemiologic approaches. *Critical Reviews in Food Science and Nutrition, 33,* 307-12.

Forbes, G. B., Brown, M. R., & Griffiths, H. J. L. (1988). Arm muscle plus bone area: anthropometry and CAT scan compared. *American Journal of Clinical Nutrition, 47,* 929-31.

Freedman, D. S., Srinivasan, S. R. Burke, G. L., Shear, C. L., Smoak, C. G., Harsha, D. W., Webber, L. S., & Berenson, G. S. (1987). Relation of body fat distribution to hyperinsulinemia in children and adolescents: the Bogalusa heart study. *American Journal of Clinical Nutrition, 46,* 403-10.

Freeman, J. V., Cole, T. J., Chinn, S., Jones, P. R. M., White, E. M., & Preece, M. A. (1995). Cross sectional stature and weight reference curves for the UK, 1990. *Archives of Disease in Childhood, 73,* 17-24.

Garrow, J. S., & Webster, J. (1985). Quetelets' index(W/H^2) as a measure of fatness. *International Journal of Obesity, 9,* 147-53.

Gasser, T., Ziegler, P., Molinari, L., Largo, R. H., & Prader, A. (1995). Prediction of adult skinfolds and body mass from infancy through adolescence. *Annals of Human Biology, 22,* 217-33.

Gomez, F., Ramos-Galvan, R., Frenk, S., Cravioto, J. M., Chavez, R., & Vasquez, J. (1956). Mortality in second and third degree malnutrition. *Journal of Tropical Paediatrics, 2,* 77-83.

Goran, M. I., Gower, B. A., Treuth, M., & Nagy, T. R. (1998). Prediction of intra-abdominal and subcutaneous abdominal adipose tissue in healthy pre-pubertal children. *International Journal of Obesity, 22,* 549-58.

Gulliford, M. C., Rona, R. J., & Chinn, S. (1992). Trends in body mass index in young adults in England and Scotland from 1973 to 1988. *Journal of Epidemiology and Community Health, 46,* 187-90.

Gunnell, D. J., Frankel, S. J., Nanchahal, K., Peters, T. J., & Davey Smith, G. (1998). Childhood obesity and cardiovascular mortality: a 57-y follow-up study based on the Boyd Orr cohort. *American Journal of Clinical Nutrition, 67,* 1111-18.

Gurney, J. M., & Jelliffe, D. B. (1973). Arm anthropometry in nutritional assessment: nomogram for rapid calculation of muscle circumference and cross sectional muscle and fat areas. *American Journal of Clinical Nutrition, 26,* 912-15.

Hammer, L. D., Kraemer, H. C., Wilson, D. M., Ritter, P. L., & Dornbusch, S. M. (1991). Standerdized percentile curves of body mass index for children and adolescents. *American Journal of Diseases in Childhood, 145,* 259-63.

He, Q., Albertsson-Wikland, K., & Karlberg, J. (2000). Population-based body mass index reference values from Göteborg, Sweden: birth to 18 years of age. *Acta Paediatrica, 89,* 585-92.

Himes, J., & Bouchard, C. (1989). Validity of anthropometry in classifying youths as obese. *International Journal of Obesity, 13,* 183-93.

Himes, J. H., & Dietz, W. H. (1994). Guidelines for overweight in adolescent preventative services: recommendations from an expert committee. *American Journal of Clinical Nutrition, 59,* 307-16.

Himes, J. H., & Roche, A. F. (1986). Subcutaneous fatness and stature - relationship from infancy to adulthood. *Human Biology, 58,* 737-50.

Himes, J. H., Roche, A. F., & Webb, P. (1980). Fat areas as estimates of total body fat. *American Journal of Clinical Nutrition, 33*, 2093-100.

Hughes, J. M., Li, L., Chinn, S., & Rona, R. J. (1997). Trends in growth in England and Scotland 1972 to 1994. *Archives of Disease in Children, 76,* 182-9.

Hulse, J. A., & Schilg, S. (1996). Monitoring children's growth (letter). *British Medical Journal, 312,* 122.

Jebb, S. A., Cole, T. J., Doman, D., Murgatroyd, P. R., & Prentice, A. M. (2000). Evaluation of the novel Tanita body-fat analyser to measure body composition by comparison with a four-compartment model. *British Journal of Nutrition, 83*, 115-22.

Knittle, J. L., Timmers, K., Ginsberg-Fellner, F., Brown, R. E., & Katz, D. P. (1979). The growth of adipose tissue in children and adolescents. Cross sectional and longitudinal studies of adipose cell number and size. *Journal of Clinical Investigation, 63,* 239-46.

Kuczmarski, R. J., Ogden, C. L., Grummer-Strawn, L. M., Flegal, K. M., Guo, S. S., Wei, R., Mei, Z., Curtin, L. R., Roche, A. F., & Johnson, C. L. (2000). *CDC Growth Charts: United States*. Hyattsville, Maryland: National Center for Health Statistics. Advance data from Vital and Health Statistics: no. 314.

Lazarus, R., Baur, L., Webb, K., & Blyth, F. (1996). Adiposity and body mass indices in children: Benn's index and other weight for height indices as measures of relative adiposity. *International Journal of Obesity, 20,* 406-12.

Leung, S. S. F., Cole, T. J., Tse, L. Y., & Lau, J. T. F. (1998). Body mass index reference curves for Chinese children. *Annals of Human Biology, 25*, 169-74.

Lindgren, G., Strandell, A., Cole, T. J., Healy, M. J. R., & Tanner, J. M. (1995). Swedish population reference standards for height, weight and body mass index attained at 6 to 16 years (girls) or 19 years (boys). *Acta Paediatrica, 84,* 1019-28.

Lohman, T. G. (1986). The applicability of body composition techniques and constants for children and youths. *Exercise Sports Science Review, 14,* 325-7.

Mueller, W. H., & Kaplowitz, H. J. (1994). The precision of anthropometric assessment of body fat distribution in children. *Annals of Human Biology, 21,* 267-74.

Mulligan, J., & Voss, L. D. (1999). Identifying very fat and very thin children: test of criterion standards for screening test. *British Medical Journal, 319,* 1103-4.

Must, A., Dallal, G. E., & Dietz, W. H. (1991). Reference data for obesity: 85th and 95th percentiles of body mass index (wt/ht^2) and triceps skinfold thickness. *American Journal of Clinical Nutrition, 53,* 839-46.

Must, A., Jacques, P. F., Dallal, G. E., Bajema, C. J., & Dietz, W. H. (1992). Long-term morbidity and mortality of overweight adolescents: a follow-up of the Harvard Growth Study of 1922 to 1935. *New England Journal of Medicine, 327,* 1350-5.

O'Dea, J., & Abraham, S. (1995). Should body-mass index be used in young adolescents? *Lancet, 345,* 657.

Oppert, J. M., & Rolland-Cachera, M. F. (1998). Prevalence, évolution dans le temps et conséquences économiques de l'obésité. *Médecine/sciences, 14,* 939-43.

Parizkova, J. (1961). Total body fat and skinfold thickness in children. *Metabolic and Clinical Experimentation, 10,* 794-807.

Parsons, T. J., Power, C., Logan, S., & Summerbell, C. D. (1999). Childhood predictors of adult obesity. *International Journal of Obesity, 23* (Suppl. 8), S1-S107.

Pietrobelli, A., Faith, M. S., Allison, D. B., Gallagher, D., Chiumello, G., & Heymsfield, S. B. (1998). Body mass index as a measure of adiposity. among children and adolescents: a validation study. *Journal of Pediatrics, 132,* 204-10.

Poskitt, E. M. E. (2000). Body mass index and childhood obesity: are we nearing a solution? *Acta Paediatrica, 89,* 507-9.

Power, C., Lake, J. K., & Cole, T. J. (1997). Measurement and long-term health risks of child and adolescent fatness. *International Journal of Obesity, 21,* 507-26.

Prokopec, M., & Bellisle, F. (1993). Adiposity of Czech children followed from 1 month of age to adulthood: analysis of individual BMI patterns. *Annals of Human Biology, 20,* 517-25.

Prudhon, C., Briend, A., Laurier, D., Golden, M. H. N., & Mary, J. Y. (1995). Comparison of weight- and height-based indices for assessing the risk of death in severely malnourished children. *American Journalof Epidemiology, 116,* 116-23.

Robinson, T. N. (1993). Defining obesity in children and adolescents: clinical approaches. *Critical Reviews in Food Science and Nutrition, 33,* 313-20.

Roche, A. F., Siervogel, R. M., Chumlea, W. B., & Webb, P. (1981). Grading body fatness from limited anthropometric data. *American Journal of Clinical Nutrition, 34,* 2831-8.

Rolland-Cachera, M. F. (1993). Body Composition during adolescence: methods, limitations and determinants. *Hormone Research*, 39(suppl.) 25-40.

Rolland-Cachera, M. F., Sempè, M., Guilloud-Bataille, M., Patois, E., Pequignot-Guggenbuhl, F., & Fautrad, V. (1982). Adiposity indices in children. *American Journal of Clinical Nutrition, 36,* 178-84.

Rolland-Cachera, M. F., Deheeger, M., Bellisle, F., Sempè, M., Guilloud-Bataille, M., & Patois, E. (1984). Adiposity rebound in children: a simple indicator for predicting obesity. *American Journal of Clinical Nutrition, 39,* 129-35.

Rolland-Cachera, M. F., Deheeger, M., Guilloud-Betaille, M., Avons, P., Patois, E., & Sempè, M. (1987). Tracking the development of adiposity from on month of age to adulthood. *Annals of Human Biology, 14,* 219-29.

Rolland-Cachera, M. F., Bellisle, F., & Sempè, M. (1989). The prediction in boys and girls of the weight/height^2 index and various skinfold measurements in adults: a two decade follow-up study. *International Journal of Obesity, 13,* 305-11.

Rolland-Cachera, M. F., Cole, T. J., Sempè, M., Tichet, J., Rossignol, C., & Charraud, A. (1991). Body mass index variations - centiles from birth to 87 years. *European Journal of Clinical Nutrition, 45,* 13-21.

Rolland-Cachera, M. F., Brambilla, P., Manzoni, P., Akrout, M., Del Maschio, A., & Chiumello, G. (1997). A new anthropometric index, validated by Magnetic Resonance Imaging (MRI), to assess body composition. *American Journal of Clinical Nutrition, 65,* 1709-13.

Sangi, H., & Mueller, W. H. (1991). Which measure of body fat distribution is best for epidemiologic research among adolescents? *American Journal of Epidemiology, 133,* 870-83.

Savage, S. A. H., Reilly, J. J., Edwards, C. A., & Durnin, J. V. G. A. (1999). Adequacy of standards for assessment of growth and nutritional status in infancy and early childhood. *Archives of Disease in Childhood, 80,* 121-4.

Seltzer, C. C., & Mayer, J. (1966). Some re-evaluations of the build and blood pressure study 1959 as related to ponderal index, somatotype and mortality. *New England Journal of Medicine, 274,* 254-9.

Sempé, M., Pédron, G., & Roy-Pernot, M. P. (1979). *Auxologie.* Paris: Théraplix.

Siervogel, R. M., Roche, A. F., Guo, S., Mukherjee, D., & Chumlea, W. C. (1989). Patterns of change in weight/stature from 2 to 18 years: findings from long-term serial data for children in the Fels longitudinal growth study. *International Journal of Obesity, 15,* 479-85.

Tanner, J. M., & Whitehouse, R. H. (1975). Revised standards for triceps and subscapular skinfolds in British children. *Archives of Disease in Childhood, 50,* 142-5.

Troiano, R. P., Flegal, K. M., Kuczmarski, R. J., Campbell, S. M., & Johnson, C. L. (1995). Overweight prevalence and trends for children and adolescents. *Archives of Pediatric and Adolescent Medicine, 149,* 1085-91.

Vague, J. (1956). The degree of masculine differentiation of obesities: a factor determining predisposition to diabetes, atherosclerosis, gout, and uric calculus disease. *American Journal of Nutrition, 4,* 20-34.

Waterlow, J. C. (1972). Classification and definition of protein-calorie malnutrition. *British Medical Journal, 3,* 566-9.

Weststrate, J. A., Deurenberg, P., & van Tintern, H. (1989). Indices of body fat distribution and adiposity in Dutch children from birth to 18 years of age. *International Journal of Obesity, 13,* 465-77.

Whitaker, R. C., Wright, J. A., Pepe, M. S., Seidel, K. D., & Dietz, W. H. (1997). Predicting obesity in young adulthood from childhood and parental obesity. *New England Journal of Medicine, 337,* 869-73.

Whitaker, R. C., Pepe, M. S., Wright, J. A., Seidel, K. D., & Dietz, W. H. (1998). Early adiposity rebound and the risk of adult obesity. *Pediatrics, 101,* e5.

WHO (1995). Physical status: the use and interpretation of anthropometry. Report of a WHO Expert Committee. (Technical report series, No 854), 452p. Geneva: World Health Organization.

Zannolli, R., & Morgese, G. (1996). Waist percentiles: a simple test for atherogenic disease? *Acta Paediatrica, 85,* 1368-9.

제 2 장
역 학

Michèle Guillaume[1)] and Inge Lissau[2)]

1. 도 입

비만의 역학은 인구집단에서 비만의 빈도, 분포, 결정인자 등을 알아내는 것이다. 소아 비만과 성인 비만, 심장질환, 당뇨병과의 관계나 예방은 뒷장에서 다룬다. 역학자료는 소아기와 청소년기 비만의 복잡한 자연사를 밝히고, 비만의 일반적인 유형에 관한 정보를 제공한다. 또한 지리학적, 인종적, 사회계층 간 차이를 알아내고 시간에 따른 유병률 차이를 밝히는 데 도움이 된다. 역학연구는 비만이 성인까지 지속될 가능성과 그로 인한 이환율, 사망률 위험을 예측하는 데 도움이 되며, 고위험 인구집단을 선별할 수 있으므로 예방 프로그램 개발에 유익하다.

2장은 전 세계적으로 비만의 현재 유병률에 대해 다룬다. 비만이 인종, 사회 · 경제적 그룹, 학업수행능력과 어떻게 연관되어 있는지, 시대와 지역에 따른

1) Department of Preventive Medicine, Province of Luxembourg.
2) Senior Researcher, National Institute of Public Health, Copenhagen.

비만 추세에서 알 수 있는 것은 무엇인지, 비만 위험이 높거나 비만이 지속될 위험이 높은 집단을 알아내는 것이 가능한지를 살펴본다.

2. 역학과 방법론

1) 정 의

비만을 진단하는 데 체질량지수의 장단점과 기준 인구집단(reference population)과 절단값(cut-off points)의 선정에 대해 1장에서 다루었다. 방법학상의 표준화(standardization of methodology), 절단값, 기준 인구집단은 전 세계 청소년 비만 유병률 결정에 중요한 인자이며, 국제적으로 질병의 유형과 유병률의 시간에 따른 경향을 분석하는 데 중요하다

〈표 2-1〉 과체중과 비만의 유병률 연구에서의 방법학적인 차이

비만/과체중의 정의	
	범주
	절단값
	기준인구집단
대상 소아의 선택	
	무작위
	비무작위
대표성	
	지역
	국가
대상 인구집단	
	표본크기
	연령그룹
	성별
연구 연도	

2) 현 황

〈표 2-1〉은 비만을 정의하는 데 사용되는 다양한 평가방법을 보여 준다. Guilliam은 1999년에 소아 · 청소년 비만의 정의에 사용된 방법, 절단값, 기준을 평가하기 위해 26개국의 자료를 검토한 후 소아비만을 정의하는 데 다음의 세 가지 인자가 필수적이라고 결론 내렸다.

- 지방증 측정 방법
- 기준 인구집단
- 과체중이나 비만을 정하는 절단값

진료에 사용되는 것

현재까지 가장 많이 사용된(특히 유럽에서) 비만의 지표는 체질량지수다. 1990년 전에는 덜 사용되었으나(Frelut et al., 1995), 유럽 소아비만 연구그룹(European Childhood Obesity Group, ECOG)에 의하여 많이 사용되었다(Poskitt, 1995). 그러나 아직까지 신장 대비 체중(weight-for-height)과 체중/이상체중이 여전히 사용되고, 일부 연구에서는 피부주름두께(skinfold measure-ments)와 체중/신장[3]이 사용되었다. 북미에서도 비만 조사에 여러 가지 방법을 혼용하며 방법상의 통일이 이루어지지 않고 있다. 라틴 아메리카와 아시아는 신장 대비 체중이 흔히 사용되지만 일본은 체질량지수를 사용한다. 나라마다 절단값이 다르고 명칭도 다르다

체질량지수의 경우 85백분위수에서 97백분위수 이상까지 다양한 절단값이 사용된다. 명칭도 다양해서 97백분위수 이상의 경우 네덜란드에서는 비만으로(Spee van der Wekke et al., 1994; Brugman et al., 1995), 프랑스에서는 슈퍼 비만으로 부른다(Rolland-Cachera et al., 1987). 체중/이상체중이나 피부주름두께 측정법의 경우 '평균치', '중간치', '기대치'의 120% 이상을 비만의 절단값으로 사용한다.

연구마다 기준 인구집단도 다양하여 나라마다 고유한 기준을 사용하였으며,

보통 그 지역주민이 참고점이 되었다. 미국(Must et al., 1991), 영국(Cole et al., 1995), 프랑스(Rolland-Cachera et al., 1987)의 기준뿐만 아니라 Tanner 표준(Tanner et al., 1966a, b)까지 사용되었지만 지역별 참고기준의 표본수, 표본 선택법, 참가 거부율 등을 제대로 밝힌 연구는 없다. 다양한 대상 집단에 적용될 때 기준 인구집단이나 절단값이 약간 차이가 있더라도 유병률은 크게 달라질 수 있다. 비만을 정의하는 기준이 다르면 이 차이는 더 커진다. 예를 들면, 비만을 연령별 85백분위수 이상으로 정의하면 미국(Must et al., 1991)과 오스트레일리아(Lazarus et al., 1995)의 유병률은 비슷한 결과를 보지만 영국은 그보다 더 낮게 나타난다(Cole et al., 1995). 그러한 차이는 작아 보이지만 중요할 수 있다. 미국(Must et al., 1991)과 영국(Cole et al., 1995) 자료의 체질량지수 85백분위수를 기준으로 6개국 자료를 비교, 분석하였다. 6~8세 소아의 경우, 영국 기준 사용 때 미국 기준 사용 때보다 유병률이 0~4% 더 낮았고, 9세 이상에서는 영국 기준일 때가 미국 기준보다 3~13% 더 높게 나타났다. 이 차이는 연령에 비례하여 증가하였다(Guillaume, 1999).

〈표 2-2〉 유럽 각국의 소아 · 청소년의 평균 체질량지수 (단위: kg/m^2)

대상 국가와 연구 연도(출처)	6세		9세		12세		15세	
	남아	여아	남아	여아	남아	여아	남아	여아
핀란드, 1980년 (Dahlstrom et al., 1985)	15.6	16.6	16.6	16.5	17.9	18.4	19.9	20.1
그리스, 1982년 (Mamalakis & Kafatos, 1996)	17.1	17.1	17.8	17.5	18.5	20.4	20.2	22.4
이탈리아-베로나, 1987년 (Pinelli et al., 1987)	16.2	16.1	17.5	17.3	18.9	19.2	20.7	21.2
체코, 1990년 (Blaha, 1991)	15.4	15.3	16.2	16.1	17.7	17.6	19.8	19.9
이탈리아-중부, 1991년 (Zannolli & Morgese, unpublished data)	16.2	16.7	18.5	17.8	19.7	20.1	-	-
벨기에, 1992년 (Guillaume et al., 1996)	16.0	16.0	17.0	17.0	18.0	18.0	-	-

〈표 2-3〉 소아 · 청소년의 비만 유병률

지역	국가(출처)	연도	정의	연령범위(세)	유병률 (%)		
					남	양성	여
유럽	헝가리	1993~94	BMI≧90백분위수 지역 기준	6~18		13.2	
	네덜란드 (Brugman et al, 1995)	1993~94	BMI≧97백분위수 프랑스 기준	4~13		10.0	
	영국		BMI≧85백분위수 영국 기준	6~8 9~11 12~14 15~18		15.0 15.1 13.2 13.6	
	벨기에-브뤼셀 (De Spiequlaere et al., 1998a)	1990	BMI≧120% 중앙값 BMI≧140% 중앙값 프랑스 기준	12	20 5		19 5
	프랑스 (Rolland-Cachera, 1995)	1990	BMI≧90백분위수 프랑스 기준	4~17		14.9	
	이탈리아-북동쪽 (Maffeis et al., 1993)	1992	신장 대비 체중 >120% Tanner 기준	7~8 9~11 11~13	10 18 17		
아메리카	미국 (Troiano & Flegal, 1998)	1988~94	BMI >85백분위수 미국 기준	6~11(백인) 12~17(백인)	11.2 12.2		9.1 9.4
	아르헨티나 (Carmnega et al., 1996)	1995	BMI >85백분위수 미국 기준	학령기 청소년기		33 21	
아시아	일본(kotani, 1997) 싱가포르 (Rajan, 1994)	1993 1995	SBW120% 신장 대비 체중 >120% 지역 기준	6~14 6~16		12 12.1	
	태국 (Mo-Suwan & Geater, 1996)	1991~92	신장 대비 체중 >120% 110~120% 방콕 기준	6~13		14.1 11.6	
중동	사우디아라비아 (Al-Nuaim et al., 1993)	1994~95	BMI 110~120% NCHS 기준	6 9 12 15		15.2 11.4 12.2 11.9	

주: BMI=체질량지수, BMI, SBW=BMI표준체중

비만의 유병률 차이는 다른 지표를 사용하면 훨씬 더 커진다. 아르헨티나에서 미국 자료의 85백분위수 이상을 기준으로 사용하면(Must et al., 1991) 지역자

료 신장 대비 체중의 120% 이상을 기준으로 사용한 것에 비해 2배가량 높은 유병률을 보였다(Carmuega et al., 1996).

이 결과는 아직 갈 길이 멀다는 것을 보여 준다. 소아비만 유병률의 국제 간 비교는 한계가 있을 수밖에 없으므로 합의가 필요하다. Cole 등(2000)은 18세 체질량지수 25kg/m^2 이상과 30kg/m^2 이상(성인의 과체중, 비만 기준)에 해당하는 연령별 체질량지수 백분위수를 연령별 소아 과체중, 비만의 정의로 사용할 것을 제안하였다(1장 참조).

3. 문제 범위

위에 언급한 제한점으로 인해 현재 소아나 청소년 비만 유병률에 관한 자료의 해석에 주의가 필요하다. Frelut 등(1995)은 유럽 내의 문헌을 검토하여 네덜란드의 0.5%부터 베를린의 21%까지 다양한 유병률이 보고되고 있음을 발견하였다. 그럼에도 어떤 방법으로 비만을 분류하더라도 유병률이 증가한다는 점에서는 일치된 결과를 보인다.

1) 유병률 현황

유럽에서는 네덜란드만이 대표성을 갖춘 전국조사를 실시하여 소아의 키와 몸무게를 일정 기간마다 측정한다. 이는 미국에서 1960년부터 청소년의 비만 유병률과 시간에 따른 경향을 일정 기간마다 조사하고 있는 국민건강영양조사(National Health and Nutriotion Examination Survey, NHANES)에 상응한다. 〈표 2-2〉는 유럽 소년, 소녀의 연령별 평균 체질량지수를 보여 준다. 체질량지수는 12세 전까지 성별 간 차이가 없다가 12세 이후 여아에게서 높게 나타난다. 모든 연령과 성별에서 남북 지역 간 차이를 확인할 수 있다. 북에서 남으로 내려올수록 체질량지수가 증가하는 경향은 성인에게서도 흔히 발견되며, 미국은 중간 정도다.

〈표 2-3〉은 비만의 백분율로, 각 지역별로 국가 집단의 유병률을 보이는 데 사용된 방법이 다양해서 직접적인 비교에는 어려움이 있다. 우선 측정방법이 다양해서 타당한 비교에 무리가 있다. 프랑스 로렌 지방에서는 과체중과 비만이 프랑스 기준의 체질량지수 90백분위수 이상으로 정의하였으며, 1990년에 4~17세 소아 · 청소년의 14.9%가 이에 해당되었다(Roalland-Cachera et al., 1992). 이탈리아에서는 여러 지역에서 평가된 유병률이 11% 이상이었으며, 북동부 지역에서는 10세 남아의 유병률이 20% 이상이었다(Maffei et al., 1993). 싱가포르에서는 학령기 소아의 12~13%, 청소년의 10.7%가 지역기준을 사용했을 때 비만이었다(Rajan, 1994). 일본에서는 6~14세 소아의 12%가 비만이었다(Kotani, 1997). 미국에서는 6~8세 백인 남아의 13.8%, 9~11세 소년의 17%, 12~14세 17.9%가 미국 기준 85백분위수 이상이었다(Troiano & Flegal, 1998). 유병률은 15~18세 그룹에서 14.5%로 감소하였다.

소아 비만은 산업화된 국가에서만 한정된 것이 아니라 개발도상국에서도 이미 문제가 될 정도로 크게 증가하였다. 한 예로, 방콕에서 지역 기준으로 표준신장에 대한 체중 120% 이상 비만유병률이 1991년 12.2%에서 1993년 15.6%로 증가하였다(Mo-Suwan & Greater, 1996). 사우디아라비아의 6~18세 남아를 대상으로 한 최근 연구에서는 비만 유병률이 15.8%였다(Al-Nuaim et al., 1996).

2) 과체중과 비만 유병률 경향

소아 · 청소년 비만을 어떻게 정의하더라도 유병률 증가는 보편적 현상이다. 〈표 2-4〉는 비만 혹은 평균 체질량지수 값으로 보고된 유병률의 변화 추이를 보여 준다.

미국에서는 대표성 있는 조사자료에서 과체중의 유병률이 유의하게 증가함을 보여 주었다(Troiano & Flegal, 1998). 다른 미국 자료에서도 이 사실을 확인하였다. 두 인종으로 구성된 루이지애나 지역에서 1973~1982년까지 5~24세의 과체중(신장 대비 체중의 85백분위수 이상) 유병률이 2배가량 증가하였다. 게다가 1983~1994년까지 상대체중과 비만은 1973~1982년에 비해 50% 이상 증가하

〈표 2-4〉 소아 · 청소년 비만 유병률(%)의 시간에 따른 경향

지역	국가(출처)	정의	연도	유병률(%)			
유럽	이탈리아-라비아 (Salvatoni et al., 미간행 자료)			6~8세(남아)		10~12세(남아)	
		IBW >120%	1977/78	3.5		11	
		Tanner 기준	1991/92	18.8		20	
	이탈리아-밀라노 (Ceratti et al., 1990)			7~8세		11~13세	
		신장 대비 체중 >120%	1986	6	16		
		Tanner 기준	1990	10	17		
	프랑스-로렌 (Rolland-Cachera et al., 1992)			4~17세			
		BMI≧90백분위수	1980	12.5			
		프랑스 기준	1990	14.9			
	네덜란드(Bragman et al., 1995; Spee van der wekke et al., 1994)			4≥13세			
		BMI≧97백분위수	1991/93	8			
		프랑스 기준	1993/94	10			
	핀란드 (Nautinen et al., 1991)			9~18세(남아)		9~18세(여아)	
		BMI≧90백분위수	1980	3.6		2.1	
		미국 기준	1986	4.3		2.6	
	헝가리				6~18세		
		삼두근≧90백분위수	1980	11.8			
		Tanner 기준	1990	16.3			
미국	국민건강영양조사 Ⅰ, Ⅱ, Ⅲ (Troiano & Flegal, 1998)			6~11세 (남아)	6~11세 (여아)	12~17세 (남아)	12~17세 (여아)
		BMI≧85백분위수	1971/74	3.8	3.7	5.5	5.8
		미국 기준	1976/80	6.5	4.9	4.6	4.2
			1988/94	11.2	9.1	12.2	9.4
남미	아르헨티나 (Carmuega et al., 1996)			18세(남아)			
		BMI 25 <30	1969	11.8			
			1974	14.4			
			1975	15.4			
아시아	일본 (Shirai et al., 1991)			6~14세(남아)		6~14세(여아)	
		EBW >120%	1979	6.4		7.7	
			1988	9.8		8.8	

주: BMI-체질량지수, EBW-기대체중, IBW-이상체중

였으며(Freedman et al., 1997), 일본에서도 유사한 경향이 관찰되었다(〈표 2-5〉참고). 6~14세 어린이 중 기대체중 120% 이상의 비만한 어린이의 빈도는 5에서 10%로 증가하였으며, 기대체중 120% 이상의 고도비만은 1974~1993년까지 20년간 1%에서 2%로 증가하였다.

3) 체질량지수 분포에서 배운 것

유병률 변화는 전체 인구집단의 비만도 증가로 인한 결과이거나, 취약한 일부 사람들에게 비만이 증가한 결과일 것이다. 결과적으로 한 인구집단에서 비만의 측정 방법으로 평균 체질량지수를 사용하거나 집단 내에서만 체질량지수 분포 변화를 평가하는 것은 잘못된 결과를 도출할 수 있다. 평균 체질량지수 증가는 전체 분포의 이동에서 기인할 수도 있고, 상위층에서만 증가한 결과일 수도 있다. 체질량지수가 증가하는 이유가 전체 인구의 체중이 전반적으로 더 증가한 결과인지, 비만인 사람이 더 비만해져서 나타나는 현상인지를 알아내는 것은 흥미로운 과제다.

프랑스 로렌 지방 소아 자료(Rolland-Cachera et al., 1987)와 벨기에 룩셈부르크 지역 자료(Guillaume et al., 1995)를 비교해 보면, 평균 체질량지수는 차이가 없으나 그 분포를 분석하였을 때 벨기에 사람 중 체중이 많은 그룹(50백분위수 이상)은 프랑스의 같은 그룹보다 훨씬 높은 체질량지수 값을 보였다. 이 경향은 남녀 각각을 분석해도 비슷하였다. 벨기에의 가장 비만한 소아는 프랑스의 해당 소아보다 더 비만하였다. 그러나 이는 프랑스 자료가 벨기에 자료보다 10년 더 오래된 것이기 때문에 시간에 따른 추세 결과일 가능성이 있다.

미국에서도 지역별로 체질량지수 분포를 비교하였다. 미국 내 연구결과, 각 성별에서 하위 50%의 체중변화는 없었으나 상위 50%에서 증가하였다(Troiano & Flegal, 1998). 이는 비만이 증가하는 이유가 이미 과체중인 어린이와 청소년이 시간이 지날수록 더 비만해지기 때문임을 나타낸다. 비만과 고도비만의 유병률의 시간에 따른 경향을 비교한 자료도 유사한 결과를 보인다. 〈표 2-5〉는 고도비만 유병률이 극적으로 증가하는 양상을 보여 준다. 예를 들어, 1980~85년에

〈표 2-5〉 고도 비만/비만과 비교할 때 과체중/비만의 유병률의 시간에 따른 경향

국가	정의	연도	연령(세)	유병률	
				과체중/비만	고도비만/비만
미국	체질량지수 미국 기준	1863~70 1976, 1980	6 ~11 12~17	>85백분위수 +54%[a] +39%[a]	>95백분위수 +98%[a] +64%[a]
프랑스	체질량지수 프랑스 기준	1980 1990	4 ~17	>90백분위수 10.0 11.7	>97백분위수 2.5 3.2
헝가리	피부두께 Tanner 기준	1980 1990	6 ~18	>120% 11.8 16.3	>140% 3.4 5.9
일본	기대 체중	1974 1993	6 ~14	>120% 5 10	>140% 1 2

태어난 프랑스 소아에서 중등도 비만은 2배 증가하였으나 고도비만은 5배 증가하였다.

4) 위험인자

소아 비만의 위험을 높이는 몇 가지 위험인자는 다음과 같다.

유전성

유전자와 환경 모두 비만에 영향을 미친다(Sorensen & Lissau, 1991). 그러나 유전자와 부모-자식 간 유전된 생활양식 인자의 상대적 기여 정도는 아직 정확하게 밝혀지지 않았다. 최근의 체계적 리뷰에서는 소아기부터 성인기까지 추적한 자료는 드물지만 비만한 부모의 자녀는 일관성 있게 비만의 위험이 높다는 결론을 내렸다(Parsons et al., 1999). 부모의 비만이 자녀의 비만 위험도를 높이

는 것이다(Garn & Clark, 1976; Poskitt & Cole, 1978; Garn & LaVelle, 1985; Maffeis et al., 1994; Whitaker et al., 1997; Sorensen et al., 1998). 비만의 유전성은 가족연구, 쌍둥이, 입양자 연구에서 평가되었다. 입양자 연구결과 유전자의 영향은 어린 시절에 발현되고(Sorensen et al., 1992), 양부모보다 생부모의 체질량지수에 가깝게 된다(Stunkard et al., 1986). 쌍둥이 연구결과는 지방체중과 에너지 균형 장애가 유전자 결함에서 유래한다고 보고한다. 최근 3년간 매우 희귀하면서 조기비만의 원인이 되는 단일유전질환 5가지가 정리되었다(Farooqi & O'Rahilly, 2000).

Maes(1997) 등은 유전자가 체질량지수 변이의 50~90%를 설명한다고 결론을 내렸다. 가족연구는 부모-자녀 간, 형제 간 상관성이 20~80%의 유전성과 일치한다고 보고하였다. 입양 연구결과는 유전인자가 체질량지수 변이의 20~60%를 설명한다고 보고하였다. 가족연구를 검토한 결과, Perusse와 Bouchard(1999) 등은 비만 표현형의 유전성이 30~50% 정도에 이르며 체지방량, 에너지 섭취와 소비는 모두 유전인자에 강하게 영향을 받는다고 하였다. 게다가 식사요법에 대한 반응 정도 또한 유전의 영향을 받는다. 유전 환경은 의심의 여지없이 중요하며 비만의 역학을 평가할 때에도 반드시 고려해야 할 부분이다. 그러나 비만의 유전학적 배경이 중요하다고 해도 전 세계적인 비만의 유행에 유전자의 변화보다 환경변화가 더 중요하게 작용했음을 부인할 수는 없다.

사회 · 경제적 상태

비만 유병률은 사회 발달과 흥미로운 관련성을 보인다. 개발도상국에서는 소아 비만은 부유한 도시가족에 국한된다. 서구화된 사회나 과도기 사회에서 비만은 소외계층이나 빈민에서 더 흔하게 보인다. 또한 발육장애나 영양불량도 같은 계층에 혼재한다. 이러한 뒤죽박죽의 상황은 비만의 역학에 사회 · 경제적 상태가 기여하는 바가 복잡함을 보여 준다. 실제로 이런 환경에서 비만을 예방하고 치료하려면 단순히 열량 섭취를 줄이기보다 영양불량, 과영양 모두를 해결할 건강한 생활양식에 집중하는 프로그램 개발이 필요하다.

서구에서 빈곤층에 비만이 흔한 이유는 확실치 않다. 모든 연구결과에서 비만과 빈곤이 관련이 있다는 것도 아니다. 성인, 특히 여성의 경우에는 사회 · 경제적 상태와 비만이 반비례 관계를 나타내지만 소아의 경우에는 관련성이 약하거나 없었으며 남녀 간 차이도 관찰되지 않았다(Sobal & Stunkard, 1989). 미국(Troiano & Flegal, 1998)과 벨기에(Guillaume et al., 1999)에서는 비만과 가족의 교육수준 간 관련성이 없었다. 인종에 따른 연관성도 다르게 나타나는 경향이 있다. 미국에서는 히스패닉이 아닌 백인 여아의 경우 가족수입이 비만에 유의한 영향을 미쳤다(Troiano & Flegal, 1998). 2,607명의 벨기에 학생을 대상으로 한 연구에서 여아는 사회계층이 낮을수록 비만 유병률이나 중증도가 높았으나, 남아에서는 관련성이 없었다. 남아와 이민 온 소아는 남녀 모두 비만 유병률에서 사회계층에 관련된 차이를 보이지 않았다(De Spiegelaere et al., 1998a). 12~15세 때 학교 신체검진을 2년마다 수행한 벨기에 학생을 조사한 연구에서 De Spegelaere 등은(1998b) 낮은 사회 계층과 비만의 관련성은 여아의 경우 초기 사춘기에 더 강화된다고 결론을 내렸다. 환경이 좋지 않은 여아에게서 비만의 신환 발생률이 더 높고 호전율이 낮았다.

비만이 어떤 특정 상황에서 사회적 빈곤층에 더 흔한지 원인을 알면 비만 예방과 치료 프로그램 개발이 더 쉬울 것이다. 덴마크의 연구결과는 가정(Lissau & Sorensen, 1993)과 지역사회 차원(Lissau & Sorensen, 1992)의 물리적 환경이 교육 수준이나 가족의 구매력보다 청소년 비만 발생에 중요한 요인임을 시사하였다(6장).

학업성취도

비만학생의 학업성취가 낮다는 연구결과가 있다. 한 전향적 연구에서는 학업수행능력이 평균 이하인 어린이의 비만 유병률이 높고 비만이 청소년기까지 지속됨을 보여 주었다. 10~11세 어린이의 95백분위수 이상 비만의 교차비는 2배 이상이었고, 부모의 체질량지수나 사회계층을 보정한 후에도 유의하였다. 특수교육을 받은 소아는 비만 유병률이 다른 인자를 고려하더라도 높고 청소년기까지 비만이 지속될 위험 또한 더 높았다(Lissau & Sorensen, 1993).

도시의 흑인 소아를 대상으로 한 단면연구 결과, 특수교육이나 치료를 받은 소아가 비만 유병률이 약 2배 더 높았다(Tershakovec et al., 1994). 태국에서 7~9학년 청소년이 비만이 될 위험은 학업성취가 낮은 것과 연관성이 있었지만, 3~6학년의 어린 학생의 경우에는 연관성이 없었다(Mo-Suwan et al., 1999).

2만 6,274명의 젊은 벨기에 남성을 대상으로 한 연구에서는 체질량지수가 평균 이하인 군에서 지능지수와 교육수준이 가장 높았고, 체질량지수가 증가하면서 지능지수와 교육수준이 점차 감소하였다(Teasdale et al., 1992).

인 종

이민이 비만에 미치는 영향에 대한 평가가 북미에서 광범위하게 이루어졌다. 연구결과에 따르면, 음식이 풍부한 환경에서 비만 발생 위험이 높은 인종이 있다는 것이다. 예를 들어, 백인에 비해 흑인과 히스패닉에서 비만 발생률이 높고 아시아 이주민들은 낮다. 청소년 건강에 대한 종적 연구결과, 이민 2, 3세대에서 비만 증가가 유의했다. 백인은 24%, 흑인은 30.9%, 아시아계는 20.6%로 낮았다. 특히 중국계(15.3%), 필리핀계(18.5%)의 유병률이 낮았다. 아시아계 2세대와 히스패닉 2세대가 이민 1세대에 비해 비만확률이 2배 이상으로 높다(Popkin & Udry, 1998). 5~17세의 6만 5,000명을 대상으로 한 연구에서 연령별 평균 체질량지수는 백인에 비해 흑인과 히스패닉 여아에서 특히 높았다. 평균 체질량지수는 미국 국민건강영양조사 I 참고치를 기준으로 비만을 정의할 때 히스패닉 남아, 흑인, 히스패닉 여아의 순으로 높았다. 평균 체질량지수는 같은 나이의 백인 소아와 비교할 때 흑인과 히스패닉 소아에서 높았다(Rosner et al., 1998). 캐나다에 이민 온 아시아 이민 1세대는 이미 캐나다에 정착한 아시아 이민자 가족에서 태어난 아이에 비해 비만 유병률이 낮다(Pomerleau & Ostbye, 1997).

성인 여성의 비만 유병률은 전통적인 서사모아 인 46%, 하와이로 이민 온 경우 80%가 비만이 된다. 5년간 추적 조사결과 지방과 체중 증가가 놀라울 정도였으며, 특히 젊은 성인과 여성에서 두드러졌다(McGarvey, 1991).

프랑스에는 0~4세의 북아프리카 출신 이민자(Maghrebian) 아이 중 체질량지수 97백분위수 이상의 비만이 같은 나이의 비이민자보다 상당히 높았다. 1970년대에 태어난 북아프리카 출신 이민자의 46%가 48개월 이전에 지방증 반동

〈표 2-6〉 인종에 따른 비만 유병률

<table>
<tr><th>국가(출처)</th><th>연도</th><th>정의</th><th>기원 인종</th><th colspan="2">유병률(%)</th></tr>
<tr><td rowspan="5">네덜란드
(Bragmon
et al., 1995)</td><td rowspan="5">1993/94</td><td rowspan="5">BMI>97백분위수
프랑스인 기준</td><td></td><td colspan="2">양성</td></tr>
<tr><td>네덜란드</td><td colspan="2">10</td></tr>
<tr><td>터기/모로코</td><td colspan="2">19</td></tr>
<tr><td>수리남/애딜리스</td><td colspan="2">11</td></tr>
<tr><td>기타 지역</td><td colspan="2">13</td></tr>
<tr><td rowspan="5">벨기에-브뤼셀
(De Spiegelaere
et al., 1998a)</td><td rowspan="5">1990</td><td rowspan="5">BMI>120%중앙값
프랑스인 기준</td><td></td><td>남아</td><td>여아</td></tr>
<tr><td>벨기에 이민자 중</td><td></td><td></td></tr>
<tr><td>북아프리카/터키(74%)</td><td>20</td><td>19</td></tr>
<tr><td>지중해 지역(18%)</td><td>24</td><td>20</td></tr>
<tr><td>기타 지역(8%)</td><td></td><td></td></tr>
</table>

주: BMI-체질량지수

(adiposity rebound)을 보였다. 1990년대에 북아프리카 출신 이민자의 66%가 같은 나이에 지방증 반동을 보였다(Roville-Sausse, 1999).

벨기에의 어린이 비만 클리닉에 다니는 소아·청소년 중 유럽 인종이 아닌 것이 비만의 주된 위험인자다(Guillaume & Burniat, 1999). 벨기에에 사는 12세 이상 소아를 대상으로 한 다른 연구에서는 벨기에에서 출생한 아이에 비해 이민 온 아이의 유병률이 더 높았다(De Spiegelaere et al., 1998a)(〈표 2-6〉 참조).

이러한 성별, 인종 간 차이에서 비만의 원인과 예방 전략에 관련된 정보를 얻을 수 있을 것으로 기대한다(Rosner et al., 1998).

성장에 결정적인 시기

Rolland-Cachera(1990) 등은 지방증 반동이 일찍 온 아이가 비만에 잘 걸리고 비만이 지속될 위험이 높다고 보고하였다. 생리적 상태에서 보면 출생 시 체중의 12~15%가 지방이며, 4~6개월까지 증가하다가 1세 즈음엔 21~23%로 유지된다. 지방량은 5~6세까지 감소하였다가 이후 청소년 급성장이 끝날 무렵까지 남아는 11~17%, 여아는 23~26%까지 다시 증가한다. 정상 지방성 반동 연령인 6세는 지방량이 다시 증가하는 이차 시기에 해당한다(출생 후 즉각적 증가가 일차). 벨기에의 어린이 비만 클리닉에서 비만한 소아와 청소년의 70% 이상이 조기 지방성 반동을 경험하였다(Guillaume & Burniat, 1999).

지방성 반동 시기는 매우 중요하다. 그러나 Dietz(1994)에 따르면 지방성 반동 시기만 중요한 것이 아니다. 거대아의 경우, 임신성 당뇨병 어머니에게서 태어나지 않았더라도 정상 몸무게의 신생아에 비해 비만 위험이 4배 정도 높다.

청소년기는 비만 발생이나 비만 위험 행동 습득에 중요한 시기다. 중요한 정신 · 심리적, 행동적 변화가 이 시기에 일어나기 때문으로 추측된다(Dietz, 1994).

앞서 소아 비만에서 양육 환경의 중요성을 보여 주는 덴마크의 연구를 언급했다(Lissau & Sorensen, 1992). 후기 비만은 부모의 교육이나 직업보다 '부모의 소홀'과 더 큰 연관성이 있었다(Lissau & Sorensen, 1994).

소외계층 청소년을 지도할 예방 프로그램이 필요하다. 청소년 비만 발생의 정신 · 사회적 위험인자의 역할을 규명하는 연구가 좀 더 필요하다.

4. 결 론

소아 비만의 정의에 대한 합의 부족으로 과거에는 역학연구가 제대로 이루어지지 않았다. 성인은 비만에 동반된 질환 여부로 비만의 절단값을 정할 수 있었고, 복부비만과 사지비만을 비교할 때 동반질환 정도로 복부비만이 더 위험함을 알 수 있었다(WHO, 1998). 그러나 소아의 경우 질환 이환율이 성인보나 낮고 체지방 분포의 역할에 대해 연구된 바가 많지 않다(Fox et al., 1993; Brambilla et al., 1994; Guillaume et al., 1996). 소아 비만이 문제가 되는 이유 중 하나는 정신적인 스트레스며, 이는 따돌림의 결과인 경우가 많다. 대사 관련 이환율(WHO, 1998)과 마찬가지로 이런 따돌림이 체질량지수와 밀접한 관련이 있으며(Dietz, 1992; Hill & Silver, 1995; WHO, 1998), 집단검진에 체질량지수를 사용하는 근거가 된다.

그러나 체질량지수가 체지방을 얼마나 대표할 수 있는가는 특히 국제 간 비교를 할 때 문제가 된다.

지금까지 소아 비만에 대한 관심이 증가하면서 여러 지역에서 유병률 연구가 다양하게 이루어졌지만 문제는 상호 간 비교가 어렵다는 점이다. 비만 유병률은 빠르게 증가하며, 우려되는 것은 체질량지수가 높은 집단에서 더 증가한다는 점이다. 비만도가 높을수록 성인 비만으로 이행할 가능성이 높아진다(Guo et al., 1994). 최근 조기 지방증반동의 중요성에 대한 의문이 제기되었으나(Dietz, 2000), 지방증 반동이 조기에 있을수록 비만으로 진행할 위험이 높은 것 같다(Rolland-Cachera, 1990).

중증비만의 유병률이 증가하는 것에 더해 가족력이 있는 경우 소아 비만이 더 흔하다. 유병률은 나이에 따라 달라지며 성별이나 사회 · 경제적 환경에도 일부 영향을 받는다. 비만의 정의에 대한 합의가 있어야 실제 다른 인종 간, 연령 간, 환경 간에 비교가 가능하며 더 정교한 역학으로 발전할 수 있다.

참고문헌

Al-Nuaim, A. R., Bamgboye, E. A., & Al-Herbish, A. (1996). The pattern of growth and obeisty in Saudi Arabian male school children. *International Journal of Obesity, 20,* 1000-5.

Blaha, P. (1991). Body mass index of the current Czechoslovak population between the ages of 3 and 70. Males and Females. Prague: Ed Institute of Sports Medicine.

Brambilla, P., Manzoni, P., Sironi, S., Simone, P., Del Maschio, A., di Natale, B., & Chiumello, G. (1994). Peripheral and abdominal adiposity in childhood obesity. *International Journal of Obesity and Related Metabolic Disorders, 18,* 795-800.

Brugman, E., Meulmeester, J. F., vand der Wekke, J., Beuker, R. J., & Radder, J. J. (1995). Peilingen in jeudgezondheidszorg: PGO-peiling 1993/1994. (Findings from preventive health studies on children between 1993-1994). *TNO Preventive en Gezondheid,* The Netherlands, report nr 95. 061 (in Dutch).

Carmuega, E., O'Donnel, A. M., & Duran, P. (1996). *Project Tierra del Fuego: baseline health and nutrition survey.* Ediciones Fundacion Jorge Macri/CESNI.

Ceratti, F., Garavaglia, M., Piatti, L., Brambilla, P., Rondanini, G. F., Bolla, P., Ghisalberti,

C., & Chiumello, G. (1990). Screening dell'obesit nella populazione scolastica della zona 20 di Milano ed intervento di educazione alimentare. *Epidemiologia Perventiva, 12,* 1-6.

Cole, T. J., Freeman, J. V., & Preece, M. A. (1995). Body mass index reference curves for the UK, 1990. *Archives of Disease in Childhood, 73,* 25-9.

Cole, T. J., Bellizzi, M. C., Flegal, K. M., & Dietz, W. H. (2000). Establishing a standard definition for child overweight and obesity worldwide: international survey. *British Medical Journal, 320,* 1240-3.

Dahlstrom, S., Viikari, J., Akerblom, H. K., Solakivi-Jaakkola, T., Uhari, M., Dahl, M., Lahde, P. L., Pesonen, E., Pietikainen, M., Suoninen, P., & Louhivuori, K. (1985). Atherosclerosis precursors in Finnish children and adolescents. II. Height, weight, body mass index, and skinfolds, and their correlation to metabolic variables. *Acta Paediatrica Scandinavica, Suppl. 318,* 65-78.

De Spiegelaere, M., Dramaix, M., & Hennart, P. (1998a). Social class and obesity in 12-year-old children in Brussels: influence of gender and ethnic origin. *European Journal of Pediatrics, 157,* 432-5.

De Spiegelaere, M., Dramaix, M., & Hennart, P. (1998b). The influence of socioeconomic status on the incidence and evaluation of obesity during early adolescence. *International Journal of Obesity, 22,* 268-74.

Dietz, W. H. (1992). Childhood obesity. In *Obesity,* eds. P. Björntorp & B. N. Bodoff, pp. 606-8. Philadelphia: JB Lippincott Co.

Dietz, W. H. (1994). Critical periods in childhood for the development of obesity. *American Journal of Clinical Nutrition, 59,* 955-9.

Dietz, W. H. (2000). 'Adiposity rebound': reality or epiphenomenon? *Lancet, 356,* 2027-8.

Farooqi, I. S., & O'Rahilly, S. (2000). Recent advances in the genetics of severe childhood obesity. *Archives of Disease in Childhood, 83,* 31-4.

Fox, K., Peters, D., Armstrong, N., Sharpe, P., & Bell, M. (1993). Abdominal fat deposition in 11-year-old-children. *International Journal of Obesity, 17,* 11-16.

Freedman, D. S., Srinavasan, S. R., Valdez, R. A., Williamson, D. F., & Berenson, G. S. (1997). Secular increases in relative weight and adiposity among children over two decades: the Bogalusa Heart Study. *Pediatrics, 99,* 420-6.

Frelut, M. -L., Cathelineau, L., Bihain, B. -E., & Navarro, J. (1995). Prévalence de l'obésité infantile dans le monde. Quelle évolution? *Médecine et Nutrition, 31*, 293-7.

Fung, K. P., Lee, J., Lau, S. P., Chow, O. K. W., Wong, T. W., & Davies, D. P. (1990). Properties and clinical implications of body mass indices. *Archives of Disease in Childhood, 65,* 516-19.

Garn, S. M., & Clark, D. C. (1976). Trends in fatness and the origins of obesity: Ad Hoc Committee to review the Ten-State Nutrition Survey. *Pediatrics, 57,* 443-56.

Garn, S. M., & La Velle, M. (1985). Two-decade follow-up of fatness in early childhood. *Archives of Disease in Childhood, 139,* 181-5.

Guillaume, M. (1999). Defining obesity in childhood: current practice. *American Journal of Clinical Nutrition, 70,* 126S-30S.

Guillaume, M. L., & Burniat, W. (1999). L'excés pondéral et l'obésité chez l'enafnt: un réel problème de santé publique. *Revue de la Médecine Générale, 163,* 213-17.

Guillaume, M. L., Lapidus, L., Beckers, F., Lambert, A. E., & Björntorp, P. A. (1995). Familial trends of obesity through three generations: The Belgian Luxembourg Child Study. *International Journal of Obesity, Suppl. 19,* 5-9.

Guillaume, M. L., Lapidus, L., Beckers, F., Lambert, A. E., & Björntorp, P. A. (1996). Cardiovascular risk factors in Bhildren from the Belgian Province of Luxembourg. The Belgian Luxembourg child study. *American Journal of Epidemiology, 144,* 867-80.

Guillaume, M., Lapidus, L., Lambert, A., & Björntorp, P. (1999). Socioeconomic and psychosocial conditions of parents and cardiovascular risk factors in their children: the Belgian Luxembourg Child Study III. *Acta Paediatrica, 88,* 866-73.

Guo, S., Roche, A., Chumlea, W., Gardner, J., & Siervogel, R. (1994). The predictive value of childhood body mass index values for overweight at age 35 years. *American Journal of Clinical Nutrition, 59,* 810-19.

Hill, A. J., & Silver, E. K. (1995). Fat, friendless and unhealthy: 9 year old children's perception of body shape stereotypes. *International Journal of Obesity, 19,* 423-30.

Kotani, K. (1997). Two decades of annual medical examinations in Japanese obese children: do obese children grow into obese adults? *International Journal of Obesity, 21,* 912-21.

Lazarus, R., Baur, L., Webb, K., Blyth, F., & Gliksman, M. (1995). Recommended body mass index cut off values for overweight screening programmes in Australian children and adolescents: comparisons with North American values. *Journal of Paediatrics and Child Health, 31,* 143-7.

Lissau, I. (1997). Prevalence of childhood obesity. The need for new data. *International Journal of Obesity, 21* (Suppl. 1), S48.

Lissau, I., & Sørensen, T. I. (1992). Prospective study of the influence of social factors in childhood on risk of overweight in young adulthood. *International Journal of Obesity, 16,* 169-75.

Lissau, I., & Sørensen, T. I. (1993). School difficulties in childhood and risk of overweight and obesity in young adulthood: a ten year prospective population study. *International Journal of Obesity, 17,* 169-75.

Lissau, I., & Sørensen, T. I. A. (1994). Parental neglect during childhood and increased risk of obesity in young adulthood. *Lancet, 343,* 324-7.

Maes, H. H., Neale, M. C., & Eaves, L. J. (1997). Genetic and environmental factors in relative body weight and human adiposity. *Behavioral Genetics, 27,* 325-51.

Maffeis, C., Schutz, Y., Piccoli, R., Gonfiantini, E., & Pinelli, L. (1993). Prevalence of obesity in children in North-East Italy. *International Journal of Obesity, 17,* 287-94.

Maffeis, C., Micciolo, R., Must, A., Zaffanello, M., & Pinelli, L. (1994). Parental and perinatal factors associated with childhood obesity in north-east Italy. *International Journal of Obesity, 18,* 301-5.

Mamalakis, G., & Kafatos, A. (1996). Prevalence of obesity in Greece. *International Journal of Obesity, 20,* 488-92.

McGarvey, S. T. (1991). Obesity in Samoans and a perspective on its etiology in Ploynesians. *American Journal of Clinical Nutrition, 53* (Suppl.), 1586S-94S.

Mo-Suwan, L., & Geater, A. F. (1996). Risk factors for childhood obesity in a transitional society in Thailand. *International Journal of Obesity, 20,* 697-703.

Mo-Suwan, L., Lebel, L., Puetpaiboon, A., & Junjana, C. (1999). School performance and weight status of children and young adolescents in a transitional society in Thailand. *International Journal of Obesity, 23,* 272-7.

Must, A., Dallal, G. E., & Dietz, W. H. (1991). Reference data for obesity: 85th and 95th percentiles of body mass index (wh/ht^2) and triceps skinfold thickness. *American*

Journal of Clinical Nutrition, 53, 839-46.

Nuutinene, E. M., Turtinen, J., & Pokka, T. (1991). Obesity in children, adolescents and young adults. *Annals of Medicine, 23,* 41-6.

Parsosn, T. J., Power, C., Logan, S., & Summerbell, C. D. (1999). Childhood predictors of adult obesity: a systematic review. *International Journal of Obesity, 23,* (Suppl. 8), S1-S107.

Perusse, L., & Bouchard, C. (1999). Role of genetic factors in childhood obesity and in susceptibility to dietary variations. *Annals of Medicine, 31* (Suppl. 1), 19-25.

Pinelli, P., Cirillo, D., Golinelli, M., Gonfiantini, E., Leveghi, R., Maffeis, C., Olivieri, A., Plccoli, R., & Gaburro, D. (1987). Anthropometric data and dietary habits of 1177 children in Verona. *Rivista Italia Pediatrica, 13,* 6648-73.

Pomerleau, J., & Ostbye, T. (1997). [The relationship between place of birth and certain health characteristics in Ontario]. *Canadian Journal of Public Health, 88,* 337-45.

Popkin, B. M., & Udry, J. R. (1998). Adolescent obesity increases significantly in second and third generation U. S. immigrants: the National Longitudinal Study of Adolescent Health. *Journal of Nutrition, 128,* 701-6.

Poskitt, E. M. E. (1995). Committee report, Defining childhood obesity: The relative body mass index. *Acta Paediatrica, 84,* 961-3.

Poskitt, E. M. E., & Cole, T. J. (1978). Nature, nurture, and childhood overweight. *British Medical Journal, 1,* 603-5.

Rajan, U. (1994). Obesity among Singapore students. *International Journal of Obesity, Suppl. 18,* 27.

Rolland-Cachera, M. F. (1990). Timing weight-control measures in obese children. *Lancet, 918.*

Rolland-Cachera, M. -F., Deheeger, M., Guilloud-Bataille, M., Avons, P., Patois, E., & Sempé, M. (1987). Tracking the development of adiposity from one month of age to adulthood. *Annals of Human Biology, 14,* 219-29.

Rolland-Cachera, M. F., Spyckerelle, Y., & Deschamps, J. P. (1992). Evaluation of pediatric obesity in France. *International Journal of Obesity, Suppl. 1,* 5.

Rosner, B., Prineas, R., Loggie, J., & Daniels, S. R. (1998). Percentiles for body mass index in U. S. children 5 to 7 years of age. *Journal of Pediatrics, 132,* 211-22.

Roville-Sausse, F. (1999). [Increase during the last 20 years of body mass of children 0 to 4 years of age born to Maghrebian immigrants]. *Revues Epidemiologique Sante Publique, 47,* 37-44.

Salvatoni, A., LIvieri, C., Riganti, G., Chiesa, L., Bisio, P., Federico, M., Albertini, A., & Lorini, R. (1992). Obesity prevalence in schoolchildren of Pavia in the last 14 years: a rising problem? *Proceedings 3rd European Childhood Obesity Group,* Napoli.

Shirai, K., Shinomiya, M., & Umezono, T. (1990). Incidence of childhood obesity over the last ten years in Japan. *Diabetes Research Clinical Practice, Suppl. 10,* 65-70.

Sobal, J., & Stunkard, A. J. (1989). Socioeconomic status and obesity: a review of the literature. *Psychological Bulletin, 105,* 260-75.

Sørensen, T. I., & Lissau-Lund-Sørensen, I. (1991). [Genetic-epidemiological studies of causes of obesity]. *Nordic Medicine, 106,* 182-3, 204.

Sørensen, T. I., Holst, C., & Stundkard, A. J. (1992). Childhood body mass index - genetic and familial environmental influences assessed in a longitudinal adoption study. *International Journal of Obesity, 16,* 705-14.

Sørensen, T. I., Holst, C., & Stunkard, A. J. (1998). Adoption study of environmental modifications of the genetic influences on obesity. *International Journal of Obesity, 22,* 73-81.

Spee van der Wekke, J., Meulmeester, J. F., Radder, J. J., Verloove-Vanhorick, S. P., & Schalk van der Weide, Y. (1994). Peilingen in de jeugdgezondheidszorg: PGO-peiling 1992/1993. (Findings from preventive health studies on children between 1992-1993). *TNO Preventie en Gezondheid,* The Netherlands, report nr 94.091.

Stunkard, A. J., Sørensen, T. I., Hanis, C., Teasdale, T. W., Chakraborty, R., Schull, W. J., & Schulsinger, F. (1986). An adoption study of human obesity. *New England Journal of Medicine, 314,* 193-8.

Tanner, J. M., Whitehouse, R. H., & Takaishi, M. (1966a). Standards from birth to maturity for height, weight, height velocity, weight velocity in British children 1965 Part I. *Archives of Disease in Childhood, 41,* 454-71.

Tanner, J. M., Whitehouse, R. H., & Takaishi, M. (1966b). Standards from birth to maturity for height, weight, height velocity, weight velocity in British children 1965 Part II. *Archives of Disease in Childhood, 41,* 613-35.

Teasdale, T. W., Sørensen, T. I., & Stunkard, A. J. (1992). Intelligence and educational level in relation to body mass index of adult males. *Human Biology, 64,* 99-106.

Tershakovec, A. M., Weller, S. C., & Gallagher, P. R. (1994). Obesity, school performance and behaviour of black, urban elementary school children. *International Journal of Obesity, 18,* 323-7.

Troiano, R. P., & Flegal, K. M. (1998). Overweight children and adolescents: description, epidemiology, and demographics. *Pediatrics, Suppl. 101,* 497-504.

Van Meerbeeck, R. (1988). La condition physique des miliciens à l'armée belge en 1987. *Olympics,* Juin, 11-13.

Whitaker, R. C., Wright, J. A., Pepe, M. S., Seidel, K. D., & Dietz, W. H. (1997). Predicting obesity in young adulthood from childhood and parental obesity. *New England Journal of Medicine, 337,* 869-73.

WHO (1998). Obesity: preventing and managing the global epidemic. *Report of a WHO consultation on obesity,* Geneva, 3-5 June 1997. WHO/NUT/NCD/98. 1.

제 3 장

지방조직 발달에 중요한 분자 · 생물학적 요인

Martin Wabitsch[1]

1. 도 입

인체의 에너지 구성은 여러 조절 시스템의 통제를 받고 있다(Rosenbaum & Liebel, 1998). 신체 에너지 구성의 변화와 지방조직—신체의 주요한 에너지 저장원—의 크기 변화는 에너지 섭취와 소비 사이의 균형 변화로 인해 나타나는 결과다. 다양한 조절 시스템은 각각의 신호를 생산하고 시상하부에서 주된 메시지로 통합되는데, 시상하부는 섭식, 포만중추와 교감, 부교감 신경계, 시상하부-뇌하수체-갑상선 축 그리고 다른 내분비 시스템을 조절한다.

최근 과학적인 자료는 신체 에너지 저장 증가로 생기는 비만이 의지력 부족에서 기인한다는 기존의 의견을 완전히 뒤엎고 있다. 비만은 위에서 언급한 적절한 상호조절 부족으로, 조절 시스템 변화와 함께 결국 양의 에너지 균형 때문에 생기는 것이다. 최근에 간혹 발생하는 소수의 단일 유전자 결함이 심각하고 조기에 발병하는 비만과 연관이 있음이 알려졌다. 그러나 대부분 비만은 유전적

1) Department of Paediatrics, University of Ulm

인 소인이 환경적인 요인에 영향을 받아 발생하는 다인적 사건이다.

백색 지방조직에서 에너지 저장은 생리적으로 기아의 시기에는 생존을 위해, 생식 및 면역계의 적절한 기능을 위해, 즉 전반적인 건강을 위해 중요하다.

흥미롭게도, 설치류와 인간의 에너지 균형 조절에 대한 최근의 연구는 에너지 균형을 안정화시키는 복합적인 시스템이 있음을 밝혔을 뿐만 아니라, 지방조직에 저장된 에너지의 양은 성장, 사춘기, 생식, 면역 시스템의 조절과 같은 다양한 생물학적 기능과 관련이 있음을 보여 주었다. 비만의 관점에서 본다면 에너지 저장의 병적인 증가로 인한 이득은 명백하지 않고, 증가된 신체 지방으로 인해 합병증이 발생한다는 것이다.

인체에서 에너지 저장 조절이 에너지 균형의 복합적인 조절 시스템의 중요한 한 부분이고, 저자의 연구가 주로 지방조직의 성장 조절, 분화와 대사를 밝히는 것이기 때문에, 이 장의 주요 부분은 인간의 주요 에너지 저장고로서의 지방조직 기능과 연관된 분자생물학적 요인에 초점을 맞출 것이다.

2. 체중 조절

18세기 Lavoisier의 연구가 소위 '새로운 화학 과학'이라는 기초를 마련하였는데, 이것은 후에 열역학 원리의 발달의 기초가 되었다. 체중 조절과 관련하여 생물학적 시스템에 대한 적용이 가능해지면서 이 기초적인 물리적 원리가 의미를 가지게 되었다. 이 시스템에서 주장된 첫 번째 신호는 포도당과 아미노산과 같은 영양대사산물과 연관되어 있다. 당질조절(gluco-stat) 가설은 중추신경계가 혈액순환의 포도당 농도를 감지한다는 것을 기초로 한다(Mayer, 1953, 1955; Rosenbaum & Liebel, 1998). 이 가설은 1950년대 Mayer에 의해 처음 제안되었다(Mayer, 1953, 1955; Rosenbaum & Leibel, 1998). Mayer는 쥐에서 시상하부의 배 쪽 내측핵 파괴 때는 포만감이 결핍되는 반면, 외측핵의 파괴 때는 공복감 결핍으로 기아로 사망함을 보여 주었다. 이런 초기 실험은 공복감과 포만감을 조절하는 신호를 통합하는 신경 해부학적 시스템에 집중되었다.

ob/ob 쥐(비만 쥐)와 정상의 마른 쥐를 개체 결합한 실험은 지방조절(lipostat) 가설을 지지한다. ob/ob 쥐와 마른 쥐를 개체 결합하면 과다 체중이 줄고 증가된 체지방이 정상화되거나 감소하는데, 이는 ob/ob 쥐에는 신체 에너지 저장을 반영하고 백색 지방조직에서 만들어지며 중추신경계에서 감지되는 어떤 요인이 부족함을 의미한다.

오늘날 에너지 항상성을 조절하는 단기, 장기적 시스템을 밝히는 과학적 작업이 시작되었다. 단기적으로는 위장관에서의(위에서 영양소의 질과 양) 조절 신호와 음식의 대사 중에 생성되는 신호가 음식 섭취 시 중추신경계에 정보를 주고 공복감과 포만감을 조절한다. 그러나 신체 에너지 저장을 조절하는 장기적 시스템도 있다는 근거가 있다. 그렇지 않다면 하루 한 잔의 우유(150Kcal)를 더 먹을 경우 1년에 5만 5,000Kcal를 과다 섭취하거나 10kg 이상 체중이 늘게 된다(Rosenbaum & Leibel, 1998). 최근에 밝혀진 체중 장기적 조절 신호의 한 예는 렙틴으로, 사람에서는 단기적 조절 기능도 가지고 있다.

신체의 에너지 항상성은 에너지 소비를 조절하는 시스템에 똑같이 좌우된다. 전체 에너지 소비는 기초대사율, 열 생성, 성장, 면역기능과 신체활동으로 소비하는 에너지의 총합이다(5장에서 이것에 관하여 광범위하게 다루어질 것이다).

유전적으로 비만한 설치류를 이용한 동물 연구와 쌍생아, 입양, 가족연구를 포함한 인간 연구는 체중 조절의 상당 부분이 유전적으로 결정되었음을 보여준다. 소아의 체질량지수는 체지방량을 반영하고 그들의 생물학적 부모의 체질량지수와 밀접하게 연관되어 있다(Rosenbaum & Liedel, 1998). 이러한 유전적 결정은 신장(키)과 같은 생물학적 특성과 함께 수년간 인정되어 왔다.

인간에 대한 연구도 비만의 유전적 기초를 인정하였고, 이어지는 연구들은 신체 에너지 균형의 한 부분인 기초대사율이 체중 발달의 주요한 결정인자이며 그것 자체가 유전적으로 결정되었음을 보여 주었다(Levine et al., 1999). 이 가능성은 일일 에너지 소비가 유전적 요인에 의해 부분적으로 조절된다는 가설에 힘을 실어 준다. Levin 등(1999)은 과식으로 인한 체중 증가에 대한 감수성의 개인 간 변이는 개인의 비운동성 활동의 열 생산에서 유전적으로 결정된 차이임을 입증했다.

최근 인간의 비만을 유발시키는 단일 유전자 결함이 보고되었는데, 그중 하나를 제외하고는 모두 식욕 조절 장애가 체지방 저장 증가의 주요 원인이었다.

원칙적으로, 에너지 균형 조절과 연관된 모든 조절 시스템은 체중 조절에 중요한 후보 유전자가 발견될 수 있는 여러 결정적인 단계와 연관된다.

3. 단일 유전자 결함

1) 선천성 렙틴결핍증

Montague 등(1997)은 선천성 렙틴결핍증이 있는 두 명의 환자를 처음으로 보고하였다. 이후 터키 인 가족들에서 렙틴결핍이 있는 사람들이 더 보고되었다(Strobel et al., 1998). Montague 등(1997)에 의해 보고된 두 명의 소아는 파키스탄 출신으로 사촌 관계다. 출생 체중은 정상이었지만 생후 한 달 이내에 심각한 고도비만으로 발전했다. 한 소아는 8세 때 86kg, 다른 소아는 2세 때 29kg이었고 렙틴결핍증이 진단되었을 당시 신장은 정상이었다. 그들은 포만감 이상으로 인한 과식증을 보였다. 유전자 결함은 렙틴 유전자의 구아닌 뉴클레오타이드 결손이었다. 그들은 현재 유전자 재조합 렙틴으로 치료를 받고 있고 체중과 지방조직이 감소하고 있다. 이것은 렙틴이 인간 에너지 균형의 중요한 조절자임을 보여 주는 첫 번째 증거다.

2) 렙틴 수용체 결함

Clement 등(1998)은 뇌하수체 기능 이상 및 비만과 연관된 인간 렙틴 수용체 유전자에 돌연변이가 있는 한 가계의 비만 환자를 보고하였다. 이 돌연변이는 세포막과 세포 내 영역에 결함이 있는 렙틴 수용체를 만든다. 출생 체중은 정상이더라도 조기 발병하는 병적 비만이 특징이다. 렙틴결핍증이 있는 두 여아와는 반대로 렙틴 수용체 결함이 있는 여아의 경우 정상적인 사춘기 연령 이후에 진단되는데, 이들은 저생식샘자극호르몬 생식샘저하증(hypogonadotropic hypogonadism) 때문에 유선과 액모가 없고, 음모가 적으며 무월경 상태를 보인다. 이들은 비만이더라도 골연령이나 성장의 빠름이 없다. 그러나 인슐린유사성장요인-1(Insulin-like growth factor-1, 이하 IGF-1)과 인슐린유사성장요인결합단백질-3(Insulin-like growth factor binding protein-3, 이하 IGFBP-3)이 감소되어 초기 소아 시기에 경도의 성장 지연을 보인다. 게다가 시상하부성 갑상샘기능저하증을 보인다. 렙틴결핍증이 있는 소아와 마찬가지로 과식증과 비정상 식사 행동을 보인다. 렙틴 수용체는 체중 조절뿐 아니라 성 성숙과 성장 및 갑상선자극호르몬 분비에도 필요한 것 같다. 렙틴은 인간의 에너지 저장과 시상하부 뇌하수체 기능에 잠재적으로 중요한 가교다.

3) 전구호르몬 전환효소 1 결함

Jackson 등(1997)이 전구호르몬 전환효소 1 유전자에서 돌연변이가 있는 이형접합체의 한 여성을 보고하였다. 유전적 결함이 발견되기 전에 이 여성은 이미 소아시기에 발병한 심각한 비만이 있었다. 혈청 내 픗인슐린(proinsulin) 증가로 인한 낮은 인슐린 농도에도 비정상 혈당 조절능력과 식후 저혈당을 보였다. 게다가 저생식샘자극호르몬생식샘저하증과 저코르티솔혈증을 보였다. 이것은 전구호르몬 전환효소 1의 기능적 결함으로 설명이 가능하다. 전구호르몬 전환효소 1은 fat/fat 쥐에서 돌연변이된 효소인 카르복시펩티드 분해효소에 작용한다. 전구호르몬 전환효소 1의 생성물은 에너지 균형의 조절에 필요한 신경내분비에 작용하고 멜라닌세포자극호르몬(α-melanocyte stimulating hormone, 이하 α-MSH), 픗아편흑색소부신겉질자극호르몬(pro-opiomelanocortin, 이하 POMC)에서 나온 글루카곤유사펩티드(GLP-1)와 프로글루카곤(proglucagon)을 포함한다.

4) POMC 결핍증

Krude 등(1998)은 조기에 발생한 심각한 비만과 부신기능부전과 붉은 털이 있는 두 환자를 보고하였다. α-MSH가 음식 섭취 조절에 중요한 역할을 하는 것으로 이를 알게 해 준 황색 비만 쥐의 연구에 자극받아, 이 환자들에게서

POMC 유전자 내의 돌연변이를 찾게 되었다. 첫 번째 환자에게서 부신겉질자극호르몬(ACTH)과 α-MSH의 합성을 방해하는 두 가지 돌연변이를 발견했고, 두 번째 환자에게서 POMC 전사를 방해하는 돌연변이를 발견했다. 이 두 환자는 POMC 합성의 결함이 조기발병 비만을 일으키고 opioid-receptor ligand β-endorphin뿐 아니라 ACTH, MSH(α, β, γ)를 정상적으로 만들어 내는 전구 단백질의 결함에서 내분비 질환이 생긴다는 증거를 제시하였다. α-MSH는 멜라노코틴-4-수용체(melanocortin-4-receptor)의 배위자로 자극 시 음식 섭취를 감소시키므로 POMC 결핍증이 있는 환자에게서 관찰되는 과식증은 부분적으로 체중 조절에 필수적인 α-MSH의 결핍 때문이다.

5) 멜라노코틴-4-수용체 결함

두 그룹이 멜라노코틴-4-수용체의 돌연변이가 사람의 비만과 연관이 있음을 보고했다(Vaisse et al., 1998; Yeo et al., 1998). 멜라노코틴-4-수용체 기능 결함이 포만감의 부족을 가져오고 무절제한 과식을 유발한다. 과거 동물 연구에서 α-MSH/멜라노코틴-4-수용체 시스템의 기능부전이 과식증을 유발하여 비만을 일으킬 수 있음을 보여 주었다.

6) 과산화소체증식활동수용체-2 결함

Ristow 등(1998)은 121명의 비만환자 중 4명에게서 과산화소체증식활동수용체-2결합(Peroxisome-proliferator-activated receptor γ-2, PPARγ-2) 유전자의 과오돌연변이(missense mutation)를 발견했다. 지방전구세포에서 돌연변이 유전자의 과발현은 증가된 지방조직 분화와 연관이 있다. 저자들은 환자의 돌연변이 유전자가 지방조직에서 지방세포의 분화를 일으킨다고 제안하였다. 만약 그렇다면 이것은 지금까지 알려진 결과인 단일유전자 결함이 에너지 항상성의 중추적 조절과 연관된다는 결과를 부정하는 것이 된다. 그러나 Ristow 등은 비만환자의 다른 코호트에서도 이러한 돌연변이 유병률이 높음을 증명하였다.

4. 지방조직 단계에서 신체 에너지 저장의 조절

백색 지방조직에서 지방세포는 인간의 주요한 에너지 저장고다. 30kg의 마른 소아는 130만KJ에 해당하는 4.5kg의 중성지방을 지방조직에 저장하고 있고, 단백질(근육)은 1.5kg(26,000KJ), 글리코겐(간, 근육)은 130g(2,100KJ)을 저장하고 있다. 화학적으로 주된 에너지 저장고는 중성지방이며 하나의 지방세포는 평균 1g의 지방(17mJ)을 함유한다.

지방조직에 중성 지방으로 저장된 에너지는 에너지 섭취와 소비 사이의 균형의 결과다. 지방조직의 크기 변화는 이런 균형에 변화가 있을 때 일어난다. 4장에서 인간의 지방조직 크기 변화에 대한 분자 생물학적 기초가 요약되어 있다(Ailhaud, 1996; Ailhaud & Hauner, 1998).

5. 발달 단계 중의 신체 지방 저장의 변화

첫 번째 지방조직은 인간 태아의 14~24주 사이에 관찰된다. 먼저 작은 조직 소구체(globule)를 닮은 중배엽 세포의 응집이 일어난다. 모세혈관이 이 응집 안으로 자라 늘어가고 고농도의 중성지방을 포함한 세포에서 첫 지방 소구체가 나타난다. 발달이 진행되면서 이런 세포들은 하나의 큰 지방 덩어리를 형성하고 형태학적으로 신생아의 피하지방에서 발견되는 전형적인 지방 소구체가 발달하게 된다. 발달 중인 지방조직에서 발견되는 첫 구조물은 모세혈관으로, 이것이 지방세포의 발달과 혈관 형성 사이에 직접적인 관계가 있음을 증명해 준다. 임신 후반기에 태아의 피하조직은 거의 모든 곳에서 분화된 지방조직을 가진다.

체지방량은 [그림 3-1]에서 보듯이 출생 시에 13%, 정상 체중 신생아의 경우 1세 때 28%까지 증가한다. 정상적으로 신생아는 상당한 피부 밑 지방층을 가지고 있다. 20세기 초에 Stratz(1902)는 지방조직의 분율과 관련된 신체 변화가 일어나는 시기로 신생아기, 소아기, 청소년기를 이야기하였다. 체지방 분율의 첫

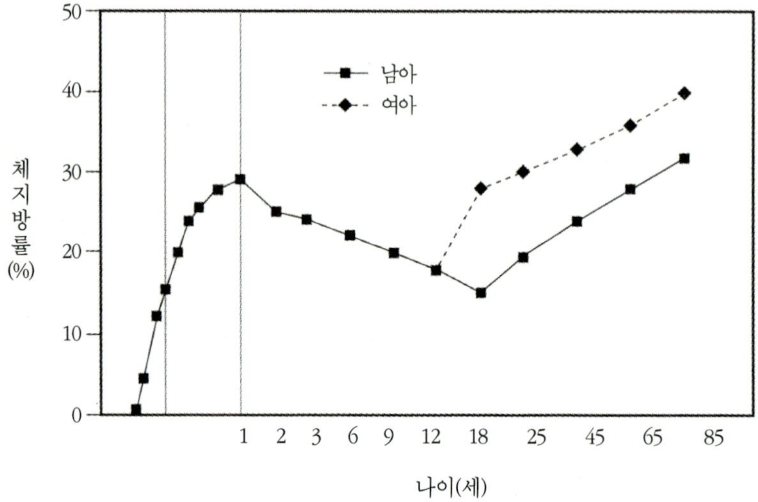

[그림 3-1] 체지방 분율의 변화(McLaren, 1987)

번째 증가는 생후 1년까지 지속되는데 Stratz는 이것을 첫 번째 충실기(first filling period)라고 불렀다. 이후에 첫 번째 확대기(first stretching period)가 오는데, 이것은 성장 중에 제지방량의 상대적인 증가로 체지방 분율과 피하지방조직량이 감소하는 시기다. 흥미롭게도 이 시기 중에 종적인 증가는 일어나지 않는다. 이후에 이런 주기적인 변화가 반복되고 초기 사춘기인 8~10세에 체지방 분율이 증가한다(두 번째 충실기). 남아에서는 사춘기 성장 시기 중에 '두 번째 확대기'가 일어난다. 이 두 번째 확대기에 수개월 동안 피하지방량이 일정하게 유지되는데 체지방, 즉 근육량이 증가하기 때문에 체질량지수의 변화는 관찰되지 않는다. 여아에서는 두 번째 충실기가 초경 이후부터 성인기까지 체지방 증가와 함께 지속된다. 성장과 발달 과정 중에서 신체 조직의 증가는 지방이 없는 조직의 증가와 지방조직의 증가로 나뉜다. 이 두 가지 조직증가의 관계는 생물학적인 나이에 달려 있고 시간이 지나면서 사인(sine) 곡선형태의 변화를 보여 준다. 이것에서 지방조직 발달의 중요한 시기가 추정될 수 있다. Rolland-Cachera 등(1984)은 두 번째 충실기가 시작될 때가(저자들은 이를 '지방증 반동'(adiposity rebound)이라고 하였고, 소아기에 체질량지수의 두 번째 증가로 정의) 비만이 생기는 중요한 시기임을 밝혔다. 이 시기가 빠를수록 비만이 더 잘 생기는데, 정상적인 두 번째 충실기는 5.5세 이전에는 일어나지 않는다. 일반적으로 체질량지수는 소아기 체지방량의 좋은 척도다.

소아기와 청소년기의 체지방 변화는 연령별 체질량지수 곡선에서도 명백히 나타난다. 이러한 발달단계 동안의 지방조직 세포에 대한 연구결과를 기초로, 성인의 총 지방세포는 소아기 때 지방 생성이 민감한 시기에 정해지고 성인기 중에는 지방세포의 수적 변화는 없음을 제시하였다.

이런 '충실'과 '확대' 시기는 신생아, 소아, 청소년기에 삼두박근, 견갑골간 피부주름두께의 합에 의해서도 증명될 수 있다(Brook, 1978). 소아와 청소년의 성장기는 1902년 Stratz에 의해 설명되었고 〈표 3-1〉에 요약되어 있다.

초기 생물학적 성숙은 위에서 언급한 두 충전시기(filling period) 사이의 절단값을 가져왔고, 두 번째는 사춘기 성장 이전에 일어난다. 신체는 에너지 저장고 역할을 하고 임신과 생식에 필요한 사춘기를 유발하는 데 필수적인 지방조직이 필요한 것이 오래전부터 가설화되어 왔다. 이 관점에서 최근 임상 관찰 연구결과 렙틴이 사춘기 발달과 성공적인 생식에 필수적이라는 것이 제시되었다(Hebebran et al., 1997; Clement et al., 1998; Yeo et al., 1998).

지방 분포에서 주요한 변화는 소아기에 성숙이라는 과정을 통해 일어난다. 성 특이적인 지방조직 분포 형태는 유전적으로 결정되었는데, 여성은 엉덩이-허벅지 부위에 지방이 우선하고 남성은 복부에 우선한다. 이것은 사춘기에 확연해지고 이러한 성 차이는 심지어 신생아에게서도 미미하게나마 일어난다(Forbes, 1978).

〈표 3-1〉 영아, 소아, 청소년 시기에 지방과 제지방 증가

나이(세)	시 기
0~1세	첫 번째 충실기
3~7세	첫 번째 확대기
8~10세	두 번째 충실기(사춘기 충실기)
11~15세	두 번째 확대기(사춘기 성장 · 급속기)
16~20세	세 번째 충실기(성숙)

6. 체지방의 변화와 관련된 세포 단계에서의 변화

Hauner 등(1989a)은 지방조직세포 연구에서 소아기 중 두 번의 민감한 시기를 언급했는데, Stratz가 묘사한 두 번의 충실기(filling preiod)와 일치한다. 즉, 생후 첫 1년과 사춘기 직전이다. 생후 첫 1년 동안의 체지방량 증가는 주로 지방세포 부피의 증가며, 지방조직이 많이 성장하는 시기는 두 번째 충실기(filling preiod)다. 이 시기에는 지방세포의 부피 변화 없이 주로 지방세포 수가 증가한다. 평균 지방세포의 부피는 출생 2년째와 성인기 사이에 변화 없이 유지된다. 지방조직 버팀질-혈관 분율(stromal-vascular fraction)의 티미딘 활성효소(thymidine kinase)의 작용을 측정하면 생후 첫 1년과 사춘기 직전에 강한 티미딘 작용을 나타낸다. 티미딘 활성효소는 지방 전구세포를 포함하는 세포 분율에서 분화 능력의 표지자다. 이 두 시기에 미분화된 지방세포의 수가 증가한다.

결국 세포 단계에서 지방조직의 크기 변화는 지방세포의 양과 수에 달렸으며, 지방세포의 부피는 지방의 분해 및 합성의 균형에 달려 있다([그림 3-2] 참조). 지방세포 수의 변화(증가 또는 감소)는 지방전구세포의 증식과 분화의 결과이거나 탈분화와 세포자멸사(apoptosis)에 의한 지방조직량의 감소로 생긴다. 그러나 이것은 이론적으로는 가능하지만 실험적인 증거는 불충분하다. 지방세포 부피의 증가는 지방조직의 비대로 이어지고 지방세포 수 증가는 지방조직의 과증식으로 이어진

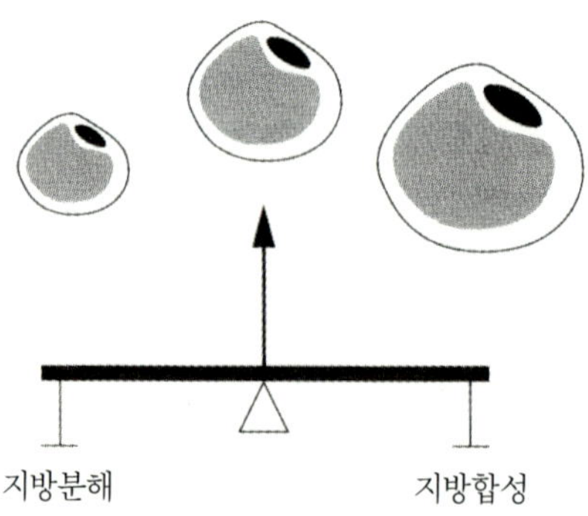

[그림 3-2] 지방분해와 지방합성 사이의 균형이 지방조직 크기를 결정

다. 인간의 지방세포 부피와 수 조절에 대한 최신 연구가 다음에 요약되어 있다 (Hauner, 1992; Wabitsch et al., 1994b; Ailhaud, 1996; Ailhaud & Hauner, 1998).

7. 지방조직에서 지방 저장

양적으로 가장 중요한 지방합성 방법은 혈액순환에서 지방산의 유입에 의한 것이다. 중성지방은 초저밀도 지단백(VLDL)이나 킬로미크론(chylomicron)으로 혈액 내 존재하고 지방단백질 지방분해효소(lipoprotein lipase)에 의해 가수분해된다. 이 효소는 지방세포에서 발현되고 만들어지며 내피세포의 관 내로 분비되어 작용한다. 인슐린은 지방단백질 지방분해효소의 활성을 자극한다. 순환하는 알부민과 결합하지 않은 지방산은 지방세포의 또 다른 지방공급원이다. 지방세포는 포도당 아세테이트(glucose acetate)와 피루빈산(pyruvate)으로 지방산을 합성할 수 있다(de novo lipogenesis). 지방세포에 유입되거나 지방세포에서 합성된 지방산의 대부분은 에스테르화되어 중성지방으로 저장된다. 다른 지방 종류의 합성과 저장도 지방조직에서 가능하다. 한 예로 지방조직은 인체 콜레스테롤의 주요한 저장고다.

포도당은 확산에 의해 지방세포로 유입되며, 이는 특정 포도당 이동 단백질에 의해 촉진된다. 이 중 GLUT 4(glucose transport protein 4)가 가장 중요하다. 인슐린은 GLUT 4의 주요 조절자며, 포도당은 인산화되어 결국에는 글리세로포스페이트, 지방산, 글리코겐으로 합성된다. 지방세포에 유입된 포도당 중 어떤 것은 직접 산화되기도 한다. 젖산은 지방조직에서 분해된 포도당의 주요한 대사산물로 추정된다.

인슐린은 지방조직의 중요한 동화작용 요인이며 지방단백질 지방분해 효소를 자극하고 포도당과 다른 대사산물의 지방세포로의 유입을 자극한다. 또한 중성지방 합성을 자극하며 지방분해를 억제한다. 당질코르티코이드는 지방세포의 지방 저장을 조절한다. 반대로 성장호르몬은 인슐린과 유사하게 지방합성을 자극하며 작용 몇 분 이내에 지방분해를 억제한다. 이 급성효과는 성장호르몬 결핍증 환아의 성장호르몬 치료 시작 후에 바로 알 수 있다.

8. 지방동원(분해)

지방세포에서 유리된 지방산은 에너지 공급에 필수적인 역할을 하는 음의 에너지 균형 시기에 가장 중요하다. 지방조직에서 지방의 동원을 조절하는 다양한 호르몬과 요인 간에 복합적인 상호작용이 있다. 중요한 세포 내 단계 중 하나는 아데닐레이트-사이클라제 시스템(adenylate-cyclase system)을 통한 호르몬 특이 지방분해효소(hormone sensitive lipase, HSL)의 활성화와 그에 따른 단백질의 인산화다. 지방세포 내에서 중성지방 분해의 결과로 유리 지방산과 디아실글리세롤(diacylglycerol), 유리지방산(fatty acids)과 글리세롤(glycerol)이 생성된다.

지방 저장과 합성, 지방 동원과 분해는 동시에 일어난다. 지방세포 단계에서 이 두 가지 대사 과정 사이의 균형이 지방세포의 부피 변화를 결정한다.

카테콜라민은 지방분해의 주요 자극원이며 성장호르몬은 지방세포 단계에서 직접적으로 지방분해 효과를 보인다. 신생아의 작은 지방세포는 갑상선자극호르몬과 같은 지방분해 물질에 반응하는 능력이 다른 것으로 생각된다. 이러한 신생아의 지방세포 특성은 생후 1시간 동안 생리적으로 중요한 것 같다(Marcus et al., 1988).

현재 지방조직에서 렙틴의 주변분비/자가분비(paracrine/autocrine) 역할은 논란이 되고 있다(Friedman & Halaas, 1998). 최근 연구는 쥐의 지방세포에서 렙틴이 지방분해 효과가 있음을 보여 주었는데, 인간의 지방세포에서는 좀 더 확인이 필요하다.

9. 인간 지방조직에서 지방 전구세포

지방조직의 버팀질-혈관 분율 세포들을 [^{3}H] – thymidine(티미딘)으로 표지하고 이 방사성 동위원소로 표지된 티미딘(thymidine)이 성숙한 지방세포에서 발견됨에 따라, 출생 후 지방조직에 지방 전구세포가 존재한다는 설이 제시되었다. 지방조직의 버팀질-혈관 분율은 내피세포, 혈액세포, 신경세포, 대식세포, 지방 전구세포 등으로 이루어진 복합체다.

오늘날 실험실에서 세포 증식과 분화를 연구하기 위해 설치류의 지방조직에서 지방 전구세포를 분리하는 것이 가능해졌다. 초기에 인간의 지방조직에서 지방 전구세포를 분리하려는 노력이 있었지만 성공적이지 못했는데, 그 이유는 실험실에서는 인간 지방조직의 버팀질-혈관 분율의 극히 일부분만이 성숙된 지방세포로 발전하기 때문이다. 그러나 Gerhard Ailhaud와 동료들(Hauner et al., 1989b)이 인간의 지방 전구세포에 대한 무혈청 화학 처리된 배양시스템을 발전시킨 이후로 실험실에서 지방 전구세포의 증식 조절과 지방조직의 분화에 대한 연구가 가능하게 되었다. 적절한 방법으로 배양접시에 뿌려 놓으면 인간 지방조직의 버팀질-혈관 분율의 거의 모든 세포가 지방 전구세포가 되고 적절한 자극을 주면 지방세포로 분화할 수 있다. 이렇게 새롭게 분화된 인간 지방세포는 수일간 단층으로 배양될 수 있고 연구가 가능하다.

미분화 시기에 지방 전구세포는 섬유모세포를 닮은 다양한 세포질 돌기(cytoplasmic arms)를 가지고 있다. 지방조직의 분화 시기에 세포들은 변화하여 세포질 돌기(cytoplasmic arms)는 더 원형이 되고, 세포질은 다양한 지방 방울로 채워지고 더 커진다. 이런 형태학적인 변화는 분화 중에 일어나는 다양한 생화학적 과정의 결과다. 발달 과정의 마지막에는 지방 전구세포는 단일공포의 지방 방울(univacuolar lipid droplet)을 가진 지방세포의 표현형뿐 아니라 성숙된 지방세포의 모든 생화학적 특성을 가진다.

지방 전구세포의 분화 능력은 해부학적 기원과 제공자의 나이에 달렸다. 젊은 성인의 복벽에 있는 피하지방조직의 지방 전구세포가 인슐린, 코르티솔, 트리요오드티로닌(triiodothyronine)이 포함된 지방 생성 배지에서 배양된다면 지방 전구세포의 80% 이상이 분화할 수 있다. 반면에 80세 이상인 경우 단지 20%의 세포만이 분화 가능하다. 그럼에도 이런 결과는 노인의 지방조직도 지방 전구세포를 함유하며 적절한 생리적 자극을 주면 분화가 가능함을 보여 준다.

10. 지방 전구세포의 증식과 분화

각 연령의 소아에서 지방조직의 지방 전구세포의 증식과 분화를 조사한 연구가 있다(Hauner et al., 1989a). 지방 전구세포는 정립된 계획대로 지방조직에서 분리되었고, 그 결과 혈청이 함유된 상태에서 배양될 때 분화능력과 증식능력에서 연령에 따라 차이가 있었다. 성장 중 지방량과 제지방량의 주기적인 발달에 일치하여 생후 첫 1년과 사춘기 직전 세포들의 증식과 분화 능력이 최고였다. 이러한 결과는 소아기 지방조직의 발달이 주로 비만 발생의 민감한 시기에 새로운 지방세포가 생성되어 나타난다는 관점을 지지해 준다. 또 다른 흥미로운 내용은 소아의 지방조직은 성인의 지방세포보다 25㎛ 이하의 작은 크기의 소지방세포의 비율이 더 높다는 것이다. 이것은 소아기에 새로운 소지방세포의 형성 비율이 더 높고 더 많은 지방을 저장하고 부피도 증가함을 의미한다. 최근 무혈청 지방세포 배양 연구에서도 새로운 지방세포 형성은 연령 의존적이고 소아기에 광범위하게 나타남을 보여 주었다.

11. 인간 혈청의 지방생성 능력

혈청의 지방생성 능력은 지방 전구세포에서 지방세포로 분화를 자극하는 혈청의 능력으로 정의된다(Hauner et al., 1989c; Wabitsch et al., 1995). 지방 전구세포 라인의 클론이 형성된 이후 인간의 혈청이 중요한 지방생성 능력을 가졌음이 알려졌다. 세포들이 혈청배지에서 배양될 때 지방세포로 분화하는 세포 수는 혈청의 기원에 달려 있다. 혈청의 지방생성 능력에 영향을 미치는 몇몇 요인이 밝혀졌지만 여전히 의문점은 많이 남아 있다. 신생아 혈청의 지방생성 능력은 다른 혈청보다 두 배 정도다. 성인 비만인과 정상 체중인의 지방세포 생성 능력에는 별 차이가 없다. 비만소아와 정상 체중 소아의 혈청도 지방생성 능력과 분열촉진 능력에는 큰 차이가 없다. 그러나 비만소아가 10% 정도 체중을 감량하였을 때 혈청의 지방생성 능력과 분열 촉진 능력 감소가 두드러졌다(Hauner et al., 1989c). 이는 인간 혈청이 영양상태에 영향을 받는 요인과 새로운 지방세포의 형성에 영향을 줄 수 있는 요인을 모두 포함하고 있음을 제시한다. 다른 연구에서 소아의 혈청 중 지방생성 능력은 IGF-1, IGFBP-3의 농도와 연관이 있었다. 체중 감량 시 지방생성 능력의 감소는 혈청 free IGF-1농도의 감소와 연관이 있다. IGF-1의 혈청 농도는 식사에 영향을 받기 때문에 IGF-1은 영양섭취와 지방세포 형성 사이의 중요한 가교 역할을 담당한다. 이런 측면에서 흥미로운 것은 고단백 식사가 혈청 IGF-1 농도를 증가시키고 식사의 단백질은 신생아 초기의 지방조직 성장에 영향을 미친다는 점이다(Wabitsch et al., 1994a, 1995).

지방세포의 분화는 당질 코르티코이드에도 달려 있다. 임상 관찰 연구는 복부비만이 시상하부-뇌하수체-부신 축의 기능 증가와 연관됨을 보여 준다. ACTH 자극 후에 인체에서 얻은 혈청을 인간 지방전구세포 배양에 첨가하면 지방생성 능력이 더 증가됨을 알 수 있다. 이것은 ACTH로 부신을 자극하면 새로운 지방세포 생성이 증가함을 지지해 주는 결과다. ACTH 자극 후에 혈청에서 지방생성 능력이 증가하는 것은 직접적으로 당질 코르티코이드 농도와 연관된다.

12. 지방조직 분화를 조절하는 호르몬과 영양 요인들

지방세포 분화 조절에 포함된 호르몬과 영양 요인을 구분하고 조사하는 방법이 있다. 위에서 언급한 대로 인간 혈청의 지방생성 능력에 대한 연구에서 IQF-1과 당질 코르티코이드가 인간 혈청이 지방세포 분화에 미치는 효과의 주요한 결정인자라는 것을 보여 주었다. 다른 접근법은 어떤 특별한 요인으로 자극 후 지방 전구세포의 증식과 분화를 조절하는 연구를 통한 방법이다.

지방조직의 성장과 대사를 살펴본 몇몇 연구에서 방사성 동위원소로 표지된 티미딘을 사용한 생체 내 실험을 통하여 지방세포의 분화는 지방조직의 버팀질-혈관 분율(stromal-vascular fraction)의 세포에서 일어날 수 있다는 것을 성공적으로 보여 주었다. 다양한 요인에서 지방조직의 대사반응을 연구하기 위하여 설치류에서 신선하게 분리한 지방조직 샘플을 사용한 모델이 주로 배양실험에 사용되었다. 지방세포 분화는 이런 모델 연구에서는 불가능하고, 지방세포 분화 연구에 흔히 사용되는 방법은 지방 전구세포 라인을 이용하는 것이다. 이런 섬유모세포를 닮은 세포들은 특정 배양 환경에서는 지방세포로 분화가 가능하다. 잘 알려진 세포 라인은 스위스 배아 쥐(embryonic swiss mouse)의 중배엽세포에서 유래한 세포의 아클론(subclone)과 비만 쥐의 외배엽 지방 덩이에서 유래한 세포다. 이들은 지방세포의 분화조절과 연관된 요인을 밝히기 위해 사용될 뿐만 아니라, 지방세포 분화의 분자 기전을 밝히기 위해서도 사용된다. 설치류의 지방조직에서 유래한 클론 세포 라인을 이용한 연구결과의 생리적인 중요성은 명확하지 않다.

인간 지방 전구세포를 사용한 연구결과와 일치하지 않았기 때문에 인간 지방세포 분화와 대사를 연구하는 데 적절한 실험실 모델이 제안되었다(Hauner et al., 1989a). 이 모델은 인간 지방세포에서 렙틴 발현 및 분비의 호르몬 조절에 대한 연구에서도 사용되는 잘 알려진 방법이 되었다(Wabitsch et al., 1997).

지방 전구세포가 지방세포로 분화하는 중에 일어나는 표현형과 기능의 변화는 유전자 발현 형태의 변화와 관련되어 일어나는 분자적 변화의 결과다. 분화과정 중 지방세포 특이 유전자(LPL, GPDH, GLUT 4, LEPTIN) 발현의 증가와 지방 전구세포 내에서 우세한 유전자(preadipocyte factor-1) 발현의 감소가 특징적으로 나타난다. 유전자 발현의 변화는 전사 요인에 의해 조절된다. 최근 지방세포의 유전자 전사의 '핵심조절자'(key regulator)가 알려졌는데 C/EBP-family와 PPAR-family에서 나온 인자들의 복합체가 지방세포 유전자 전사를 활성화시킨다고 알려졌다. PPAR유형(isoforms)은 지방산, 프로스타글란딘, 류코트리엔과 같은 자연적 배위자를 가진다. PPAR을 활성화시키는 자연적 배위자의 역할을 알고 지방 생성 유전자의 전사를 알게 되면 새로운 지방세포의 형성과 음식의 지방산 구성 사이에 존재하는 연관성 이해를 높이는 데 도움이 될 것이다(Ailhaud, 1996; Ailhaud & Hauner, 1998).

임상적인 관찰결과들이 위에 언급된 모델을 이용한 실험실 연구결과와 연관될 수 있다. 임상적인 관찰결과 당질 코르티코이드, 성장호르몬, 인슐린, 갑상선호르몬이 중요한 역할을 함을 지방조직의 세포 충실성 조절에서 보여 주었다

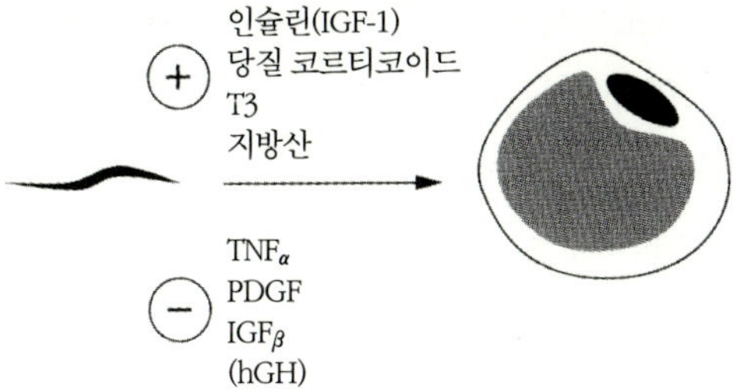

[그림 3-3] 인간 지방세포에서 분화의 자극과 억제

(Ailhaud & Hauner, 1998). 실험결과 또한 이러한 호르몬이 인간 지방세포 분화에 중요한 조절인자임을 보여 주었다([그림 3-3] 참조).

갑상선 기능저하증은 지방세포 수 감소와 연관되고 지방조직량의 증가를 동반하기도 한다. 배양된 인간 지방 전구세포의 증식은 배지의 T3 농도에 달려 있다. 다른 지방생성 호르몬이 존재하는 경우 T3는 생리적 농도에서는 증식을 감소시키고 분화를 자극한다.

성장호르몬 결핍증 소아는 체지방 저장이 다소 증가되어 있다. 동일 연령의 정상 소아와 비교 시, 지방조직에 지방세포 수는 감소되어 있고 크기는 커져 있다. 인간 지방 전구세포의 배양에서 성장호르몬은 IGF-1 발현과 분비를 유도함으로써 지방 전구세포의 증식을 자극한다. 이때 다른 지방생성 요인이 존재하면 세포는 분화할 준비가 된다. 게다가 성장호르몬은 포도당 유입과 지방 합성을 억제하는 당뇨 유발 효과를 가지며, 성숙한 인간 지방세포에서 직접적으로 지방분해 효과를 나타내어 지방세포 부피 감소를 일으킨다.

임상적으로 당질 코르티코이드 과다는 쿠싱 증후군을 유발하고, 특히 복부지방조직량을 증가시킨다. 세포 단계에서 당질 코르티코이드는 배양된 인간 지방 전구세포가 지방세포로 분화되는 데 강력한 조절인자다.

인슐린과 IGF-1 수용체는 미분화된 인간 지방 전구세포와 지방세포에서 발현된다. 배위자의 구조적인 유사성으로 인해 인슐린과 IGF-1은 양쪽 수용체 모두를 자극할 수 있다. 생리적 농도에서 IGF-1은 인간 지방 전구세포의 증식을 자극하나 인슐린은 생리적 농도 이상에서만 IGF-1 수용체를 통해 같은 작용을 할 수 있다. 성숙한 지방세포에서 생리적 농도의 인슐린과 생리적 농도 이상의 IGF-1은 모두 인슐린 수용체를 통해 똑같이 포도당 유입과 지방합성을 자극하고 지방분해를 억제한다. IGF-1 수용체는 성숙한 지방세포에 존재하지만 생물학적 효과를 나타내지는 않는 것으로 알려져 있다.

지방 전구세포가 지방세포로 분화하는 데 생리적 농도의 인슐린이 필요한데, 생리적 농도 이상에서는 IGF-1이 인슐린을 대체할 수 있다.

인간 지방 전구세포의 분화 조절에서 레티노이드와 지방산의 역할을 명확히 해야 한다. 이 두 가지는 클론 세포 라인에서 지방 전환을 자극하는 것으로 알려져 있다.

이러한 지방세포 자극 요인의 예와는 별도로 인간 지방 전구세포의 분화를 억제하는 지방생성 억제 요인이 있다. 예를 들면 TGFα(transforming growth factor), TNFβ(tumor necrosis factor), EGF(epidermal growth factor), PDGF(platelet derived growth factor) 등이다. 성장호르몬도 이런 요인에 속하는데, 대사산물이 실험실에서 성숙된 지방세포의 표현형을 억제하는 항인슐린 유사활동을 보이기 때문이다. 인간 혈청에는 지방세포 분화를 조절하고 억제할 수 있는 알려지지 않은 요인이 여전히 남아 있다.

13. 분비세포인 인간의 지방세포

[그림 3-4]에는 안지오텐신(angiotensin II)으로 대사되는 안지오텐시노겐(angiotensinogen)의 발현과 분비로 혈압을 조절하는 것을 포함한 다양한 내분비와 대사 시스템 조절에서 지방세포가 어떻게 상호 작용하는지 요약되어 있다.

지방세포의 특별한 기능 중 하나는 렙틴 분비다. 인간 지방세포에서 렙틴의 생성은 당질 코르티코이드, 인슐린, IGF-1(자극)뿐만 아니라 안드로겐, 성장호르몬, 아드레날린 유사물질과 지방산(억제)의 조절을 받고 있다.

지방세포에서 렙틴 생성의 속도는 배양된 세포의 해부학적 기원과 크기에 달려 있다. 지방세포 부피와 렙틴 분비 사이에 직접적인 연관이 있는 것은 확실하

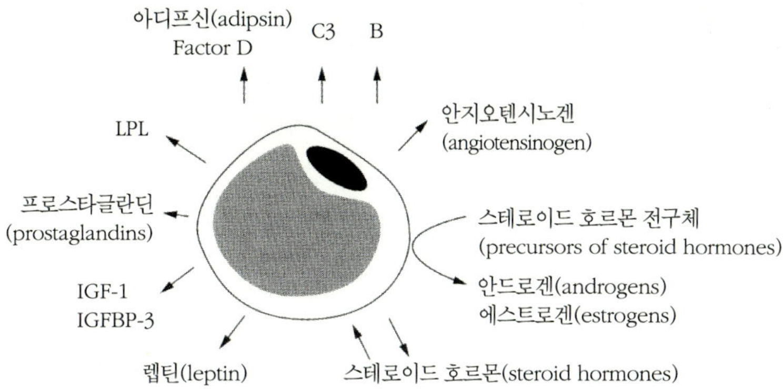

[그림 3-4] 분비세포의 역할도 지닌 인간 지방세포

다. 지방세포에서 렙틴 분비 조절에 대한 최근의 결과는 두 가지 형태가 있음을 보여 주었다. 하나는 지방세포의 지방 함유량에 미치는 장기적인 조절로, 지방세포의 부피와 지방 함량에 영향을 미친다. 이 효과는 인간의 지방조직량 증가는 혈청 렙틴 농도 증가와 평행을 이룬다는 관찰결과를 잘 설명해 준다. 렙틴 분비 조절의 또 다른 형태는 단기적 변화다. 지방세포에 작용하는 지방합성과 분해인자 사이의 균형이 두 번째를 결정하는 것으로 보인다. 이러한 설명은 렙틴 분비의 모든 자극 요인은 지방합성 요인(인슐린)이고, 모든 억제 요인은 지방분해 요인(성장호르몬)이라는 관찰에 기초하고 있다. 이런 단기적인 조절인자는 음식 섭취와 단식 시간에 부분적으로 연관된 인간 혈청 렙틴 농도의 낮 동안의 변화를 설명해 준다.

14. 결 론

현재 우리는 인간 에너지 항상성의 복잡한 조절 시스템의 극히 일부분만 이해하고 있다. 증가된 지방조직량 유지는 양의 에너지 균형이 지속되는 동안 일어난다. 대부분의 소아와 성인의 에너지 항상성은 엄격하게 조절되고, 에너지 저장은 이미 정해진 연령별 생리적 범위에서 유지된다. 에너지 소비 감소와 에너지 섭취 증가 시기 동안 에너지 균형 단계 증가에 대한 감수성은 유전적으로 결정되는 것으로 보인다. 드물지만 단일 유전적 형태의 비만환자 연구는 유전자와 조절 시스템의 생리적인 연관성을 밝혔다. 현재 에너지 항상성의 중추적 조절에 대해 과학적인 관심이 집중되어 있다. 그러나 증가된 지방조직량 유지는 지방 전구세포의 증식, 분화, 사멸되는 것에 대한 감수성에도 달려 있다

초기 연구에서 소아기 지방 생성의 중요한 시기를 밝혔는데, 이 시기에는 에너지 균형 조절 시스템이 균형 유지 방해 요인에 민감하게 반응한다. 이것은 좌식생활이나 고열량, 고지방 식사와 같은 좋지 못한 환경에서 나오며, 이에 대한 노출 예방이 비만을 예방하는 것이다. 유럽 국가에서는 소아비만 유병률 감소를 위하여 지방 생성에 중요한 나이를 고려한 예방활동을 유도하고 있다.

참고문헌

Ailhaud, G. (1996). Molecular and cellular determinants of body weight rgulation. In *Regulation of Body Weight: Biological and Behavioral Mechanisms.* Ed. C. Bouchard & G. A. Bray, pp. 211-22. Chichester: John Wiley & sons.

Ailhaud, G., & Hauner, H. (1998). Development of white adipose tissue. In *Handbook of Obesity,* ed. G. A. Bray et al., pp. 359-78. New York: Marcel Dekker Inc.

Barsh, S. G., Farooqi, S. I. & O'Rahilly, S. (2000). Genetics of body-weight regulation. *Nature, 404,* 644.

Brook, C. G. D. (1978). Cellular growth: adipose tissue. In *Human Growth,* vol. II, eds. F. Falkner & J. M. Tanner, pp. 21-33. New York: Plenum Press.

Clement, K., Vaisse, C., Lahlou, N., Cabrol, S., Pelloux, V., Cassuto, D., Gourmelen, M., Dina, C., Chambaz, J., Lacorte, J. M., Basdevant, A., Bougneres, P., Lebouc, Y., Froguel, P., & Guy-Grand, B. (1998). A mutation in the human leptin receptor gene causes obesity and pituitary dysfunction. *Nature, 392,* 398-401.

Friedman, J. M., & Halaas, J. L. (1998). Leptin and the regulation of body weight in mammals. *Nature, 395,* 763-70.

Forbes, G. B. (1978). Growth of body fat. In *Human growth,* vol. II, eds. F. Falkner & J.

M. Tanner, pp. 239-72. New York: Plenum Press.

Hauner, H. (1992). Physiology of the fat cell, with emphasis on the role of growth hormone. *Acta Paediatrica, 383* (suppl.), 47-51.

Hauner, H., Wabitsch, M., & Pfeiffer, E. F. (1989a). Proliferation and differentiation of adipocyte precursor cells from children at different ages. In *Obesity in Europe 1988,* ed. P. Björntorp, pp. 195-200. London: John Libbey.

Hauner, H., Entenmann, G., Wabitsch, M., Gaillard, D., Ailhaud, G., Negrel, R., & Pfeiffer, E. F. (1989b). Promoting effect of glucocorticoids on the differentiation of human adipocyte precursor cells cultured in an chemically defined medium. *Journal of Clinical Investigation, 84,* 1663-70.

Hauner, H., Widhalm, K., & Pfeiffer, E. F. (1989c). Adiopgenic activity in sera from obese children before and after weight reduction. *American Journal of Clinical Nutrition, 50,* 63-7.

Hebebrand, J., Blum, W. F., Barth, N., Coners, H., Englaro, P., Juul, A., Ziegler, A., Warnke, A., Rascher, W., & Remschmidt, H. (1997). Leptin levels in patients with anorexia nervosa are reduced reduced in the acute stage and elevated upon short-term weight restoration. *Molecular Psychiatry, 2,* 330-4.

Jackson, R. S., Creemers, J. W. M., Ohagi, S., Raffin-Sanson, M. L., Sanders, L., Montague, C. T., Hutton, J. C., & O'Rahilly, S. (1997). Obesity and impaired prohormone processing associated with mutations in the prohormone convertase 1 gene. *Nature Genetics, 16,* 303-6.

Krude, H., Biebermann, H., Luck, W., Horn, R., Brabant, G., & Gruters, A. (1998). Severe early-onset obesity, adrenal insufficiency and red hair pigmentation caused by POMC mutations in human. *Nature Genetics, 19,* 155-7.

Levine, J. A., Eberhardt, N. L., & Jensen, M. D. (1999). Role of nonexercise activity thermogenesis in resistance to fat gain in humans. *Science, 283,* 212-14.

Lowell, B. B., Schwartz, M. W., Woods, S. C., Porte, D., Seeley, R. J., & Baskin, D. G. (2000). Central nervous system control and food intake. *Nature, 404,* 661.

Marcus, C., Ehren, H., Bolme, P., & Arner, P. (1988). Regulation of lipolysis during the neonatal period: importance of thyrotropin. *Journal of Clinical Investigation, 82,* 1793-9.

Mayer, J. (1953). Glucostatic mechanisms of the regulation of food intake. *New England Journal of Medicine, 249,* 13-43.

Mayer, J. (1955). Regulation of energy intake and the body weight. The glucostatic theory and the lipostatic hypothesis. *Annals of the New York Academy of Sciences, 63,* 15-43.

McLaren, D. S. (1987). A fresh look at some perinatal growth and nutritional standards. *World Review of Nutrition and Dietetics* vol. 49, pp. 87-120, Basel: Karger.

Montague, C. T., Farooqi, S., Whitehead, J. P., Soos, M. A., Rau, H., Wareham, N. J., Sewter, C. P., Digby, J. E., Mohammed, S. N., Hurst, J. A., Cheetham, C. H., Earley, A. R., Barnett, A. H., Prins, J. B., & O'Rahilly, S. (1997). Congenital leptin deficiency is associated with severe early-onset obesity in humans. *Nature, 387,* 903-8.

Ristow, M., Müller-Wieland, D., Pfeiffer, A., Krone, W., & Kahn, R. (1998). Obesity associated with a mutation in a genetic regulator of adipocyte differentiation. *New England Journal of Medicine, 339,* 953-9.

Rolland-Cachera, M. F., Deheeger, M., Bellisle, F., Sempè, M., Guilloud-Bataille, M., & Patois, E. (1984). Adiposity rebound in children: a simple indicator for predicting obesity. *American Journal of Clinical Nutrition, 39,* 129-35.

Rosen, E. D., & Spiegelman, B. M. (2000). Molecular regulation of adipogenesis. *Annual Review of Cellular and Developmental Biology, 16,* 145.

Rosenbaum, M., & Leibel, R. L. (1998). The physiology of body weight regulation: relevance to the etiology of obesity in children. *Pediatrics, 101,* 525-39.

Stratz, W. (1902). *Der Körper des Kindes,* vol. 1, Stuttgart.

Strobel, A., Camoin, T. I. L., Ozata, M., & Strossberg, A. D. (1998). A leptin missense mutation associated with hypogonadism and morbid obesity. *Nature Genetics, 18,* 213-15.

Vaisse, C., Clement, K., Guy-Grand, B., & Froguel, P. (1998). A frameshift mutation in human MC4R is associated with a dominant form of obesity. *Nature Genetics, 20,* 113-14.

Wabitsch, M., Blum, W. F., Heinze, E., Böckmann, A., & Teller, W. (1994a). Association of insulin-like growth factors and their binding proteins with anthropometric parameters in obese adolescent girls. In *Obesity in Europe* 1993, eds. H. Ditschuneit et al., pp. 155-60. London: John Libbey.

Wabitsch, M., Hauner, H., Heinze, E., & Teller, W. (1994b). In-vitro effects of growth hormone in adipose tissue. *Acta Paediatrica, 406* (Suppl.), 48-53.

Wabitsch, M., Hauner, H., Heinze, E., & Teller, W. (1995). The role of GH/IGF in adipocyte differentiation. *Metabolism, 44* (Suppl.), 45-49.

Wabitsch, M., Blum, W. F., Rascher, W., & Hauner, H. (1997). Studies on the regulation of leptin expression using in vitro differentiated human adipocytes. In *Leptin. The Voice of Adipose Tissue,* eds. W. F. Blum, W. Kiess & W. Rascher, pp. 102-9. Heidelberg: Johann Ambrosius Barth Verlag.

Yeo, G. S., Farooqi, I. S., Aminian, S., Halsall, D. J., Stanhope, R. G., & O'Rahilly, S. (1998). A frameshift mutation in MC4R associated with dominantly inherited human obesity. *Nature Genetics, 20,* 111-12.

제4장 영양

Marie Françoise Rolland-Cachera[1] and France Bellisle[2]

1. 도입

영양은 신체 크기의 주요 결정요소다(Forbes, 1962). 음식을 통한 에너지 섭취뿐 아니라 식사 내 영양소 균형과 음식섭취의 양상 등과 같은 기타 요소 또한 신체 구성과 관련이 있다.

영양섭취와 비만 추이를 기술한 연구나 음식섭취와 체중상태와의 관계 분석 연구 등이 있었지만, 그러한 정보 해석은 어려운 문제였다. 대부분의 결과는 식사조사에서 나온 것으로 이는 대규모 집단의 섭취를 결정하는 주요 방법이다. 식사조사의 한계, 특히 연구 대상자에 의한 축소보고는 계속해서 논의되어 온 사항이다. 식사 관련 정보수집과는 별도로, 비만에서 영양 관련 자료가 해석하기 힘든 한 가지 이유는 비만환자의 현재 영양섭취는 비만 발생의 주요 원인이 아닐 수도 있다는 것이다. 실제로 비만성인의 음식섭취 제한은 흔히 보고된다

1) ISTNA-CNAM, Paris.

2) Hotel Dieu-Unité Inserm 341, Paris.

(Ballard-Barbash et al., 1996). 소아는 현재 식사와 관련된 자료가 더 유용한데, 이는 비만소아의 현재 생활습관은 어른에 비해서 비만해지기 쉬운 식사에 더 가깝기 때문이다.

이 장에서는 비만소아의 식사 관련 자료의 중요성을 논하고 비만해지기 쉬운 영양적 · 행동적 요소를 규명하고자 한다.

2. 영양과 비만의 추세 변동

선진국(Gortmaker et al., 1987; Prentice & Jebb, 1995; Siedell, 1997; Opert & Rolland-Cachera, 1998)과 개발도상국(Drewnowski & Popkin, 1997) 모두에서 소아와 성인의 과체중 및 비만 비율이 증가하고 있다. 소아비만 유병률의 증가 원인을 찾기 위해서는 비만에 영향을 미치는 여러 요인을 고려해야 한다. 소아의 체지방 증가는 다른 신체계측 지수와도 관련이 있다. 비만소아는 신장과 근육량이 증가한 양상을 보인다(Knittle et al., 1979). 많은 나라에서 소아의 키는 점점

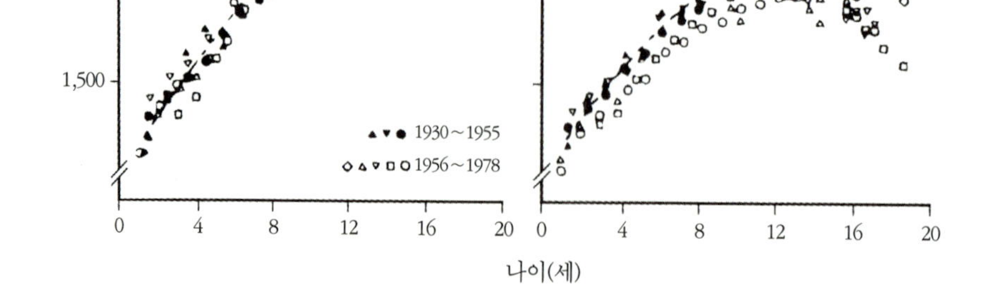

[그림 4-1] 1930~1955년까지 연구된 소아의 열량 섭취량(kcal/일)과 1956~1978년까지 연구된 에너지 섭취량 비교, 실선은 WHO/FAO(1973) 권장량(Whitehead et al., 1982)

커지고 체중은 더 무거워지며 더 빨리 성숙하고 있다(Eveleth & Tanner, 1990; Takaishi, 1994; Hughes et al., 1997). 비만의 유병률 증가와 성장유형의 변화 모두 영양섭취의 변화와 관련이 있을 것이다.

〈표 4-1〉은 지난 70~80년간 시행된 식사섭취에 관한 다양한 연구결과다. Whitehead 등(1982)이 1930~78년까지 행한 연구에서 에너지 섭취 추이를 살펴보았다. 소아기 에너지 섭취는 1955년 이전이 이후보다 더 높았고 이러한 차이는 소아기 내내 유지되었다. 에너지 섭취의 점진적인 감소는 여아에게서 두드러졌다([그림 4-1] 참조). 보갈루사심장연구에서 10세 소아의 식사섭취 관련 분석자료에 의하면 1973~88년까지 총 에너지 섭취에는 큰 변화가 없었다(Nicklas et al., 1993). 단위체중당 에너지 섭취로 나타내면 1988년에 가장 낮은데, 이는 소아의 체중이 증가했기 때문이다. 음의 직선관계는 지방섭취(총 지방섭취량과 총 에너지에 대한 백분율 모두)에서도 보였다. 단백질과 탄수화물에서의 에너지

〈표 4-1〉 세계 주요 연구에서 열량 섭취량의 경향

	국 가	기 간	나이(세)	섭취량				출 처
				영양소(%열량)				
				에너지	단백질	지방	탄수화물	
소아	영국	1967~1993	1.5~2.5	↓	↑	↓	=	Gregory et al., 1995
	미국	1977~1987	3~5	↓		↓		Schlicker et al., 1994
	미국	1977~1987	6~11	↓		↓		Schlicker et al., 1994
	스웨덴	1867~1981	8				↓	Sunnegardh et al., 1986
	프랑스	1978~1995	10	↓	↑	↓	=	Rolland-Cachera et al., 1966a
	미국	1973~1988	10	=	↑	↓	↑	Nicklas et al., 1993
	스웨덴	1967~1981	13				=	Sunnegardh et al., 1986
	핀란드	1970~1980	13~18	↓	↑	↓	=	Rasanen et al., 1985
	미국, 영국, 오스트레일리아	1930~1978	0.5~18	↓				Whitehead et al., 1982
	미국	1977~1987	12~19	↓		↓		Schlicker et al., 1994
전인구	영국	1970~1990		↓		↓		Prentice & Jebb, 1995
	일본	1950~1990		=	↑	↑	↓	Takaishi, 1994
	네덜란드	1987~1993		↓	↑	↓	=	Seidell, 1977
	미국	1976~1991		↓		↓		Heini & Weinsier, 1997

섭취 백분율에서도 유의한 증가를 보인다. 섭취하는 식품의 추세 변화도 이러한 결과를 지지한다. 예를 들면, 전유의 섭취가 감소하고 2% 지방 함유 우유와 탈지유의 섭취가 증가했다. 에너지 섭취에 변화가 없고 지방섭취는 감소했는데도 같은 기간에 비만은 증가하고 혈청 지단백 농도는 변화가 없었다.

8~13세 스웨덴 소아를 대상으로 실시한 식사섭취 연구에 의하면 8세 남아와 여아, 13세 여아의 경우에는 총 에너지 섭취가 감소했지만 13세 남아의 경우에는 지난 10~15년간 변화는 없었으나 체지방은 증가했다(Sunnegardh et al., 1986).

10세 프랑스 여아를 대상으로 17년 간격을 두고 행해진 두 개의 연구에 의하면(Rolland-Cachera et al., 1996a), 1978년과 1995년에 각각 총 에너지 섭취가 2,326kcal에서 2,108kcal로 감소했다. 이러한 추세는 지방과 탄수화물 섭취의 감소에 의한 것으로 설명된다. 총 단백질 섭취는 그대로였지만 동물성/식물성 단백질의 비율은 증가했는데, 이는 주로 식물성 단백질 섭취 감소에 기인한 것으로 보인다. 단백질에 의한 에너지 비율이 증가하고 지방의 비율이 감소했으며 탄수화물(자당 포함) 섭취는 그대로였다. 같은 시기에 소아의 신장은 더 커지고 비만소아의 비율은 6.3%에서 14.4%로 증가했고, 체지방 분포가 남성형 지방 유형 양상을 보였다.

핀란드 소아 대상의 동맥경화 전구물질에 대한 영양섭취 연구결과를 이전의 연구결과와 비교했다(Rsnen et al., 1985). 에너지, 지방, 자당 섭취는 1970~80년에 감소했다. 같은 시기에 식사에서 단백질 섭취를 통한 에너지 섭취 비율은 증가했고, 지방 섭취를 통한 에너지 섭취 비율은 감소했으며 탄수화물을 통한 에너지 섭취 비율은 그대로였다.

서구 국가와 마찬가지로 일본 소아에게서 관찰되는 체중과 신장의 증가 추세도 에너지 섭취 증가와 평행하게 증가하지 않는다(Takaishi, 1994). 1950~90년에 지방과 동물성 단백질의 섭취가 엄청나게 증가한 반면, 총 탄수화물 섭취는 감소했다.

비슷한 추세는 영아에서도 관찰된다. NFCS(Nation-wide Food Consumption Survey)에 의하면, 3~5세 미국 소아는 1977년보다 1987년에 지방과 열량을 더 적게 섭취했다(Schlicker et al., 1994). 1.5~2.5세의 영국 소아의 에너지 섭취도 1967년과 1993년에 각각 1,264kcal에서 1,045kcal로 감소했다(Gregory et al., 1995). 같은 시기에 단백질에서 에너지 섭취 비율은 증가하고 지방에 의한 것은 감소했으며 탄수화물은 그대로였다. 영양소 균형에서의 비슷한 변화가 1973년과 1996년의 2세 프랑스 소아 대상 시행 조사에서도 보인다(Deheeger et al., 1991).

에너지 섭취 감소는 에너지 소비 감소와도 관련 있는 것으로 보이는데, 소아와는 달리 영아는 이러한 것으로 에너지 감소 설명이 불충분하다. 선진국 영아 식사의 특징은 고단백-저지방 식이다(〈표 4-2〉 참조). 에너지 섭취의 감소는 식단 구성 변화와 관련이 있을 것이다. 저지방 식이는 식단의 에너지 밀도를 줄이고 총 에너지 섭취를 줄인다(Michaelsen & Jorgensen, 1995). 소아는 고지방식의 맛을 더 좋아하는데(Johnson et al., 1991), 단백질이 포만감을 높이므로(Blundell & Tremblay, 1995) 저지방-고단백 식이는 에너지 섭취를 줄일 수 있다.

비만 유병률은 개발도상국에서도 증가하고 있다. 이는 영양섭취 변화와 병행하여 증가하나, 산업화된 국가와는 대조적으로 비만은 지방섭취의 증가와 비례하여 증가하고 있다(Drewnowski & Popkin, 1997).

요약하면 산업화된 국가의 소아 에너지 섭취가 상대적으로 안정적이거나 감소하는데도 오늘날 개발도상국이나 선진국에서 소아는 과거에 비해 신장이 더 크고 체중도 많이 나간다. 지방 섭취는 감소하고 단백질에서 섭취하는 총 에너

〈표 4-2〉 여러 국가의 영아 영양 섭취량

국가	나이 (개월)	섭취량 (g/kg)	단백질 (%열량)	지방 (%열량)	탄수화물 (%열량)	출 처
벨기에	12~36	3.8	15.8	29.2	55	Mozin, 미간행 자료
덴마크	12	3.3	15	28	57	Michaesen & Jorgensen, 1995
프랑스	10	4.3	15.6	27.4	57	Deheeger et al., 1994
이스라엘	30	3.6	17.4	-	-	Palti et al., 1979
이탈리아	12	5.1	19.5	30.5	50	Bellu et al., 1991
스페인	9	4.4	15.7	26.4	57.9	Capdevilla et al., 1988

지 비율은 증가하고 있다. 영아의 경우 에너지 섭취가 더 적은 양상이 뚜렷한데, 이는 남아보다 여아에게서 두드러진다.

신장 증가는 생애주기 초반에 매우 중요한 요소가 작용함을 암시한다. 오랜 기간에 걸친 신장 증가는 대부분 첫 1년간 이루어진다(Bock & Sykes, 1989; Takaishi, 1994). 따라서 신체 크기의 증가 추세는 연령이 증가한 후의 영양섭취보다는 초기의 양육 습관과 관련이 있음을 강하게 시사한다(Rolland-Cachera et al., 1999).

3. 영양과 비만증의 관계

영양과 비만증의 관계를 살펴보기 위해 식사기록을 사용해 왔다. 최근 에너지 소비 측정법 발달로 식사평가방법은 많은 비판을 받게 되었다. 몇몇 연구에서는 에너지 섭취와 소비자료가 서로 맞지 않은 것으로 나타났다. 즉, 연구 대상자가 자신의 초과되는 체중에 비례해서 식사섭취를 축소하여 보고한다는 것이었다. 아마도 이러한 오차는 많은 연구결과에 영향을 미쳤을 것이다. 이 장에서는 소아의 축소 보고 가능성을 받아들인 상태에서 당시 출판된 조사자료를 바탕으로 하여 검토할 것이다. 섭취 기록에 몇몇 오류가 있었더라도 여러 연구에서 유사한 경향을 보였다. 여러 연구에서 보고된 비만증과 식사섭취 간의 연관성은 비만으로 이끄는 여러 기전에 관한 가설을 제시할 수 있을 것이다.

1) 영양과 총 지방증의 연관성

단면 연구

비만과 관련 있는 식사 성분을 조사하는 가장 좋은 방법은 단면적 연구를 통한 식이섭취와 비만 정도와의 상관관계 분석이다.

35년 전 Hampton 등(1967)은 10대를 대상으로 한 연구에서 에너지 섭취와 체지방은 연관성이 없음을 발견했다. 실제로 단위 체중당 혹은 단위 신장당 에너지 섭취량을 비교하였을 때 음의 연관성이 나타났다. 이와 유사하게 1~3세 프랑스 소아를 대상으로 한 연구에서도 비만 정도와 에너지 섭취 간에 연관성이 없었다(Rolland-Cachera et al., 1988).

보갈루사심장연구(Bogalusa Heart Study)에서는 10세 미국 소아의 식사 섭취 기록을 통해 심혈관 위험인자를 조사했다(Frank et al., 1978). 식사 구성과 위험 정도는 연관성이 없었으나 비만도가 높은 소아는 단백질 섭취가 유의하게 더 많았다. 무스카틴위험요인조사(Muscatine Risk Factors Survey)에 참가한 9~11세 소아의 경우, 비만소아가 비만하지 않은 동년배 소아에 비해 더 많은 에너지를 소비하는 것으로 조사되었는데, 이러한 연관성은 단위 체중당 에너지 소비량(kJ/kg)으로 바꾸어 비교하였을 때 음의 연관성으로 바뀌었다(Gazzaniga & Burns, 1993). 비만은 지방 섭취와는 양의 연관성, 탄수화물 섭취와는 음의 연관성을 보였고, 단백질 섭취와는 연관성이 없었다. 9~10세 소아를 대상으로 한 유사한 연구에서 체지방률이 에너지와 탄수화물 섭취와는 음의 관계가 있음을 보였다(Tucker et al., 1997). 성별과 에너지 섭취를 보정한 후에 식사의 영양소 구성을 총 에너지 섭취에 대한 비율로 계산한 결과 비만 정도는 지방과 연관성이 있었고 탄수화물과는 음의, 단백질과는 양의 상관관계가 있었다. 11~16세 타즈마니아 소아를 대상으로 한 연구에서는, 비만한 여아일수록 에너지와 탄수화물 섭취가 많지 않았던 반면, 남아의 경우에는 비만도와 영양섭취 간에 별다른 상관관계가 없었다(Woodward, 1985).

8~12세 소아를 대상으로 한 체중조절 프로그램에서 프로그램 시행 전 조사 결과 비만소아가 단백질을 더 많이 섭취했지만 비만소아와 비만하지 않은 소아의 식사에서 열량과 지방 함유량에는 유의한 차이가 없었다(Valoski & Epstein, 1990). 스페인 청소년을 대상으로 한 연구에서도 비만한 경우 상당량의 에너지를 탄수화물보다는 단백질과 지방을 통해 섭취하긴 했지만 정상 체중인 경우와 비교하였을 때 에너지 섭취에는 차이가 없었다(Ortega et al., 1995).

Rolland-Cachera와 Bellisle(1986)이 행한 7~12세 프랑스 소아를 대상으로 한 연구에서는 영양섭취, 체질량지수, 견갑하피부주름두께로 표현되는 비만도 간의 상관관계를 살펴보았는데, 식사 내 단백질 비율이 높은 것이 체질량지수 및 피부주름두께와 양의 상관관계가 있다는 사실만이 유의한 결과였다. 프랑스 청소년을 대상으로 한 다른 연구에서 폰데랄지수(ponderal index)는 에너지 섭취와는 음의 상관관계를, 단백질에서의 에너지 비율과는 양의 상관관계를 보였다(Spyckerelle et al., 1992). 마지막으로 1.5~4.5세 영국 영유아를 대상으로 한 연구에서는 식이 구성 성분과 신체 크기 간에 유의한 관계가 관찰되지 않았다(Davies, 1997).

후향적 분석과 종적 연구

여러 단면 연구에서 비만증과 식이섭취의 관계를 조사하였다. 이런 연구에서는 비만 발생을 제대로 설명하지 못했는데, 이는 비만 결정 요소가 성장 초기 단계에 주된 영향을 미치기 때문일 수 있다. 영양 섭취와 비만 발생 간의 상관관계를 밝히기 위해서는 장기간의 연구가 이루어져야 할 것이다. 또한 이러한 연구에서는 많은 소아가 비만증이 생기기 전에 면담을 하므로 영양 섭취 기록에 편견이 더 적을 수도 있다.

종적 연구보다 정보 획득 가능성이 낮지만, 후향적 분석도 유용한 정보를 제공한다. 체중을 결정하는 데 식이요소의 상대적 중요성을 알아보기 위해 5세 소아를 대상으로 연구를 하였다(Poskitt & Cole, 1978). 유아기에 기록된 에너지 섭취나 5세에 식사 회상을 통한 섭취 모두 5세 때의 상대적 체중과 유의한 상관관계를 보이지 않았다. 또한 엄마가 과체중인 소아가 엄마가 저체중인 소아보다 에너지 섭취가 더 많은 것은 아니었다. 영국에서의 다른 연구에서는 초기에 연령 대비 체중이 10백분위수 미만 혹은 90백분위수 이상인 유아를 18개월 전향적 연구로 살펴보았다(Mumford & Morgan, 1982). 모든 소아는 첫 검진을 1세 이전에 받았다. 이 연구 기간에 두 군의 소아는 신체크기와 피부주름두께 측정치가 달랐지만 어떤 시기에서도 영양섭취 면에서 차이는 없었다.

3세 때의 비만이 초기 유아기의 수유습관과 관련이 있는지를 조사하기 위해서 캐나다 유아를 대상으로 출생 후부터 매일의 영양소 섭취를 연구하였다(Vobecky et al., 1983). 과체중인 유아는 에너지(kcal/kg), 지방, 탄수화물 섭취가 마른 유아에 비해 더 낮았고, 단백질을 권장량보다 더 많이 섭취했지만 상대적인 체중에 따른 단백질 섭취 차이는 없었다. 저자들은 초기 유아기에 과도하게 많이 먹이는 것이 비만의 주요 원인은 아닐 것이라고 결론 내렸다.

영양과 성장에 대한 한 전향적 연구에서는 지방증 반동 시기의 초기 결정인자에 대해 살펴보았다(Rolland-Cachera et al., 1995). 2세 때의 영양섭취와 지방증 반동시기에 보이는 유일한 상관관계는 식사 시 단백질에서 섭취하는 에너지 비율이 높은 것과 연관된 것으로 나타났다. 즉, 단백질의 비율이 높을수록 지방증 반동 시기가 빨랐다.

이러한 결과는 산업화된 국가에서 유아 식사의 부적절한 영양균형을 명백히 드러내는 것이다(Rolland-Cachera et al., 1999). 1세까지 유아의 식사는 높은 단백질 섭취와 낮은 지방 섭취가 특징이다(〈표 4-2〉 참조). 단백질 섭취는 요구량에 비해 3~4배에 달한다(WHO, 1985). 이러한 단백질과 지방 섭취의 불균형은 특히 저지방 유제품 등을 통한 동물성 식품의 과도한 섭취와 식물성 기름의 적은 섭취에 기인하는 것이다(Deheeger et al., 1994). 고단백-저지방 식이는 유아기의 요구량에 따른 영양균형을 제공하지 못한다. 모유만이 유일한 음식인 첫 1개월간의 식이는 에너지 섭취의 7%를 단백질로, 50%를 지방으로 공급하기 때문에 이러한 불균형이 두드러진다. [그림 4-2]는 Rolland-Cachera 등(1999)이 10개월~14세 어린이를 대상으로 시행한 연구에서 나타난 영양의 균형 변화를 보여준다. 초기에는 지방섭취가 지나치게 낮고 후기로 갈수록 과다해진다. 모든 연령대에서 식이의 단백질 함유량은 높은데, 특히 유아기에 그러하다.

소아비만의 특징은 큰 키와 증가된 근육량이다(Knittle et al., 1979). 비만은 호르몬 상태의 변화와 관련이 있으므로 초기의 고단백 섭취는 호르몬 상태 변화 결과에 따른 이러한 신체적 특성을 잘 설명할 수 있을 것이다. 높은 인슐린유사성장요인-1(Insulin-like Growth Factor-1, 이하 IGF-1) 농도와 낮은 성장호르몬 분비는 단순 비만아에서 나타나는 특징적인 양상이다(Van Vliet et al., 1986; Loche et al., 1987; Rosskamp et al., 1987).

영양은 인슐린유사성장요인, IGI-1, 성장호르몬의 주요 조절자 중 하나다. 영양결핍 소아의 경우 IGF-1이 낮고 성장호르몬이 높음이 보고된 바 있다(Waterlow, 1992). 에너지와 단백질 섭취는 호르몬 상태에 독립적으로 영향을

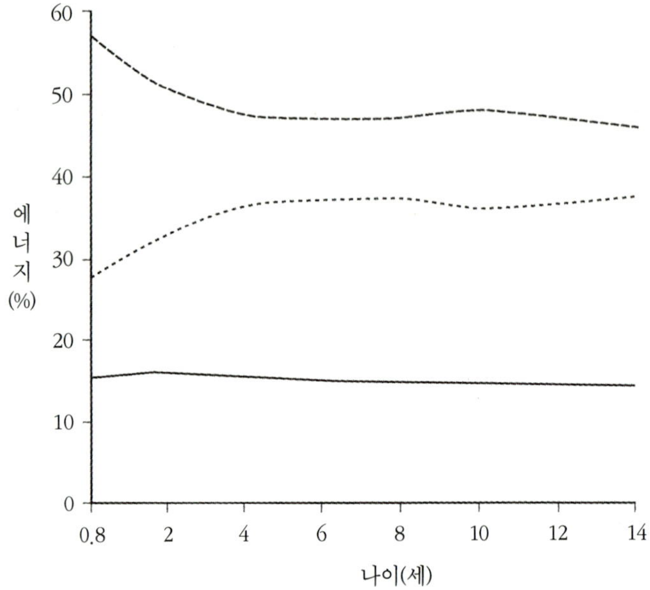

[그림 4-2] 영양과 성장의 종적인 연구에서 나타난 동일 소아의 영양균형의 변화(Deheeger et al., 1994). 지방섭취의 비율이 영아기에 낮았다가 나이가 들면서 증가하며, 단백질 섭취의 비율은 모든 연령대에서 높게 유지하고 있다. 영아식은 모유와 같이 고지방, 저단백질 식이여야 한다. 나이가 들면서 단백질 비율은 높이고 지방 비율은 낮추어야 한다.

미친다(Thissen et al., 1994). 비만일 경우 단백질 섭취가 높은 것으로 나타나며 비만 소아의 변화된 호르몬 상태(높은 IGF-1, 낮은 성장호르몬)는 단백질 결여의 거울상, 즉 과도한 단백질 섭취의 결과일 수 있음을 제안한 바 있다(Rolland-Cachera et al., 1995). 과다한 단백질 섭취는 IGF-1의 증가를 자극할 수 있고, 높은 IGF-1은 단백질 합성과 세포분화를 자극할 수 있다. IGF-1은 지방 전구세포를 지방세포로 분화하는 것을 촉진시키므로(Ailhaud et al., 1992) 고단백 섭취는 지방조직의 과다 증식을 유발할 수 있다. 비만소아에게서 관찰된 초기 지방세포 수의 증가는 초기 지방증 반동을 설명할 수 있을 것이다(Knittle et al., 1979)([그림 4-3] 참조). 그리고 어느 연령에서든지 고단백 섭취는 성장호르몬을 더 낮춰서 지방분해를 감소시키고 지방축적의 발생과 유지를 초래할 수도 있다(〈표 4-3〉 참조).

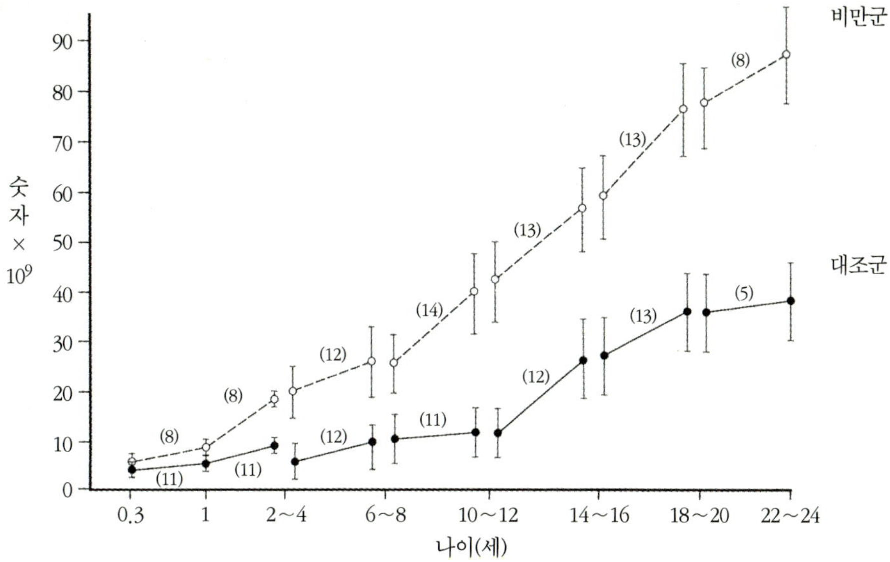

[그림 4-3] 연령에 따른 지방세포 수의 종적 변화(Knittle et al., 1979).

〈표 4-3〉 비만과 비만 관련 질환의 기원에 대한 가설들

	위험인자	결과
소아	단백질 섭취 과다	↑ IGF-1 → 모든 조직에서의 세포 증식 성장 촉진 지방세포 과다형성
전체	단백질 섭취 과다	↓성장호르몬 → 지방분해 ↑ 복부 지방(대사증후군)
	고열량 섭취/저열량 소비	양적 열량 균형 → 체지방 증가

2) 거대영양소 섭취와 체지방 분포의 관계

단백질 섭취 과다는 다른 신체부위보다 특히 복부지방과 연관성이 높다(Rolland-Cachera et al., 1996). 이러한 연관성은 단면연구에서뿐만 아니라(Rolland-Cachera et al., 1986; Buemann, 1995) 종적 연구에서도(Rolland-Cachera et al., 1995) 나타난다. 단백질 과다 섭취와 성장호르몬 감소와의 연관성에 대한 가설은 고단백 섭취와 남성형 체지방 분포와의 연관성과 일치하는 양상을 보이

는데, 이러한 체지방 분포는 성장호르몬 결핍 시 보이는 특징이기도 하다(Zachmann et al., 1980). 이러한 연관성은 인슐린 저항성, 심혈관질환 및 일부 암과 같은 비만의 대사성 합병증의 발생에서 과다한 단백질 섭취의 역할을 시사하기도 한다(Vague, 1956; Bjrntorp, 1996).

요약하면 고에너지 혹은 고지방 섭취가 비만이 생기는 원인으로 알려져 있다. 성인의 경우, 불일치하는 연구결과가 있긴 하지만(Seidell, 1998; Willett, 1998), 소아를 대상으로 한 역학적 연구에서는 이러한 것이 아직 명확히 증명되지는 않았다. 따라서 일반적인 견해와는 달리 지방 섭취 과다보다는 단백질 섭취 과다가 성장기 비만과 관련된 여러 특징을 더 잘 설명할 수 있다.

4. 식사 행위의 질적 평가

음식 섭취에 대해서 정량적 평가뿐 아니라 질적 평가도 할 수 있다. 매일 섭취한 음식의 양도 매우 중요하지만 식사 유형이나 특정 음식에 대한 선호 또한 식사 행위 면에서 성장과 발달에 결정적인 영향을 미칠 수 있는 중요한 면이다.

1) 식이 섭취와 비만증의 하루 주기 분포

역학적 자료에서는 성인과 소아 모두에게서 비만과 관련이 있어 보이는 매우 다양한 식습관이 관찰된다. 비만한 사람은 비만하지 않은 대조군에 비해서 아침식사량이 적고 저녁식사량이 더 많다. 예를 들면, 7~12세인 339명의 프랑스 소아를 대상으로 한 연구에서 아침식사가 하루 에너지 섭취에서 차지하는 비율이 비만소아 48명에서는 15.7%, 평균 체질량지수를 가진 대조군 172명에서는 19.2%를 차지했다. 이와는 반대로 저녁식사가 하루 총 에너지 섭취에서 차지하는 비율은 비만소아의 경우 32.5%, 정상 체질량지수의 대조군에서는 28.7%를 차지했다(Bellisle et al., 1988).

Stunkard(1995)는 비만한 성인은 아침에는 식욕이 부진하면서 하루의 후반부 혹은 밤에 많이 먹는 것이 특징인 극단적인 증례를 기술했다. 정도는 덜하지만 '야식증후군(night eating syndrome)' 이 여러 비만소아에게도 있을 수 있다.

비만 관련 동물 모델에서 행동의 한 가지 유의한 특징은 정상적인 낮과 밤의 식사주기가 없거나 교란되었다는 것이다. 정상 체중의 동물은 하루 광주기(밝거나 어두운 시기)의 한 시기에만 식사를 하도록 제한하고 그에 대칭되는 반대 시기에는 먹지 않는다. 이러한 대사주기가 합쳐져서 동물이 주기적으로 먹는 활동기에는 지방생성을, 비활동기에는 지방분해를 촉진시킨다. 이러한 지방생성과 지방분해의 교대는 체중조절에 필수적인 것으로 보인다(Le Magnen, 1992). 동물을 수술적 · 화학적 혹은 식사조절로 비만하게 만들면 지방증을 일으키는 가장 첫 행동신호는 낮과 밤의 식이 주기 교대현상이 없어지는 것이다.

소아의 경우, 주간 대사(diurnal metabolism)의 일차적 장애가 특유의 식이패턴을 유발하는지 혹은 체중감량 시도에 의해 강화된 식습관이 비만해시기 쉬운 대사적 효과가 있는 일 중 리듬을 변화시키는지에 대해서는 인과관계가 명확하지 않다. 체중감량 프로그램은 아침식사를 특별히 강조하면서 에너지 할당을 대개 깨어 있는 시간에 재분배한다. 이러한 행동수정요법이 장기간 치료에 미치는 영향에 대한 결과는 아직 알려지지 않았다.

2) 하루 식사 횟수

비만증과 1일 식사 횟수의 역상관관계를 보인 연구에 이어 Fabry 등(1966)은 두 학교의 6~16세 학생을 대상으로 각각 하루 3식과 7식의 식사 후 서로 비교하는 실험을 하였다. 또 다른 한 학교의 226명의 학생에게는 평소에 먹는 하루 5식 식사를 하게 하였다. 세 군 모두 총 열량은 같게 구성하였다. 1년 후, 신체계측 지표에 의하면 하루 5식이나 7식을 먹은 학생에 비해 하루 3식 식사를 한 10~16세 학생에게서 비만증이 증가하였다. 이러한 현상은 10세 미만에서는 보이지 않았다.

이러한 연구는 성인을 대상으로 여러 번 반복 시도되었는데 그 결과는 유사했다(Bellisle et al., 1997). 축소 보고하는 경향으로 인한 영양소 섭취 평가의 타당성에 대한 의문은 하루 식사 횟수와 체중 사이의 연관성이 존재하는지에 대해 의심을 가지게 한다. 그렇더라도 축소 보고 경향은 에너지 섭취 기록에는 영향을 미치지만 식사 횟수 기록에는 영향을 미치지 않는다.

비만한 사람은 아침을 적게 먹거나 자주 거르고 오후에 먹기 시작하는 등의 불규칙적인 식습관을 보이는데, 이는 마른 사람보다 더 자주 먹진 않지만 한꺼번에 더 많이 먹음으로써 에너지 섭취를 충족함을 의미하기도 한다. 하지만 오후에 한꺼번에 많이 먹는 것이 지방축적을 촉진시키는 것인지, 아니면 식사조절을 하려는 무리한 노력으로 인해 비만이 독특한 식습관을 초래한 것인지에 대한 명확한 인과관계 방향은 밝혀지지 않았다.

최근의 연구결과에서는 하루에 적은 양을 자주 먹거나 한 번에 많이 먹는 것은 더 이상 성공적인 체중조절 방법이 아님을 확실히 보여 주고 있다(Bellisle et al., 1997). 식사요법 동안 체중감소 정도는 섭취한 식사 횟수에 상관없이 에너지 감소에 달렸다고 한다.

3) 간식 먹기

소아는 식사 시간 외에 먹는 간식과 자기가 어느 정도 먹는지도 모르고 반자동적으로 입에 넣어 씹는 음식을 통해서 많은 양의 에너지를 섭취한다. 텔레비전을 보는 긴 시간 동안 반무의식적으로 영양가 없는 군것질거리로 위를 채우기 쉽다. 이렇게 섭취한 음식은 식사조사에서 정확히 기재되지 않는 경향이 있다.

비만한 사람과 그렇지 않은 사람 모두 식사 시간 이외의 간식을 한다(Basdevant et al., 1993). 간식이나 군것질거리가 에너지 섭취에 어느 정도 기여하는지는 평가가 어렵다. 간식으로 많이 먹는 음식을 평가해 볼 필요도 있는데, 비만 여성이 먹는 간식의 영양소 구성은 식사의 영양소 성분보다 더 영양 권장량에 가까웠다. 즉, 이 점이 섭취량을 더 적게 기재하거나 선택적으로 기재하는 것을 의심하게 한다.

4) 폭 식

폭식은 신경성 과식증뿐만 아니라 비만에서도 있을 수 있다(American Psyciatric Association, 1990). 일부 비만인에게서 자제력을 잃고 많은 양의 음식을 빨리 먹는 폭식이 보고되기도 한다. 이러한 행동이 식사조절 기간 후에 나타나는 현상인지, 잘못된 식습관의 일차적 양상인지는 아직 논란의 여지가 있다. 신경성 과식증과는 대조적으로 비만에서는 하제를 복용하거나 스스로 토하는 등의 교정행위를 하지 않는다. 폭식 동안의 과도한 에너지 섭취는 양의 에너지 균형을 가져오는데, 이는 철저한 식사조절 혹은 금식으로는 상쇄가 힘들다. 그래서 과식증이 없는 폭식 환자가 비만이 될 가능성이 더 높다.

5) 기타 행동적 증상

몇몇 비만인은 마른 대조군에 비해 더 빨리 먹는 경향을 보였고(Bellisle & Le Magnen, 1982), 그들은 포만감에 반응하지 않았다(Meyer & Pudel, 1972). 일부 비만환자는 포만감을 전혀 느끼지 못했다고 얘기하기도 한다(Stunkard, 1955). 이러한 특성은 오랜 기간의 식사요법에 의한 이차적인 것일 수도 있지만, 근본적인 대사적 혹은 행동적 문제의 반영일 수도 있다. 이에 대해서는 좀 더 깊은 연구가 필요하다.

어떤 비만환자는 입에 넣고 우물거림, 포식, 폭식과 같은 명백한 행동적 문제를 보이는 반면, 대부분의 사람은 이러한 종류의 행동을 보이지 않는다는 것을 늘 기억해 두어야 한다. 인간의 행동은 매우 다양하므로 그것을 일반화시키는 데는 좀 더 신중한 판단이 요구된다.

6) 음식에 대한 선호도

흔히 생각하는 것과는 달리 단 음식에 대한 선호는 비만소아나 성인의 특징이 아니다. 대개 비만한 사람들이 단 음식을 좋아하는 경향이 있긴 하지만, 이와는 대조적으로 단 음식을 많이 먹는 사람들이 비만한 경우는 흔하지 않다(Garn et al., 1980; Bolton-Smith, 1996). 6세 소아를 대상으로 한 연구에서 관찰한 1일 설탕 섭취는 22~88g이었다(Rolland-Cachera et al., 1993). 설탕 소비의 각 사분위에 해당하는 소아의 평균 체질량지수는 같았다. 확실히 설탕을 많이 먹는 소아가 다른 영양소도 더 많이 섭취했고, 적게 먹는 또래 소아에 비해 더 많은 에너지가 필요했다. 이들은 설탕에서 얻을 수 있는 에너지를 빨리 사용했으며, 식사는 설탕을 적게 섭취하는 또래에 비해 권장 영양분포에 가까웠다.

대부분의 식사조사는 비만소아와 성인이 지방에 대한 선호도가 높다는 것을 보여 준다(Drewnowski & Schwrtz, 1990). 지방함량이 높은 단맛이 나는 음식은 비만(Drewnowski, 1985; Drewnowski et al., 1985, 1992)과 정상 체중 사람 모두가 좋아한다. 북아메리카에서 대부분의 어린이가 선호하는 것은 에너지가 높은 음식이었다(Drewnowski, 1988). 에너지 섭취와 체중 사이에 상관관계가 없음을 보이는 역학 조사에서 지방 섭취와 상대적 비만증 사이 양의 상관관계에 대한 결과는 일치하지 않는다.

지방 대사를 더 많이 알게 됨으로써 음식으로 섭취한 지질이 어떻게 지방축적을 용이하게 하는지를 알 수 있었다(Flatt, 1987; Dreon et al., 1988; Datillo, 1992; Gazzaniga&Burns, 1993; Bolton-Smith & Woodward, 1994; Lissner & Heitmann, 1995; Nguyen et al., 1996; Tremblay & Sanit-Pierre, 1996). 소아의 지방 섭취 정도는 비만증의 정도를 예측한다(Gazzaniga & Burns, 1993; Nguyen et al., 1996). 북아메리카 연구에서 비만한 부모의 비만소아는 지방이 많은 식사를 즐기고 또한 많은 양을 먹는 것으로 나타났다(Johnson & Birch, 1994; Fisher & Birch, 1995).

비만소아는 마른 또래에 비해 더 많은 단백질을 섭취한다. 초저열량 식사를 하는 비만소아는 일상 식사에서 높은 단백질 함유량을 지속시키는 것이 장려되는데, 이러한 권장량이 때로는 단백질 요구량을 초과하기도 한다.

최근에는 이러한 방법의 합리성에 대한 의문이 제기되고 있다(Rolland-Cacher et al., 1998). 식사요법을 하는 청소년은 전통적인 저열량-고단백의 불균형 식이에서처럼 단백질 요구를 충족시키는 저열량 식이를 통해 성공적으로 체중을 감소시킬 수 있었다.

5. 생활습관

식사는 특정 환경에서 이루어진다. 비만소아의 식사환경은 비만하지 않은 소아의 환경과는 차이가 있다(Fisher & Birch, 1995). 예를 들면, 사회 · 경제적 요소는 가족 구성원이 섭취할 수 있는 음식에 영향을 미쳐서 소아의 음식과 식단에 대한 반응에 영향을 준다. 비만은 전형적으로 영양소 섭취가 상대적으로 높은 사회적 계층에서 더 많다(Rolland-Cachera & Bellisle, 1986). 비만한 부모는 자녀에게 특정 식사환경을 조성하므로 유전적으로 물려받은 과체중이 되기 쉬운 경향과 함께 때로는 지방 섭식을 더 잘 선택하는 환경에서 자녀를 키우게 된다.

Birch 등(1980, 1982, 1984, 1985, 1990)이 시행한 연구에서는 음식 선호 여부를 획득하는 학습기전의 중요성을 입증했다. 소아는 소아기와 청소년기에 매우 다양한 음식을 접하고 선호하는 것을 학습하게 된다. 소아의 성장기에 새로운 것이 주어지면 선호 여부 체계가 형성된다. 다양한 형태와 영양소를 가진 음식에 대한 지속적 노출은 다양한 음식에 대한 미각 발달을 구체화하고 다양한 식이에 대한 선택을 용이하게 한다(Pliner, 1982). 같은 방법으로 고지방 식이에 대한 지속적 노출은 그것에 대한 기호를 조장하게 된다(Johnson et al., 1991).

부모가 자녀의 음식 선택 방향을 정하는 방법이 큰 영향력을 행사하지만 반드시 기대처럼 되는 것은 아니다. 예를 들면, 행동에 대한 보상으로 사용된 음식은 소아에게서 긍정적인 강화를 이끌어 낼 수 있다. 단맛이 나는 음식을 상으로 주면 더 좋아하고 다른 음식을 상으로 받는 것이 더 좋아 보이면 이전에 받던 음식은 덜 끌리게 된다. 강요에 의해 먹는 음식은 실제로는 피하게 된다. 또래집단의 영향 또한 학령기 소아의 음식에 대한 선호도가 생기는 데 중요한 역할을 한다. 집에서는 편식하는 소아가 학교 식당에서 훨씬 더 다양한 음식을 먹기도 하는데, 이는 선도적인 또래집단과 함께 있을 때 영향을 받는다. 이러한 학습된 태도로 인해 특정 문화(Rozin, 1998), 사회, 가족환경에 의해 특정 음식을 선호하게 된다. 비만한 사람들이 이러한 과정에 다르게 반응하는지는 단정 짓기 힘들다. 때때로 이런 소아가 까다롭더라도 그들의 문제는 음식을 좋아하는 것이 아니라, 에너지 균형을 유지하기 위해 좋아하는 음식 섭취를 어떻게 제한하느냐를 배우는 것이다.

소아의 경우, 에너지 균형을 잘 조절한다고 알려져 있다. 4~5세 소아는 스스로 먹는 음식을 어린 시절 먹었던 음식의 에너지 밀도로 맞춘다(Birch & Deysher, 1985, 1986). 소아는 음식에 대한 감각적 특징을 음식을 먹은 후에 느끼는 포만감의 정도와 연관시키는 능력을 보이기도 한다. 조건화와 무조건화 기전에 의한 이러한 잠재적 기술로 인해 소아 자신의 요구에 맞게 섭취량을 맞출 수 있다. 어떤 비만소아는 정상 체중의 또래에 비해 그 능력이 좀 덜할 수도 있다. 남기지 말고 다 먹으라는 등의 부모의 지시는 소아에게 내재된 이러한 능력을 없애거나 약하게 할 수도 있다. 부모의 지시 등은 행동에 대한 기준을 배고픔 혹은 포만에 대한 내부적 신호에 초점을 맞추기보다는 접시의 크기와 같은 임의의 신호에 더 초점을 두는 데 영향을 미친다. 식사행위에 대한 외부적 통제는 내부의 생물학적 신호를 부적절하게 하고 소아의 그에 대한 반응을 점점 더 약화시킨다. 이러한 기전은 체중조절에 부작용을 일으킬 수 있는데, 비만소아는 마른 또래에 비해서 그런 것들에 더 쉽게 영향을 받는 것일까? 비만소아에게 강요되는 식사요법을 오래 지속하면 배고픔의 내부적 신호가 무시되고 식사요법이 음식의 양과 개수를 결정하는 환경을 만든다. 체중조절을 하는 사람들이 가끔 보이는 간헐적인 과식 혹은 폭식은 내부적 신호의 영향이 가끔은 회복되기도 함을 보여 주는 것이다. 그러나 이러한 미미하고 변화하는 생물학적 신호에 대한 반응은 오래된 식사요법의 결과로 변화되기가 쉽다(Herman & Polivy, 1988; Wilson, 1995).

신체활동을 통한 에너지 소비는 수년에 걸쳐서 꾸준히 감소하고 있다. 소아, 성인 모두 점점 더 활동량이 줄어들고 있다. 자가용, 엘리베이터, 중앙난방의 신체 에너지 절약 효과에 텔레비전과 컴퓨터 게임이 더해져서 이러한 요소의 누적효과는 정확하게 정량화하기 힘들다. 텔레비전 시청은 그 하나로도 하루 중 에너지 균형에서 중요한 역할을 한다(12장 참조).

신체활동은 일정한 스포츠 형태 혹은 일상의 사소한 활동의 한 부분으로도 행해질 수 있다. 후자의 경우 잘 인지되지는 못하지만 중요하지 않은 것은 아니다. 적지만 자주 반복되는 행동적 선택(승강기보다 계단을 더 선호하는 등의)은 큰 에너지 소비에 더해져 에너지 균형에 유의한 영향을 미칠 수 있다. 최근 프랑스 소아를 대상으로 한 연구결과(Deheeger et al., 1997), 매일의 에너지 소비는 에너지 균형에 직접적으로 영향을 줄 뿐만 아니라 음식 선택에도 영향을 주어 간접적으로도 영향을 미친다고 한다. 연구 집단에서 가장 활동적인 84명의 10세 소아는 덜 활동적인 또래와 유사한 체질량지수를 가졌지만 더 많이 먹었다. 가장 활동적인 소아에게서 유의하게 증가된 영양원은 탄수화물이었다. 이들은 아침을 많이 먹고 오후에는 가벼운 식사를 하였으며, 시리얼과 유제품을 더 많이 섭취하였다. 탄수화물을 더 많이 섭취하였기 때문에 식사에서 지방의 섭취 비율은 더 낮았고 결과적으로 영양소 분포가 권장량에 가까웠다. 특정 인과관계를 주장하기는 힘들지만 요구량이 더 많은, 좀 더 활동적인 소아는 하루 중 다른 시간에 다른 종류의 음식을 선택하게 유도되고 고지방식이보다 탄수화물과 같은 빠른 에너지원을 더 선호한다는 가설을 설정할 수도 있다. 정확한 인과관계를 규명하기 위해서는 더 많은 연구가 필요하다.

6. 결 론

많은 문헌에서 볼 수 있는 비만한 사람, 특히 비만소아의 영양에 대해서 다음과 같은 확실하게 밝혀진 사항이 몇 가지 있다.

- 산업화된 국가에서는 에너지 섭취가 감소하는데도 비만 유병률이 증가하고 있다. 에너지 섭취 감소의 대부분은 지방 섭취 감소에 기인하는데, 이와 함께 상반된 탄수화물의 섭취 변화와 단백질에 의해 공급되는 에너지 비율의 증가도 보고되고 있다. 이러한 변화는 음식에서 식물성 식사의 감소와 동물성 식사의 증가를 반영하기도 한다.
- 역학 연구에 의하면 비만한 사람의 에너지 섭취는 비만하지 않은 대조군에 비해서 그리 높지 않다. 이러한 결과는 비만한 사람들이 더 적게 보고하는

오차에 의한 것으로 설명될 수 있다. 단백질 섭취는 대개 매우 높은데, 여러 연구에서 비만소아가 마른 소아에 비해 단백질 섭취가 더 많았다. 탄수화물 섭취는 지방과다와 음의 상관관계를 보인다. 소아의 식이에서 자주 보이는 영양적 불균형이 있는데, 이는 이유기에는 지방을 매우 적게 섭취하고 몇 년이 지나면 지나치게 과도한 지방을 섭취하며 모유수유가 끝난 모든 연령대에서 과도한 단백질 섭취를 보인다는 것이다.

- 체지방 과다는 제지방량의 변화와 호르몬의 변화와 연관되어 있다. 이러한 특성은 유아기의 과도한 단백질 섭취에 기인한 것일 수 있다.
- 비만소아와 비만하지 않은 소아는 서로 다른 일 중 식사유형을 보인다. 비만한 소아는 아침에 적게 먹고 하루 중 후반부로 갈수록 더 많이 먹는다.
- 특정 소아에서 볼 수 있는 군것질, 폭식, 야식 등의 행동적 특징은 비만을 생기게 하거나 지속하게 한다. 이러한 특성은 모든 비만소아에게서 보이는 것은 아니다.
- 비만소아와 성인은 단맛이 나는 음식에 대한 식욕을 보이지 않고 고지방 식사를 좋아한다. 케이크, 비스킷, 파이, 아이스크림 등 지방을 많이 함유하고 단맛이 나는 음식은 비만 여부에 상관없이 모두 좋아하는 음식이다. 즉, 대부분의 연구에서 단맛이 나는 음식을 좋아하는 사람들이 그런 음식을 적게 섭취하는 사람보다 더 비만하지 않았다.
- 신체활동은 에너지 소비를 통해 비만의 위험도를 줄인다. 게다가 이는 매일의 영양소 섭취가 권장되는 분포와 가까워지게 하는 고탄수화물 섭취와도 관련이 있다.
- 소아는 에너지 섭취를 영양상태에 적응시키는 내재된 능력이 있는 것으로 보인다. 식사 시 섭취하는 음식의 양은 최근 식사에서 얼마나 먹었느냐에 영향을 받는다. 이러한 소중한 능력은 성장하면서 부모에 의한 행동규제에 의해서 소실되는 것으로 보인다. 이러한 통제적 능력이 비만소아에게서 없었는지, 어렸을 때의 식사조절 시도에 의해서 망가졌는지는 아직 확실히 알려지지 않았다.

이미 알려진 지식임에도 소아 비만을 치료하고 예방하기 위한 강력한 영양적 전략을 만들거나 명백한 결론을 도출하는 것은 어렵다. 고지방-고당질 섭취에 관한 가설이 제시되었지만 지지하는 역학적 자료가 없다. 과도한 단백질 섭취는 원인적 요소라고 주장되지만 더욱 많은 연구가 이 분야에서 필요하다.

비만 예방을 위해 우리가 권고하는 것은 다음과 같다.

- 식사의 영양적 균형은 각 성장 시기별 특정 요구량을 충족시킬 수 있도록 적용되어야 한다.
- 행동과 생활습관은 매일 아침 규칙적인 식사를 하고 식사량을 깨어 있는 시간에 적절히 배분하여 과식을 줄일 수 있도록 자극에 대해 적절한 통제를 하는 등의 노력으로 건강한 식습관 촉진이 형성될 수 있다.

다시 말하면, 점점 더 비만해지기 쉬운 환경에 대처하기 위해서는 모든 사람, 비만한 사람과 아닌 사람이 똑같이 건강한 생활습관을 받아들여야 한다.

참고문헌

Ailhaud, G., Grimaldi, P., & Négrel, R. (1992). A molecular view of adipose tissue. *International Journal of Obesity, 16,* 17-21.

American Psychiatric Association (1990). *Diagnostic and Statistical Manual of Mental Disorders,* 4th edn. Washington DC: American Psychiatric Association.

Ballard-Barbash, R., Graubard, I., Krebs-Smith, S. M., Schatzkin, A., & Thompson, F. E. (1996). Contribution of dieting to the inverse association between energy intake and body mass index. *European Journal of Clinical Nutrition, 50,* 98-106.

Basdevant, A., Craplet, C., & Guy-Grand, B. (1993). Snacking patterns in obese French women. *Appetite, 21,* 17-23.

Bellisle, F., & Le Magnen, J. (1981). The structure of meals in humans: eating and drinking patterns in lean and obese subjects. *Physiology and Behaviour, 27,* 649-58.

Bellisel, F., Rolland-Cachera, M. F., Deheeger, M., & Guilloud-Bataille, M. (1988). Obesity and food intake in children: Evidence for a role of metabolic and/or behavioral daily rhythms. *Appetite, 11,* 111-18.

Bellisle, F., McDevitt, R., & Prentice, A. M. (1997). Meal frequency and energy balance. *British Journal of Nutrition, 77, Suppl. 1.* S57-S70.

Bellù, R., Ortisi M. T., Incerti, P., Mazzoleni, V., Martinoli, G., Agostini, C., Galluzzo, C., Riva, E., & Giovanini, M. (1991). Nutritional survey on a sample of one year old infants in Milan: intake of macronutrients. *Nutrition Research, 11,* 1221-9.

Birch, L. L., & Deysher, M. (1985). Conditioned and unconditioned caloric compensation: Evidence for self regulation of food intake in young children. *Learning and Motivation, 16,* 341-55.

Birch, L. L., & Deysher, M. (1986). Caloric compensation and sensory specific satiety: Evidence for self regulation of food intake by young children. *Appetite, 7,* 323-31.

Birch, L. L., Zimmerman, S., & Hind, H. (1980). The influence of social-affective context on the formation of children's food preferences. *Child Development, 51,* 856-61.

Birch, L. L., Birch, D., Marlin, D. W., & Kramer, L. (1982). Effects of instrumental consumption on children's food preference. *Appetite, 3,* 125-34.

Birch, L. L., Marlin, D. W., & Rotter, J. (1984). Eating as the 'means' activity in a contingency: effects on young children's food preferences. *Child Development, 55,* 431-9.

Birch, L. L., McPhee, L., Steinberg, L., & Sullivan, S. (1990). Conditioned flavor preferences in young children. *Physiology and Behaviour, 47,* 501-5.

Björntorp, P. (1996). The regulations of adipose tissue distribution in humans. *International Journal of Obesity, 20,* 291-302.

Blundell, J. E., & Tremblay, A. (1995). Appetite control and energy (fuel) balance. *Nutrition Research Reviews, 8,* 225-42.

Bock, R. D., & Sykes, R. C. (1989). Evidence for continuing secular increase in height within families in the United States. *American Journal of Human Biology, 1,* 143-6.

Bolton-Smith, C. (1996). Intake of sugars in relation to fatness and micronutrient adequacy. *International Journal of Obesity, 20* Suppl. 2, S31-S33.

Bolton-Smith, C., & Woodward, M. (1994). Dietary composition and fat to sugar ratios in relation to obesity. *International Journal of Obesity, 18,* 820-8.

Buemann, B., Tremblay, A., & Bouchard, C. (1995). Social class interacts with the association between macronutrient intake and subcutaneous fat. *International Journal of Obesity and Related Metabolic Disorders, 19,* 770-75.

Capdevilla, F., Vizmanos, B., & Marti-Henneberg, C. (1998). Implications of the weaning pattern on macronutrient intake, food volume and energy density in non-breast fed infants during the first year of life. *Journal of the American College of Nutrition, 17,* 256-62.

Datillo, A. M. (1992). Dietary fat and its relationship to body weight. *Nutrition Today, 27,* 13-19.

Davies, P. S. W. (1997). Diet composition and body mass index in pre-school children. *European Journal of Clinical Nutrition, 51,* 443-8.

Deheeger, M., Rolland-Cachera, M. F., Péquignot, F., Labadie, M., & Rossignol, C. (1991). Evolution de l'alimentation des enfants de 2 ans entre 1973 et 1986. *Annals of Nutrition and Metabolism, 140,* 132-46.

Deheeger, M., Rolland-Cachera, M. F., Labadie, M. D., & Rossignol, C. (1994). Etude longitudinale de la croissance et de l'alimentation d'enfants examinés de l'âge de 10 mois à 8 ans. *Cahiers de Nutrition et de Diététique, 1,* 16-23.

Deheeger, M., Rolland-Cachera, M. F., & Fontvieille, A. M. (1997). Physical activity and body composition in 10-year-old French children: linkages with nutritional intake? *International Journal of Obesity, 21,* 372-9.

Deron, D. M., Frey-Hewitt, B., Ellsworth, N., Williams, P. T,. Terry, E. B., & Wood, P. D. (1988). Dietary fat: carbohydrate ratio and obesity in middle-aged men. *American Journal of Clinical Nutrition, 47,* 995-1000.

Drewnowski, A. (1985). Food perceptions and preferences of obese adults: a multidimensional approach. *International Journal of Obesity, 9,* 201-12.

Drewnowski, A. (1988). Sweet foods and sweeteners in the U. S. diet. In *Diet and Obesity,* ed. G. Bray, pp. 153-61. Basel: Karger.

Drewnowski, A., & Popkin, B. M. (1997). The nutrition transition: new trends in the global diet. *Nutrition Reviews, 55,* 31-43.

Drewnowski, A., & Schwartz, M. (1990). Invisible fats: sensory assessment of sugar/fat mixtures. *Appetite, 14,* 203-17.

Drewnowski, A., Brunzell, J. D., Sande, K., Iverius, P. H., & Greenwood, M. R. C. (1985). Sweet tooth reconsidered: taste responsiveness in human obesity. *Physiology and Behaviour, 35,* 617-22.

Drewnowski, A., Krahn, D. D, Demitrack, M. A., Nairn, K., & Gosnell, B. A. (1992). Taste responses and preferences for sweet high-fat foods: evidence for opioid involvement. *Physiology and Behaviour, 51,* 371-9.

Egger, G., & Swinburn, B. (1997). An 'ecological' approach to the obesity pandemic. *British Medical Journal, 315,* 477-80.

Eveleth, P., & Tanner, J. M. (1990). *World-wide Variation in Human Growth*, 2nd edn. Cambridge: Cambridge University Press.

Fabry, P., Hejda, S., Cerna, K., Osoncova, K., Pechor, J., & Zvolankova, K. (1966). Effect of meal frequency in schoolchildren: changes in weight-height proportion and skinfold thickness. *American Journal of Clinical Nutrition, 18,* 358-61.

Fisher, J. O., & Birch, L. L. (1995). Fat preference and fat consumption of 3-to 5-year-old children are related to parental adiposity. *Journal of the American Dietetic Association, 95,* 759-64.

Flatt, J. P. (1987). Dietary fat, carbohydrate balance, and weight maintenance: effects of exercise. *American Journal of Clinical Nutrition, 45,* 296-306.

Forbes, G. B. (1962). Methods for determining composition of the human body. *Pediatrics, 29,* 477-94.

Frank, G. C., Berenson, G. S., & Webber, L. S. (1978). Dietary studies and the relationship of diet to cardiovascular disease risk factor variables in 10-years-old children: the Bogalusa Heart Study. *American Journal of Clinical Nutrition, 31,* 328-40.

Garn, S. M., Solomon, M. A., & Cole, P. E. (1980). Sugar-food intake of obese and lean adolescents. *Ecology of Food and Nutrition, 9,* 219-22.

Gazzaniga, J. M., & Burns, T. L. (1993). Relationship between diet composition and body fatness, with adjustment for resting expenditure and physical activity in preadolescent children. *American Journal of Clinical Nutrition, 58,* 21-8.

Gortmaker, S. L., Dietz, W. H. Jr, Sobol, A. M., & Wehler, C. A. (1987). increasing pediatric obesity in the United States. *American Journal of Diseases of Children, 141,* 535-40.

Gregory, J. R., Collins, D. L., Davies, P. S. W., Hughes, J. M., & Clarke, P. C. (1995). *National Diet and Nutrition Survey: Children Aged 1. 5 to 4. 5 years*. London: HMSO.

Hampton, M. C., Hueneman, R. L., Shapiro, L. R., & Mitchell, B. W. (1967). Caloric and nutritional intake of teenagers. *Journal of the American Dietetic Association, 50,* 385-96.

Heini, A. F., & Weinsier, R. L. (1997). Divergent trends in obesity and fat intake patterns: the American paradox. *American Journal of Medicine, 102,* 259-64.

Herman, C. P., & Polivy, J. (1988). Studies of eating in normal dieters. In *Eating Behavior in Eating Disorders,* ed. B. T. Walsh, pp. 97-111. Washington DC: American Psychiatric Association.

Hughes, J. M., Chinn, L. L., & Rona, R. J. (1997). Trends in growth in England and Scotland, 1972 to 1994. *Archives of Disease in Childhood, 76,* 182-9.

Johnson, S. L., & Birch, L. L. (1994). Parents' and children's adiposity and eating style. *Pediatrics, 94,* 653-61.

Johnson, S. L., McPhee, L., & Birch, L. L. (1991). Conditioned preferences: young children prefer flavors associated with high dietary fat. *Physiology and Behaviour, 50,* 1245-51.

Knittle, J. L., Timmers, K., Ginsberg-Fellner, F., Brown, R. E., & Katz, D. P. (1979). The growth of adipose tissue in children and adolescents. Cross sectional and longitudinal studies of adipose cell number and size. *Journal of Clinical Investigation, 63,* 239-46.

Le Magnen. J. (1992). *Neurobiology of Feeding and Nutrition*. San Diego: Academic Press.

Lissner, L., & Heitmann, B. L. (1995). Dietary fat and obesity: evidence from epidemiology. *European Journal of Clinical Nutrition, 49,* 79-90.

Loche, S., Cappa, M., Borrelli, A., Faedda, A., Crino, A., Cella, S. G., Corda, R., Müller, E. E., & Pintor, C. (1987). Reduced growth hormone response to growth hormone-releasing hormone in children with simple obesity: evidence for somatomedin-C mediated inhibition. *Clinical Endocrinology, 27,* 145-53.

Meyer, J. E., & Pudel, V. (1972). Experimental studies on food intake in obese and normal weight subjects. *Journal of Psychosomatic Research, 16,* 305-8.

Michaelsen, K. F., & Jorgensen, M. H. (1995). Dietary fat content and energy density during infancy and childhood: the effect on energy intake and growth. *European Journal of Clinical Nutrition, 49,* 467-83.

Mumford, P., & Morgan, J. B. (1982). A longitudinal study of nutrition and growth of infants initially on the upper and lower centiles for weight and age. *International Journal of Obesity, 6,* 335-41.

Nguyen, V. T., Larson, D. E., Johnson, R. K., & Goran, M. I. (1996). Fat intake and adiposity in children of lean and obese parents. *American Journal of Clinical Nutrition, 64,* 507-13.

Nicklas, T. A., Webber, L. S., Srinivasan, S. R., & Berenson, G. (1993). Secular trends in dietary intakes and cardiovascular risk factors of 10-y-old children: The Bogalusa Heart Study (1973-1988). *American Journal of Clinical Nutrition, 57,* 930-7.

Oppert, J. M., & Rolland-Cachera, M. F. (1998). Prévalence évolution dans le temps et conséquences économiques de l'obésité. *Médecine/Sciences, 14,* 939-43.

Ortega, R. M., Requejo, A. M., Andres, P., Lopez-Sobaler, A. M., Redondo, R., & Gonzalez-Fernandez, M. (1995). Relationship between diet composition and body mass index in a group of Spanish adolescents. *British Medical Journal, 74,* 765-73.

Palti, H., Reshef, A., & Adler, B. (1979). Food intake and growth of children between 30 and 48 months of age in Jerusalem. *Pediatrics, 63,* 713-18.

Pliner, P. (1982). The effects of mere exposure on liking for edible substances. *Appetite, 3,* 283-290.

Poskitt, E. M. E., & Cole, T. J. (1978). Nature, nurture and childhood overweight. *British Medical Journal, 1,* 603-5.

Prentice, A. M., & Jebb, S. A. (1995). Obesity in Britain: gluttony or sloth? *British Medical Journal, 311,* 437-9.

Räsänen, L., Ahola, M., Kara, R., & Uhari, M. (1985). Atherosclerosis precursors in Finnish children and adolescents. VII. Food consumption and nutrient intakes. *Acta Paediatrica Scandinavica, 135* (Suppl. 318), 135-53.

Rolland-Cachera, M. F. (1995). Prediction of adult body composition from childhood measurements. In *Body Composition Techniques in Health and Disease,* eds. P. S. W. Davies & T. J. Cole, pp. 100-45. Cambridge: Cambridge University Press.

Rolland-Cachera, M. F., & Bellisle, F. (1986). No correlation between adiposity and food intake: why are working class children fatter? *American Journal of Clinical Nutrition, 44,* 779-87.

Rolland-Cachera, M. F., Bellisle, F., Péquignot, F., Guilloud-Bataille, M., & Vinit, F. (1988).

Adiposity and food intake in young children: the environmental challenge to individual susceptibility. *British Medical Journal, 276,* 1037-8.

Rolland-Cachera, M. F., Deheeger, M., Bellisle, F., Péquignot, F., & Rossignol, F. (1993). Consommation de glucides chez l'enfant. *Information Diététique, 1,* 18-25.

Rolland-Cachera, M. F., Deheeger, M., Akrout, M., & Bellisle, F. (1995). Influence of macrountrients on adiposity development: a follow-up study of nutrition and growth from 10 months to 8 years of age. *International Journal of Obesity, 19,* 573-8.

Rolland-Cachera, M. F. Deheeger, M., & Bellisle, F. (1996a). Nutritional changes between 1978 and 1995 in 10 years old French children. *International Journal of Obesity, 20* (Suppl. 4), Abstr. 105, 53.

Rolland-Cachera, M. F., Deheeger, M., & Bellisle, F. (1996b). Nutrient balance and android body fat distribution: why not a role for protein? *American Journal of Clinical Nutrition, 64,* 663-4.

Rolland-Cachera, M. F., Thibault, H., Soulié, D., Carbonel, P., Roinsol, D., Deheeger, M., Pons, C., Longueville, E., & Serog, P. (1998). Weight loss in two groups of obese children consuming diets containing different amounts of protein. *International Journal of Obesity, 22,* (Suppl. 4), S32.

Rolland-Cachera, M. F., Deheeger, M., & Bellisle, F. (1999). Increasing prevalence of obesity among 18-year-old males in Sweden: evidence for early determinants. *Acta Paediatrica, 88,* 365-7.

Rosskamp, R., Becker, M., & Soetadji, S. (1987). Circulating somatomedin-C levels and the effect of growth releasing factor on plasma levels of growth hormone and somatomedin-like immunoreactivity in obese children. *European Journal of Pediatrics, 146,* 48-50.

Rozin, P. (1998). *Towards a Psychology of Food Choice.* Danone Chair Monograph. Brussels: Institut Danone.

Schlicker, S. A., Borra, S. T., & Regan, C. (1994). The weight and fitness status of United States children. *Nutrition Review, 52,* 11-17.

Seidell, J. C. (1997). Time trends in obesity: an epidemiological perspective. *Hormone and Metabolic Research, 29,* 155-8.

Seidell, J. C. (1998). Dietary fat and obesity: an epidemiologic perspective. American

Journal of Clinical Nutrition, 67 (Suppl.), 546S-50S.

Spyckerelle, Y., Herbeth, B., & Deschamps, J. P. (1992). Dietary behaviour of an adolescent French male population. *Journal of Human Nutrition and Dietetics, 5,* 161-8.

Stunkard, A. J. (1955). Untoward reactions to weight reduction among certain obese persons. *Annals of the New York Academy of Sciences, 63,* 4-5.

Sunnegardh, J., Bratteby, L. E., Hagman, U., Samuelson, G., & Sjolin, S. (1986). Physical activity in relation to energy intake and body fat in 8- and 13-year-old children in Sweden. *Acta Paediatrica Scandinavica, 75,* 955-63.

Takaishi, M. (1994). Secular changes in growth of Japanese children. *Journal of Pediatric Endocrinology and Metabolism, 7,* 163-73.

Thissen, J. P., Ketelsleger, J. M., & Underwood, L. E. (1994). Nutritional regulation of the insulin-like growth factors. *Endocrine Reviews, 15,* 80-101.

Tremblay, A., & Saint-Pierre, S. (1996). The hyperphagic effect of a high-fat diet and alcohol intake persists after control for energy density. *American Journal of Clinical Nutrition, 63,* 479-82.

Tucker, L. A., Seljaas, G. T., & Hager, R. L. (1997). Body fat percentage of children varies according to their diet composition. *Journal of the American Dietetic Association, 97,* 981-6.

Vague, J. (1956). The degree of masculine differentiation of obesities: a factor determining predisposition to diabetes, arteriosclerosis, gout, and uric calculous diseases. *American Journal of Clinical Nutrition, 4,* 20-34.

Valoski, A., & Epstein, L. H. (1990). Nutrient intake of obese children in a family-based behavioral weight control program. *International Journal of Obesity, 14,* 667-77.

Van Vliet, G., Bosson, D., Rummens, E., Robyn, C., & Wolter, R. (1986). Evidence against growth hormone releasing factor deficiency in children with idiopathic obesity. *Acta Endocrinologica, 279,* Suppl., 403-10.

Vobecky, J. S., Vobecky, J., Shapcott, D., & Demers, P. P. (1983). Nutrient intake patterns and nutritional status with regard to relative weight in early infancy. *American Journal of Clinical Nutrition, 38,* 730-8.

Waterlow, J. C. (1992). *Protein-Energy Malnutrition.* 2nd edn. London: Edward Arnold.

Whitehead, R. G., Paul, A. A., & Cole, T. J. (1982). Trends in food energy intakes throughout childhood from one to 18 years. *Human Nutrition: Applied Nutrition, 36,* 57-62.

WHO (1985). *Energy and Protein Requirements. Report of a Joint Expert Consultation.* Food and Agriculture Organization, World Health Organization, United Nation University (WHO technical report series, No 274). Geneva: World Health Organization.

Willett, W. C. (1998). Is dietary fat a major determinant of body fat? *American Journal of Clinical Nutrition, 67* (Suppl.), 556S-62S.

Wilson, T. G. (1995). The controversy over dieting. *In Eating Disorders and Obesity,* eds. K. D. Brownell & C. G. Fairburn, pp. 87-91. New York: Guilford Press.

Woodward, D. R. (1985). What sort of teenager has high intakes of energy and nutrients? *British Journal of Nutrition, 54,* 325-33.

Zachmann, M., Fernandez, F., Tassinari, D., Thakker, R., & Prader, A. (1980). Anthropometric measurements in patients with growth hormone deficiency before treatment with human growth hormone. *European Journal of Pediatrics, 133,* 277-82.

제 5 장
신체활동

Yves Schutz[1)] and Claudio Maffeis[2)]

1. 도 입

정상적인 소아의 발달은 1일 에너지 섭취(daily energy intake)와 소비(expenditure)의 큰 변이, 즉 에너지 균형 면에서 1일 급성 변동과 연관된 것으로 나타났다. 이는 성장과 성숙 과정에 적절한 체중과 체성분을 유지하기 위하여 동시에 존재하는 다른 조절기전들이 복잡하게 상호 작용함을 의미한다(Rosenbaum & Leibel, 1981). 체중조절에 관한 정확한 기전은 아직 많은 부분이 밝혀지지 않았다.

대부분의 성인에게서 장기간 동안 체중과 체성분이 안정적으로 유지되는 것은 에너지 및 거대 영양소 섭취와 소비가 균형되어 있음을 의미한다. 반면에, 성장하는 소아는 정상적인 성장에 적응하기 위해서 하루에 필요한 양이 아니더라도 에너지 소비와 총 기질 산화보다 에너지 및 기질 섭취가 만성적으로는 더 많

1) Institute of Physiology, University of Lausanne.
2) Department of Paediatrics, University Hospital, Verona.

아야만 한다. 따라서 소아 비만은 정상적인 체구성을 이루기 위한 지방 조직의 과성장으로 여길 수 있다.

5장은 소아 비만 발생에서 신체활동 및 비활동과 연관된 현재까지 알려진 지식을 검토하고자 한다.

2. 에너지 소비 평가

평소 생활상태에서 총 에너지 소비량(Total Energy Expenditure, TEE)을 평가하기 위하여 많은 방법이 개발되어 왔다(Schutz & Deurenberg, 1996). 가장 최근 방법은 중수(heavy water, 중수소와 18가 산소)를 사용한 안정 동위원소 이용에 기반을 둔 이중표식수법(Doubly labelled water method)이다. 방법에 대해서는 다른 장에 상세히 설명되어 있다(Schoeller et al., 1986). 새로운 안정 동위원소 기법의 사용으로, 지금의 연구자들은 이전보다 더 자세하게 체중 변화와 에너지 균형 사이의 연관성을 조사할 수 있고, 소아 비만의 원인과 연관된 연구 가설을 세울 수 있는 도구를 가지게 되었다. 평상시 생활환경에서 신체활동을 평가할 수 있는 좀 더 전통적인 다른 방법에는 심박동수 측정(심박동수와 에너지 소비의 독립적인 연관성을 평가한 후에), 일기장, 시간에 따른 활동 기록지, 면담을 이용한 활동 기록법이 있다. 최근에는 가속도계(Accelerometry)도 사용되고 있다(Schutz et al., 2002).

3. 에너지 섭취 대 에너지 소비

소아 비만 발생에 대한 전형적인 연구들은 식사 섭취가 체지방 증가의 위험 요인임을 명백하게 확인해 준다(Klesges et al., 1995). 상대적인 지방 섭취(총 에너지 섭취 중 지방 섭취 비율)와 비만의 정도(체지방률)가 양의 연관성(Maffeis et al., 1996a)이 있음이 비만소아에게서 관찰되었다. 그러나 최근의 미국 자료는 수십 년 동안 총 에너지 면에서 소아의 식사량이 지속적으로 감소하고 있음을 보여 준다. 이것은 소아비만 유병률의 꾸준한 증가와는 대조적이다(Troiano &

Flegel, 1998). 총 에너지 섭취가 감소하는데도 비만 유병률이 높아지는 역설적인 현상은 북미 지역 소아의 총 에너지 요구량의 점진적인 감소로 설명할 수 있다. 비슷한 현상이 유럽 지역에서도 나타나고 있다.

대부분의 유용한 자료를 살펴보면 비만소아의 자가보고 에너지 섭취량이 마른 소아에 비해 높지 않으며 오히려 낮은 경우도 있다(Johnson et al., 1956; Wilkinson et al., 1997; Elliot et al., 1989). 한 가지 추측할 수 있는 것은 비만소아의 총 에너지 소비가 마른 소아에 비하여 높기 때문에, 정상적 신체 성장을 유지하기 위해서는 비만소아의 총 에너지 섭취량이 마른 소아에 비하여 더 높아야 한다는 것이다. 자가보고 섭취량이 정확하면 비만소아는 비만하지 않은 소아와 비교하여 높은 대사 효율을 가졌거나 낮은 수준의 신체활동도를 가진 것이 분명하다. 그러나 에너지 균형에 대한 연구들은 비만한 소아와 청소년이 마른 소아보다 더 많은 음식 에너지를 소비함을 증명해 준다(Bandini et al., 1990a; Livingstone et al., 1992; Maffeis et al., 1994b; Delany et al., 1995). 나아가, 에너지 섭취의 축소 보고 비율과 체지방 사이에 의미 있는 상관관계가 있음이 관찰되었는데, 비만 성인에 대한 몇몇 연구와 유사하게 비만소아가 마른 소아에 비하여 더 많이 축소 보고하는 경향이 있음을 보여 주었다(Bandini et al., 1990a; Maffeis et al., 1994b). 비만소아에 의해 자가 보고된 에너지 섭취량은 음식 섭취력, 음식 기록뿐만 아니라 반정량 식품 빈도 설문을 통한 검증이 필요하다(Bandini et al., 1990a; Livingstone et al., 1992; Maffeis et al., 1994b). 식사 면담으로 얻은 자료 해석 시 특히 비만소아에게서 얻은 자료일 경우 신중함이 더 요구된다.

비만에서 음식 섭취와 식품 구성 측정 방법의 잠재적인 부정확성은 총 에너지 섭취를 소아의 에너지 요구량의 지표로 사용할 때 중요한 제한점으로 작용한다. 성장에 따른 에너지 비용을 고려하더라도 에너지 요구량은 총 에너지 소비량으로 측정하는 것이 더 정확하다. 에너지 섭취 평가에서 많은 방법론적 결점이 있음에도 식사 섭취의 질적인 측면을 평가한 연구들은 비만소아가 지방이 풍부한 음식을 선호함을 보여 준다(Gazzaniga & Burns, 1993; Maffeis et al., 1996a). 저지방 식품에 비하여 지방 식품이 에너지 밀도가 높고 맛이 좋기 때문에 지방 섭취를 조장한다(Rolls et al., 1994). Blundell 등(1993)은 지방이 풍부한 음식이 동일 열량의 단백질, 탄수화물 위주의 음식보다 포만감을 덜 일으킨다고 하였다. 또한 지방 섭취 후 식후 열발생(postprandial thermogenesis)이 단백질이나 탄수화물 섭취 시보다 낮다. 이것이 미치는 영향이 양적으로는 아주 적지만 체지방 증가의 한 요인이다.

여러 에너지 균형에 관한 연구들은 일관성 있게 비만소아의 총 에너지 소비(TEE)가 비만하지 않은 소아보다 높음을 보여 준다(Bandini et al., 1990a; Livingstone et al., 1992; Maffeis et al., 1994b; Delany et al., 1995). 중수소와 18가 산소를 이용한 이중표식수법(doubly labeled water technique)으로 최소한 1주일 정도 총 1일 에너지 소비량을 측정하면서 동시에 에너지 섭취량을 조사한 후 비교하여 에너지 섭취량 측정의 오차 정도를 판단할 수 있다. 이 방법은 에너지 섭취와 소비 자료가 평소생활 환경을 대표하고, 성장으로 인하여 에너지 소비량보다 섭취량이 조금 더 많을 것이라는 예측을 전제로 한다. 그러나 성장에 의한 차이는 매우 작아 무시될 수 있고, 따라서 에너지 섭취-소비에 관련된 오차는 이러한 미세한 차이를 능가한다.

4. 총 에너지 소비의 구성 요소

에너지 소비의 극히 일부분을 차지하는(1세 이전과 사춘기를 제외할 경우) 성장 에너지 비용을 제외한 총 에너지 소비의 기타 모든 요소에 대해 학령기 소아와 청소년을 대상으로 연구되어 왔다.

1) 기초대사량

기초대사량(Basal metabolic rate, BMR or resting energy expenditure, REE)은, 특히 좌식 또는 가벼운 활동습관을 가진 소아에게서 총 에너지 소비의 가장 큰 부분을 차지한다. 예전부터 비만소아는 비만하지 않은 소아에 비하여 기초대사량이 증가함이 보고되었다(brunch, 1939). 기초대사량에 대한 최근 연구에서도 매우 유사한 결과가 소아(Elliot et al., 1989; Epstein et al., 1989; Maffeis et al.,

1993a, 1996b)와 청소년(bandini et al., 1990b; Molnar & Schutz, 1997) 모두에게서 나타났다.

비만소아의 높은 기초대사량은 대사적으로 활동성 조직인 제지방(fat-free mass, FFM)이 많기 때문이다. 제지방량을 공변량으로 하여 비만소아와 비만하지 않은 소아의 기초대사량을 비교한 Maffieis 등(1992)의 연구는 비만소아와 비만하지 않은 소아의 기초대사량이 비슷함을 보여 준다. 실제로 많은 연구자가 기초대사량과 제지방량이 강한 상관성을 가진다고 보고하였다(maffeis et al., 1993a; Goran et al., 1994). 그러나 기초대사량과 제지방량 사이의 회귀 직선의 기울기가 소아의 나이에 따라 다른데, 이는 소아 발육에 따라 장기 무게와 근육량 비율이 다르기 때문이다.

백인 소아와 비만 위험이 높은 인종(예, 피마인디언, 모호크인디언) 소아를 비교하였을 때 나이, 성별, 체구성을 보정한 후에는 기초대사량이 유사하였다. 따라서 소아의 기초대사량 감소는 비만의 위험요인이 아님을 알 수 있다(Fontvieille et al., 1993a; Goran et al., 1995b), 즉, 기초대사량의 절대치 감소는 단순히 제지방 비율의 감소 때문이다. 그러나 최근 연구에서 미국 흑인 소아의 기초대사량이 낮음이 보고되었다(Yanovski et al., 1997). 따라서 이 인종에서 나타나는 이러한 결과가 지방 증가 위험에 어떠한 역할을 하는지에 대한 종적 연구가 필요하다. 제지방량을 보정하고도 낮은 기초대사량을 보이는 것은 제지방량의 상대적인 구성(근육량 : 비근육량)이 다르거나 제지방을 이루는 조직의 대사활동이 다르기 때문일 것이다.

2) 식사 유발성 체열 생산

식사 유발성 체열 생산(Meal induced thermogenesis, postprandial thermogenesis)은 총에너지소비량의 다른 한 요소다. 이는 표준화된 안정상태에서 음식을 소화시킬 때 열생산이 증가하는 것을 말하며, 기초대사량에 비교하면 매우 미미한 수준이다. 여기에서는 다른 체열 생산을 자극하는 요소(예, 카페인, 흡연, 스트레스)는 다루지 않겠다.

소아의 식사 유발성 체열 생산에 관한 자료는 거의 없다. 결과가 다양하지만 일반적으로 성인 연구에서 확인된 것처럼 비만소아의 식사 유발성 체열 생산이 비만하지 않은 소아에서 약간 낮다(Monlar et al., 1985; Maffeis et al., 1992; Tounian et al., 1993). 체중을 감량하면 전혀 비만하지 않았던 소아의 수준까지 식사 유발성 체열 생산이 증가한다(Maffeis et al., 1992). 식사 유발성 체열 생산이 소아의 지방 증가에 미치는 영향, 특히 식사에 포함된 거대 영양소 함량이 다른 경우 어떤 연관성이 있는지에 대한 연구가 필요하다.

3) 신체활동

양적인 면에서 신체활동은 총 에너지 소비의 구성요소 중 가장 변동이 큰 요소다. 신체활동에 대한 정의는 모호하며 이는 여러 요소로 다시 나눌 수 있다.

- 직업활동/학교활동
- 가사일
- 여가시간 신체활동

소아에서 신체활동의 종류와 성격(오락적, 직업적, 자유제량의 활동 및 자발적 활동), 신체활동의 강도, 신체 활동 시간과 효율에 대한 연구가 거의 없다. 일의 양적인 에너지 비용과 질적인 측면(신체활동의 종류, 움직임의 성격)에 대한 평가가 필요하다. 그리고 소아의 식욕과 배고픔 조절에 운동이 미치는 급성, 만성적 영향도 정해져야 한다.

신체활동에 대한 초기 연구에서는 비만소아가 비만하지 않은 소아에 비하여 신체 활동도가 낮은지를 보기 위하여 비교적 간단한 방법을 사용하였다. 영화촬영술을 사용한 Mayer 그룹의 고전적인 연구(Bullen et al., 1964)는 비만소아의 움직이는 양과 시간이 감소되어 있음을 보고하였다. 그러나 핵심은 낮은 수준의 신체활동이 비만의 원인 또는 결과인지, 아니면 둘 다인가다.

비침습적이라는 큰 장점을 가진 이중표식수법은 총 신체활동에 대한 많은 연구를 가능하게 했다. 기초대사량과 함께 측정될 때 신체활동의 에너지 비용은 다음의 공식으로 계산할 수 있다.

총 에너지 소비량-기초대사량 = 활동 관련 에너지 소비량

이것은 식사 유발성 체열 생산을 기초대사량의 고정 부분 또는 무시할 만큼 미미한 부분으로 가정한 것이다.

신체활동으로 소비되는 에너지는 체중에 따라 달라진다. 체중이 많이 나갈수록 특정 행위에 따른 에너지 비용이 크다. 이 요소는 비만소아와 비만하지 않은 소아에게서 유사하게 나타난다(Bandini et al., 1990b; Maffeis et al., 1996b). 비만 소아가 더 정적인데도 비만하지 않은 소아에 비하여 에너지 소비가 높은 이유는 비만한 사람은 체중이 많이 나가는 몸을 움직여야 하므로 체중 부하 활동의 에너지 비용이 높기 때문이다.

평균 1일 신체활동량을 평가하는 다른 방법은 총 신체활동량을 기초대사량의 배수, 즉 총 신체활동량 대 기초대사량의 비율로 계산하여 평가하는 것이다 (Schutz et al., 2001).

총 신체활동량/기초대사량 = 신체활동수준

9세 소아 대상의 한 연구에서 비만소아(평균체중 46kg)의 신체활동수준(PAL)이 마른 소아(평균 체중 31kg)보다 약간 높았지만 통계적으로 유의한 수준은 아니었다(Maffeis et al., 1996b). 과잉 비만증이 총 에너지 소비와 그 요소에 미치는 영향에 대한 연구가 아프리카 미국인 소아와 백인 소아를 대상으로 이루어졌다 (delany et al., 1995). 에너지 소비와 연관된 신체활동도는 두 그룹 간 유의한 차이가 없었다.

소아의 활동 관련 에너지 소비에 부모의 비만도가 미치는 영향이 Goran 등 (1995a)에 의해 연구되었다. 그 결과 소아의 신체활동 관련 에너지 소비는 부모의 비만과 연관성이 없었다.

이중표식수법을 이용한 신체활동도 측정의 단점은 1일 신체활동량을 평가할 수 없다는 것이다. 또한 신체활동의 종류에 따른 차이를 구별하지 못하고 신체활

동 유형에 따른 정보를 제공하지 못한다. 마지막으로 이 방법의 가장 큰 제한점은 신체활동 관련 에너지 소비 요소들의 상당 부분이 신체활동수준(PAL)과 신체활동 시간뿐만 아니라, 체중과 체구성과도 연관되었다는 점이다. 예를 들면, 어떤 절대량으로 나타난 신체활동 에너지 소비량은 비만소아의 경우에는 낮은 신체활동도를 의미하지만, 마른 소아에게서는 높은 신체 활동량으로 생각될 수 있다. 따라서 신체활동 관련 에너지 소비량은 체중을 고려한 보정이 필요하다. 또한 주어진 요소들은 두 가지 다른 상황—낮은 강도의 신체활동을 장기간 하거나 평소에는 거의 활동이 없다가 고강도로 단기간 신체활동을 하는 경우—일 수 있다.

신체활동은 다른 방식, 즉 강도(intensity), 기간(duration), 빈도(frequency)로도 표현될 수 있다. 만약 신체활동이 에너지 소비 수준이 아닌 하루 중 다양한 활동이 차지하는 시간으로 표현된다면, 비만소아는 마른 소아보다 더 좌식 생활 습관을 가졌다고 판단할 수 있다(Maffeis et al., 1996b, 1007). 따라서 신체활동에 따른 에너지 소비의 일정 부분은 신체활동의 종류나 시간을 나타내지 못하는데, 이는 에너지 소비량이 근육운동(muscular exercise)의 시간, 강도, 빈도의 복합적인 비용이기 때문이다.

우리는 여전히 소아 비만을 치료 또는 예방하기 위해 신체활동도의 적절한 수준을 결정할 필요가 있다. 신체적인 활동을 증가시키기 위한 임상적 충고는 15장에서 다룬다.

5. 과잉 에너지 섭취 대 낮은 에너지 소비

체중 증가 또는 비만의 예측자로서 과잉 에너지 섭취와 낮은 에너지 소비의 상대적인 중요성이 많이 논의되었다(Campbell, 1998; Roberts & Leibel, 1998; Wells, 1998).

1) 체중 증가 예측자로서의 에너지 소비의 감소

좌식 생활 습관으로 인한 신체활동의 감소는 총 에너지 소비의 감소와 연관되어 있다(Fontvieille et al., 1993b; Goran et al., 1993; Davies et al., 1994). 백인(Roberts et al., 1998; Davies et al., 1993b)과 피마 인디언을 대상으로 낮은 신체활동도 수준과 소아의 체지방 축적이 명백한 연관성이 있는지를 알아보기 위하여 많은 연구가 시행되었다(Fontvieille et al., 1993b).

총 에너지 소비의 감소가 소아의 체중 증가 위험요인이라는 근거는 명확하지 않다(Griffiths et al., 1987). Robert 등(1988)은 생후 1세 때 과체중이 된 소아의 생후 3개월째 총 에너지 소비가 1세 때 비만하지 않은 소아와 비교하여 20%가량 낮았다고 보고하였다. 그러나 Davies 등(1995)이 124명의 영아를 대상으로 한 연구에서는 이러한 결과를 확인할 수 없었다. Goran(1997)이 소아 비만과 관련한 에너지 소비와 체구성의 연관성에 대하여 검토하였다. 유럽과 미국에서 시행된 몇몇 연구는 좌식 생활습관이 체지방의 증가와 중요한 연관이 있음을 증명하였다(Raitakari et al., 1994; Klesges et al., 1995; Moore et al., 1995). 주관적이긴 하지만 설문에 의해 신체활동 수준이 평가되었는데, 낮은 수준의 신체활동은 사춘기 전 소아의 경우 지방 증가와 연관성이 있었다. 좀 더 최근에 Goran(1998) 등이 4~7세 소아를 대상으로 4년간 추적 관찰한 연구에서 기초대사량은 4년간의 체지방 변화를 예측하지 못하였다.

에너지 소비의 감소가 소아 비만 발생의 원인이라는 강력한 근거는 부족하더라도 신체활동 수준이 소아 체중 조절에 중요한 역할을 한다는 가설은 받아들여진다(Obarzanek et al., 1994).

체지방량과 신체활동 수준 사이의 역상관관계가 많은 연구에서 밝혀졌다(Dietz & Gortmake et al., 1985; Bar-Or et al., 1998). Goran(1997)이 101명의 사춘기 전 소아를 대상으로 한 최근의 연구에서 체지방량은 설문으로 조사된 신체활동의 기간과 역상관관계를 보였다.

이러한 결과는 장기간 신체활동을 약간만 증가시켜도 체지방의 증가를 막을 수 있음을 시사한다.

앞으로의 연구에서는 동위원소, 인력, 기술적인 비용이 높은 이중표식수법은 다양한 형태의 신체활동과 체지방 증가 사이의 상호작용에 대한 명확한 결론 내리기에 필요한 많은 수의 소아 대상 연구 방법에는 그 활용이 어렵다. 나아가 운동 강도, 시간, 빈도, 대사 효율과 신체활동의 종류가 총 에너지 소비와 체지방 증가에 미치는 영향에 대한 제한된 정보만 제공 가능하다.

2) 텔레비전의 영향

산업화된 나라의 급속한 기술 발달과 도시화는 성인과 소아 모두의 좌식 행동 습관 원인이 되었다. 현대사회에서 움직임에 대한 의욕 부족은 우리에게 개인 비만뿐 아니라 환경을 변화시켜야 할 필요성을 제시한다.

텔레비전 시청 시간이 소아와 청소년의 좌식 생활 양식과 비활동성의 지표로 고려될 수 있다. Dietz & Gortmaker(1985)의 연구는 텔레비전 시청 시간이 직접적으로 소아 비만과 연관이 있음을 보여 주었다. 텔레비전 시청은 신체활동도를 낮추는 효과 때문에 위험요인임이 반복적으로 확인되었다(gortmaker et al., 1996). 한 연구에서, 텔레비전 시청은 집중해서 쇼를 보는 동안 완전히 고정되어 움직이지 않아 에너지 요구량을 감소시킴으로써 다른 활동에 비하여 기초대사량을 감소시킨다고 하였다(Kleges et al., 1993).

텔레비전은 음식과 스낵에 대한 매혹적인 광고와 식품에 대한 다양한 종류의 이미지와 메시지를 보내 식품 섭취를 증가시키는 강력한 수단이다(Taras et al., 1989). 모든 매체의 압력, 특히 텔레비전은 의심할 여지없이 소아의 식품 선호도와 선택에 영향을 미친다(Lewis & Hill, 1998).

결론적으로, 과체중 소아의 총 에너지 소비량은 비만하지 않은 소아에 비하여 높은데, 이는 비만소아가 체지방뿐만 아니라 제지방량도 많기 때문이다. 활동 시 에너지 소비의 감소가 비만소아의 체지방 과잉을 설명해 준다는 명확한 근거가 없다.

6. 비만에서의 유산소능(최대 산소섭취량)

성인의 높은 지방 산화율은 체중 증가를 예방하고 체중 감소 후 체중 재 증가를 예방하는 것으로 알려져 있다(Froidvaux et al., 1993).

소아의 골격근 대사활동에 대한 연구는 거의 없다. 간접적인 근거들은 비만아의 과잉 체중은 체력을 유지하기 위해서는 과잉 부담으로 간주될 수 있기 때문에 최대 산소소비량(maximal oxygen uptake, $VO_{2\ max}$)이 반드시 감소되지는 않음을 보여 준다([그림 5-1] 참조).

비만소아와 비만하지 않은 소아의 비교 연구(maffeis et al., 1994a)에서 제지방량당 최대 산소 소비량을 비교했을 때 비만소아가 반드시 부적당하지는 않음을 보여 준다. 그러나 다른 요인이 많기 때문에 이런 요인들이 소아의 신체활동 수준에 영향을 미칠 것이다. 피마 인디언 성인 대상의 한 연구는 한 가족 구성원(같은 가정에서 함께 살기 때문에 유전적 · 환경적 요인을 공유하는)이라는 사실이 자발적 신체활동 수준의 개인차를 60% 정도 설명할 수 있음을 보여 주었다(Zurlo et al., 1992).

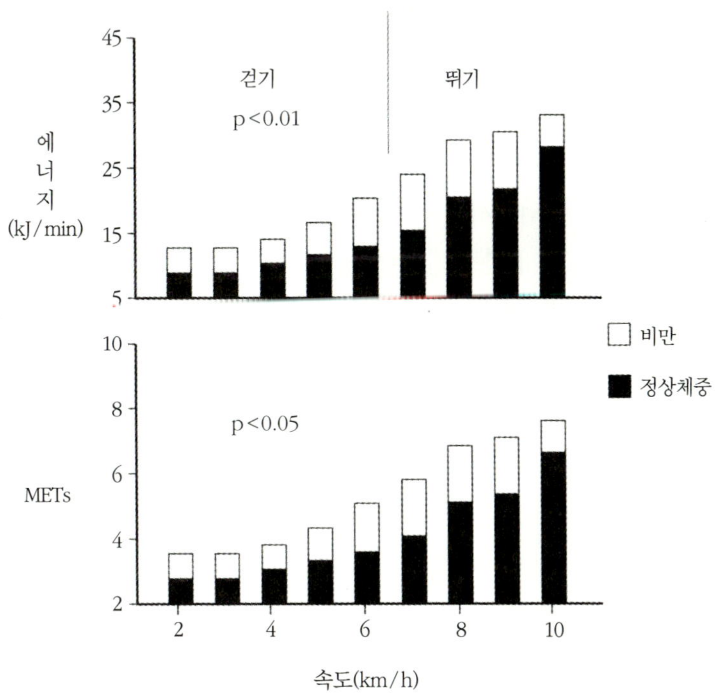

[그림 5-1] 트레드밀에서 걷기, 뛰기를 하는 동안 움직이는 속도가 에너지 소비에 미치는 영향 (Maffeis et al., 1993b)

체력이 좋을수록 자발적인 신체활동이 증가되므로 소아에게 운동을 시키는 것이 중요하다. 사춘기 전 비만하지 않은 남아를 대상으로 4주간 주 5회(1시간/회) 운동을 시행하였을 때 운동 전보다 총 에너지 소비가 증가하였는데, 그중 50%는 운동에 의한 증가였고 나머지는 다른 신체활동도가 자연스럽게 증가했기 때문이다(Blaak et al., 1992).

7. 기질 산화와 기질 균형

기질 균형의 이해는 단백질, 탄수화물, 지방이 각각 거대 영양소 구성요소로 저장됨을 기본으로 한다. 극히 드문 영양 상황을 제외하고, 한 영양소에서 다른 영양소로는 아주 제한된 이동만이 있을 뿐이다. 탄수화물이 지방으로 전환되는 것은 일차적으로 간에서 발생하고, 지방은 초저밀도지단백중성지방(VLDL triglyceride)의 형태로 간을 떠난다. 성인의 경우 포도당에서 하루에 생산되는 자유 지방산(free fatty acid)의 양은 하루 10g 정도다. 소아의 경우 지방으로 전환되는 탄수화물의 양이 얼마나 되는지는 알지 못한다. 포도당에서 지방산을 생성하는 과정은 에너지 관점에서는 매우 값비싼 과정으로 75%가 지방산으로 전환되고, 25%는 이 과정에서 열로 발산된다.

성장기에 단백질, 지방, 탄수화물의 균형은 양성이다. 탄수화물 저장량의 변화는 직접적인 방법으로는 측정될 수 없고, 전체 에너지 저장의 극히 일부분만을 차지하기 때문에 무시될 수 있다. 비만이 되기 위해서는 상당히 장기간 동안 에너지 균형이 양성으로 유지되어야 한다. 즉, 비만 전 단계에서 전체 에너지 섭취량이 에너지 소비량보다 많아야 한다. 양성 에너지 균형은 하루 단위로 볼 때는 알아차릴 수 없으며, 에너지 소비를 능가하는 에너지 섭취 과잉이 서서히 축적되어 발생한다. 1일 총 에너지의 단지 1~2%의 지속적인 불균형도 아주 긴 시간 지속되면 에너지 축적을 유의하게 증가시킨다. 그러나 현재 이러한 작은 에너지 불균형 측정 방법은 없다. 에너지 섭취와 소비 모두에서 측정 시 발생하는 오차가 이러한 불균형을 능가한다.

지방 축적은 지방 섭취가 지방 산화보다 많을 때 나타나는 피할 수 없는 결과다. 여러 요인, 유전적 · 환경적 요인들이 지방 균형에 영향을 미쳐 과잉 지방 축적을 촉진한다.

모든 연령에서 비만 발생 과정상의 지방 축적은 지방산이 순환계로 분비되는 비율이 증가되고 이에 따른 지방 산화의 증가를 동반한다.

체지방의 축적은 이것이 지방 산화에 미치는 영향 때문에 장기간의 체지방 균형 유지에 중요한 요소다. Schutz 등(1992)은 중등도 비만을 가진 여성의 체중 유지에 대한 단면연구에서 체지방량과 안정 시 지방 산화는 양의 상관관계가 있다는 것을 보여 주었다. 비슷한 연구가 소아를 대상으로 하여 이루어졌다(Maffeis et al., 1995). 지방량 10kg을 증가시키면 성인은 하루 20g(Schutz et al., 1992), 소아는 하루 18g(Maffeis et al., 1995)의 지방 산화가 증가한다. 결과적으로 과잉 지방 섭취에 만성적으로 노출 후 지방과 에너지 균형이 유지되는 것은 지방량 증가에 대한 반응으로 증가된 지방 산화에 의해서 일어난다.

지방 산화의 증가는 위에서 설명되었듯이, 기질 이용을 변화시키는 장기적인 기전을 구성하는 요소다. 이는 탄수화물 산화에서 관찰되는 변화와는 대조적이다. 글리코겐 저장 증가(예, 고탄수화물 식이)는 포도당 이용을 증가시키는데, 이는 급격한 현상의 결과다. 성인의 경우 지방 저장이 글리코겐 저장보다 50~100배 더 많기 때문에 기질 산화의 상대적인 변동은 후자보다 전자가 더 제한적이다.

안정 시 지방 산화율은 마른 소아보다 비만소아에게서 더 크다. 그러나 체중이나 제지방량을 보정하였을 때는 두 군 간에 차이가 없다(〈표 5-1〉 참조).

외인성 지방의 산화 정도를 알아보기 위하여 13가 탄소를 표지한 지방을 사용한 연구에서 외인성 지방의 10%는 산화에 이용되고, 90%는 지방 조직에 축적되었다(Maffeis et al., 1999). 내인성 대 외인성 탄수화물의 산화 정도에 대해 비만소아와 마른 소아를 대상으로 연구하였다. 그 결과 글리코겐 회전율의 감소가 비만소아에게서 초기에 나타났다.

산화된 연료 혼합은 특정 시기의 체중 조절에 영향을 줄 수 있다. 예를 들면, 성인의 인슐린 민감도 증가는 체중 증가와 연관이 있는(Zurlo et al., 1990;

〈표 5-1〉 비만소아와 마른 소아의 지방산화 차이

변 수		마른 소아	비만소아
나이(세)		9	9
체중(kg)		30	45
체지방(%)		18	32
REE(kcal/d)		1090	1250
호흡계수		0.88	0.86
안정시 대사량/h		1.31	1.88
지	g/(h kg 체중)	0.042	0.042
방	g/(h kg 지방량)	0.23	0.1
산	g/(h kg 제지방량)	0.054	0.063
화	g/h(제지방 보정 후)	1.5	1.7

주: 안정 시 대사량(Resting energy expendture)
출처: Maffeis et al., 1995.

Swinburn et al., 1991) 반면, 체지방 증가로 인한 인슐린 저항성은 지방의 산화를 증가시킨다. 따라서 체지방 증가를 조정하여 지방의 균형을 이루는 데 기여한다.

8. 결 론

지방 산화를 조절하는 기전이 결국 체중과 체지방 조절에 중요하다. 과잉 지방 섭취와 지방 산화 감소 모두가 지방을 증가시키고 비만을 발생시킨다. 에너지 관점에서 비만은 총 에너지 소비의 감소와 동반된 식사 섭취 조절의 장애로 에너지와 지방 균형 조절이 실패한 것으로 정의할 수 있다. 총 에너지 소비의 감소는 지방 산화의 감소로 이어지며, 대부분 두 상황이 공존한다.

신체활동도의 측정은 소아뿐만 아니라 성인에게서도 어렵다. 이것은 비만의 발생과 유지에서 비활동성의 역할을 평가하는 데 가장 큰 약점이다. 에너지 소비의 감소가 소아 비만을 일으키는 강력한 원인이라는 근거는 부족하지만, 절대적인 에너지 소비량이 비만하지 않은 소아보다 비만소아가 더 높다는 것은 확실하다. 이것은 일차적으로 비만소아의 제지방량이 더 많기 때문이다. 신체활동의 여러 측면과 총 에너지 소비와 이어지는 체지방의 증가 사이에 어떤 연관성이 있는지 밝히기 위한 연구가 필요하다.

참고문헌

Bandini, L. G., Schoeller, D. A., Cyr, H. D., & Dietz, W. H. (1990a). Validity of reported energy intake in obese and nonobese adolescents. *American Journal of Clinical Nutrition, 52,* 421-5.

Bandini, L. G., Schoeller, D. A., & Dietz, W. H. (1990b). Energy expenditure in obese and nonbese adolescents. *Pediatric Research, 27,* 198-203.

Bar-Or, O., Foreyt, J., Bouchard, C., Brownell, K. D., Dietz, W. H., Ravussin, E., Salbe, A. D., Schwenger, S., St Jeor, S., & Torun, B. (1988). Physical activity, genetic, and nutritional considerations in childhood weigh management. *Medicine and Science in Sports and Exercise, 30,* 2-10.

Blaak, E. E., Westerterp, K. S., Bar-Or, O., Wouters, L. J., & Saris, W. H. (1992). Total energy expenditure and spontaneous activity in relation to training in obese boys. *American Journal of Clinical Nutrition, 55,* 777-82.

Blundell, J. E., Burely, V. J., Cotten, J. R., Wouters, L. J., & Saris, W. H. (1993). Dietary fat and the control of energy intake: evaluating the effects of fat on meal size and postmeal satiety. *American Journal of Clinical Nutrition, 57(S),* 772S-8S.

Brunch, H. (1939). Obesity in childhood. II Basal metabolism and serum cholesterol of obese children. *American Journal of Diseases of Children, 58,* 1001-12.

Bullen, B. A., Reed, R. B., & Mayer, J. (1964). Physical activity of obese and nonobese adolescent girls appraised by motion picture sampling. *American Journal of Clinical Nutrition, 14,* 211-23.

Campbell, L. V. (1998). A change of paradigm: obesity is not due to either 'excess' energy intake or 'inadequate' energy expenditure. *International Journal of Obesity, 22,* 1137.

Davies, P. S. W., Coward, W. A., Gregory, J., White, A., & Mills, A. J. (1994). Total energy expenditure and energy intake in the pre-school child: a comparison. *British Journal of Nutrition, 72,* 13-20.

Davies, P. S. W., Wells, J. C. K., Fieldhouse, C. A., Day, J. M., & Lucas, A. (1995). Parental body composition and infant energy expenditure. *American Journal of Clinical Nutrition, 61,* 1026-29.

DeLany, J. P., Harsha, D. W., Kime, J. C., Kumler, J., Melancon, L., & Bray, G. A. (1995). Energy expenditure in lean and obese prepubertal children. *Obesity Research, 3* (Suppl. 1), 67-72.

Dietz, W. H. (1998). Does energy expenditure affect changes in body fat in children? *American Journal of Clinical Nutrition, 67,* 190-1.

Dietz, W. H., & Gortmaker, S. L. (1985). Do we fatten our children at the television set? Obesity and television viewing in children and adolescents. *Pediatrics, 75,* 807-12.

Elliot, D. L., Goldberg, L., Kuhel, K. S., & Hanna, C. (1989). Metabolic evaluation of obese and nonobese siblings. *Journal of Pediatrics, 114,* 957-62.

Epstein, L. H., Wing, R. R., Cluss, P. P, Fernstrom, M. H., Penner, B., Perkins, K. A., Nudelman, S., Marks, B., & Valoski, A. (1989). Resting metabolic rate in lean and obese children: relationship to child and parent weight and percent overweight change. *American Journal of Clinical Nutrition, 49,* 331-6.

Fontvieille, A. M., Dwyer, J., & Ravussin, E. (1993a). Resting metabolic rate and body composition of Pima Indian and Caucasian children. *International Journal of Obesity, 16,* 535-42.

Fontvielle, A. M., Harper, I., Ferraro, R., Spraul, M., & Ravussin, E. (1993b). Daily energy expenditure by 5-year old children measured by doubly-labelled water. *Journal of Pediatrics, 123,* 200-7.

Froidevaux, F., Schutz, Y., Christin, L., & Jequier, E. (1993). Energy expenditure in obese women before and during weight loss, after refeeding and in the weight-relapse period. *American Journal of Clinical Nutrition, 57,* 35-42.

Gazzaniga, J. M., & Burns, T. L. (1993). Relationship between diet composition and body fatness, with adjustment for resting energy expenditure and physical activity, in preadolescent children. *American Journal of Clinical Nutrition, 58,* 21-8.

Goran, M. I. (1997). Energy expenditure, body composition, and disease risk in children and adolescents. *Proceeding of the Nutrition Society, 56,* 195-209.

Goran, M. I., & Poehlman, E. T. (1992). Endurance training does not enhance total energy expenditure in healthy elderly persons. *American Journal of Physiology, 263,* E950-7.

Goran, M. I., Carpenter, W. H., & Poehlman, E. T. (1993). Total energy expenditure in 4 to 6 year old children. *American Journal of Physiology, 264,* E706-11.

Goran, M. I., Kaskoum, M. C., & Johnson, R. K. (1994). Determinants of resting energy expenditure in young children. *Journal of Pediatrics, 125,* 362-7.

Goran, M. I., Carpenter, W. H., McGloin, A., Johnson, R, Hardin, J. M., & Weinsier, R. L. (1995a). Energy expenditure in children of lean and obese parent. *American Journal of Physiology, 268,* E917-24.

Goran, M. I., Kaskoun, M. C., Martinez, C., Kelly, B., & Hood, V. (1995b). Energy expenditure and body fat distribution in Mohawk Indian children. *Pediatrics, 95,* 89-95.

Goran, M. I., Shewchuk, R., Gower, B. A. Nagy, T. R., Carpenter, W. H., & Johnson, R. K. (1998). Longitudinal changes in fatness in white children. no effect of childhood energy expenditure. *American Journal of Clinical Nutrition, 67,* 309-16.

Gortmaker, S. L., Must, A., & Sobol, A. M. (1996). Television viewing as a cause of increasing obesity among children in the United States, 1986-1990. *Archives of Pediatric and Adolescent Medicine, 150,* 356-62.

Griffiths, M., Rivers, J. P. W., & Payne, P. R. (1987). Energy intake in children at high and low risk of obesity. *Human Nutrition: Clinical Nutrition, 41C,* 425-30.

Johnson, M. L., Burke, B. S., & Mayer, J. (1956). Relative importance of inactivity and overeating in the energy balance of obese high school girls. *American Journal of Clinical Nutrition, 4,* 37-44.

Klesges, R. C., Shelton, M. L., & Klesges, L. M. (1993). Effects of television on metabolic rate: potential implications for childhood obesity. *Pediatrics, 91,* 281-6.

Klesges, R. C., Klesges, L. M., Eck, L. H., & Shelton, M. L. (1995). A longitudinal analysis of accelerated weight gain in preschool children. *Pediatrics, 95,* 126-30.

Lewis, M. K., & Hill, A. J. (1998). Food advertising on British children's television: a content analysis and experimental study with nine-year olds. *International Journal of Obesity, 22,* 206-14.

Livingstone, M. B. E., Prentice, A. M., Coward, W. A. Strain, J. J., Black, A. E., Davies, P. S., Stewart, C. M., McKenna, P. G., & Whitehead, R. G. (1992). Validation of estimates of energy intake by weighted dietary record and diet history in children and adolescents. *American Journal of Clinical Nutrition, 56*, 29-35.

Maffeis, C., Schutz, Y., & Pinelli, L. (1992). Effect of weight loss on resting energy expenditure in obese prepubertal children. *International Journal of Obesity, 16*, 41-7.

Maffeis, C., Schutz, Y., Micciolo, R., Zoccante, L., & Pinelli, L. (1993a). Resting metabolic rate in six-to ten-year-old obese and nonobese children. *Journal of Pediatrics, 122*, 556-62.

Maffeis, C., Schutz, Y., Schena, F., Zaffanello, M., & Pinelli, L. (1993b). Energy expenditure during walking and running in obese and nonobese prepubertal children. *Journal of Pediatrics, 123*, 193-9.

Maffeis, C., Schena, F., Zaffanello, M. et al. (1994a). Maximal aerobic power during running and cycling in obese and non-obese children. *Acta Paediatrica, 83*, 113-16.

Maffeis, C., Schutz, Y., Zaffanello, M., Piccoli, R., & Pinelli, L. (1994b). Elevated energy expenditure and reduced energy intake in obese prepubertal children: paradox of poor dietary reliability in obesity? *Journal of Pediatrics, 124*, 348-54.

Maffeis, C., Pinelli, L., & Schutz, Y. (1995). Increased fat oxidation in prepubertal obese children: A metabolic defense against further weight gain? *Journal of Pediatrics, 126*, 15-20.

Maffeis, C., Pinelli, L., & Schutz, Y. (1996a). Fat intake and adiposity in 8-to 11-year-old obese children. *International Journal of Obesity, 20*, 170-4.

Maffeis, C., Zaffanello, M., Pinelli, L., & Schutz, Y. (1996b). Total energy expenditure and patterns of activity in 8-10-year-old obese and nonobese children. *Journal of Pediatric Gastroenterology and Nutrition, 23*, 256-61.

Maffeis, C., Zaffanello, M., & Schutz, Y. (1997). Relationship between physical inactivity and adiposity in prepubertal boys. *Journal of Pediatrics, 131*, 288-92.

Maffeis, C., Armellini, F., Tato, L., & Schutz, Y. (1999). Fat oxidation and adiposity in prepubertal children: exogenous versus endogenous fat utilization. *Journal of Clinical Endocrinology and Metabolism, 84*, 654-8.

Molnár, D., & Schutz, Y. (1997). The effect of obesity, age, puberty and gender on resting metabolic rate in children and adolescents. *European Journal of Pediatrics, 156*, 376-81.

Molnár, D., Varga, P., Rubecz, I., Hamar, A., & Mestyan, J. (1985). Food induced thermogenesis in obese children. *European Journal of Pediatrics, 144*, 27-31.

Moore, L. L., Nguyen, U. S., & Rothman, K. J. (1995). Preschool physical activity level and change in body fatness in young children. *American Journal of Epidemiology, 142*, 1423-7.

Obarzanek, E., Schreiber, G. B., Crawford, P. B. et al. (1994). Energy intake and physical activity in relation to indexes of body fat: The National Heart, Lung, and Blood Institute Growth and Health Study. *American Journal of Clinical Nutrition, 60*, 15-22.

Raitakari, O. T., Poekka, K. V., & Taimela, S. (1994). Effect of persistent physical activity and inactivity on coronary risk factors in children and young adults. *American Journal of Epidemiology, 140*, 195-205.

Roberts, S. B., & Leibel, R. L. (1998). Excess energy intake and low energy expenditure as predictors of obesity. *International Journal of Obesity, 22*, 385-6.

Roberts, S. B., Savage, J., Coward, W. A., Chew, B., & Lucas, A. (1988). Energy expenditure and intake in infants born to lean and overweight mothers. *New England Journal of Medicine, 318*, 461-6.

Rolls, B. J., Kim-Harris, S., Fischman, M. W., Foltin, R. W., Moran, T. H., & Stoner, S. A. (1994). Satiety after preloads with different amounts of fat and carbohydrate: implications for obesity. *American Journal of Clinical Nutrition, 60*, 476-87.

Rosenbaum, M., & Leibel, R. L. (1998). The physiology of body weight regulation: relevance to the etiology of obesity in children. *Pediatrics, 101*, 525-39.

Rueda-Maza, C. L., Maffeis, C., Zaffanello, M., & Schutz, Y. (1996). Total and exogenous carbohydrate oxidation in obese prepubertal children. *American Journal of Clinical Nutrition, 64*, 844-9.

Schoeller, D. A., Ravussin, E., Schutz, Y., Acheson, K. J., Baertschi, P., & Jequier, E. (1986). Energy expenditure by doubly labeled water: validation in humans and proposed calculation. *American Journal of Physiology, 250*, R823-30.

Schutz, Y., & Deurenberg, P. (1996). Energy metabolism: overview of recent methods used in human studies. *Annals of Nutrition and Metabolism, 40*, 183-93.

Schutz, Y., Tremblay, A., Weinsier, R. L., & Nelson, K. M. (1992). Role of fat oxidation in the long-term stabilization of body weight in obese woman. *American Journal of Clinical Nutrition, 55*, 670-74.

Schutz, Y., Weinsier, R. L., & Hunter, G. R. (2001). Assessment of currently available and proposed new measures. *Obesity Research, 9*, 368-79.

Schutz, Y., Weinsier, S., Terrier, P., & Durrer, D. (2002). A new accelerometric method to assess the daily walking practice. *International Journal of Obesity, 26*, 111-18.

Swinburn, B. A., Nyomba, B. L., Saad, M. F. et al. (1991). Insulin resistance associated with lower rates of weight gain in Pima Indians. *Journal of Clinical Investigation, 88,* 168-73.

Taras, H. L., Sallis, J. F., Patterson, T. L., Nader, P. R., & Nelson, J. A. (1989). Television's influence on children's diet and physical activity. *Development and Behavior in Pediatrics, 10*, 176-80.

Tounian, P., Girardet, J. P., Carlier, L., Frelut, M. L., Veinberg F., & Fontaine, J. L. (1993). Resting energy expenditure and food-induced thermogenesis in obese children. *Journal of Pediatric Gastroenterology and Nutrition*, 16, 451-7.

Troiano, R. P., & Flegal, K. M. (1998). Overweight children and adolescents: description, epidemiology, and demographics. *Pediatrics, 101*, 497-504.

Weinsier, R. L., Schutz, Y., & Bracco, D. (1992). Re-examination of the relationship of resting metabolic rate to fat-free mass and to the metabolically active components of fat-free mass in humans. *American Journal of Clinical Nutrition, 55*, 790-4.

Wells, J. C. K. (1998). Is obesity really due to high energy intake or low energy expenditure? *International Journal of Obesity, 22*, 1139-40.

Wilkinson, P. W., Parkin, J. M., Pearlson, G., Strong, M., & Sykes, P. (1977). Energy intake and physical activity in obese children. *British Medical Journal, 1*, 756.

Yanovski, C., Reynolds, J. C., Boyle, A., & Yanovski, J. A. (1997). Resting metabolic rate in African American and Caucasian children. *Obesity Research, 5*, 321-5.

Zurlo, F., Lillioja, S., Esposito-Del Puente, A. et al. (1990). Low ratio of fat to carbohydrate oxidation as a predictor of weight gain: study of 24-h RQ. *American Journal of Physiology, 259*, E650-7.

Zurlo, F., Ferraro, R. T., Fontvieille, A. M., & Ravussin, E. (1992). Spontaneous physical activity and obesity: cross-sectional and longitudinal studies in Pima Indians. *American Journal of Physiology, 263*, E296-E300.

제 6 장
정신 · 사회학적 요인

Andrew J. Hill[1] and Inge Lissau[2]

성인과 소아 비만인구가 증가되면서 비만의 사회적 맥락과 심리적 결과에 대한 관심도 함께 높아지고 있다. 따라서 이 장에서는 소아 비만과 관련된 사회적 · 심리적 문제들의 일부를 개관할 것이다. 우리의 목적은 이와 관련된 모든 주제를 총망라하는 것이 아니라, 오늘날 소아와 부모가 당면한 문제의 깊이와 복잡성을 설명하려는 것이다.

1. 소아의 사회적 배경

발표된 연구결과들을 통해 제기되는 다양한 문제 중 특히 논란이 되는 것은 비만과 사회 · 경제적 수준 사이의 상관관계다. 이것은 인과성의 문제로 건강 불균형이 원인이 되어 전체 인구에서 나타나는 광범위한 문제 중 하나이고, 주요

1) Academic Unit of Psychiatry and Behavioural Sciences, School of Medicine, University of Leeds.
2) National Institute of Public Health, Copenhagen.

한 사회적 · 정치적 중요성을 가진 문제이기 때문에 논란이 되고 있다(Power & Matthews, 1997).

Sobal과 Stunkard는 1989년에 약 144개에 달하는 비만과 사회 · 경제적 수준에 대한 연구들을 요약했다. 그들은 선진국과 개발도상국에서 수행된 연구를 구분하였고, 각기 남성과 여성에 대한 연구들과 소아가 포함된 연구들을 구분하였다. 선진국에서 수행된 연구에서는 여성의 경우 사회 · 경제적 수준과 비만 사이에 강한 역상관관계가 있음을 보이며, 낮은 사회 · 경제적 수준의 범주에서 비만 여성의 분포가 더 높게 나타났다. 이러한 상관관계는 여아를 대상으로 한 연구에서는 훨씬 더 낮았다. 실제로, 후자의 연구에서는 단지 40%만이 이러한 부적 상관관계를 보였다. 이 연구의 1/4은 직접적인 정적 상관관계를 보였으며, 1/3은 전혀 관계가 없는 것으로 나타났다. 이러한 연구결과의 비일관성은 남아를 대상으로 한 연구에서도 나타났다. 대조적으로 개발도상국의 소아에 대한 연구에서는 더 높은 사회 · 경제적 지위를 가진 가족에서 소아 비만이 더 보편적으로 나타나는 강하고 일관적인 직접 상관을 보였다.

이러한 문헌의 약점은 상대적으로 횡단 연구는 매우 많은데 종단 연구는 부족하다는 것이다. 영국의 종단 연구자료를 살펴볼 때, Sobal과 Stunkard(1989)는 여아가 성인 여성이 됨에 따라 사회 · 경제적 수준과 비만 사이의 역상관이 강해진다는 것에 주목하였다(Peckham et al., 1983; Branddon et al., 1986; Power & Moynihan, 1988). 사실 나이는 이러한 관계에서 중요한 문제이고, 연구결과의 일관성을 손상시키는 것으로 밝혀진 요인 중의 하나다. 청소년기의 사회 · 경제적 수준이 비만 발달에 큰 영향을 줄 수 있다는 제안은 벨기에 10대 대상 연구에 의해서 지지되었다(De Spiegelaere et al., 1998). 부모의 사회 · 경제적 수준에 대한 정보가 수집된 소아를 대상으로 12세와 14세에 각각 체질량지수가 측정되었다. 여아의 경우, 사회 · 경제적 수준과 비만 사이의 역상관관계는 2년 사이에 더 강해졌다. 이러한 결과는 사회 · 경제적 수준이 낮은 여아는 비만이 증가하고, 원래 비만했던 사회 · 경제적 수준이 낮은 여아는 체중을 줄이는 데 실패한 결과다. 게다가 남아에 대한 이러한 역상관도 15세에서 명확해지기 시작했다.

다른 종단 연구들도 Sobal과 Stunkard의 요약과 유사하다. 예를 들어,

Lissau와 Sørensen(1992)은 덴마크의 9세와 10세 소아들의 10년 추적연구를 수행하였다. 예상한 대로, 부모의 교육 정도와 직업은 어린 자녀가 성인기에 비만이 되는 것과 역으로 관련되었다. 그러나 가장 중요한 위험요인은 소아가 양육되는 지역에서의 주거의 질이다. 이러한 영향은 부모의 교육과 직업, 소아의 비만 정도와 아이의 성별을 통제할 때조차도 지속된다. 가난한 지역에서 양육되는 것은 더 풍요로운 지역에서 양육되는 것보다 비만이 될 위험을 세 배 이상 증가시킨다.

이러한 덴마크 집단의 분석은 사회 · 경제적 수준과 비만 사이의 관계에 작용하는 잠재적인 기전에 대한 정보를 준다. 소아의 청결상태에 대한 학교의 의료서비스 자료와 함께 교사가 수행한 소아에 대한 부모 지지의 평가가 부모의 무관심을 정의하는 데 사용되었다(Lissau & Sørensen, 1994). 위생 상태가 좋지 않고 지지를 받지 못한 소아는 지지를 받고 위생상태가 좋은 소아보다 성인 비만 위험이 훨씬 컸다. 게다가 어머니가 단것을 선호하는 소아의 음식 습관을 잘 알지 못할 때 비만의 위험은 유의미하게 증가되었다(Lissau et al., 1993). 또한, 이렇게 증가된 위험은 소아 비만과 성별, 사회적 배경을 통제할 때에도 명백하게 나타났다.

이 후자의 발견은 사회 · 경제적 수준과 비만 관계에 대해 잘 알려진 가정과도 일관된다. 사회적으로 불우한 가정은 영양에 대한 지식과 관심이 적으며, 전반적으로 영양상태가 좋지 않고 신체적인 운동과 활동에 대한 기회가 더 적다. 따라서 비만 원인으로서의 낮은 사회 · 경제적 수준에 대한 논쟁은 (성인뿐만 아니라) 소아의 경우에도 매우 흥미롭다. 그러나 불행하게도 그 관계는 그리 간단하지가 않다(Stunkard & Sørensen, 1993). 여기에는 두 가지 다른 인과모델을 생각해 볼 수 있다. 비만이 사회 · 경제적 수준의 저하를 촉진한다는 것과 다른 하나는 낮은 사회 · 경제적 수준과 비만은 양쪽을 유발하는 원인을 공유할 수 있다는 것이다. 전자의 단순 모형을 지지하는 많은 설명도 비만과 낮은 사회 · 경제적 수준이 공통된 원인을 가지고 있을 가능성을 인정한다. 가장 유력한 설명은 그들의 관계가 너무 복잡해서 단순한 원인-결과로 생각할 수 없다는 것이다(Sørensen, 1995).

2. 비만에 대한 태도

1) 비만에 대한 소아의 지각

사회적 배경과 비만 사이의 관계를 중재하는 요인에 대한 논의에서 Sobal과 Stunkard(1989)는 비만에 대한 사회적 태도의 맥락 내에서 사회적 이동성, 신체적 활동과 음식의 제한 등을 가능한 요인으로 생각하였다. 가장 부정적인 면은, 이러한 태도가 성인뿐만 아니라 소아에게도 영향을 미친다는 것이다. 과체중과 비만에 대한 소아의 지각과 태도에 대한 연구는 전형적인 장애(불구)에 대한 연구와 특정 체형과 관련된 성격 특성 연구에서 시작되었다. 소아는 이러한 영역에서의 발달적 지각이 유용하기 때문에 두드러지게 나타낸다. 그리고 소아의 평가는 성인의 지식과 경험에 의의해 생기는 영향을 적게 받으면서 더 정직하다는 점에서 '순진한 심리'의 요소가 있다. 이러한 연구를 위해 두 가지의 광범위한 방법이 사용되었다.

Richardson 등(1961)은 그림순위 평가를 위해 소아에게 여섯 장의 그림을 한꺼번에 보여 주었다. 정상적인 신체를 가진 사람 그림 한 장과 신체 장애가 있는 다섯 장의 그림, 그중 한 장은 확실하게 비만한 소아 그림을 보여 주었다. 이 그림들을 소아에게 보여 주면서 가장 좋아하는 그림 한 장을 선택하도록 하였다. 선택된 그림을 한편에 놓고 나머지 그림들을 좋아하는 순서대로 고르도록 하였다. Richardson과 그의 동료들의 연구에서 10~11세 소아는 일관되게 신체 장애가 없는 그림을 선호하였다. 두 번째로 선호된 그림은 다리에 깁스를 하고 목발을 짚고 있는 그림이었으며, 그 다음으로는 휠체어에 앉아 있는 그림, 그 다음으로는 왼손이 없는 그림, 얼굴에 상처가 심한 그림 순서로 선호하는 것으로 나타났다. 비만한 소아 그림은 제일 마지막 순위에 있었다.

이 연구 다음에 이루어진 DeJong과 Kleck(1986)의 연구에서도 이러한 순위와 일관성을 보여 주어 미국 소아들은 거의 항상 비만소아를 제일 마지막이나 끝에서 두 번째 순위에 놓고 있음에 주목하였다. 또한, 위와 같은 유명한 연구에 대한 반복 연구나 확장 연구를 통해서 다음과 같은 결론을 얻었다. 첫째, 산업화된 서구문화에서 비만한 소아에 대한 수용적인 태도가 가장 적다는 것이다. 두 번째, 여아는 남아보다 같은 성별의 비만한 또래에 대한 수용적인 태도가 더 적다는 것이다.

다른 주요한 연구 방법은 소아에게 마르거나, 근육질이거나, 비만한 전체 몸의 그림자 그림을 보여 주는 것이다. 예를 들어, Staffieri(1967)는 6~10세 소아에게 39개의 형용사를 가지고 각 형용사와 가장 잘 어울리는 그림자 그림에 할당하도록 하였다. 비만한 신체 모양은 게으르고, 멍청하고, 변변치 않고, 더럽고, 버릇없고, 초라하고, 못생기고 놀림받는다는 형용사가 많이 붙었으며, 아주 드물게는 좋은 친구고 친구가 많다는 설명이 붙기도 하였다. 후속 연구에서는 형용사를 선택하는 대신, 설명이나 평가가 적힌 사진을 이용한 자극 자료를 사용하였다. 그 결과 약간의 변화가 있었다. DeJong & Kleck(1986)은 다음과 같은 연구결과를 요약하였다. 일부 특성에 대하여, 비만하고 마른 모습은 근육질이거나 중간 정도의 체형보다 호감을 훨씬 적게 받는 것에서는 유사하다. 일부 소아는 정상적인 체형에서 벗어난 모습을 거부하였다. 그러나 이들 사이에서 비만에 대한 특정한 거부는 분명했다. 비만한 모습에 가장 공통적으로 붙은 세 가지 명칭은 낮은 지능, 게으름, 사회적 고립(외로움, 소심한, 친구로서 선택되기 어려운)이었다. 이러한 부정적인 묘사는 비만의 긍정적인 특징인 '비만하지만 행복한' 특징을 입증하려는 연구들이 전반적으로 실패함에 따라 더욱 강화되었다.

DeJong과 Kleck(1986), Jarvie 등(1983)은 모두 이 연구들의 방법론적인 결함을 상세히 기술하였다. 실제 생활에서의 사람과 상황에 대한 그림의 일반화 가능성, 얼굴의 매력도에 대한 혼돈, 평가에 대한 강요된 선택 방식과 순위 매김의 사용, 그림으로 그려진 비만의 정도에 대한 소아의 지각 또는 그림을 선택한 근거를 확인하지 못한 점이 제시되었다. 이와 대조적으로 전반적인 연구결과는 비만에 대해 편견을 가지는 많은 사람의 일반적인 견해와 일치되었다. 게다가 소아의 지각은 전체적인 사회적 분위기의 지표로 수용되고 있다.

2) 건강의 속성과 사회 계층의 효과

소아의 태도에 대한 연구는 상대적으로 관심이 줄어들었지만, 최근의 두 연구는 여기에서 언급할 만한 가치가 있다. 첫 번째 연구는 건강의 속성에 대해서 연구한 것이다. Hill과 Silver(1995)는 9세인 남아와, 여아 188명에게 마른 소아와 비만한 소아의 정면과 측면 그림자 그림을 보여 주었다([그림 6-1] 참조). 남자와 여자 모양은 머리 모양과 그림 밑에 쓰인 '이 남아는~', '이 여아는~' 이라는 글을 통해 구별할 수 있도록 하였다. 각 그림은 한 장의 종이 위쪽에 제시되었고, 종이 아래쪽에는 서로 다른 개인적 속성들을 기술하는 여덟 개의 평가척

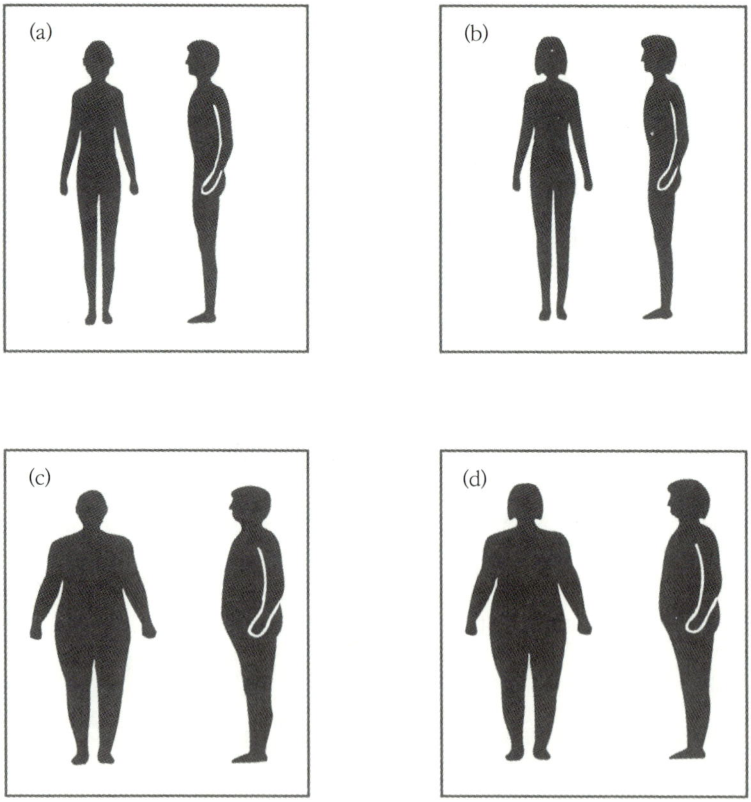

[그림 6-1] Hill과 silver(1995)에 의해 사용된 (a) 마른 남아, (b) 마른 여아, (c) 비만한 남아, (d) 비만한 여아의 신체형 그림자 그림

도들이 제시되었다. 몇 가지는 이전의 연구에서 인용한 것이다(예, 친구가 많다, 부모님께 사랑을 받는다, 학교에서 매우 잘 지낸다). 이외에 상대적으로 무시되던 문제들인 그림 속의 소아에서 지각된 전반적인 건강과 체력을 언급한 것들이 포함되었다.

네 가지 다른 그림에 대한 소아의 평가는 그림의 크기에 좌우되었다. 비만한 모습의 그림은 훨씬 친구가 적고 학교에서도 잘 지내지 못하며 외모에 만족이 적다고 평가되었다. 성별은 평가에 상대적으로 적은 영향을 미쳤다. 예를 들어, 일반적으로 여아 모습이 학업을 더 잘 수행할 것이고 자신의 외모에 더 만족할 것이라고 동의하였으며, 대부분 마른 여아의 외모에 더 만족할 것이라고 이야기하였다. 건강에 대한 소아들의 평가에서 지배적으로 작용한 요인은 결국 신체 크기였다. 비만한 모습의 그림들은 매우 건강이 안 좋고 체력도 약하며, 건강한 식사도 전혀 하지 않은 것으로 보였으며, 이러한 평가는 마른 모습의 그림은 매우 건강할 것이라는 것과 아주 대조적인 것이었다. 9세 소아들이 비만과 미래의 좋지 않은 건강 사이의 연관성에 관하여 건강 전문가의 주의를 받은 것처럼 보인다.

Wardle 등(1995)은 Staffieri(1967)와 유사한 방법을 사용하여 소아에게 18개의 형용사를 세 가지 체형 중 하나에 할당하게 하였다([그림 6-2] 참조). 4~11세 소아 중 절반은 사립학교에서, 절반은 주립학교에서 선발하여 소아의 판단에 미치는 사회적 배경의 영향을 평가할 수 있었다. 비만한 그림은 보통이거나 마른 그림보다 부정적인 특성들이 유의미하게 더 많이 할당되었으며 보통 체형보다도 긍정적인 특성들이 더 적게 할당되었다. 더 어린 소아는 그보다 나이가 많은 소아에 비해서 비만한 모습에 더 많은 긍정적인 형용사들을 기술하였다. 유사하게 사회 · 경제적 수준이 높은 학교의 소아는 사회 · 경제적 수준이 낮은 학교의 소아보다 비만한 모습에 긍정적 특성들을 더 적게 할당하였다. 구체적인 특성을 살펴보면, 사회 · 경제적 수준이 높은 소아는 비만한 그림에 '덜 행복하고, 덜 예쁘고, 별로 함께 놀고 싶지 않고, 건강하지 않은' 등의 단어를 선택하였다. 게다가 사회 · 경제적 수준이 낮은 소아보다도 비만한 모습에 '가장 많이 먹는' 이라는 명칭을 붙이는 경향이 있었다.

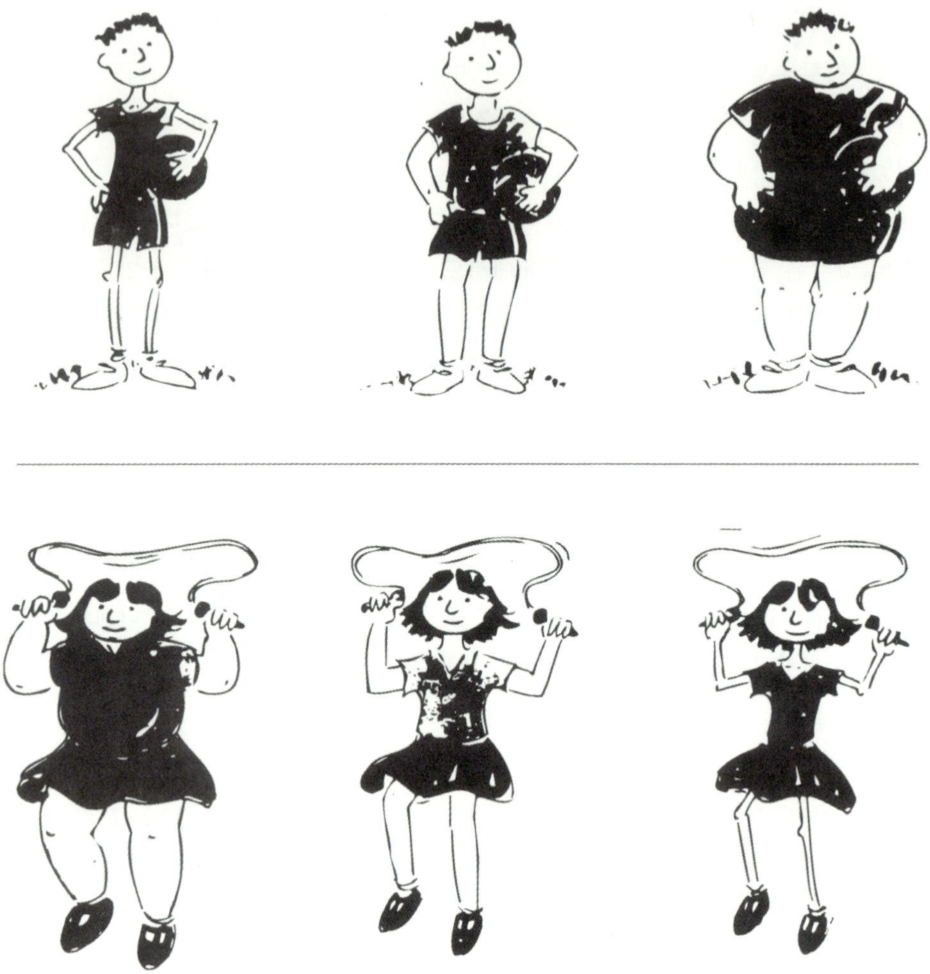

[그림 6-2] Wardle 등(1995)에 의해 사용된 마른, 보통, 비만한 소아의 신체형 그림

3) 전형성

전형성은 사람들이 다른 사람에 대한 정보를 통합하는 방식을 나타내기 때문에 이에 대한 연구는 중요하다(Zebroitz, 1990). 즉, 전형성은 그 전형의 주요한 특징을 보이는 사람들의 태도와 반응을 편향시켜 미래의 행동을 만들어 간다. 더군다나 많은 긍정적 특성은 긍정적 전형에 의해 추정되고 많은 부정적 특성

은 부정적 전형에 의해 추정된다는 점에서 한 가지 전형에 함께 묶인 성격 특성 간에 친밀성을 가진다.

이러한 특성의 집합체를 '후광효과' 라고 한다. 비만과 날씬함의 전형들은 통상적으로 논리적 반대말로 사용되며, '날씬함은 좋은 것', '비만은 나쁜 것' 으로 가치가 부여되어 있다. 위의 연구는 청소년기 이전의 소아가 개인적 · 사회적 계발과 더불어 행복, 건강한 식사, 신체적 건강의 긍정적 특성들을 포함하는 날씬함과 관련하여 만연된 '건강 후광' 을 수용한다는 것을 보여 준다. 게다가 이것은 사회 · 경제적 수준이 높은 사람들에 의해서 표현되기가 더 쉽고 비만한 사람들은 덜한 경향이 있다.

그러나 비만한 소아는 어떤가? 그들의 전형화된 관점은 날씬한 친구들과 다른 점이 있는가? 실제로 비만한 소아의 의견을 말한 연구는 많지 않고, 몇 개 보고된 것이 있더라도 연구 간 차이를 보인다는 점은 그리 놀랄 만한 사실이 아니다.

Counts 등(1986)은 비만한 사진과 날씬한 사진 자극에 대해서 가지는 비만한 소아와 비만하지 않은 소아의 지각을 비교하였다. 이 두 집단의 소아들은 날씬한 사진에 긍정적 특성을 부여하고 비만한 사진에 부정적 특성을 부여하는 데 차이를 보이지 않았다. 소아의 체질량지수 수준도 Wardle 등(1995)에 의해 기술된 속성에 대해서 전혀 영향이 없었다. Hill과 Silver(1995)는 전형화된 지각에 대한 연구에서 체질량지수의 또 다른 영향을 관찰하였다. 예를 들어, 가장 체중이 많이 나가는 소아는 날씬한 소아가 판단하는 것보다 모든 사진의 모습(비만하거나 날씬하거나 관계없이)을 적당하다고 판단하였다. 게다가 체중이 많이 나가는 여아는 체중이 적게 나가는 여아보다 모든 사진의 모습을 부모님이 좋아할 것으로 판단하였고 남아의 경우에는 그 반대였다. 그러나 전반적으로 체중이 매우 많이 나가는 소아는 비만한 모습에 극단적으로 부정적인 지각을 공유하였다.

3. 소아의 자기 가치감

1) 자기 지각과 자존감

비만한 소아의 자기 지각은 어떠한가? 이것은 감정이 개입되어 있지 않은 그림에 대한 판단 양상을 따르지 않는다는 증거들이 있다. 실제로 소아는 자기 자신은 물론, 비만하고 날씬한 친구를 판단하는 데 전형화된 형상 특성을 일반화하지 않는다는 것이다(Lawson, 1980). 그러면 소아는 자신의 신체형과 자기 가치에 대해서 일반적으로 어떻게 느끼는가?

자신의 신체형에 불만이 있는 것은 분명한 사실이다. 사춘기 이전(Collins, 1991)과 사춘기의 여아(Cohn et al., 1987)가 날씬한 모습을 선호하는 것에는 실제 체중과 관련된 영향이 분명히 존재한다. 단계적으로 척도화된 신체 그림을 사용하여 소아의 현재 신체형과 선호하는 신체형을 표현하였을 때, 비만한 소아는 거의 만장일치로 날씬해지고 싶다는 소망을 보였다. 한 연구에서 사춘기 이전의 비만한 소아 중 자신보다 더 살이 찐 신체형을 선호하는 소아는 단 한 명도 없었다(Hil et al., 1994). 대조적으로 과체중이거나 비만한 소아의 거의 80%는 더 날씬해지기를 원했다. 또한 비만한 청소년이 자신의 체중과 모습에 가장 큰 불만족을 표현하였다는 것은 그리 놀랄 일은 아니다(Wadden et al., 1989).

비만에 대한 불만과 함께 외모에 대한 불만은 소아의 자존감과 일반적인 심리적 행복감에 관한 의구심을 들게 한다. 소아의 자존감에 대한 비만 영향 관련 연구는 French 등(1995b)에 의해서 검토되었다. 이들은 이 나이 또래를 대상으로 한 자존감과 비만에 관한 35편의 연구를 발견하였으나, 명확하고 일관된 결과를 발견할 수는 없었다. 25개의 횡단 연구 중 13개만이 비만한 소아는 유의미하게 낮은 자존감이 있다는 것을 나타내었다. 13~18세의 청소년은 가장 명확한 결과를 보였으나, 7~12세에서는 뚜렷한 양상을 보이지 않았고 낮은 자존감이 발견되었더라도 거의 정상적인 범위 이하로 떨어지지 않을 정도의 손상이었다. 게다가 어떠한 후향적 연구나 체중-감량 치료프로그램도 각 측정치의 변화 사이에 밀접한 일치도가 있음을 보여 주지 않았다. 성인 대상 연구에서도 역시 비만과 관련된 낮은 자존감을 입증할 수 있는 연구가 불충분한 점은 주목할 만한 것이다(Friedman & Brownell, 1995).

연구 문헌의 일치되지 않는 결과는 연구의 몇 가지 특성으로 설명될 수 있다. 첫째로는 표본의 크기다. French(1995b)에 의해서 검토된 35개 연구 중 16개는 피험자가 100명 이하였다. 둘째로는 연구자에 의해서 사용된 비만의 정의에 대한 문제다. 이상적인 체중의 120%(Wadden et al., 1984)이거나 상대적 체질량지수의 67백분위수 이상을 사용하는 것에서(Kaplan & Wadden et al., 1984) 상관과 회귀분석의 연속 변인으로서 체중을 사용하는 것까지 비만은 다양한 방식으로 정의되었다(Mendelson et al., 1995b; French et al., 1996). 이러한 다양성은 연구 간의 직접적인 비교를 어렵게 한다. 더욱이 비만 소아와 저체중 소아 모두 신체형에 불만족을 표현하기 때문에 체질량지수와 자존감 사이의 관계는 선형적이기 어렵다.

셋째로는 자존감의 평가에 있다. 대부분 기존의 측정들은 하나의 전체 점수를 얻기 위해 반응들을 총합한다. 자존감과 신체 존중감이 동시에 측정되는 경우 전체 측정치의 가치가 감소한다. 비만한 소아가 신체 존중감은 줄어들더라도 전반적인 자존감은 유지하는 것은(Mendelson & White, 1985; Hill et al., 1994) 신체 존중감에 비하여 자존감에 대한 비만 효과는 발달적으로 늦게 나타난다는 것을 제시한다.

2) 자존감의 개념화와 평가

비교적 최근까지 자아 존중감의 평가는 어떤 개념적 구조와의 연관성은 약하였다. 그렇지만 Harter(1993)는 William James와 Charles Cooley의 대조적인 견해로 돌아가는 것이 유용함을 밝혔다. 이들 모두 사람은 더 구체적인 자기 평가 외에 자기에 대한 전체적인 개념을 가졌다는 데 동의하였다. 이들의 다른 점은 이러한 전체적인 자기 가치감이 어떻게 획득되느냐다. Harter에 따르면, James 학파는 전체적인 자존감은 개인의 요구에 대한 성공 비율이라고 보았다.

사람은 자신이 중요하다고 판단되는 영역에서 자신의 능력에 대한 자기 평가에 초점을 맞춘다. 반대로 중요하지 않다고 지각되는 영역에서의 유능감의 결여는 자존감에 부정적인 영향을 주지 않는다. 자존감의 근원에 대한 Cooley의 접근은 근본적으로 단연 사회적인 것이었다. Cooley에 의하면, 자존감은 자신을 향한 중요한 다른사람의 의견을 검토함으로써 형성된다. 따라서 이렇게 '다른 사람에게 비춰진 자기'는 자존감을 결정하기 위해 다른 사람의 견해와 행동에 의존하게 된다. 이러한 대조적인 이론적 관점들은 자존감에 대한 미래의 연구에 유용한 두 가지 방향을 제시한다. 한 가지는 영역-특정적인 유능감과 관련된 것이고, 또 한 가지는 사회적 행동과 타인의 지각과 관련된 것이다.

소아에 대한 자기 지각 프로파일은 Harter(1985)에 의해서 영역-특정적인 유능감과 전반적인 자기 가치감을 측정하기 위해 개발되었다. 이 질문지를 청소년용으로 수정, 사용하여 French 등은(1996) 10대 여아들의 높은 체질량지수는 신체적 외모와 친밀한 또래관계, 행동문제의 영역에서 전반적 가치감의 저하와 자기유능감의 감소와 관련있음을 발견하였다. 남자 청소년의 높은 체질량지수는 신체적 외모, 운동능력과 이성적인 매력에서의 자기유능감의 감소와 관련되었다. 소아용 평가도구를 사용한 두 번째 연구에서 Phillips와 Hill(1998)은 과체중과 비만한 9세 여아는 운동능력에서의 유능성과 신체적인 외모 자신감에서 정상 체중의 또래보다 유의미하게 더 낮은 점수를 받았음을 발견하였다. 이외에 다른 유능감이나 지각된 영역 중요성에서 체중과 관련된 차이는 없었다. 이 두 번째 연구는 9세 소아 대상으로 시행된 것이므로 비만이 자기 유능감을 지각하는 데 제한적인 효과를 가지기는 하지만, 어떤 평가된 영역에서 성공하려는 여아의 열망에는 크게 영향을 미치지는 않음을 시사한다.

또한, Phillips와 Hill(1998)의 연구에서는 동료집단 평가에 대한 여아들의 지각을 볼 수 있다. 과체중과 비만한 사춘기 이전 여아의 사회적 수용성에 대한 자기 지각은 정상 체중의 또래와 유사하였다. 이것은 또래에게 지명된 인기도의 사회 측정적 분석에서도 확인되었다. 가장 체중이 많이 나가는 여아는 체중이 더 적게 나가는 여아와 비교해도 비슷한 정도로 반친구들에게 친구로 선택받았다. 그러나 이러한 동등한 인기도에 대한 결론에서 두 가지 신중해야 할 점이 필요하다. 첫째는, 비만한 여아는 사회적으로 수용되는 것에 높은 중요성을 두려고 하지 않는다는 것이다. 다른 친구에게 호감을 받는 것에 대한 중요성을 부인하는 것은 과거의 사회적 거부의 경험 후에 자기 보호의 형태를 나타내는 것일 수 있다(다음의 놀림에 대한 이야기를 보라). 둘째, 또래집단은 체중이 더 많이 나가는 여아가 스스로 매력 없다는 자기 지각을 확인시킨다. 과체중과 비만한 여아는 '반에서 가장 예쁜 아이' 선출에 있어 또래로부터 유의미하게 적은 지명을 받았다. 실제로 비만한 여아의 50%, 과체중 여아의 35%가 매력 있음에 대한 지명을 전혀 받지 못하였다.

비만한 사춘기 이전의 10대 여아(남아)들이 신체적 외모에 낮은 자존감을 표현하는 관찰은 주목할 만하다. 연구는 신체적 외모에 대한 자기 평가는 전반적인 자존감과 매우 밀접하게 연결되어 있고, 이것은 10대부터 점진적으로 되면서 일생을 통하여 남아 있음을 보여 준다(Harter, 1993). 자신의 외모에 대한 평가는 자존감에 대한 제1의 예측 인자로서 자기 지각의 모든 특성 중 우위를 차지한다. 서구사회는 이미지를 지나치게 강조하며 신체적 또는 외적인 자기는 끊임없이 자신을 전시하고 타인이 관찰할 수 있도록 항상 드러나는 특징이라는 것을 강조한다. 반면에 과체중은 매력이 없다는 것과 동의어로서, 스스로 지각하거나 사회적으로 유도된 자기 가치는 항상 위협을 받을 것이다. 이것은 남녀노소를 불문하고 모두에게 적용되는 가치다.

3) 심리적 건강

손상된 자존감에 대한 관심과 관련된 또 하나의 문제는 비만소아의 전반적인 심리적 건강이다. 유감스럽게도, 이와 같이 자존감의 평가를 넘어서는 것에 대한 연구자료는 매우 제한적이다.

Wadden 등(1989)은 15세 여아를 대상으로 한 연구에서 불안과 우울의 측정치를 포함시켰다. 비만한 여아는 정상이거나 저체중의 여아와 비교했을 때 이 측정치의 점수 차이가 없었다. 청소년 후기의 여아를 표본으로 한 심리적 기능에 대한 더 광범위한 측정을 위해 '증상 체크목록-90' 이 Friedman 등(1995)에 의해서 사용되었다. 여기서도 체중이 가장 많이 나가는 여아는 이 측정도구의 어떤 하위 척도에서 차이를 보이지 않았다. 그러나 과도한 체중은 식사장애검사의 세 가지 척도인 (1) 신체 불만족, (2) 마름에 대한 욕구, (3) 폭식에서 더 높은 점수와 관련되었다.

비만, 신체 불만족과 다이어트 사이의 연관성은 남아보다 여아에게 초점이 맞추어졌지만 그것을 충분히 증명되고 있다(Hill, 1993). 이러한 연관성은 8세나 이보다 어린 나이에서도 명백하게 나타난다(Hill & Pallin, 1998). 체중이 많이 나가는 10대 여아는 건강한 체중감량 방법과 좀 더 극단적인 행동, 즉 단식이나 폭식 같은 행동을 모두 사용하는 것으로 나타났다(French et al., 1995a). 게다가 병전(소아기)의 비만과 가족의 체중 문제는 신경성 과식증의 위험요인으로 인식되고 있다(Fairburn et al., 1997). 그래서 현재 심리적 안녕감의 측면에서 유일하게 설명할 수 있는 소아기 비만의 결과는 식사장애의 위험을 증가시킨다는 것이다. 그러나 남아의 경우는 그렇지 않다. 일반적으로 이 영역은 연구 전략의 발전이 요구되는 부분이다. 따라서 Friedman과 Brownell(1995)은 비만한 사람들이 심리적 문제로 고통을 받는가의 여부가 아니라, 누가 어떤 경로로 고통을 받는가로 주의를 전환해야 한다고 주장했다.

4. 부모와 또래

소아가 맺는 부모나 또래와의 관계는 사회화 과정의 초석이 된다. 체중과 신체적 외모는 사회적 행동의 강력한 중재 요인이기 때문에, 비만은 확실히 소아의 사회적 관계에 어떤 영향력을 미칠 것이다.

이에 대한 연구들은 통합되지 않았지만 부모가 비만한 소아에게 반응하는 방법, 가족이 비만한 소아와 상호 작용하는 방식, 또래집단의 놀림과 괴롭힘에 대한 예가 다음에 제시될 것이다.

1) 음식 섭취에 대한 부모의 통제

부모의 비만은 소아의 음식섬추에 대한 부모의 통제를 평가하기 위한 유용한 출발점이다. Striegel-Moore와 Rodin(1985)은 Susan Wooley등의 연구를 기술하였는데, 그 연구에서는 신생아의 어머니에게 자신의 체중과 다이어트, 아기를 먹이는 습관에 대하여 물어 보았다. 그들은 통계적인 방법으로 어머니의 체중과 식사 경향의 영향을 분리하였다. 비만한 어머니는 더 마른 아기를 선호하였고 자신의 아기에게 많이 먹이려고 하지 않았다. 대조적으로 다이어트를 하는 경향이 있고 자신의 체중에 불만족한 어머니는 아기의 배고픔을 과잉 해석하고, 더 살찐 아기를 선호하였으며, 음식을 먹이려는 데 더 강한 의지를 보였다.

위에서 기술한 어머니의 체중, 자기 지각과 아기의 음식 섭취에 대한 어머니의 태도 사이의 역동은 복잡하다. 그러나 소아의 음식 섭취에 대한 부모의 통제는 과잉 섭취나 과소 섭취와 모두 관련된다. 예를 들어, Stein 등(1994)은 식사장애를 가진 어머니는 그렇지 않은 대조집단과는 12개월 영아와의 상호작용 측면에서 다르게 나타난다. 식사장애를 가진 어머니는 식사시간에 간섭이 더 많고, 부정적인 감정을 많이 표현하며 식사시간에 갈등이 더 많은 것으로 나타났다. 더욱이 영아 체중은 어머니 자신의 신체형에 관한 걱정의 정도와 역상관관계를 보였다. 다른 연구들은 어머니의 다이어트 행동과 사춘기 전(Hill et al., 1990; Ruther & Richman, 1993)과 사춘기(Pike & Rodin, 1991) 여아의 다이어트 행동이 일치함을 기술하였다. 또한 여아의 체중 조절에 부모가 직접적으로 관여한다는 증거도 있으며(Thelen & Cormier, 1995), 특히 아이의 체중에 관하여 이야기하는 것은 어머니와 여아의 관계에 영향을 준다(Smolak et al., 1999).

소아의 음식 섭취에 대한 부모의 통제에 관한 관심 중의 하나는 자기조절 기술의 획득을 손상시킬 수 있다는 것이다. Bruch(1973)는 조기에 시작하는 비만은 영아기의 잘못된 학습에서 기인한다고 제안한 첫 번째 인물이다. 그의 연구에서 일부 어머니는 음식에 대한 아기의 욕구와 아기가 원하는 다른 욕구에 대한 신호를 구분하지 못하고 무차별적으로 아기에게 먹인다고 제안하였다. 이러한 잘못된 학습 과정은 영아가 다른 내적 감각과 배고픔을 혼동하도록 만들고 이 혼동은 과식과 비만에 기여하고 지속시키는 역할을 한다.

Johnson과 Birch(1994)는 이 주장에 대한 실험적인 지지를 제공하였다. Birch는 음식 선호의 결정인자에 대한 실험실 연구를 하면서 3~5세의 소아가 자신의 식사에서 열량 밀도의 변화에 따라 음식 섭취를 조절하는 능력을 시험하였다. 이 능력의 최대 예측 인자는 음식을 섭취하는 상황에 대한 부모의 통제다. 통제를 더 많이 하는 부모들(예, 음식 섭취를 통제하기 위해서 뇌물이나 위협, 음식 보상 등을 사용하는 것)의 아이는 에너지 섭취에 대한 자기 조절 능력이 더 적었고, 이러한 결핍은 여아에게서 더 명백하게 나타났다. 게다가 통제가 지나친 어머니는 자신도 식사조절을 하는 경향이 더 많았다. 이러한 부모의 과잉통제는 어린 사춘기 여아에게서도 보고되었다(Edmunds & Hill, 1999). 특별히 다이어트에 가장 관심이 많은 12세의 여아의 경우 부모의 식사 통제가 더 크다고 보고하였으며, 특히 과식에 대한 통제가 크다고 보고하였다.

비만의 경향에 대한 분석에서 Costanzo와 Woody(1985)는 부모는 자신이 위험에 처해 있다고 인식하는 소아의 발달 영역 또는 부모가 개인적으로 많은 투자를 하는 영역에 대하여 특히 통제한다고 이야기하였다. 그래서 비만하거나 만성적으로 다이어트를 하는 부모는 특히 소아의 식사 습관에 대하여 걱정하고 소아가 비만의 위험성을 가진다고 생각할 수 있다. 따라서 소아의 음식 섭취를 통제하려는 지속적인 부모의 시도가 소아가 스스로 식사행동을 조절하는 것을 학습하는 기회를 빼앗게 된다. 또한, 비만인 남아와 여아에 대하여 부모가 다르게 반응하므로 소아의 성별은 이러한 영향에 대한 매개 변인이 된다. 예를 들어, 비만한 남아의 부모는 남아의 체중상태에 대하여 비난하지 않는 경향이 있다(Woody & Costanzo, 1982). 그래서 남아들은 체중 문제를 개인의 실패로 내재화하는 경우가 거의 없다. 그러나 비만한 여아들에 대해서는 매우 다른 반응을 보인다. 부모는 여아가 기분에 따라서 먹는 것에 빠지기기 쉽다고 본다. 여아의 비만에 대한 개념화에서도 먹는 것에 문제가 있다고 보며, 비만한 남아보다는 비만한 여아의 음식 섭취를 제한하는 데 더 적극적이다.

2) 가족 상호작용과 기능

음식과 과식에 초점을 맞추는 것과 함께 다른 영역의 가족 기능도 비만한 소아 또는 청소년의 존재에 의해 영향을 받을 것이라고 예상하는 것은 당연한 것이다. 면담과 설문지 연구 모두 비만한 가족이 그렇지 않은 가족과 비교해서 역기능적이라는 생각을 지지하였다. 가족 기능에 대한 인식을 평가하기 위해 가족 환경 척도를 사용했을 때, 청소년기 이전의 비만한 소아를 가진 가족은 자신들이 응집력과 독립성이 낮으면서, 사회적 · 문화적 활동에 대한 관심이 적다고 기술하였다(Beck & Terry, 1985; Brains et al., 1988). 면담 연구에서 Kinston 등(1988)은 비만한 가족은 자신들의 욕구와 문제를 더 자주 숨기거나 덮어 두려고 한다는 점을 관찰하였다. 게다가 비만한 가족 내에서는 부부 동맹이 약하고(종종 부모간의 적대감을 보이면서), 비만한 소아에 대한 직접적인 비판과 소아에 대한 차별대우가 있어, 그들은 부모의 접촉이 없다가 결국에는 단절된다고 하였다.

이전에 언급한 Woody와 Costanzo(1982)의 연구결과와 일치되게 소아의 성별 또한 가족 기능에 영향을 준다. Kinston 등(1990)은 비만한 여아의 가족은 좋지 않은 가족 기능을 보이며, 비만한 남아의 가족보다 비만에 대해서 더 감정적이면서 양가적인 태도를 보인다고 보고하였다. 단지 소아의 입장에서만 볼 때, Mendelson 등(1995b)은 과체중이거나 비만한 여아는 자신의 가족에 대해 응집력, 표현력, 민주적인 방식이 더 부족하다고 보고함을 밝혔다. 과체중이거나 비만한 남자 청소년은 그런 차이를 보고하지 않았다. 오히려 저체중의 남아가 비만한 여아에서 보고된 가족 특성을 똑같이 표현하는 경향이 있었다. Pierce와 Wardle(1993)가 또한 청소년기 이전의 비만한 여아와 저체중인 남아는 부모의 불만족을 공통적으로 보이고 있음을 관찰하였다.

이러한 연구들이 설명하지 못하는 것은 인과성의 방향이다. 즉, 역기능적 가족이 소아 비만의 발생에 기여한 것인가(Bruch가 1973년에 제안한 것처럼), 아니면 가족 구성원의 불만족에 대한 표현이 소아의 비만으로 인해 생긴 결과인가? 후자가 더 그럴듯하게 보인다. 그러나 가족 역동은 복잡하고 상호적인 것이어서 소아의 자기 조절을 약화시키고 체중 증가를 촉진시키는 환경을 상상해 보는 것은 가능하다. 마찬가지로 여자 청소년을 '돕기를 원하는' 부모는 여자 청소년에 의해 부정적으로 여겨지는 식사 행동, 도움에 대하여 간섭을 하는 것도 가능해 보인다(Mendelson et al., 1995b).

가족 기능에 대한 문헌들은 우리의 시각을 넓히는 데 유용하다. 소아 비만은 가족에게 중요한데, 가족이 체중과 관련된 문제나 그렇지 않은 문제에 어떻게 상호 작용하고 자기 평가를 하는가에 대한 영향력을 가진다. 그러나 그것이 다른 모든 것보다 가장 중요하거나 지속적으로 중요한 문제는 아니다. 일반적으로 청소년기에는 외모, 체형과 체중에 대한 걱정이 다른 여러 가지 문제에 관한 걱정과 함께 공존한다. 비만은 점차 중요도가 커지고 있지만 반드시 그것이 다른 걱정을 증가시키거나 전반적인 불안을 일반화시키는 것은 아니다(Wadden et al., 1991). 게다가 비만한 소아에 의해 나타나는 문제들은 소아나 부모의 비만보다는 부모의 심리적 문제와 더 많이 관련된 것처럼 보인다(Epstein et al., 1994, 1996). 다시 말하면, 소아만이 개인과 가족의 모든 문제에 책임을 져야 하는 것은 아니라는 것이다.

3) 또래 행동

청소년 초기에는 소아의 사회적 지지 중심이 부모에서 또래로 변한다. 12세부터는 지지의 제공자로서 부모의 중요성은 줄어드는(Berndt & Hestenes, 1996) 동시에, 또래관계의 특성이 성실과 친밀감을 포함하는 동료관계로 변한다. 이러한 변화와 함께 소아는 또래의 변덕스러운 행동에 점차적으로 취약해지고, 사회적 지지가 일반적으로 생활 스트레스의 부정적 영향에 대한 완충제로서 작용할 수 있는 반면, 또래에 의한 놀림과 괴롭힘에는 매우 상처받을 수 있다.

흔히 잘못 생각하는 것 중 하나는, 놀림은 주로 장난에 불과한 상호작용의 한 형태라는 생각이다. 어떤 사람들에게는 놀림을 받는 것이 매우 부정적인 경험일 수 있다(Shapiro et al., 1991). 특히, 초점이 신체의 크기나 체중과 같은 민감한 개인적 특성에 맞추어질 때에는 더 그렇다. 한 조사에서 Cash 등(1986)은 소아기에 외모에 대하여 놀림을 당한 여성은 성인이 되어서도 자신의 외모에 대하여 불만족을 보이기 쉬운 것으로 보고하였다. 유사하게 Thompson과 Psaltis(1988)는 이전에 체중과 관련된 놀림의 빈도와 그것이 유발한 고통의 정도는 여대생의 경우, 현재의 신체 불만족의 수준 및 식사장애와 정적 상관관계가 있음을 밝혀냈다. 여자 청소년을 대상으로 한 연구도 이와 유사한 결과 보이고 있다. 예를 들어, Brown 등(1989)은 식사장애를 가진 청소년은 식사 문제가 없는 청소년보다 외모에 대한 놀림을 받았던 경험이 더 많은 것으로 보고하였다.

과거에 체중과 관련된 놀림을 받은 경험이 신체의 외모관련놀림척도(PARTS; Thompson et al., 1991)를 사용하여 비만한 성인 여성을 대상으로 조사하였다. Grilo 등(1994)은 비만클리닉의 여성 소집단을 조사하였다. 어린 시절부터 비만이 시작된 여성은 성인기에 비만이 시작된 사람에 비해서 성장하는 동안 자신의 체중이나 신체 크기 및 전체적이 외모에 대하여 놀림을 받은 빈도가 유의미하게 높은 것으로 보고되었다. 게다가 체중에 대한 과거의 놀림을 당한 빈도는 현재의 신체 불만족 및 자존감과 유의미한 관계가 있었다. 그러나 비만한 소아 사이에서 체중과 관련된 놀림의 범위나 특성, 정도에 대한 자료와 다른 형태의 괴롭힘에 대한 자료는 거의 없는 실정이다. Wilfley 등(1998)은 체력단련과 체중 감소 캠프에 참가한 비만소아를 조사한 바 있다. 그중 81%는 체중에 대하여 놀림을 받은 적이 있거나 비판을 받은 적이 있었으며, 대다수가 그 때문에 적어도 어느 정도는 마음의 상처를 받은 것으로 이야기하였다. 체중과 관련된 괴롭힘에서는 여기 제시한 것보다 더 많은 정보가 필요하다. 이러한 경험이 사회적 적응이나 자존감에 어떻게 영향을 미치는지, 특히 식사행동의 관점에서 소아들이 어떻게 행동적으로 반응하는지에 관한 것 등이 중요한 의문점으로 남아 있다.

5. 결 론

정신 · 사회적 문제가 소아 비만과 연관된 이환율의 측면에서 가장 유병률이 높은 형태로 인식되고 있다(Dietz, 1998). 연구결과들은 소아가 비만에 대해 부정적으로 낙인 찍는 사회에서 성장하면서 받을 수 있는 부작용에 관한 오랜 기간의 의구심에 대한 해답을 주고 있다. 미국의 청소년에 대한 국가적 종단 연구에 의해 수집된 것과 같은 사회적 성취에 대한 자료는 이러한 부작용에 대해 매우 중요한 자료를 제시하고 있다(Gortmaker et al., 1993). 16세의 비만한 여아(체질량지수 > 95백분위수)를 7년 후 날씬한 또래와 비교하였다. 비만한 여아는 학력이 더 낮았고 수입도 더 적었으며 가난한 비율이 더 높았고 결혼한 사람은 더 적었다. 이러한 모든 어려움은 10대 때의 사회 · 경제적 수준이 독립적이었다. 영국 여성을 대상으로 한 연구에서는 청소년기 비만에 따르는 성인기의 갖가지 경제적인 어려움이 발견되었다(Sargent & Blanchflower, 1994).

이 장에서 제시된 증거는 비만의 정신 · 사회적 결과가 청소년기 이전에 명백하게 나타남을 보여 준다. 어떤 결과들은 비교적 미묘한 것일 수도 있다. 예를 들어, 비만한 소아는 종종 날씬한 또래보다 키가 더 큰 것을 관찰할 수 있는데 이로 인해 비만한 소아는 실제 신체나이보다 더 성숙하게 보일 수 있다고 Dietz(1998)가 제시하였다. 이러한 조숙함에 맞추어 성인의 기대에 따라 생활하지 못하는 것은 사회화와 자신감에 손상을 줄 수 있다. 대조적으로 체중과 관련된 놀림과 괴롭힘은 이러한 낙인에 대한 노골적인 표현이다. 또한 여아들이 남아들보다 이러한 영향에 더 많이 노출되었다는 것을 인식하는 것이 중요하다. 남자 청소년은 여자 청소년보다 비만한 이성과 데이트하는 것을 더 꺼린다(Sobal et al., 1995). Gortmaker 등(1993)의 연구에서 남자의 경우 청소년기 비만의 유일한 결과는 결혼하기가 쉽지 않다는 것이다. 여기에는 조기 비만과 연결된 어떠한 교육적 · 경제적 불이익은 없었다.

Crandall(1994)은 대학생의 연구에서 "현재의 비만에 대한 부정적인 태도가 50년 전의 인종차별주의처럼 뚜렷하고 표현적이며 널리 광범위하게 자리를 잡았다는 측면에서 동일한 위치를 차지하는 것 같다"라고 결론지었다. 우리의 생활과 소아의 생활은 이러한 편견에 의해서 영향을 받는다. 따라서 비만한 아이 정신 · 사회적 욕구를 인식하는 것이 바람직할 것이다. 체중 감소와 함께 적절한 치료목표를 가지는 것이 포함되어야 한다. 그러나 소아에게는 좀 더 많은 것이 필요하다. 궁극적으로 소아에게는 비만에 대한 부정적 태도를 무시하고 포용적인 분위기를 만들 부모와 주변 사람들이 필요하다.

참고문헌

Banis, H. T., Varni, J. W., Wallander, J. L., Korsch, B. M., Jay, S. M., Adler, R., Garcia-Temple, E, & Negrete, V. (1988). Psychological and social adjustment of obese children and their families. *Child: Care, Health and Development, 14*, 157-73.

Beck, S., & Terry, K. (1985). A comparison of obese and normal weight families' psychological characteristics. *American Journal of Family Therapy, 13*, 55-9.

Berndt, T. J., & Hestenes, S. L. (1996). The developmental course of social support: Family and peers. In *The Developmental Psychopathology of Eating Disorders*, eds. L. Smolak, M. P. Levine & R. Striegel-Moore, pp. 77-106. Mahwah, NJ: Lawrence Erlbaum.

Braddon, F. E. M., Rodgers, B., Wadsworth, M. E. J., & Davies, J. M. C. (1986). Onset of obesity in a 36 year birth cohort study. *British Medical Journal, 293*, 299-303.

Brown, T. A., Cash, T. F., & Lewis, R. J. (1989). Body image disturbance in adolescent binge-purgers: A brief report of a national survey in the USA. *Journal of Child Psychology and Psychiatry, 30*, 605-13.

Bruch, H. (1973). *Eating Disorders: Obesity, Anorexia Nervosa and the Person Within*. New York: Basic Books.

Cash, T. F., Winstead, B. W., & Janda, L. H. (1986). The great American shape-up: body image survey report. *Psychology Today, 20*, 30-7.

Cohn, L. D., Adler, N. E., Irwin, C. E., Millstein, S. G., Kegeles, S. M., & Stone, G. (1987). Body figure preferences in male and female adolescents. *Journal of Abnormal Psychology, 96*, 276-9.

Collins, M. E. (1991). Body figure perceptions and preferences among pre-adolescent children. *International Journal of Eating Disorders, 10*, 199-208.

Costanzo, P. R., & Woody, E. Z. (1985). Domain-specific parenting styles and their impact on the child's development of particular deviance: the example of obesity proneness. *Journal of Social and Clinical Psychology, 3*, 425-45.

Counts, C. R., Jones, C., Frame, C. L., Jarvie, G. J., & Strauss, C. C. (1986). The perception of obesity by normal weight versus obese school-age children. *Child Psychiatry and Human Development, 17*, 113-20.

Crandall, C. S. (1994). Prejudice against fat people: Ideology and self-interest. *Journal of Personality and Social Psychology, 66*, 882-94.

DeJong, W., & Kleck, R. E. (1986). The social psychological effects of overweight. In *Physical Appearance, Stigma, and Social Behaviour: The Ontario Symposium*, eds. C. P. Herman, M. P. Zanna & E. T. Higgins, pp. 65-87. Hillsdale, NJ: Lawrence Erlbaum.

De Spiegelaere, M., Dramaix, M., & Hennart, P. (1998). The influence of socio-economic status on the incidence and evolution of obesity during early adolescence. *International Journal of Obesity, 22*, 268-74.

Dietz, W. H. (1998). Health consequences of obesity in youth: childhood predictors of adult disease. *Pediatrics, 101*, 518-25.

Edmunds, H., & Hill, A. J. (1999). Dieting and the family context of eating in young adolescent children. *International Journal of Eating Disorders, 25*, 435-40.

Epstein, L. H., Klein, K. R., & Wisniewski, L. (1994). Child and parent factors that influence psychological problems in obese children. *International Journal of Eating Disorders, 15*, 151-8.

Epstein, L. H., Myers, M. D., & Anderson, K. (1996). The association of maternal psychopathology and family socioeconomic status with psychological problems in obese children. *Obesity Research, 4*, 65-74.

Fairburn, C. G., Welch, S. L., Doll, H. A., Davies, B. A., & O'Connor, M. E. (1997). Risk factors for bulimia nervosa: a community-based case-control study. *Archives of General Psychiatry, 54*, 509-17.

French, S. A., Perry, C. L., Leon, G. R., & Fulkerson, J. A. (1995a). Dieting behaviours and weight change history in female adolescents. *Health Psychology, 14*, 548-55.

French, S. A., Story, M., & Perry, C. L. (1995b). Self-esteem and obesity in children and adolescents: a literature review. *Obesity Research, 3*, 479-90.

French, S. A., Perry, C. L., Leon, G. R., & Fulkerson, J. A. (1996). Self-esteem and change in body mass index over 3 years in a cohort of adolescents. *Obesity Research, 4*, 27-33.

Friedman, M. A., & Brownell, K. D. (1995). Psychological correlates of obesity: moving to the next research generation. *Psychological Bulletin, 117*, 3-20.

Friedman, M. A., Wilfley, D. E., Pike, K. M., Striegel-Moore, R. H., & Rodin, J. (1995). The relationship between weight and psychological functioning among adolescent girls.

Obesity Research, 3, 57-62.

Gortmaker, S. L., Must, A., Perrin, J. M., Sobol, A. M., & Dietz, W. H. (1993). Social and economic consequences of overweight in adolescence and young adulthood. *New England Journal of Medicine, 329,* 1008-12.

Grilo, C. M., Wilfley, D. E., Brownell, K. D., & Rodin, J. (1994). Teasing, body image, and self-esteem in a clinical sample of obese women. *Addictive Behaviours, 19,* 443-50.

Harter, S. (1985). *Manual for the Self-Perception Profile for Children.* Denver, CO: University of Denver.

Harter, S. (1993). Causes and consequences of low self-esteem in children and adolescents. In *Self-Esteem: The Puzzle of Low Self-Regard,* ed, R. F. Baumeister, pp. 87-116. New York: Plenum Press.

Hill, A. J. (1993). Pre-adolescent dieting: Implications for eating disorders. *International Review of Psychiatry, 5,* 87-100.

Hill, A. J., & Pallin, V. (1998). Dieting awareness and low self-worth: related issues in 8-year old girls. *International Journal of Eating Disorders, 24,* 405-13.

Hill, A. J., & Silver, E. (1995). Fat, friendless, and unhealthy: 9-year old children's perception of body shape stereotypes. *International Journal of Obesity, 19,* 423-30.

Hill, A. J., Weaver, C., & Blundell, J. E. (1990). Dieting concerns of 10-year old girls and their mothers. *British Journal of Clinical Psychology, 29,* 346-8.

Hill, A. J., Draper, E., & Stack, J. (1994). A weight on children's minds: body shape dissatisfactions at 9-year old. *International Journal of Obesity, 18,* 383-9.

Jarvie, G. J., Lahey, B., Graziano, W., & Framer, E. (1983). Childhood obesity and social stigma: what we know and what we don't know. *Developmental Review, 3,* 237-73.

Johnson, S. L., & Birch, L. L. (1994). Parents' and children's adiposity and eating style. *Pediatrics, 94,* 653-61.

Kaplan, K. M., & Wadden, T. A. (1986). Childhood obesity and self-esteem. *Journal of Pediatrics, 109,* 367-70.

Kinston, W., Loader, P., Miller, L., & Rein, L. (1998). Interaction in families with obese children. *Journal of Psychosomatic Research, 32,* 513-32.

Kinston, W., Miller, L., Loader, P., & Wolff, O. H. (1990). Revealing sex differences in childhood obesity by using a family systems approach. *Family Systems Medicine, 8,*

371-86.

Lawson, M. C. (1980). Development of body build stereotypes, peer ratings, and self-esteem in Australian children. *Journal of Psychology, 104,* 111-18.

Lissau, I., & Sørensen, T. I. A. (1992). Prospective study of the influence of social factors in childhood on risk of overweight in young adulthood. *International Journal of Obesity, 16,* 169-75.

Llissau, I., & Sørensen, T. I. A. (1994). Parental neglect during childhood and increased risk of obesity in young adulthood. *Lancet, 343,* 324-7.

Lissau, I., Breum, L., & Sørensen, T. I. A. (1993). Maternal attitude to sweet eating habits and risk of overweight in offspring: a ten-year prospective population study. *International Journal of Obesity, 17,* 125-9.

Mendelson, B. K., & White, D. R. (1985). Development of self-body-esteem in overweight youngsters, *Developmental Psychology, 21,* 90-6.

Mendelson, B. K., White, D. R., & Mendelson, M. J. (1995a). Children's global self-esteem predicted by body esteem but not by weight. *Journal of Clinical Investigation, 80,* 97-8.

Mendelson, B. K., White, D. R., & Schliecker, E. (1995b). Adolescent's weight, sex, and family functioning. *International Journal of Eating Disorders, 17,* 73-9.

Peckham, C. S., Stark, O., Simonite, V., & Wolff, O. H. (1983). Prevalence of obesity in British children born in 1946 and 1958. *British Medical Journal, 286,* 1237-42.

Phillips, R. G., & Hill, A. J. (1998). Fat, plain, but not friendless: self-esteem and peer acceptance of obese pre-adolescent girls. *International Journal of Obesity, 22,* 287-93.

Pierce, J. W., & Wardle, J. (1993). Self-esteem, parental appraisal and body size in children. *Journal of Child Psychology and Psychiatry, 34,* 1125-36.

Pike, K. M., & Rodin, J. (1991). Mothers, daughters, and disordered eating. *Journal of Abnormal Psychology, 100,* 198-204.

Power, C., & Matthews, S. (1997). Origins of health inequalities in a national population sample. *Lancet, 350,* 1584-9.

Power, C., & Moynihan, C. (1988). Social class and changes in weight-for-height between childhood and early adulthood. *International Journal of Obesity, 12,* 445-53.

Richardson, S. A., Hastorf, A. H., Goodman, N., & Dornbusch, S. M. (1961). Cultural uniformity in reaction to physical disabilities. *American Sociological Review, 26,* 241-7.

Ruther, N. M., & Richman, C. L. (1993). The relationship between mothers' eating restraint and their children's attitudes and behaviours. *Bulletin of the Psychonomic Society, 31,* 217-20.

Sargent, J. D., & Blanchflower, D. G. (1994). Obesity and stature in adolescence and earnings in young adulthood. Analysis of a British birth cohort. *Archives of Pediatrics and Adolescent Medicine, 148,* 681-7.

Shapiro, J. P., Baumeister, R. F., & Kessler, J. W. (1991). A three-component model of children's testing: aggression, humour, and ambiguity. *Journal of social and Clinical Psychology, 10,* 459-72.

Smolak, L., Levine, M. P., & Schermer, F. (1999). Parental input and weight concerns among elementary school children. *International Journal of Eating Disorders, 25,* 263-71.

Sobal, J., & Stunkard, A. J. (1989). Socioeconomic status and obesity. a review of the literature. *Psychological Bulletin, 105,* 260-75.

Sobal, J., Nicolopoulos, V., & Lee. J., (1995). Attitudes about overweight and dating among secondary school students. *International Journal of Obesity, 19,* 376-81.

Sørensen, T. I. A. (1995). Socio-economic aspects of obesity: causes or effects? *International Journal of Obesity, 19* (Suppl. 6), S6-S8.

Staffieri, J. R. (1967). A study of social stereotype of body image in children. *Journal of Personality and Social Psychology, 7,* 101-4.

Stein, A. Wooley, H., Cooper, S. D., & Fairburn, C. G. (1994). An observational study of mothers with eating disorders and their infants. *Journal of Child Psychology and Psychiatry, 35,* 733-48.

Striegel-Moore, R., & Rodin, J. (1985). Prevention of obesity. In *Prevention in Health Psychology,* eds. J. C. Rosen & L. J. Solomon, pp. 72-110. Hanover, PA: University Press of New England.

Stunkard, A. J., & Sørensen, T. I. A (1993). Obesity and socioeconomic status-a complex relation. *New England Journal of Medicine, 329,* 1036-7.

Thelen, M. H., & Cormier, J. F. (1995). Desire to be thinner and weight control among children and their parents. *Behaviour Therapy, 26,* 85-99.

Thompson, J. K., & Psaltis, K. (1988). Multiple aspects and correlates of body figure ratings: a replication and extension of Fallon and Rozin. *International Journal of Eating Disorders*, *7*, 813-18.

Thompson, J. K., Fabian, L. J., Moulton, D. O., Dunn, M. E., & Altabe, M. N. (1991). Development and validation of the physical Appearance Related Testing Scale. *Journal of Personality Assessment*, *56*, 513-21.

Wadden, T. A., Foster, G. D., Brownell, K. D., & Finley, E. (1984). Self-concept in obese and normal weight children. *Journal of Consulting and Clinical Psychology*, *52*, 1104-5.

Wadden, T. A., Foster, G. D., Stunkard, A. J., & Linowitz, J. R. (1989). Dissatisfaction with weight and figure in obese girls: discontent but not depression. *International Journal of Obesity*, *13*, 89-97.

Wadden, T. A., Brown, G., Foster, G. D., & Linowitz, J. R. (1991). Salience of weight-related worries in adolescent males and females. *International Journal of Eating. Disorder*. *10*, 407-14.

Wardle, J., Volz, C., & Golding, C. (1995). Social variation in attitudes to obesity in children. *International Journal of Obesity*, *19*, 562-9.

Wilfley, D. E., Stein, R. I., Hayden, H. A., Dounchis, J. Z., & Zabinski, M. F. (1998). Social consequence of childhood obesity. *International Journal of Obesity*, *22* (Suppl. 4), S15.

Woody, E. Z., & Costanzo, P. R. (1982). The socialisation of obesity prone behaviour. In *Developmental Social Psychology*, eds. S. Brehm, S. Kassin & R. Gibbons, London: Oxford University Press.

Zebrowitz, L. A. (1990). *Social Perception*. Milton Keyness: Open University Press.

Obesity

제2부
비만의 결과

제 7 장
임상 증상, 부작용과 결과

Karl F. M. Zwiauer[1], Margherita Caroli[2],
Ewa Malecka-Tendera[3] and Elizabeth M. E. Poskitt[4]

1. 임상 증상과 즉각적인 부작용

비만은 의사뿐 아니라 일반인도 쉽게 진단하는 몇 안 되는 질환 중의 하나다. 하지만 정상적인 비만과 비정상적인 비만을 구별하기란 아주 힘들다. 이 부분은 1장에서 토의한 바 있다. 일단 비만이 진단되면, 비만소아 중 일부는 비만의 원인이 되는 특정 증후군이나 병리가 그 배후에 자리 잡고 있음을 인지하는 것이 중요하다. 비만소아의 대다수는 의학적인 질병과는 무관하며 단순, 외부적인 혹은 비병리적인 비만이다. 임상적인 질병이나 증후군이 원인이 되어 비만해진 소아와 그렇지 않은 소아를 구별하는 것이 매우 중요하지만, 단순 비만소아에게도 특정 문제와 임상적인 징후가 있다. 단순 비만소아에게서 볼 수 있는 병력과 진찰 소견을 〈표 7-1〉과 〈표 7-2〉에 열거하였다. 평가는 쉽지 않으며, 전적으로 잘

1) Department of paediatrics, General Hospital, Saint Poelten.
2) Preventive Medicine, Francavilla Fontana (Brindisi).
3) Department of Pathophysiology, Silesian School of Medicine, Katowice.
4) International Nutrition Group, London School of Hygiene and Tropical Medicine.

〈표 7-1〉 소아 비만 병력 청취

주산기력	임신: 임신성 당뇨 태동 수유: 모유 혹은 우유 이유 시기 이유에 관한 내용	식사	자세한 식이력 좋아하는 음식과 싫어하는 음식 학교 급식 외식과 간식
발달	출생 체중과 임신 기간 유아기 비만 소아 비만 식이요법 여부	신체활동도	통학 방법 학교에서와 여가시간의 신체활동 집에서: 여가/취미활동 가사
가족	다른 형제의 나이와 성별 부모의 결혼 상태: 결혼, 이혼, 편부모 부모의 직장 여부 가족의 비만 가족의 식사요법 소아 비만을 다루는 방식	비활동성	텔레비전 시청 수면 습관
		심리사회적	친구와의 관계 부모-자녀 관계 선생님과의 관계 학교 성적

〈표 7-2〉 소아 비만 진찰 소견

전반적	얼굴: 선천성 비만 증후군의 징후 내분비 질환의 징후 골격: 선천성 이상 유무 손-비만 증후군의 징후 다리-Blount's 질환의 증거 SCFE의 징후 혈압: 증가 심폐 기능: 손상됨 사춘기 성숙 정도: 비정상 혹은 생식샘 저하증의 증거 피부-선: 자색 혹은 백색 지방주름에서 간찰진 흑색가시 세포증 심한 다모증 신경근육계통: 비정상 여부 IQ: 낮음

신체측정	체중, 신장, 허리둘레와 엉덩이둘레 삼두박근, 이두박근, 견갑하피부주름두께
생화학적	요당 식전 혈당 지질 검사 코르티솔 갑상선 검사
핵 형	

주: IQ-지능지수(intelligence quotient), SCFE-대퇴골단골두분리증(slipped capital femoral epiphysis)

못된 것은 아니지만 빈번하게 비만소아에게서 나타나는 증상이 과체중으로 인해 생긴 2차적인 현상이므로 체중만 줄이면 좋아질 수 있다고 생각한다. 더욱이 기꺼이 진찰받으려 하는 비만소아조차도 진찰하기란 쉽지 않다. 지방량을 통해 징후를 유추해야 한다. 혈압계 같은 측정기도 비만소아를 위해 만들어진 것은 아니다. 따라서 중요한 증상과 징후를 쉽게 놓치거나 간과하기도 한다. 의료인은 최상의 임상적인 기술과 객관성으로 비만소아를 평가해야만 한다.

1) 성 장

연령별 신장

비만소아는 나이에 비해서 키가 큰 편이다(Dietz, 1993). 선천적인 질병이나 내분비 질환(갑상선기능저하증, 쿠싱 증후군, 성장호르몬결핍증과 거짓부갑상선기능저하증) 때문에 생긴 비만은 대부분 키가 작고, 단순 비만소아는 상대적으로 키가 크기 때문에 단순 비만을 감별하는 데 도움이 된다. 비만소아는 사춘기 이전에 특히 키가 크다(Beunen et al., 1994). 부모의 신장이 평균 이상이라면 비만소아의 신장은 대개 같은 연령의 95백분위수 이상이다. 하지만 성장할수록 또래에 비해 키가 뚜렷하게 큰 것은 아니다. 전국 주산기조사(National Collaborative Perinatal Survey)에 따르면 비만한 15세 소아는 비만하지 않은 또래에 비해 키가 크지 않다고 한다(Johnston & Mack, 1980). 하지만 1세 때 비만했던 소아가 15세가 되었을 때는 영아기에 정상 체중을 보였던 소아보다 키가 더 컸다고 한다. 이는 Johnson과 Mack(1980)의 연구에서 과체중이었던 영아가 아마도 체지방보다는 제지방체중이 많은 마르고 키 큰 소아였을 것이고, 그러한 체격을 계속 유지하였기 때문이다. 키가 크면 대개 제지방 체중도 증가한다. 골연령이 높을 뿐 아니라 골격도 크고 근육량도 많다. 골연령이 높다는 것은 과체중의 정도와 관련 있는 것으로 보이는 골격의 급격한 성숙을 반영한다.

사춘기 발달

서부 유럽과 북미 지역의 남아와 여아의 사춘기 연령은 지난 세기 동안 평균 체지방이 증가하면서 꾸준히 낮아졌다. Polito 등(1995)은 사춘기 이전의 비만 소아에게서 요골, 척골 및 손목 뼈의 성숙도와 신장의 Z-점수가 관련되었음을 증명하였다. 그러나 빠른 골 연령과 비만은 조기 성적 성숙과도 관련되어 있다. 마른 여아에 비해 비만 여아는 평균적으로 초경 연령이 낮았다(Dietz, 1993). 이 사실과 렙틴으로 치료 받은 쥐가 치료받지 않은 쥐보다 더 빨리 출산할 수 있다는 결과는 초경의 시작 시기가 체지방량과 관련되었다는 가설을 뒷받침하고 있다(Chehab et al., 1997). 따라서 비만 청소년의 빠른 성숙은 체지방이 많아 렙틴 농도가 증가되어 있음을 반영한다.

비만 여아에서 사춘기의 시작을 판단하기는 힘든데, 사춘기 전에 유방 부위에 피하지방(지방유방증)이 쌓여 있고, 또래보다 키도 크기 때문에 (이른)사춘기와 혼동되기 쉽다. 유방에 유선조직이 있는지를 촉진하거나, 사춘기의 다른 증거가 있는지를 살펴보면 감별할 수 있다. 단순 비만소아의 골연령은 이른 사춘기 때와는 달리 그리 빠르지 않고, 실제 연령보다 1~1.5년 이상 앞선 경우는 거의 없기 때문에, 손이나 손목의 단순 X선 촬영을 하는 것도 도움이 된다(Beunen et al., 1994). 마찬가지로, 비록 신장이 97백분위수에 속하기는 하지만, 사춘기 초기에 보이는 가속화된 성장 속도를 보이지는 않는다.

종적인 연구에서 키가 성장하면 체중 증가도 가속화됨을 알 수 있다(Forbes, 1997). 초기에 최고의 신장 속도와 빠른 초경 연령으로 나타나는 조기 성숙은 성인기에 지방의 증가와 관련 있고, 여성의 경우에는 복부비만을 증가시키는 것으로 나타났다. 이러한 관련성은 같은 연령대의 비만 정도를 교정한 후에도 의미 있게 나타난다. 조기 성숙은 후기 비만을 생물학적으로 결정하는 요인으로 보인다.

2) 미용적인 문제들

과도한 조직

비만한 남아의 가장 심각한 문제는 대개 가성거짓여성형유방증이나 거짓생식샘저하증이다. 그리고 유방이 상당히 큰 경우도 있다. 거대한 지방 속에서 유방 조직이 만져지면 양성사춘기여성형유방증이 가장 흔한 원인일 것이다. 물론, 클라이너펠터 증후군(Kleinerfelter syndrome), 고환 종양, 테스토스테론 생성 결함이나 약물 부작용 등을 배제해야 할 것이다(Styne, 1996). 성기 발달 저하가 뚜렷하게 나타나고 여성형유방증이 함께 있으면 호르몬 이상을 의심해야 한다. 대개는 아랫배의 지방에 묻혀서 외부 성기가 또래보다 작게 보인다. 비만 남아는 이러한 문제로 정밀검사를 하기 위해 병원을 찾기도 한다. 철저한 진찰과 함께 지방을 가볍게 한쪽으로 밀어젖히면 정상 크기의 고환과 음경이 보인다.

남아나 여아 모두 비만은 외관상 보기가 좋지 않다. 복부비만이 있으면 배는 대개 출렁거린다. 배나 가슴 부위에 생긴 흰색 혹은 자주색 선은 매력적이지 않다. 사춘기 여아에게서 흔한 하체 비만 경우에도 엉덩이와 허벅지에 이런 선조가 보인다. 이런 선조는 시간이 지나면서 옅어지지만, 체중을 줄여도 완전히 없어지지 않는다.

비만한 여아는 특히 다모증과 여드름이 문제가 된다. 비만 클리닉에서의 경험이 실제 인구의 유병률을 반영하는 것은 아니므로, 이런 문제들의 정확한 유병률은 알 수 없다.

칸디다 간찰진이 생기면 살갗이 드러나 진물이 흐르기도 하는데, 특히 유방 아래와 복부지방 사이가 따갑고 통증이 심할 수 있다.

흑색가시세포증

다양한 임상적 병리와 관련된 보기 드문 피부 질환이다. 목의 뒷부분, 겨드랑이와 사타구니와 유방 아랫 부위 피부가 접히는 곳은 두껍고 까매진다. 흑색가시세포증(Acanthosis Nigricans)이 있는 소아 대부분이 비만하다. 유년기 비만에서 흑색가시세포증의 유병률에 대해서는 아직 알려진 바가 없다. 흑색가시세포증은 비만 증후군 및 인슐린 저항성의 임상적인 표지자인 내당불내성과의 관련성 때문에 중요하다(Richards et al., 1985).

이 미용적인 문제는 임상적으로는 중요하지 않지만, 신체 이미지와 비만한 남아, 여아의 일상생활에 부정적인 영향을 미칠 수 있다. 운동이나 수영하기를 꺼릴 것이고, 이로 인해 정상적인 사회생활이 방해를 받을 수 있음을 고려해야 할 것이다.

3) 호르몬 문제들

다낭성난소증후군

비만 청소년에게서 다낭성 난소(Stein-Leventhal) 증후군(희발월경 혹은 무월경)의 유병률은 아직 밝혀지지 않았다. 하지만 비만이 발병에 주요한 역할을 하는 것으로 보인다. 다모증과 월경 이상은 마른 여아보다 비만 여아에게서 더 흔하고, 성인이 된 이후에 다낭성난소증후군이 될 수 있음을 알리는 특징이기도 하다. 체질량지수와 테스토스테론 간의 상호관계(Wabitsch et al., 1995), 유리 안드로겐 인덱스와 체중/신장 비율 간의 상호관계(Malecka-Tendera et al., 1998)와 함께 복부비만이 있는 과체중 여아에게서 안드로겐 상승과의 관련성이 증명되었다. 전형적인 다낭성난소증후군의 호르몬 패턴은 비만 청소년에게서도 나타난 바 있다(Richards et al., 1985; Lazar et al., 1995).

4) 정형외과적 문제

미성숙 연골, 아직 닫히지 않은 성장판과 부드러운 연골성 뼈로 인해 소아와 청소년 비만은 다양한 정형외과적 합병증을 유발할 수 있다. 비만소아와 특별히 관련된 두 가지 특이 질환은 블라운트(Blount)질환과 초기 청소년기의 대퇴골단골두분리증이다.

블라운트 질환

블라운트(Blount) 질환은 근위 경골 골단의 내측이 자라지 않아 슬관절 이하 다리가 서서히 내반슬이 되는 병으로 대개 양측으로 생긴다. 이 질환은 영아기(1~3세), 유아기(4~10세), 청소년기(11세 이상)에 올 수 있는데, 유아기와 청소년기에 생긴 경우는 후발성 블라운트 질환이라고 부른다. 이 질병은 슬관절의 내측에 압력이 증가해서 성장이 억제되어 생기는 질병으로 알려져 있다(Thompson & Carter 1990; Behrman et al., 2000). 블라운트는 희귀 질병으로 소아 비만에서의 유병률은 아직 밝혀지지 않았지만, 조발성이나 후발성 블라운트 질환이 있는 소아의 60~80%는 비만하다고 한다(Dietz et al., 1982).

어릴수록 정형외과적 치료를 고려해야 한다. 성장이 많이 된 소아의 경우 기형을 교정하기 위해 수술을 하였지만, 수술을 가볍게 여겨서는 안 된다. 40세가 될 때까지 수술 없이도 영아기에 생기는 블라운트 질환의 1/3이 휜 다리가 정상이 되었다(Ingvarsson et al., 1998). Ingvarsson 등(1997)은 남아 있는 성장기가 짧더라도 후발성 블라운트 질환으로 수술을 받지 않은 환아의 25%는 40세가 되었을 때 다리가 정상이 됨을 발견하였다. 정형외과적 수술 이후에도 재발이 빈번하며, 어떤 치료 프로그램에서도 체중 감소를 위한 노력이 중요한 위치를 차지한다.

대퇴골단골두분리증

원인 미상이면서 사춘기 초기에 생기는 이 질병은 갑상선기능저하, 성장호르몬결핍증 및 단순 비만과 관련이 있어 내분비 이상에 기인한 질병으로 여겨진다. 고관절의 연골성 성장판에 가해지는 부담이 커지는 것이 대퇴골단골두분리증(Slipped capital femoral epiphysis, SCFE)의 주요 원인 중 하나인으로 보인다. 발병률은 소아 10만 명 당 약 3.4명이다(Kelsey et al., 1972). 하지만 대퇴골단골두분리증이 있는 소아의 50~70%는 비만하고(Sorensen, 1968; Kelsey et al.,

1972; Wilcox et al., 1988), 양측성으로 오는 경우에는 2/3가 비만하다(Loder et al., 1993). 소아는 대개 급성으로, 미끄러져서 병원을 방문하지만, 고관절의 통증과 파행은 서서히 발병한다. 미끄러짐과 차후에 생길 수 있는 고관절의 손상을 예방하기 위해 즉시 정형외과적 치료를 받아야 한다. 종종 대퇴골두의 무혈성 괴사나 변성이 생기기도 한다.

이 질병은 근위 대퇴골단의 융합이 완성되기 전인 사춘기 때 생긴다. 10세 이전에 대퇴골단골두분리증이 생긴 소아는 갑상선 기능검사를 해야 하고, 다른 내분비 질환이 없는지도 살펴야 한다. 갑상선 기능검사는 간단해서 비만 정도에 관계없이 모든 대퇴골단골두분리증 환자에게 권할 만하다.

5) 소화기 문제

소아와 청소년에서 간기능 수치의 상승은 비만과 관련되어 나타나는 흔한 소견이다(Kinugasa et al., 1984; Noguchi et al., 1995). 비만 클리닉에 다니는 일본 소아 중 10% 이상이 간효소 수치가 상승되어 있었고, 간효소 수치의 상승은 지방간, 지방간염, 지방성 섬유화 및 경화와 관련되었다. 지방간은 병적으로 비만한 소아에게서 흔히 발견되는 소견인데, 특히 복부비만이 있는 남아에게서 흔히 발견된다(Moran et al., 1983; Frelut et al., 1995, 1996). 지방간은 중성지방 저장의 증가나, 혈류로 중성지방 전달이 감소했음을 의미한다. 지방간이 있는 비만소아에게서 알라닌아미노전이효소(ALT)의 경미한 상승과 허리/엉덩이 둘레비의 증가는 양의 상관성을 가지는 것으로 보고하고 있다(Frelut et al., 1996). 이런 간기능의 이상은 체중 감소와 함께 점차 호전되는 것으로 보인다(Vajro et al., 1994).

비만한 사람은 콜레스테롤이 담즙산과 인지질보다 담즙으로 더 많이 배출되므로 담석이 쉽게 생긴다(Shaffer & Small, 1977). 소아 담석으로 진단받은 경우 8~50%는 비만과 관련되어 있고(Circholw et al., 1972; Halcomb et al., 1980; Friesen & Roberts, 1989), 선천성 심질환, 장기간의 경정맥 영양, 용혈성 질환 같은 기저 질환이 없는 소아나 청소년의 경우 비만은 담석의 주요한 원인이다. 체중이 이상 체중의 110% 이상 되는 여자 청소년의 경우, 담석의 상대 위험도는 체중이 정상인 또래에 비해 약 4.2배로 추정된다(Honore, 1980). 비만한 여자 청소년 피마 인디언을 전형적으로 관찰한 연구에서 13세부터 담즙은 콜레스테롤로 과포화된다고 밝혀졌다. 17세 이상에서 담석의 유병률이 극적으로 상승하여, 30세에서는 70%에 달했다(Sampliner et al., 1970; Bennion et al., 1979). 비만 성인에게서 증상이 있거나 무증상인 담석의 위험은 두 배가 되었고(Acalivschi et al., 1997), 체중 감소를 한 성인조차도 그 위험도는 컸다(Liddle et al., 1989).

6) 호흡기와 수면 관련 문제들

소아 비만은 여러 가지 측면에서 호흡기 질환을 일으킬 수 있다. 천식 환자의 증상은 과체중이 있는 경우 더 심한 것으로 나타났다(Luder et al., 1998). 체질량지수가 큰 천식 소아는 체질량지수가 작은 소아에 비해 최대 호기 유속이 유의하게 낮았다. 또 비만한 천식 소아는 비만하지 않는 천식 소아에 비해 학교 결석률이 높았고, 약도 더 많이 처방받았다. 동시에 천식은 비만한 천식 소아, 특히 운동 유발 기관지경련이 있는 비만한 천식 소아의 신체활동량을 떨어뜨리는 위험요인이 될 수 있다(Gennuso et al., 1998).

비만소아는 폐기능 검사에서 경미한 폐쇄성 폐질환을 보이는 경우가 많고, 이는 성인의 비만-저환기 증후군 소인이 될 수 있다. 천식이 없는 비만소아도 천식이 없는 마른 소아와 비교하면 운동 직후에 기관지 과민성이 훨씬 더 심해서 FEV1이 더 많이 감소하였고, 최대 호기 유속과 중기 호기 유속이 더 낮았다(Kaplan & Montana, 1993). 하지만 중국 소아의 경우, 정상 체중 소아와 과체중인 여아의 폐기능과 체질량지수 간에 양의 상관관계가 있었지만, 과체중인 남아의 경우에는 이러한 관계가 없었다(Fung et al., 1990).

수면 장애

소아 비만에서 수면 장애의 유병률은 비만 정도와 관련이 있다. 비만소아의 대부분에서 코골이가 문제가 되지만, 폐쇄성수면무호흡증 역시 나타난다. Mallory 등(1989)은 비만이 심한 41명의 소아 중에서 1/3이 폐쇄성수면무호흡증이고, 1/3은 다른 형태의 수면장애가 있음을 알게 되었다. 5%에서는 폐쇄성

수면무호흡증이 심했다. 수면과 관련된 호흡장애가 있으면서 심각한 비만이 있는 소아(상대체중 > 200%) 중 94%는 비정상적인 수면 형태를 보였고, 전체 수면시간의 절반에서 산소 포화도가 90%로 감소한다는 사실을 수면다원검사에서 알 수 있었다. 약 40%는 중심성 저환기증이 있었다(Silvesti et al., 1993). 비만한 3,671명의 싱가포르 소아에게서 폐쇄성수면무호흡증을 무호흡-저산소증 지수가 시간당 5% 이상이라고 정의했을 때, 폐쇄성수면무호흡증의 유병률은 0.7%에 달했다. 하지만 이상체중의 180%가 넘는 소아의 경우 폐쇄성수면무호흡증의 유병률이 13.3%였다. 폐쇄성수면무호흡증은 아데노이드-편도선 비대증이 있거나 앉아서 자는 소아에게서 더 흔했다(Chay et al., 2000).

픽윅 증후군

심한 비만이 동반되는 보기 드문 질병인 픽윅 증후군(Pickwick syndrome)에서는 폐포성 저환기와 함께 심각한 심폐곤란이 생긴다. 증상은 저환기, 졸음, 우심실 비대, 청색증, 적혈구 증가증, 울혈성 심부전 등이 생긴다. 호흡의 동인은 저산소증이기 때문에 산소를 공급하면 상황이 더 나빠질 수 있다. 합병증으로는 폐색전이 생길 수 있다. 체중 감소를 위한 적극적인 노력이 없으면 심부전이나 갑작스런 호흡마비가 흔하다(Riley et al., 1976).

7) 신경학적 문제들

대뇌거짓종양증(Pseudotumor Cerebri, PTC)

희귀병인 이 질환도 심한 비만을 비롯한 다른 여러 질환과 관련되어 있다. PTC가 있는 소아의 50%는 비만하며 대개 사춘기 이전에 발생하는데(Dietz, 1998), 이것은 뇌압 상승 때문에 생긴다. 증상은 심한(후두성) 두통, 박동성이 있는 이명, 구토와 시각장애다. 유두부종이 대개 동반되며 6번째 뇌신경의 마비로 복시와 사시가 흔히 생긴다. 뇌척수액의 압력이 증가되지만 뇌 스캔은 정상이다. 시각 장해로 인해 눈이 멀 수도 있다(Weisberg & Chutorian, 1977). 뇌압이 상승하는 다른 원인과는 달리 소아의 정신상태는 또렷하다. 복강 내 압력이 상승하여 이로 인해 흉강 내 압력이 증가되었기 때문에 이차적으로 뇌척수액의 압력이 상승한다는 가설도 있다(Sugerman et al., 1999). PTC와 관련된 비만은 초저열량식(VLCD)이나 단백질 보존 조절금식로 적극적으로 신속하게 치료해야 한다.

8) 면역학적 문제들

비만한 영아는 예상보다 호흡기 감염에 더 잘 걸린다고 한다(Tracy et al., 1971). 이 연구들은 후향적이고 대조군이 없으며, 수유 방법 때문에 비만의 유병률이 증가할 수 있는 초기 영아기를 대상으로 하고 있다. 따라서 연구결과를 현재에 그대로 적용할 수 있을지는 의문이다. 최근에 비만소아는 정상 체중 소아보다 흔한 감염 때문에 고생을 더 많이 하는 것으로 나타났다. 더 자주 감염되는 것은 아니지만, 한 번 걸리면 증상이 더 심하고 치유가 오래 걸렸다(Caroli & Chandra, unpublished data).

비만소아는 질병 이환율이 높은데, 최근에는 고인슐린혈증(림프구 매개성 세포독성을 감소시킴)과 렙틴(림프구 수용체를 통해 T cell 면역 기능을 조절함)을 이와 연관시키고 있다(Lord et al., 1998).

비만소아는 비록 건강상태가 좋더라도, 염증이나 감염의 증거 없이 흔히 적혈구침강속도(ESR)가 증가되어 있다(Kasapcopur et al., 1991). 비만소아에게서 다른 증상이나 징후 없이 적혈구 침강속도(ESR)가 증가된 데 원인을 알기 위해 불필요한 검사를 하는 오류를 피해기 위해서는 이를 아는 것이 중요하다.

9) 대사적 문제들

소아 비만은 다양한 대사적 내분비 이상과 관련되었고, 오랜 기간 겉으로 드러나지는 않지만, 임상적인 증상이 생기기 전에 생화학적 이상으로 나타난다. 이 생화학적 내분비 이상은 성인이 되었을 때 유병률과 사망률을 증가시킬 수 있는 질환의 전구질환으로 인식되고 있다. 예를 들면, 소아 비만은 심혈관질환으로 진전하는 데 중요한 요인이다(11장 참조). 관상동맥의 동맥경화는 다른 위험요인과는 독립적으로 지방조직이 지나치게 많은 젊은 성인에게서도 나타날 수 있다

(Mcgill et al., 1995). 고인슐린혈증과 같은 심혈관 위험요인이나 건강에 미치는 해로운 결과들은 이미 비만소아와 청소년기에 존재하고, 성인기에 그 이환율이 증가할 것이다(Mossberg, 1989; Must et al., 1992; Gunnell et al., 1998). 소아는 고혈압 합병증을 지닌 채로 유년기에서 성인기로 자라남에 따라, 저밀도 지단백(LDL) 콜레스테롤의 증가, 고밀도 지단백(HDL) 콜레스테롤의 감소, 비인슐린의존당뇨병(NIDDM) 위험의 증가, 과도한 체지방의 축적은 건강위험요인의 주요한 예측 인자가 된다(Lauer & Clarke, 1984; Lauer et al., 1988; Manolio et al., 1990).

고인슐린혈증

고인슐린혈증과 내당능장애도 역시 소아 비만과 관련이 있다(3장 참조). 고인슐린혈증과 인슐린 저항성 및 고안드로겐혈증은 흔히 나타나는 소견이다(Richards et al., 1985; Zwiauer et al., 1989; Molnar, 1990). 10세 이전의 소아에게서도 인슐린 저항성이 나타나고, 비만한 사춘기 이전의 소아에게서는 인슐린으로 자극된 혈당 섭취가 20~45% 감소하였다(Caprio et al., 1996a). 여러 가지 대규모 연구에서 비인슐린의존당뇨병을 유발하는 인슐린 저항성의 중요성을 강조하였다. 보갈루사심장연구에 따르면, 과체중 청소년을 30세까지 추적했을 때 2.4%에서 비인슐린의존당뇨병이 발생하였으나, 마른 청소년에게서는 발생하지 않았다(Srinivasan et al., 1996). 신시네티 연구(Pinhas-Hamiel et al., 1996)에 따르면 1994년 10~19세에 새롭게 당뇨로 진단된 환자 중 1/3(58명 중 19명)은 비인슐린의존당뇨병이었으며, 새로 발병한 당뇨환자의 90% 이상은 체질량지수가 90백분위수 이상이었다. 새로 발병한 당뇨환자의 평균 체질량지수는 37 kg/m^{2}이었고, 약 40%는 체질량지수 40 kg/m^{2}이었다. 청소년의 비인슐린의존당뇨병 발생률은 1982~94년에 10배 증가하였는데, 이는 소아 비만의 유병률 증가를 반영한다.

비만과 비인슐린의존당뇨병 사이의 관계에 대한 기전은 성인과 유사하다. 기저 인슐린 분비, 자극된 인슐린 분비와 인슐린 저항성은 전체 지방량 및 내장지방량과 직접적으로 관련되어 있다(Wabitsch et al.; 1994; Caprio et al., 1995, 1996b). 내장 지방이 체지방량과는 독립적으로 혈당과 인슐린 대사에 영향을 미치는지는 아직 알려져 있지 않다. 하지만 청소년기에 지방이 과다하게 축적되면 인슐린 저항성이 생기는 데 결정적인 역할을 하게 된다. 앞에서도 언급했듯이, 흑색 가시세포증은 인슐린 저항성의 임상적인 표지자다.

고지혈증

총 콜레스테롤, 저밀도지단백콜레스테롤, 중성지방의 증가와 낮은 고밀도 지단백콜레스테롤 농도는 비만소아에게서 특징적으로 나타나는 혈중 지질 수준이다(Zwiauer et al., 1992; Caprio et al., 1996b). 이렇게 부정적인 지단백 수준은 비만한 남자 청소년에게서 가장 많이 발견된다(Lauer et al., 1988). 비만 정도가 심할수록 총콜레스테롤이 일관되게 증가하였으며, 여자 청소년보다 남자 청소년에게서 일관되게 비정상적인 지단백 수준을 보였다(Fredrichs et al., 1978; Glueck et al., 1980). 보갈루사심장연구에서 청소년기에 보이는 과체중은 총 콜레스테롤>240 mg/dl의 유병률을 2.4배, 저밀도지단백콜레스테롤>160 mg/dl의 유병률을 3배, 고밀도지단백콜레스테롤<35 mg/dl의 유병률을 8배 증가시켰다(Srinivasan et al., 1996). 최근의 연구결과에서는 내장 지방의 분포가 고인슐린혈증뿐 아니라, 지질수준을 악화시키는 것으로 나타났다(Freedman et al., 1987, 1989a, b). 하지만 체중 감소로 위험요인의 수준을 줄이거나 정상화시킬 수 있다(Wabitsch et al., 1992, 1994, 1995). 체중 감소의 긍정적인 영향은 복부비만이 있는 사람에게서 더 뚜렷하다. 복부비만이 있는 여아는 하체 비만이 있는 여아보다 뱃살을 더 잘 뺀다(Wabitsch et al., 1992). 소아와 청소년의 비만 합병증에 대한 위험요인으로서의 지방분포는 여러 연구에서 논의된 바 있다(Zwiauer et al., 1990, 1992; Wabitsch et al., 1994; Dietz, 1998).

소아와 청소년에서 비만의 합병증에 대한 위험인자로서 지방 분포의 역할에 대해 광범위하게 논의한 바 있다. 복강 내 혹은 내장 지방은 유년기에 축적되기 시작하고, 사춘기 이전에도 비만에서의 지방분포 양상은 상당히 다르게 나타난다. 최근의 자료에서 여자 청소년의 복부비만은 불리한 위험요인(고인슐린혈증과 지질 위험요인) 및 고안드로겐혈증과 관련되었다고 한다. 비만한 남아와 어린 여아들에게서 체지방 분포와 위험요인과의 관련성은 그리 뚜렷하지 않다. 8~12

세에 일어나는 체지방 분포의 급격한 변화와 사춘기에 일어나는 변화는 연령과 성별에 따른 차이로 설명될 수 있다.

다발대사증후군의 병인으로 유리 성장호르몬의 감소와 성장호르몬 결합 단백의 증가를 들고 있는데, 그 중요성은 아직 명확하지 않다. 여러 연구에서 관찰되는 대사적 이상은 성장호르몬의 대사적 영향과 직접적으로 관련된 것처럼 보인다(Kartzsch et al., 1997). 화학적으로 정의된 환경에서 배양된 인간 지방세포 연구도 이 가설을 강화시킨다.

10) 심리 · 사회적 문제들

심리적 문제들은 비만소아에서 흔하고 그 정도도 다양하다. 비만소아 중 가족 내에 비만한 사람이 여러 명인 경우, 심리적 문제는 거의 없다. 비만은 가족의 특징으로 간주되기 때문에 이들은 활동적이고 행복하며, 비만 때문에 심리적으로 부정적인 영향을 받지 않는 것으로 보인다(Doherty & Harkaway, 1990).

학교를 입학할 때, 특히 사춘기 시절에 비만소아는 비만을 게으르고 멍청하게 인식하는 사회와 대면해야 한다. 또래가 좋아하는 친구 순위에서도 비만아보다 심한 장애아를 더 선호하였다(Richardson et al., 1961). 이 시기에 이러한 소아는 종종 더 외롭고 우울하며 피동적으로 보인다. 이들은 자존감이 낮고 동료와의 관계에서도 어려움을 보인다(Isnard-Mugnier et al., 1993; Wardle et al., 1995). 결과적으로 비만소아와, 특히 비만 청소년은 불안 정도가 더 심하고 신체상이 왜곡된다(Kimm et al., 1991). 이러한 현상은 6장에서 논의된 바 있다(6장 참조).

2. 중기 의학적 결과

위에서 언급했던 의학적인 문제들은 유년기와 청소년기를 통해 계속 지속된다. 심혈관계 위험요인과 심리 · 사회적 문제들은 과체중이거나 비만한 소아와 청소년에게 상당한 부담이 된다. 이들은 성인이 되어서도 계속 비만한데, 성인 비만은 고지혈증, 퇴행성 관절염, 담석과 암의 독립적인 위험요인으로 판명되었기에 그 자체로도 중요한 결과가 된다(Burton et al., 1985).

1) 비만의 지속

소아와 청소년 비만의 장기적인 전망을 평가할 때, 이러한 주제에 관한 연구들은 비만에 대해 서로 다른 정의를 사용한다. 또한 유년기와 성인기의 측정 사이에 시간 간격이 존재하고, 지속에 대한 기준이 서로 다르며 서로 다른 통계적 분석 방법을 사용하는 경향이 있다. 더욱이 소아 비만과 성인의 영양상태를 비교하는 대부분의 연구는 시간 간격이 10년 이내다. 하지만 이런 연구에서 성인기에도 지속되는 비만은 비만 정도 및 연구 시작 시기 연령과 관련되어 있다.

유년기 초기부터 시작된 비만이 성인까지 지속될 가능성은 중등도 정도다. 33세 때 비만한 성인 중 단지 17~18%만이 어릴 때 비만하였으나, 전향적인 연구에서 20~50%의 비만 청소년은 성인이 되어서도 비만하였다. 비만소아가 성인이 되어서도 비만할 위험은 비만하지 않은 소아보다 2~11배(연구 시작 시의 연령에 따라 차이 있음) 높다. 아마도 대부분의 비만소아는 날씬해져서 정상 체중의 성인이 될 것이다. 장기간 추적 관찰한 전향적 연구에서 35세 때 비만이 될 교차비는 1~6세 되는 비만 남아와 여아의 경우 약 2배였고, 10~14세 되는 비만소아는 5~10배였다. 15~18세 되는 비만 청소년은 남자의 경우는 8~57배, 여자의 경우는 6~35배로 사춘기 비만이 상대적으로 오래 지속할 위험이 크다는 것을 알 수 있다. 35세 때 비만이 될 가능성은 남자 비만 청소년이 78%, 여자 비만 청소년이 66%였다.

2) 심리 · 사회학적 문제들

유년기와 청소년기에 복잡한 심리 · 사회적인 문제가 축적되어 나타나는 중장기적인 결과와 이로 인한 발달상의 문제들은 미국의 대규모 전향적 연구에서 나타난 바 있다. 이 연구에서는 후기 청소년기에서 성인으로 사회 · 경제적 위치가 변화하는 데 비만이 중요함을 밝혔다. 후기 청소년기에 비만한 여성은 유년기에 비만하지는 않으면서 만성적인 장애가 있는 여성보다 가족 수입이 낮고 가난하며, 결혼 확률도 낮았다. Goldblatt 등은 비만한 여성이 비만하지 않은 동료보다 사회 · 경제적 위치가 하향 조정될 가능성이 높다고 설명하였다. 비만 청소년은 같은 성적의 정상체중 동료보다 학교 성적이 떨어지고 학위도 덜 받았으며 일류대학 합격률도 낮았다. 비만 여성을 7년간 정상체중 여성과 비교했을 때 수입이 적고 학력도 낮으며 가난한 사람이 더 많았다. 비만 남성은 비만한 사람과 그렇지 않은 사람 간에 차이가 있었지만, 그 차이는 여성보다 적었다. 23세 남녀를 대상으로 한 영국 코호트에서도 동일한 결과가 나타났다. 이들 연구에서는 비만으로 인해 나타나는 지속적인 영향은 사회 · 경제적 위치가 낮아서 생긴 결과라기보다는 원인임을 시사한다. 비만은 여성이 겪고 있는 최악의 사회 · 경제적 장애일지도 모른다. 청소년과 유아기에서도 심각한 문제일 뿐 아니라, 성인기에 지속될 때 장기적으로도 부정적 영향을 상당히 미칠 수 있다.

3) 심혈관계 결과

5~18세 비만소아의 약 1%에서 고혈압이 발견되지만, 고혈압이 지속되는 소아 중 상대체중이 120% 이상인 소아는 60%가량이다. 고혈압은 정상체중 소아보다 비만소아에게서 9배 정도 더 잘 발생하고 비만소아(상대체중 120% 이상)의 20~30%에서 수축기나 이완기혈압이 상승되어 있다.

대사와 호르몬 변화 및 위험요인은 병적 상태 자체로 존재할 뿐 아니라 차후에 심혈관질환의 발생 가능성을 증가시킨다. 유년 시절 수축기혈압이 높고, 비만이 지속되거나 더 심해지면 성인이 되어 고혈압이 생길 수 있다.

머스커틴과 보갈루사심장연구에서 나온 전향적 자료에 따르면 비만소아와 청소년(체질량지수 90백분위수 이상)은 그렇지 않은 동료보다 청년기에 8.5~10배 고혈압이 잘 생기는 것으로 나타났다. 고인슐린혈증은 고혈압의 발병에 중요한 역할을 한다. 교감신경과 레닌-안지오텐신 시스템이 활성화되고, 신장의 나트륨(Na) 배설이 감소하고, 정상에 비해 나트륨 섭취에 대한 민감도가 더 커지면 신장의 나트륨 흡수가 증가하고, 이완기 및 수축기 고혈압이 생긴다.

3. 장기적인 결과

비만으로 인한 단기 및 중기 결과들에 대한 문헌은 아주 많지만, 유아기나 청소년 비만이 성인기의 유병률이나 사망률에 미치는 장기적인 건강위험을 다룬 연구는 별로 없다. 20세 이전 비만에 대한 기초 정보가 있고, 수년 이후 성인기 건강 결과들을 다룬 5개의 주요 연구를 〈표 7-3〉에서 정리하였다. 이 표는 완벽하지는 않은데, 추적 기간이 서로 다르고, 샘플 사이즈가 다양한 전형적 및 후향적 연구도 여러 개 포함되어 있다. 하지만 모든 연구의 주요 결과들은 비슷하다. 특히 남성에서 청소년 과체중은 심혈관질환, 동맥경화 및 대장직장암으로 인한 유병률과 사망률을 증가시키는 것으로 나타났다. 모든 원인으로 인한 사망률은 남자 청소년의 경우 체지방률이 상위 1/4 이상에 해당하는 그룹에서 가장 높았지만, 여자 청소년은 그렇지 않았다. 성인 비만과 흡연습관을 교정한 후에도 위험은 증가하였다.

청소년 비만은 성인 남성은 통풍, 성인 여성은 관절염의 이환율 증가와 관련 있었다. 유년기에 비만한 남성은 그렇지 않은 동료보다 통풍 발생 위험이 3배 높았다. 청소년기에 과체중이었던 여성은 관절염이 2배 더 잘 생기고, 이로 인한 활동 제한이 8배나 더 많이 생기는 것으로 보고하고 있다. 유년기에 비만한 여성은 성인 초기에 생리불순이 발생할 위험이 높았다.

현존하는 소아 비만에 대한 장기적인 연구결과들은 어떤 결론을 도출하기에는 아직도 예비적이다. 과거에는 소아나 청소년 비만 및 성인의 지방에 대한 객관적인 증거들을 사용해서 장기적인 위험을 연구한 경우는 거의 없었다. 그런데도 유아나 청소년기 과체중이나 비만이 유병률이나 사망률에 영향을 준다는 충분한 근거가 있다. 이런 근거들은 유아나 청소년기 비만을 조기에 치료하고 예방하는 데 중요성을 단지 강조할 뿐이다. 소아 비만이 증가하고, 건강에 미치는 단기 및 장기 결과, 의학적, 심리 · 사회적인 결과들에 대한 근거가 늘어나면서 비만의 장기적인 영향에 관한 연구가 한층 더 필요해졌다. 앞으로 소아 비만의 중요성을 규명할 수 있는 객관적이고 좋은 연구가 시급한 실정이다.

〈표 7-3〉 소아와 청소년의 과체중과 비만 이환 및 사망위험에 관한 장기간 추적 연구 결과

출 처	계보발단자	연구디자인	비만기준 연구에 사용된 지표	논 평
Abraham et al., 1971, 미국	소아: 9~13세 성인: 42~54세 30~40년 후86% 추적되어 n=717	전향적 추적 연구	과체중: >120% RBW 식전 혈당, 총콜레스테롤, LDL-콜레스테롤, 혈압	어린 시절 RBW는 성인위험지표와 관련되지 않았다. 성인 RBW는 고혈압과 심혈관질환과 관련되어 있다.
Hoffmans et al., 1988, 네덜란드	청소년: 18세, 성인: 50세 n=78,612	후향적 추적 연구	BMI분류: <19,19-20,20-25, >25 총사망률	중등도 비만 남자 청소년에서 사망위험이 증가하였다.
Hoffmans et al., 1989, 네덜란드	청소년: 18세, 성인: 50세 n=78,612	후향적 추적 연구	BMI분류: <19,19-20,20-25, >25 관상동맥질환, 암, 특히 폐암	과체중 남성에서 관상동맥질환의 위험이 증가하였으나 암위험은 가장 낮았다(교란 요인에 대한 정보는 없음).
Nieto et al., 1992, 미국	소아와 청소년: 5~18세 성인은 1963, 1975, 1985년에 추적함 n=13,146	전향적 추적 연구	RBW의 5분위수 총사망률	추적 시에 소아 및 청소년 RBW와 총사망률 사이에 양의 관련성이 있었다.
Must et al., 1992, 미국	청소년: 13~18세 성인: 68~73세 55년 이후 추적함 n=13,146	전향적 추적 연구	과체중: BMI >75백분위수 총사망률, 관상동맥질환, 동맥경화성 뇌졸중, 대장직장암, 유방암	남자는 청소년기에 비만할 때 총사망률의 위험이 증가하였으나, 여자는 그렇지 않았다. 관상동맥질환, 동맥경화, 대장직장암, 그리고 통풍(남자), 관절염(여자)으로 인한 사망위험이 증가하였다.
Lake et al., 1997, 영국	소아: 7세 청년: 23세 n=5,799(여성)	전향적 추적 연구	소아: BMI >20.6(97백분유수) 성인: BMI >28.6 생리 관련 문제, 생식력 저하, 임신 시 고혈압	비만: 23세 때 생리 문제가 증가한다. 임신 가능성이 적다. 임신 시 고혈압 위험이 높다.

주: BMI-체질량지수(body mass index) LDL-저밀도지단백(low-density-lipoprotin) RBW-상대체중(relative body weight)

참고문헌

Abraham, S., Collins, G., & Nordsieck, M. (1971). Relationship of childhood weight status to morbidity in adults. *Public Health Reports, 86*, 273-84.

Acalivschi, M. V., Blendea, D., Pascu, M., Georoceanu, A., Bvadea, R. I., & Prelipceanu, M. (1997). Risk of asymptomatic and symtomatic gallstones in moderately obese women: a longitudinal follow-up study. *American Journal of Gastroenterology, 92*, 127-31.

Bao, W., Srinivasan, S. R., Wattigney, W. A., & Berenson, G. S. (1994). Persistence of multiple cardiovascular risk clustering related to syndrome X from childhood to young adulthood. The Bogalusa Heart Study. *Archives of Internal Medicine, 154*, 1842-7.

Behrman, R. E. (2000). Torsional and angular deformities. 681. 6 Genu varum (bowlegs) 681. 7 Genu valgum (knock knees). In eds. R. E. Behrman, R. M. Kliegman & H. B. Jensen, *Nelson's Textbook of Pediatrics*, pp. 2069-71, Philadelphia, PA: W. B. Saunders.

Bennion, L. J., Knowler, W. C., Mott, D. M., Spagnola, A. M., & Bennet, P. H. (1979). Development of lithogenic bile during puberty in Pima Indians. *New England Journal of Medicine, 300*, 873-9.

Beunen, G. P., Malina, R. M., Lefevre, J. A., Claessens, A. L., Renson, R., & Vanreusel, B. (1994). Adiposity and biological maturity in girls 6-16 years of age. *International Journal of Obesity, 18*, 542-6.

Burton, B. T., Foster, W. R., Hirsch, J., & Van Itallie, T. B. (1985). Health implications of obesity: an NIH consensus development conference. *International Journal of Obesity, 9*, 155-69.

Canning, H., & Mayer, J. (1966). Obesity-its possible effect on college acceptance. *New England Journal of Medicine, 275*, 1172-4.

Canning, H., & Mayer, J. (1967). Obesity: an influence on high school performance? *American Journal of Clinical Nutrition, 20*, 352-4.

Caprio, S., Bronson, M., Sherwin, R. S., Rife, F., & Tamborlane, W. V. (1996a). Co-existence of severe insulin resistance and hyperinsulinemia in pre-adolescent obese children. *Diabetologica, 39*, 1489-97.

Caprio, S., Hyman, L. D., McCarthy, S. et al. (1996b). Fat distribution and cardiovascular risk factors in obese adolescent girls: importance of the intra-abdominal fat depot. *American Journal of Clinical Nutrition, 64*, 12-17.

Caprio, S., Hyman, L. D., Limb, C., McCarthy, S. L., Lange, R., Sherwin, R. S., Shulman, G., & Tamborlane, W. V. (1995). Central obesity and its metabolic correlates in obese adolescent girls. *American Journal of Physiology, 269*, E118-26.

Charney, E., Goodman, H. C., McBride, M., Lyon, B., & Pratt. (1976). Childhood antecedents of adult obesity(Do chubby infants become obese adults?) *New England Journal of Medicine, 295*, 6-9.

Chay, O. M., Goh, A., Abisheganadeu, J., Tang, J., Lim, W. H., Chan, Y. H. et al. (2000). Obstructive sleep apnoea syndrome in obese Singaporean children. *Pediatric Pulmonology, 29*, 284-90.

Chehab, F. F., Mounzih, K., Lu, R., & Lim, M. E. (1997). Early onset of reproductive function in normal female mice treated with leptin. *Science, 275*, 88-90.

Crichlow, R. W., Seltzer, M. H., & Jannetta, P. J. (1972). Cholecystitis in adolescents. *American Journal of Digestive Diseases, 17*, 68-72.

Dietz, W. H. (1993). Childhood Obesity. In *Textbook of Pediatric Nutrition*, 2nd edn., eds. R. M. Suskind & L. Lewinter-Suskind, pp. 279-84. New York: Raven Press.

Dietz, W. H. (1998). Health consequence of obesity in youth: childhood predictors of adult disease. *Pediatrics, 101*, 518-25.

Dietz, W. H., Gross, W. L., & Kirkpatrick, J. A. (1982). Blount disease(tibia vara): another skeletal disorder associated with childhood obesity. *Journal of Pediatrics, 101*, 735-7.

DiPietro, L., Mossberg, H. O., & Stunkard, A. J. (1994). A 40-year history of overweight children in Stockholm: life-time overweight, morbidity and mortality. *International Journal of Obesity, 18*, 585-90.

Doherty, W., & Harkaway, J. (1990). Obesity and family systems: a family FIRO approach to assessment and treatment planning. *Journal of Marital and Family Therapy*, 16, 287-98.

Figueroa-Colon, R., Franklin, F. A., Lee, J. Y., Aldridge, R., & Alexander, L. (1997). Prevalence of obesity with increased blood pressure in elementary school-aged children. *Southern Medical Journal, 90*, 806-13.

Forbes, G. B. (1977). Nutrition and growth. *Journal of Pediatrics, 91*, 40-2.

Fredrich, R. R., Webber, L. S., Srinivasan, S. R., & Berenson, G. S. (1978). Relation of serum lipids and lipoproteins to obesity and sexual maturity in white black children. *American Journal of Epidemiology, 108*, 486-96.

Freedman, D. S., Shear, C. L., Burke, G. L., Srinivasan, S. R., Webber, L. S., Harsha, D. W., & Berenson, G. S. (1987). Persistence of juvenile-onset obesity over eight years: the Bogalusa Heart Study. *American Journal of Public Health, 77*, 588-92.

Freedman, D. S., Srinivasan, S. R., Burke, G. L., Shear, C. L., Smoak, C. G. Harsha, D. W., Webber, L. S., & Berenson, G. S. (1989a). Relation of body fat distribution to hyperinsulinemia in children and adolescents: the Bagalusa Heart Study. *American Journal of Clinical Nutrition, 46*, 403-10.

Freedman, D. S., Srinivasan, Harsha, E. W., Webber, L. S., & Berenson, G. S. (1989b). Relation of body fat patterning to lipid and lipoprotein concentrations in children and adolescents: the Bogalusa Heart Study. *American Journal of Clinical Nutrition, 50*, 930-9.

Frelut, M. L., Razakarivony, R., Cathelinau, L., & Navarro, J. (1995). Uneven occurrence of fatty liver in morbidly obese children: risk factors and impact of weight loss. *International Journal of Obesity, 19* Suppl. 2, 122

Frelut, M. L., Wiling, T. N., Navarro, J., & Debre, R. (1996). Fatty liver and hyperaminotransferasemia (ALT) in obese children: reversibility and correlation with fattening pattern but not overweight degree. *International Journal of Obesity, 20* Suppl. 4, 147.

Friesen, C. A., & Roberts, C. C. (1989). Cholelithiasis: clinical characteristics in children. *Clinical Pediatrics, 7*, 294-9.

Fung, K. P., Lau, S. P., Chow, O. K., Lee, J., & Wong, T. W. (1990). Effects of overweight on lung function. Archives of Disease in Childhood, 65, 512-15.

Garn, S. M. (1985). Continuities and changes in fatness from infancy throughout adulthood. *Current Problems in Pediatrics, 15*, 2-47.

Gennuso, J., Epstein, L. H., Paluch, R. A., & Cerny, F. (1998). The relationship between asthma and obesity in urban minority children and adolescents. *Archives of Paediatric and Adolescent Medicine, 152*, 1197-200.

Glueck, C. L., Taylor, H. L., Jacobs, D., Morrison, J. A., Beaglehole, R., & Williams, O. D. (1980). Association with measurements of body mass: the Lipid Research Clinics Program Prevention Study. *Circulation, 62* Suppl. 4, 62-9.

Goldblatt, P. B., Moore, M. E., & Stunkard, A. J. (1965). Social factors in obesity. *Journal of the American Medical Association, 192*, 1039-44.

Gortmaker, S. L., Must, A., Perrin, J. M., Sobol, A. M., & Dietz, W. H. (1993). Social and economic consequences of overweight in adolescence and young adulthood. *New England Journal of Medicine, 329*, 1008-12.

Gunnell, D. J., Frankel, S. J., Nanchahal, K., Peters, T. J., & Smith, G. D. (1998). Childhood obesity and adult cardiovascular mortality: a 57 year follow-up study based on the Boyd Orr cohort. *American Journal of Clinical Nutrition, 67*, 1111-18.

Guo, S. S., Roche, A. F., Chumlea, W. C., Gardner, J. D., & Siervogel, R. M. (1994). The predictive value of childhood body mass index values for overweight at age 35 y. *American Journal of Clinical Nutrition, 59*, 810-19.

Halcomb, G. W., O'Neill, J. A., & Halcomb, G. W. (1980). Cholecystitis, cholelithiasis and common duct stenosis in children and adolescents. *Annals of Surgery, 191*, 626-35.

Hall, J. E. (1997). Mechanisms of abnormal renal sodium handling in obesity hypertension. *American Journal of Hypertension, 10* Suppl., S49-S55.

Hoffmans, M. D. A. F., Kromhout, D., & de Lenzenne Coulander, C. (1988). The impact of body mass index of 78,612 18-year old Dutch men on 32-year mortality from all causes. *Journal of Clinical Epidemiology, 41*, 749-56.

Hoffmans, M. D. A. F., Kromhout, D., & de Lenzenne Coulander, C. (1989). The impact of body mass index at age of 18 and its effects on 32-year mortality from coronary heart disease and cancer. *Journal of Clinical Epidemiology, 42*, 513-20.

Honore, L. H. (1980). Cholesterol cholelithiasis in adolescent females. *Archives of Surgery, 115*, 62-4.

Ingvarrson, T., Hagglund, G., Ramgren, B Jonsson, K., & Zayer, M. (1997). Long-term results after adolescent Blount's disease. *Journal of Pediatric Orthopedics and Bone Disease, 6*, 153-6.

Ingvarrson, T., Hagglund, G., Ramgren, B., Jonnson, K., & Zayer, M. (1998). Long-term results after infantile Blount's disease. Journal of *Pediatric Orthopedics and Bone*

Disease, 7, 226-9.

Isnard,-Mugnier, P., Vila, G., Nollet-Clemencon, C., Vera, L., & Rault. G. (1993). Etude control-lee des conduites alimentaires et des manifestations emotionnelles dans une population d'adoloscentes obeses. *Archives Francaises de Pediatrie, 50,* 479-84.

Johnston F. E., & Mack, R. W. (1980). Obesity, stature and one year relative weight of 15 year old youths. *Human Biology, 52,* 35-41.

Kaplan, T. A., & Montana, E. (1993). Exercise-induced bronchospasm in non-asthmatic obese children. *Clinical Pediatrics (Philadelphia), 32,* 220-5.

Kasapcopur, O., Ozdogan, H., & Yazici, H. (1991). Obesity and erythrocyte sedimentation rate in children. *Journal of Pediatrics, 119,* 773-5.

Kelsey, J. L., Acheson, J. M., & Keggi, K. J. (1972). The body build of patients with slipped capital epiphysis. *American Journal of Diseases of Children, 124,* 278-81.

Kimm, S., Sweeney, C., & Janosky, J. (1991). Self-concept measures and childhood obesity: a descriptive analysis. *Journal of Developmental and Behavioural Pediatrics, 12,* 19-24.

Kinugasa, A., Tsunamoto, K., Furukawa, N., Sawada, T., Kusunoki, T., & Shimada, N. (1984). Fatty liver and its fibrous changes found in simple obesity of children. *Journal of Pediatric Gastroenterology and Nutrition, 3,* 408-14.

Koffler, M., Raskin, R., Womble, D., & Helderman, J. H. (1991). Immunobiological consequences of regulation of insulin receptor on alloactivated lymphocytes in normal and obese subjects. *Diabetes, 40,* 364-70.

Kratzsch, J., Dehmel, B., Pulzer, F., Keller, E., Englaro, P., Blum, W. F., & Wabitsch, M. (1997). Increased serum GHBP levels in obese pubertal children and adolescents: relationship to body composition, leptin and indicators of metabolic disturbances. *International Journal of Obesity, 21,* 1130-6.

Lake, J. K., Power, C., & Cole, T. J. (1997). Women's reproductive health: the role of body mass index in early and adult life. *International Journal of Obesity,* 21, 432-8.

Lauer, R. M., & Clarke, W. R. (1984). Childhood risk factors for high adult pressure: the Muscatine Study. *Pediatrics, 84,* 633-41.

Lauer, R. M., Connor, W. E., Leaverton, P. E., Reiter, M. A., & Clarke, W. B. (1975). Coronary heart disease risk factors in school children: the Muscatine Study. *Journal of*

Pediatrics, 86, 697-706.

Lauer, R. M., Lee, J., & Clarke, W. R. (1988). Factors affecting the relationship between childhood and adult cholesterol levels: the Muscatine Study. *Pediatrics, 82*, 309-18.

Lazar, L., Kauli, R., Bruchis, C., Nordenberg, J., Glaatzer, A., & Perzelean, A. (1995). Early polycystic ovary-like syndrome in girls with central precocious puberty and exaggerated adrenal response. *Journal of Clinical Endocrinology and Metabolism, 66*, 131-9.

Liddle, R. A., Goldstein, R. B., & Saxton, J. (1989). Gallstone formation during weight reduction dieting. *Archives of Internal Medicine, 149*, 1750-3.

Loder, R. T., Aronson, D. D., & Greenfield, M. L. (1993). The epidemiology of bilateral slipped capital femoral epiphysis: A study of children in Michigan. *Journal of Bone and Joint Surgery, 75*, 1141-7.

Lord, G. M., Matarrese, G., Howard, J. K., Baker, R. J., Bloom, S. R., & Lecheler, R. I. (1998). Leptin modulates the T-cell immunoresponse and reverses starvation-induced immunosuppression. *Nature, 394*, 897-902.

Luder, E., Melnik, T. A., & DiMaio, M. (1998). Association of being overweight with greater asthma symptoms in inner city black and Hispanic children. *Journal of Pediatrics, 132*, 699-703.

Malecka-Tendera, E., Wezesniewski, N., Kurkowska, M., & Kudla, M. (1998). Overweight in adolescent girls with menstrual irregularities is a risk factor for polycystic ovary syndrome. *International Journal of Obesity, 22*, Suppl. 4, S26.

Mallory, G. B., Fiser, D. H., & Jsckson, R. (1989). Sleep-associated breathing disorders in morbidly obese children and adolescents. *Journal of Pediatrics, 115*, 892-7.

Manolio, T. A., Savage, P. J., Burke, G. L., Liu, K. A., Wagenknecht, L. E., Sidney, S., Jacobs, D. R., Roseman, J. M., Donahue, R. P., & Oberman, A. (1990). Association of fasting insulin with blood pressure and lipids in young adults: the CARDIA Study. *Arteriosclerosis, 10*, 430-6.

McGill, H. C. Jr., McMahan, C. A., Malcom, G. T., Oalmann, M. C., & Strong, J. P. (1995). Relation of glycohemoglobin and adiposity to atherosclerosis in youth. *Arteriosclerosis, Thrombosis, and Vascular Biology, 15*, 431-40.

Molnar, D. (1990). Insulin secretion and carbohydrate tolerance in childhood obesity.

Klinische Padiatrie, 202, 131-5.

Moran, J. R., Ghishan, F. K., Halter, S. A., & Green, H. L. (1983). Steatohepatitis in obese children: a cause of chronic liver dysfunction. *American Journal of Gastroenterology, 78,* 374-7.

Mossberg, H. O. (1989). 40-year follow-up of overweight children. *Lancet,* ii, 491-3.

Must, A., Jacques, P. F., Dallal, G. E., Bajema, C. J., & Dietz, W. H. (1992). Long-term morbidity and mortality of overweight adolescents: a follow-up of the Harvard Growth Study 1922 to 1935, *New England Journal of Medicine, 327,* 1350-5.

Nieto, F. J., Szklo, M., & Cornstock, G. W. (1992). Childhood weight and growth rate as predictors of adult mortality. *American Journal of Epidemiology, 42,* 513-20.

Noguchi, H., Tazawa, Y., Nishinomiya, F., & Takada, G. (1995). The relationship between serum transaminase activities and fatty children with simple obesity. *Acta Paediatrica Japonica, 37,* 621-5.

Paffenbarger, R. S., & Wing, A. L. (1969). Chronic disease in former college students: the effect of single and multiple characteristics on risk of fatal coronary heart disease. *American Journal of Epidemiology, 90,* 527-35.

Pinhas-Hamiel, O., Dolan, L. M., Daniels, S. R., Standiford, D., Khoury, P. R., & Zeitler, P. (1996). Increased incidence of non-insulin-dependent diabetes mellitus among adolescents. *Journal of Pediatrics, 128,* 608-15.

Polito, C., Di Toro, A., Collini, R., Cimmaruta, E., D'Alfonso, C., & Del Giudice, G. (1995). Advanced RUS and normal carpal bone age in childhood obesity. *International Journal of Obesity, 19,* 506-7.

Power, W., Lake, J. K., & Cole, T. J. (1997). Body mass index and height from childhood to adulthood in the 1958 British birth cohort. *American Journal of Clinical Nutrition, 66,* 1094-101.

Raitakari, O. T., Porkka. K. V., Rasanden, L., Ronnemaa, T., & Viikari, J. S. (1994). Clustering and six year cluster-tracking of serum total cholesterol, HDL-cholesterol and diastolic blood pressure in children and young adults. The Cardiovascular Risk in Young Finns Study. *Journal of Clinical Epidemiology, 47,* 1085-93.

Rames, L. K., Clarke, W. R., Conner, W. E., Reiter, M. A., & Lauer, R. M. (1978). Normal blood pressures and the elevation of sustained blood pressure elevation in childhood: the Muscatine Study. *Pediatrics, 61*, 245-51.

Richards, G. E., Cavalli, A., Meyer, W. J., Prince, M. H., Peters, E. J., Stuart, C. A., & Smith, E. R. (1953). Obesity, acanthosis nigricans, insulin resistance, and hyperandrogenemia: pediatric perspectives and natural history. *Journal of Pediatrics, 107*, 893-7.

Richardson, S. A., Hastorff, A. H., Goodman, N., & Dornbusch, S. M. (1961). Cultural uniformity in reaction to physical disabilities. *American Sociological Review, 26*, 241-7.

Riely, D. J., Santiago, T., & Edelman, N. H (1976). Complications of obesity-hypoventilation syndrome in childhood. *American Journal of Diseases of Children, 130*, 671-4.

Rocchini, A. P., Key, J., Bondie, D., Chico, R., Moorhead, D., Katch, V., & Martin, M. (1989). The effect of weight loss on the sensitivity of blood pressure to sodium in obese adolescents. *New England Journal of Medicine, 321*, 580-5.

Sampliner, R. E., Bennet, P. H., Comess, L. J., Rose, F. A., & Burch, T. A. (1970). Gallbladder disease in Pima Indians: demonstration of high prevalence and early onset by cholecystography. *New England Journal of Medicine, 283*, 1358-64.

Sargent, J. D., & Blanchflower, D. G. (1994). Obesity and stature in adolescence and earning in young adulthood. *Archives of Pediatrics and Adolescent Medicine, 148*, 681-7.

Shaffer, E. A., & Small, D. M. (1977). Biliary lipid secretion in cholesterol gallstone disease: the effect of cholecystectomy and obesity. *Journal of Clinical Investigation, 59*, 828-40.

Silvesti, J. M., Weese-Mayer, D. E., Bass, M. T., Kenny, A. S., Hauptmann, S. A., & Pearsall, S. M.(1993). Polysomnography in obese children with a history of sleep-associated breathing disorders. *Pediatric Pulmonology, 16*, 124-9.

Serensen, K. H. (1968). Slipped upper femoral epiphysis. Clinical study on aetiology. *Acta Orthopaedica Scandinavica, 39*, 499-517.

Srinivasan, S. R., Bao, W., Wattigney, W. A., & Berenson, G. S. (1996). Adolescent overweight is associated with adult overweight and related multiple cardiovascular risk factors: the Bogalusa Heart Study. *Metabolism, 45*, 235-40.

Styne, D. M. (1996). The testes: disorders of sexual differentiation and puberty. In *Pediatric Endocrinology*, ed, M. A. Sperling, pp. 467. Philadelphia: W. B. Saunders

Company.

Sugerman, H. J., Felton, W. L., & Sismani, A. (1999). Gastric surgery for pseudotumor cerebri associated with severe obesity. *Annals of Surgery, 229*, 634-40.

Thompson, G. H., & Carter, J. R. (1990). Late onset tibia vara (Blount's disease). Current concepts. *Clinical Orthopedics, 255*, 24-35.

Tracy, V. V., De N. C., & Harper, J. R. (1971). Obesity and respiratory infection in infants and young children. *British Medical Journal, 1*, 16-18.

Vajro, P., Fontanella, A., Perna, C., Orso, G., Tedesco, M., & De Vicenzo, A. (1994). Persistent hyperaminotransferasemia resolving after weight reduction in obese children. *Journal of Pediatrics, 125*, 239-41.

Wabitsch, M., Hauner, H., Bockmann, A., Parthon, W., Mayer, H., & Teller, W. (1992). The relationship between body fat distribution and weight loss in obese adolescent girls. *International Journal of Obesity, 16*, 905-11.

Wabitsch, M., Hauner, H., Heinze, E., Muche, R., Bockmann, A., Parthon, W., Mayer, H., & Teller, W. (1994). Body fat distribution and changes in the atherogenic risk factor profile in obese adolescent girls during weight reduction. *American Journal of Clinical Nutrition, 60*, 54-60.

Wabitsch, M., Hauner, H., Heinze, E., Muche, R., Bockmann, A., Benz, R., Mayer, H., & Teller, W. (1995). Body fat distribution and steroid hormone concentrations in obese adolescent girls before and after weight reduction. *Journal of Clinical Endocrinology and Metabolism, 80*, 3469-75.

Wabitsch, M., Braun, S., Hauner, H., Heinze, E., Ilondo, M. M., Shymko, R., De Meyts, P. I., & Teller, W. M. (1996). Mitogenic and antiadipogenic properties of human growth hormone in human adipocyte precursor cells in primary culture. *Pediatric Research, 40*, 450-6.

Wardle, J., Volz, C., & Golding, C. (1995). Social variation in attitudes to obesity in children. *International Journal of Obesity, 19*, 562-9.

Weisberg, L. A., & Chutorian, A. M. (1977). Pseudotumor cerebri of childhood. *American Journal of Diseases in Children, 131*, 1243-8.

Wilcox, P. G., Weiner, D. S., & Leighley, B. (1988). Maturation factors in slipped capital femoral epiphyses. *Journal of Pediatric Orthopedics, 8*, 196-200.

Whitaker, R. C., Wright, J. A., Pepe, M. S., Seidel, K. D., & Dietz, W. H. (1997). Predicting obesity in young adulthood from childhood and parental obesity. *New England Journal of Medicine, 337*, 869-73.

Zwiauer, K. F. M., Howanietz, H., Steger, H., & Widhalm, K (1989). Glu-kosetoleranztest bei hochgradig ubergewichtigen Kinder und Jugendlichten. *Klinische Padiatrie, 201*, 118-22.

Zwiauer, K., Widhalm, K., & Kerbl, B. (1990). Relationship between body fat distribution and blood lipids in obese adolescents. *International Journal of Obesity, 14*, 271-7.

Zwiauer, K., R., Muller, T., & Widhalm K. (1992). Cardiovascular risk factors in obese children in relation to overweight and body fat distribution. *Journal of the American College of Nutrition, 11*, 41-50.

제 8 장
청소년 비만

Marie-Laure Frelut[1] and Carl-Erik Flodmark[2]

1. 생물학적 요인

1) 도 입

청소년기는 정신적 · 신체적 변화가 있는 중요한 시기다. 영아기부터 시작된 비만은 청소년기에 최고조에 달하므로 어릴 때 빨리 치료하거나 예방하는 것이 바람직하다. 청소년기는 그들의 행동을 통제할 수 있는 능력을 갖춘 시기이므로 조기비만 치료에 실패한 이들에게 효과적인 치료시기가 될 수 있다. 청소년기의 신체변화에서 급속한 성장이나 제지방량 증가, 에너지 소비량 증가와 같은 장점과 특히 여아에게서 나타나는 체지방의 증가와 같은 단점이 모두 체중조절에 대한 통제력에 유익하게 작용할 수 있다. 그리고 성별에 따른 차이도 충분히 토론해야 한다.

1) Robert Debré University Hospital, Paris.
2) Department of Paediatrics, University Hospital in Malmö.

미국을 대표하는 남녀 청소년집단을 대상으로 조사한 결과에 따르면 24%의 청소년이 과체중이었고 여아 중 45%, 남아 중 20%가 식사요법을 시도한 적이 있었다. 여아의 13%, 남아의 7%가 식사장애를 가지고 있는 것으로 조사되었고 이는 우울한 성향을 보이는 청소년에게서 증가하였다(Kaltzman et al., 2000).

비만은 또래집단에서 따돌림 당하는 원인이 될 수 있고 가족 내 갈등을 일으킬 수 있다. 비만 청소년에게 건강한 생활습관으로 스스로 독립적인 결정을 내릴 수 있도록 독려하는 것은 그들의 삶을 긍정적으로 바라보게 하는 데 도움이 된다. 이번 장에서는 청소년 비만의 배경과 적절한 치료 프로그램에 대하여 논의할 것이다.

2) 사춘기

청소년기는 소아 비만에서 중요한 마지막 시기라 할 수 있다(Dietz, 1996). 조기성숙은 청소년기나 그 이후 시기의 비만의 위험을 높인다(Van Lerthe., 1996). 성인 초기 비만의 위험은 청소년기의 비만 정도와 부모의 비만 여부와 밀접한 관련이 있다. 워싱턴 주에서 Whitaker 등이 시행한 최근 연구(1997)에 따르면, 부모의 비만 여부를 보정하였을 때 성인 비만과 소아 비만과의 관련을 나타내는 교차비는 1~2세 비만에서 1.3, 15~17세 비만에서 17.5인 것으로 조사되었다. 반면에 소아 비만을 보정한 후 부모가 한 명이라도 비만인 소아가 여전히 성인기에도 비만으로 남을 위험성은 나이가 증가할수록 감소하여 1~2세에서 교차비는 3.2, 15~17세에서 2.2로 조사되었다. 다시 말해, 소아 후기나 청소년기의 비만은 부모의 영양상태와 상관없이 성인 비만의 주요 요인이라는 것이다. 10세 이하의 소아는 부모가 비만인 경우 비만소아와 비만이 아닌 소아에 상관없이 성인기 비만의 위험을 2배 이상 높인다.

3) 체구성과 에너지 소비

사춘기의 급속한 성장은 체구성의 변화와 관계 있고 여아와 남아가 차이를 보인다. 여아의 체지방률은 17세까지 증가하고 남아의 체지방률은 13세 이후

감소하여 15세에 이르러 최소가 된다. 이런 차이는 남아의 제지방량이 급격히 증가하는 것과 관련이 있고 19세까지 증가하게 된다. 여아의 경우는 급속한 성장과 제지방량의 발달이 15세면 끝나게 된다(Rolland-Cachera et al., 1991; Guo et al., 1997). 제지방량과 에너지 소비량은 사춘기 전에 남녀 모두 똑같이 변하다가 사춘기에 이르러 남자에게서 두드러지고 남아와 남자 성인의 경우 단백질 필요량과 에너지 소비량의 증가를 가져온다(WHO, 1985). 사춘기 체구성의 변화는 남자의 경우 비만의 위험을 감소시키는 방향으로 작용하고 여자는 비만의 위험을 증가시키는 방향으로 작용하게 된다.

다른 관련연구를 보면 사춘기 전 여성에게서 에너지 소비량이 감소하는 것을 관찰할 수 있었고 남성에게서는 이러한 소견을 관찰할 수 없었는데, 이것은 남녀 신체활동 차이나 에너지 보존 기전의 차이에서 기인하는 것으로 생각된다(Goran et al., 1998).

한 역학연구 자료에 의하면 영국 여성 비만의 1/3이 청소년기에 시작되었다는 보고가 있다. 남성의 사춘기 지연은 지방 증가와 관련 있었지만 지속적인 지방 증가의 위험은 여아에게서 더 높았다. 체형의 변화는 청소년기 지방분포 패턴의 차이를 잘 반영하지만 여아에 비해 남아의 체형 변화가 지방분포의 변화를 잘 반영하지는 못한다. 남성형 체형은 피하지방이 증가하는 여성형 체형과 비교할 때 복부지방이 많이 증가하고 이는 고인슐린혈증과 심혈관계질환의 위험과 관계 있으며 남자 청소년에게서 더욱 두드러진다.

4) 렙틴과 사춘기

렙틴이 남녀에서 차이를 보이는 생물학적 기전은 명확하지 않다. 남녀 모두 사춘기 동안의 렙틴 농도는 음모 발달과 관련 있는 것처럼 보이지만 상호 독립적이다(watitsch et al., 1996). 터너시기 5 여아에서 렙틴 농도는 지방량이 동일하더라도 여아가 남아에 비해 50% 정도 높다. 청소년기 여아와 여성의 혈중 렙틴 농도는 그들의 높은 체지방량에서 유추할 수 있는 렙틴 농도보다 높고 비만의 정도와는 관련이 없다(Oslurrd et al., 1996; Watitsch et al., 1997). 최근 자료에 의하면 지방조직에서 렙틴 생성의 증가는 제2차 성징의 발현과 초경과 연관이 있고, 이것은 여아와 여성이 임신을 하려면 최소한의 체지방량이 있어야 한다는 의견과 일맥상통한다(Auwerx & Staels, 1998). 반면에 남아는 사춘기가 되어도 렙틴 농도의 변화는 거의 없다(Lahlou et al., 1997). 시험관 내 연구에서 에스트로겐은 혈중 렙틴 농도를 중등도로 증가시키는 반면에 테스토스테론과 디히드로에피안드로스테론(DHEA)은 렙틴 농도를 감소시켰다(Wabitsch et al., 1996). 청소년기 여아의 경우 테스토스테론이 렙틴에 영향을 미칠 만큼 농도가 높지 않지만 디히드로에피안드로스테론(DHEA)은 혈중 렙틴 농도에 대하여 약한 음의 상관성을 가진다.

5) 유전적 배경과 결정적 시기

유전적 소인이 비만의 여러 표현형에 미치는 영향은 10~50%라고 한다(Pérruse et al., 1998). 비만으로 발전하는 결정적인 시기에 서로 다른 유전형이 어떻게 서로 다른 표현형의 발현에 작용하는지를 보여 주는 많은 연구가 진행되고 있다(Comuzzie & Allison, 1998). 렙틴 유전자와 렙틴 수용체의 열성 돌연변이는 사춘기 발현에 어려움을 주고 매우 심한 비만을 일으키며 체지방량을 반영하는 영양상태와 사춘기 발현 사이의 관련성에 영향을 준다.

6) 심혈관 위험인자

청소년기 비만은 심혈관계질환에 독립적인 위험요인으로 작용한다. 체질량지수의 증가는 혈압상승과 연관이 있고 30세까지 연령에서의 고혈압 위험을 예측할 수 있다(Berkey et al., 1998). 허리둘레의 증가는 비만 청소년에게서 동맥경화를 일으키는 지방단백 분포를 증가시키고 확장기 혈압을 올린다(Flodmark et al., 1994). 보갈루사심장연구를 보면 청소년기 혈압과 말초지방과의 관련은 뚜렷하지 않은 반면, 중심지방과는 유의한 관계를 보였고 성인에서 남성형 비만의 위험을 높였다(Shear et al., 1987). Tell 등은(1985) 사춘기 혈압의 증가율이 높을수록 고밀도지단백콜레스테롤을 감소시키고 중성지방을 증가시킨다고 하였다. 혈중 지질분포에서 부정적인 변화를 보이는 비만 남아에게서 흡연이나 활동감소와 같은 해로운 행동양식이 지속될 경우 혈중지질 분포는 더욱 나빠지게 된다.

미국과 스웨덴의 코호트 연구(Must et al., 1992; Mossbery, 1989)에 따르면 청소년기 비만은 성인 초기의 심혈관질환에 의한 사망률을 높일 뿐 아니라 여성의 유방암과 남성의 대장암 위험을 높이는 것으로 조사되었다. 보갈루사심장연구 진행 중 사망한 성인과 소아의 사후조사를 보면 2세 정도의 어린 소아에게서도 대동맥과 관상동맥에 동맥경화성 변화가 관찰되었다. 관상동맥의 지방선은 2~15세에서 50%, 21~39세에서는 85%까지 증가하였으며, 대동맥의 섬유소판에서도 같은 경향을 볼 수 있었다. 이러한 혈관의 변화는 체질량지수와 높은 관련성을 가진다(Bernson et al., 1998). 또한 과체중 환자가 흡연을 하면 상승효과를 일으켜 사망률과 이환율은 더욱 증가한다. 청소년기 비만에서 기저 인슐린 저항성을 나타내는 고인슐린혈증이 가장 흔한 생물학적 이상요인이다. 청소년기 비만환자 중 단지 2%만이 당뇨를 보이는 반면에 젊은 인슐린비의존성 당뇨 환자의 85%가 비만이다(Bougnéres, 2000). 1982년 신시내티 연구에 따르면 비만 청소년의 인슐린비의존성당뇨 이환율이 10배 증가한 것은 청소년기가 인슐린비의존성당뇨의 시작에 매우 중요한 시기임을 알려 준다. 새롭게 당뇨로 진단된 환자의 평균 체질량지수는 37이었고(Pinhas-Hamiel et al., 1996) 이는 내장비만 증가가 중요한 요인으로 작용할 것으로 생각되며(Caprio et al., 1996) 아프리카계 미국인이 인슐린비의존성당뇨(NIDDM) 위험이 훨씬 큰 것으로 나타났다.

Strauss 등은 초음파 검사나 아미노트랜스퍼레이즈의 증가로 진단된 지방간이 고도비만인 소아와 청소년의 30~55%에서 발견된다고 하였다. 아미노트랜스퍼레이즈가 증가된 청소년의 60%에서 비만이 진단되었고 지방간은 혈중 인슐린 농도와 비례해서 나타나고 체중이 감소하면 사라진다(Frelut et al., 1995).

7) 기타 내분비계 질환과 피임

다낭성난소증후군(Polycystic ovary syndrome)은 난소에 수많은 낭종을 가지면서 난소가 커지는 질환으로 생리불순과 초음파 소견으로 진단 가능하다. 다낭성난소증후군은 고안드로겐혈증, 시상하부 뇌하수체 이상, 인슐린 저항성, 비만 등과 다른 심혈관질환의 위험요인을 함께 보이는 질환이다. 체중은 에스트론과 에스트로겐으로 전환되는 안드로스테네디온의 비율과 비례한다. 이것으로 사춘기에 생긴 다낭성난소증후군이 청소년기 비만과 관련되어 발생함을 설명할 수 있다. 비만은 혈중 성호르몬결합글로불린(Sex hormone binding globulin)을 증가시켜 유리 테스토스테론을 높인다. 다낭성난소증후군으로 진단하기 전에 부신증식증이나 난소종양, 부신종양을 감별해야 한다(Gordon, 1999).

청소년 피임은 비만과 관련된 위험요소를 고려하여 처방되어야 한다. 비만한 청소년과 비만하지 않은 청소년 사이에 성행동 양식의 차이를 연구한 논문은 없지만 비슷할 것으로 생각된다.

비만 여아는 다른 피임도구보다 피임약을 선호하는 것으로 조사되었다. 비만 여아에게 심부정맥혈전증을 포함하는 주의 깊은 진찰을 시행해야 하고, 피임약과 관련된 심혈관계 위험요인에 대해 조언해야 한다. 공복혈당, 콜레스테롤, 고밀도지단백콜레스테롤, 중성지방을 측정하고 피임약을 처방해야 하며 아미노트랜스퍼레이즈도 측정해야 한다. 불규칙한 월경이 있는 경우에 임신을 반드시 감별하고 호르몬 이상의 가능성에 대해서도 조사해야 한다.

비만이 심할수록 피임약 복용으로 인한 부작용이 커질 수 있다. 피임약은 천연 17-β-Estradiol과 연관되어 17-OH-progesterone에서 나온 nonadrogenic progesterone(chlormadinone acetate 5mg, cyproterone acetate 50mg)이 더 좋다고 한다. 피임약은 보통 월경주기의 5~25일에 처방한다.

성적 활동이 왕성한 청소년에게는 성 매개 질환의 예방에 대해서도 교육이 필요하고 콘돔 등의 사용을 권장한다(Atha, 1992; Brown & Cromer, 1997).

8) 비타민과 무기질

청소년기는 골량과 무기질농도가 증가하는 특징이 있다. 비만이 아닌 사람의 골량 증가는 사춘기 말에 최고에 이른다(Martin et al., 1997). 비만 청소년의 최대 골량에 대하여는 거의 알려진 바가 없고(McCormick et al., 1991) 비타민 D

경우도 성인의 경우는 잘 보고되지만 비만 청소년의 경우 거의 알려져 있지 않다(Bell et al., 1985; Norman et al., 1985). 비만한 소아와 청소년을 대상으로 시행된 최근의 연구는 상반된 결과를 보인다. Manzoni 등은(1996) 이중에너지 X선 흡수법(DEXA)으로 측정된 골무기질 함량이 비만 청소년과 소아에게서 증가한다고 하였으나 De Schepper 등은(1995) 그런 결과를 찾을 수 없다고 하였다.

프랑스에서 청소년기 비타민 D 공급이 제대로 이루어지지 않은 지역과 영아기 유제품 공급이 제대로 이루어지지 않은 지역의 비만하지 않은 청소년의 25%에서 25-OH 비타민 D가 계절에 따라 감소하였고 터너 스테이지 IV, V에 속하는 군에서는 39%가 감소된 결과를 보였다(Zeghoud et al., 1995). 파리에 거주하는 고도비만 청소년의 경우 여름에 25-OH 비타민 D 결핍은 남아 13%, 여아는 14%였다. 이는 이차성 부갑상선호르몬혈증과는 거의 관련이 없는 현상이다(Frelut et al., 1998). Zamboni 등(1998) 역시 비만 청소년에게서 골무기질 함량과 25-OH 비타민 D 농도가 낮게 관찰됨을 보고하였다. 이러한 결과는 지역별 영양상태 차이와 일조량 차이에 기인한 것으로 생각된다. 비만 청소년이 사회생활을 제대로 수행하지 못하는 점 또한 위험요인으로 고려해야 할 것이다. 식사요법을 통한 체중감량 시에는 비타민 D 부족을 항상 염두에 두어야 한다. 비만하다고 해서 모든 영양소가 충분할 것이라고 생각해서는 안 된다.

철결핍성 빈혈은 적어도 일반 인구 수준으로 발생할 것이고, 특히 사춘기 여아에게서 많이 발생할 것으로 생각된다.

9) 합병증

청소년기의 비만에 따른 정형외과적 문제는 여러 가지 패턴을 보인다. 비만 소아에게서 흔히 발생하는 대퇴골두골단탈출의 위험감소와 골성숙(여아의 초경과 남아의 터너 스테이지 IV에 상응하는)은 관련이 있다(Lorder, 1996). 무릎 골관절염과 같은 문제는 청소년기 동안 서서히 증가해서 성인 비만에서 문제를 일으킨다.

다른 합병증은 청소년기에 가역적인 변화로 존재하다가 성인 비만으로 이어졌을 때 심각하게 나타난다. 한 예로 몇몇 연구를 보면 비만 청소년에게서 수면저호흡증은 흔히 관찰되지만 심각한 무호흡증은 별로 보이지 않았다. 저호흡증은 종종 낮 동안의 졸림을 유발하지만 체중감량으로 가역적인 변화를 가져올 수 있다. 성인의 산소포화도는 목둘레와 반비례한다. 낮 동안 과도한 졸림을 호소하는 비만 청소년은 수면무호흡증에 대해 반드시 생각해야 한다(Lacendreux et al., 1998).

폐성 고혈압은 청소년은 예외다. 만약 폐성 고혈압이 청소년에게서 관찰된다면 발견하지 못한 심혈관 기형을 감별해야 한다. 비만 청소년 대부분의 경미한 심장 이상소견은 체중감량 후 호전을 보였고, 좌심방 확장과 중격비대가 흔한 소견이다. 비만성인의 심한 심장기능 이상은 마취의 위험도를 증가시킨다(Vaughan, 1992).

2. 정신적 측면

청소년기에는 큰 사회적 변화를 겪게 된다. 소아 초기에 가족이 소아의 생활환경 형성에 중요한 역할을 담당한다. 부모는 가정에서 직접 만들거나 이용 가능한 음식으로 소아의 식생활을 조절하고, 소아가 먹어야 할 음식을 결정하고 건강한 식습관을 가지도록 노력한다. 또한 부모는 자녀가 등교할 때 버스나 차를 이용하기보다는 자전거를 이용하게 하여 생활의 일부분으로 운동을 할 수 있도록 권장한다. 그리고 용돈을 제한하여 학교에서 친구들과 지나친 간식을 하지 않도록 통제한다.

나이가 들수록 용돈을 올려 주고 형과 누나와 구별되는 임무를 부여함으로써 책임감을 길러 주는 것이 부모의 역할이다. 소아는 나이가 많아질수록 밤늦게 잠들어도 되지만 대신에 더 많은 집안일을 도와야 한다.

이렇게 하여 부모는 소아의 심각한 비만을 예방할 수 있을 것이다. 청소년기 전기인 10~11세에 비만치료를 위해 가족상담을 시행하는 것은 매우 효과적이다(Flodmark et al., 1993). 가정은 소아의 정신적인 발달의 배경이 되고 소아의 삶의 질을 형성하는 데 중요한 요인이 된다. 조부모, 양부, 가족과 친한 어른들 또한 어린이의 생활에 중요한 영향을 끼칠 수 있다.

가정이나 학교에서 소아의 친구들은 중요한 위치를 차지하고 점차 가정 밖에서 중요한 본보기로 작용한다. 시간이 지나면 청소년이 되어 가정을 떠나고 각자의 짝을 찾고 결국 가정을 꾸린다. 이렇게 가족에서 자유로워지는 과정인 사춘기 중기에 비만소아는 가장 비만해진다. 가족치료는 비만소아에게 독립성을 키워 주고 가족이나 소아에게 비만으로 인한 문제가 발생하기 전에 미리 막는 역할을 한다.

가족은 소아가 서서히 그들의 체중에 대한 책임감을 가지도록 안내해 주고, 자유가 늘어날수록 금기사항도 늘어난다. 15~16세가 되면 비만 청소년은 그들의 체중에 대해 어른과 동일한 책임을 지게 된다.

1) 청소년 심리

11~14세의 청소년 초기에는 부모에게서 독립이 시작되고 또래집단에서 많은 영향을 받는다. 동성 또래집단과 함께 활동하고 이 시기에 미래에 대한 계획은 제한적이다. 추상적 사고가 발달하고 청소년기에 발달한 새로운 정신적 능력은 다른 사람의 요구를 파악할 수 있지만 때때로 자기중심적으로 흐를 수도 있다. 이 시기에는 신체변화에 초점을 두게 된다. 즉, '내가 정상인가?' (Joffe, 1994).

14~17세의 청소년 중기에는 부모와의 갈등이 최고조에 이른다. 또래집단의 영향이 가장 큰 부분을 차지하고 성적 관심이 고조되며 위험한 행동을 많이 한다. 자율성을 가장 염두에 두어야 하고 미래지향적인 생각과 추상적 사고가 확립되어야 한다. 신체변화를 받아들이고 개인적, 성적 정체성을 찾아야 한다. 즉, '나는 누구인가?'

17~21세의 청소년 후기에는 동성과 이성 친구 모두에서 친밀한 관계를 가지게 된다. 부모님과 화해하고 목표를 설정한다. 추상적 사고가 잘 정립되고 미래에 대한 현실적인 계획도 세우게 된다. 사회와의 관계 정립이 강조된다. 즉, '사

회 속에서 나의 역할은 무엇인가?'

2) 비만 청소년에게 중요한 것

청소년은 나이가 비슷한 또래집단에서 지지받고 또래집단의 일원으로 생활하게 된다. 그들 그룹의 주체성을 나타내는 상징 공유는 매우 중요하다. 여기에는 옷 등이 포함되는데 비만 청소년은 외형적으로 보기 좋은 옷을 입기가 어렵다. 체중감량의 가장 큰 이점 가운데 한 가지는 어울리는 옷을 자유롭게 입을 수 있다는 점이다.

또 하나 중요한 문제는 그룹활동 참석이다. 비만 청소년은 또래집단에서 스포츠 경기 등의 신체활동을 할 때 함께 참여하기 힘들다. 그러므로 부모들은 여름캠프 등을 통해서 비만 청소년이 친구를 사귀고 스포츠클럽에 가입할 수 있도록 도와주어야 한다. 부모가 청소년을 대신해서 일을 다하기보다는 어떤 일을 해낼 수 있는 방법을 제시해야 한다.

3) 비만 청소년 접근 방법

비만 청소년도 존중받아야 하고 그들의 부모뿐 아니라 체중에서도 자유로워야 한다. 천식이나 당뇨와 같은 만성질환과 비슷한 행동양식이 적용되는 데 가족치료가 효과적이다(Lask, 1987; Dare, 1992).

치료자로 체계적인 교육을 받지 못한 이들이 비만 청소년 문제에 접근하는 가장 좋은 방법에는 어떤 것이 있는가? 기초적인 접근방법의 하나로 즉각적인 대답을 요구하기보다는 문제를 제기하는 방법이 있다. 이렇게 하면 청소년이 자발적인 마음가짐으로 더 자유롭게 이야기할 수 있다. 연속적인 형태의 질문은 부모들을 면접 조사할 때 종종 사용된다.

- 당신 아이가 언제부터 비만해졌나요? 언제부터 학교 근처로 이사 왔나요?
- 당신 아이가 언제부터 비만해졌나요? 언제 실직했나요? 그 이후로 당신은 자녀에게 새 자전거를 사 주지 못했나요?

질문들은 악의가 없지만 비만 청소년 부모에게 죄책감을 갖게 할 수도 있다. 때때로 이런 질문이 위험하다고 느낄 수도 있으므로 말을 바꾸어 말하기도 하고 다른 종류의 질문법을 사용하기도 한다. 순환성 질문은 무엇이 일어났고 어떤 순서로 진행되는지 파악할 수 있다. 질문의 초점은 사람 사이의 관계다.

> ○○의 몸무게가 는다는 것을 누가 제일 처음 알게 될까요? 당신이 그것을 알았다면 어떻게 할 것입니까? 다음 번엔 누가 알게 될까요? 그 다음엔 어떤 일이 일어날까요?

호기심은 조기에 체중감량을 시행하여 체중조절을 할 수 있도록 긍정적이고 연속적인 변화를 가져올 수 있다. 어떻게 재발을 막을 것인가를 토론하는 것도 중요하다.

또 다른 질문법의 한 가지로 재귀성 질문을 들 수 있는데 보통 '만약'으로 시작한다. 한 예로 체중 문제에 관하여서 어떤 것도 하기 싫어하는 소아를 향한 질문이 있다.

> 의사: 체중을 줄이고 싶니?
> 소아: 아니요.
> 의사: 만약 체중감량이 쉬운 것이라면 도움이 되는 일들을 시작하는 게 어떻겠니?

이렇게 한다면 어떤 사람도 마지막 질문에 '아니요.'라고 대답하지는 않을 것이다(Tomm, 1987a, b, 1988).

4) 문제를 가진 고도비만 청소년

가족의 지지가 반드시 성공적인 결과를 보장하는 것은 아니다. 유전적인 영향이 강하고 사회 · 경제적 환경이 어려운 경우에는 종종 해결이 어렵다. 그 예로 프래더윌리 증후군을 가진 소아를 들 수 있다. 이런 소아는 매우 비만하고 청소년이 되어서도 인지능력이 떨어진다. 그들은 책임감 있는 성인으로 성장하고 싶지만 보통은 그럴 만한 능력이 없고, 독립해서 살고 싶지만 경제적 능력이 없다. 또한 종종 글을 읽는 것에도 어려움이 있으므로 잘못 이해하지 않도록 모든 것을 자세히 설명해야 한다. 성인 초기에는 매일 활동할 수 있는 직장을 가지는 것이 매우 중요하다.

지능저하를 가진 성인도 가족의 든든한 지지가 있다면 배우자를 만날 수도 있다. 그들의 배우자도 장애인인 경우가 많다. 그런데도 배우자를 치료 과정에 참여시키는 것은 매우 중요하다. 배우자와 가족에게 프래더윌리 증후군을 비롯한 다른 장애에서 왜 열량제한이 필요한지를 설명해야 한다. 때때로 전자레인지에 음식을 데워서 그들 스스로 음식을 먹을 수 있도록 교육하는 것이 필요하다. 치료가 항상 어려운 것만은 아니다. 인지기능에 장애가 있는 청소년에게 훈련이 필요한 이유를 잘 이해시킨다면 그들은 종종 훈련에 즐겁게 임한다. 각 개인의 눈높이에 맞춘 자세한 설명이 중요하다.

프래더윌리 청소년은 유전적 요소의 영향으로 발생하는 문제지만 치료에서는 사회적인 영향도 중요하다. 비만에 관하여 유전적으로 감수성이 있으면서 부모의 약물중독 등과 같은 사회 · 경제적으로 어려운 상황에 처한 소아는 체중조절에 대하여 가정에서 도움을 받을 수 없다. 이런 소아는 심한 비만과 어려운 환경 때문에 양육시설로 보내진다. 양육시설에서는 부모와의 접촉을 계속 유지할 수 있도록 도와주어야 한다. 그들의 부모가 능력을 갖추었을 때 소아는 체중조절 기회를 가질 수 있고 건강한 생활습관을 발전시킬 수 있다.

자폐와 비만을 가진 청소년의 치료는 어렵다. 그들의 행동에 관하여 의사소통이 어려우므로 자폐지지 팀을 구성하여 적절한 교육방법으로 특별한 치료를 시행해야 한다. 소아가 가장 좋아하는 음식을 알아내어 에너지를 감량한 형태로 제공한다.

식욕억제가 어렵고 여러 가지 사회 문제를 야기하는 청소년에게서 매우 드물지만 중요한 한 가지 감별진단으로 인슐린종을 들 수 있다. 인슐린의 과잉생산으로 항상 배고픔을 느끼고 나이가 들수록 배고픔을 채우기 위해서 더 많은 양을 먹게 된다. 어떤 이들은 비만해지면서 비행과 행실 문제를 일으키기도 하는데 공복혈당, 인슐린, C-펩타이드를 조사한다.

5) 낮 병동 프로그램

강한 유전적 성향을 가지거나 사회 · 경제적 계층이 아주 낮은 비만 청소년에게는 더욱 많은 지지가 필요하다. 그들의 집이나 양육시설과 같은 환경을 변화시키지 않고 치료하는 것이 중요하고, 그들이 일반적 교육 프로그램에 참여하지 못하거나 일을 할 수 없을 때 특별한 낮 병동 프로그램(주간 관리 프로그램)이 필요하다. 비만 청소년은 집과 비슷한 환경에서 낮 동안 그룹활동이나 책임감에 대한 교육을 받을 수 있다. 먹을 것을 사는 대신 열량을 낮춘 요리를 만들도록 교육한다. 이런 종류의 환경치료는 신경성 과식증이나 폭식을 가진 청소년에게 더욱 유익한 치료법이다. 치료는 소아, 청소년 클리닉과 같은 다른 지지체계와 동반되어야 한다. 종종 치료는 식이장애 외의 문제부터 시작한다. 모든 비만이 다 식이장애에 의한 것은 아니지만 강도 높은 치료가 필요할 수 있다.

6) 섭식장애와 비만

비만은 심리적 · 행동적으로 동일한 특징을 가지는 한 가지 질환군으로 단정지을 수 없다. 비만과 관련된 섭식장애(먹기장애, 식사장애)의 진단은 신중하게 검토되어야 한다. 섭식장애는 DSM-IV에 따라서 신경성 과식증, 신경성 식욕부진증, 폭식증, 달리 분류되지 않는 섭식장애로 분류된다. 일반적으로 기전은 잘 알려지지 않았고 진단은 증상에 따라서 내려진다. 분류에 관하여 더 많은 연구가 필요하지만 폭식증은 DSM-IV에 의해서 질병으로 분류된다.

과식증은 질환의 임상적 중등도에 따라 신경성 과식증 제거형(중증), 신경성 과식증 제거하지 않는 형(중등도), 폭식증(경증)으로 나눈다. 각 질병 간에 정신장애의 정도와 탈락률에 차이를 보인다. 정신병리에 따라서는 비만한 신경성 과식증환자, 비만한 폭식증환자, 비만하지만 폭식하지 않는 사람의 순서로 나눌 수 있다(de Zwoan et al., 1994). 6년간 관찰했을 때 60%에서 신경성 과식증 제거형이 신경성 식욕부진증보다 좋은 결과를 보였다(Fichter & Quadflieg, 1997). 과식증상은 10년 후에도 여전히 지속될 수 있으므로(Joiner et al., 1997) 장기간 관찰이 필수적이다. 폭식증은 인지치료나 개인 간의 유대관계를 호전시키는 개인 간 치료(가족치료와 유사)에 의해 치료될 수 있다(Rissaner, 1998).

신경성 과식증은 드문 질병이고 후기 청소년기인 15세 이전에는 거의 발생하지 않는다. 신경성 과식증은 폭식 후에 정상체중을 유지하기 위해 토하거나 하제를 사용한다. Stunkard(1990)가 처음에 폭식증을 비만 성인을 대상으로 기술하였으나 이후 정상체중인 사람에게서도 많이 발견되었다. 체중조절 프로그램에 참여하는 사람의 약 29%가 폭식증 기준에 맞아떨어진다(Stunkard, 1990, Spitzer et al., 1993). 비만한 사람의 섭식장애 유병률은 비만으로 인해 도움을 요청하는 사람 중 20~50%로 추정되어 왔다. 그러나 최근에는 비만프로그램에 참가하는 청소년의 단지 7%만 섭식장애가 있는 것으로 조사되었다(Decaluwé et al., 2000). 이런 차이가 생기는 이유는 면접을 통해 내린 진단으로는 초기 질병을 확진할 수 없기 때문이다(Stunkard., 1996; Ricca et al., 2000). 일반인구 중 비만에 대해 도움을 청하지 않는 비만한 사람들 사이에서 섭식장애의 유병률은 더 낮을 것으로 생각된다.

정신역동학적 정신치료가 섭십장애 일부의 경우에서는 유용하지만 단지 비만한 경우에서는 유용하지 않을 수도 있고 섭식장애를 가지지 않은 비만환자에게 도움이 된다는 뚜렷한 과학적 근거는 없다(Flodmark, 1997).

7) 결 론

임상적으로 청소년기는 비만의 예방과 치료에 중요한 시기다. 이 시기에 비만과 관련된 위험요인이 증가하고 성인비만이 될 가능성이 높아지게 된다. 사춘기에 급속한 성장과 청소년기의 정신적 · 신체적 변화는 청소년기의 영양상태에 긍정적인 변화를 줄 수 있다.

정신적인 면에서 비만 청소년은 다른 만성질환과 별 차이가 없다. 정신치료는 부모에게서의 자유, 또래집단 참여, 독립의 필요성, 식사와 운동을 통한 체중조절에 대한 책임감 사이에서의 갈등해결에 도움을 줄 수 있다. 이런 갈등에 대해 가족에게 알리고 도움을 주는 것이 중요하고 이상적인 체중조절 프로그램은 청소년과 가족의 도전, 전문가의 노력이 합쳐졌을 때 가능하다.

참고문헌

American Psychiatric Association (1994). *DSM-IV. Diagnostic and Statistical Manual of Mental Disorders*. Fourth Edition. Washington DC: American Psychiatric Association.

Atha, N. (1992). Les adolescents et la contraception. In *Gynecologie medico chirugicale de l'enfant et de l'adolescente*, eds, Salomon Y., Thibaud E., & Rappaport R. pp. 179-203. Paris: Douin.

Auwerx, J., & Staels, B. (1998). Leptin. *Lancet, 351*, 737-42.

Bell, N., Epstein, S., Greene, A., Shary, J., Oexmann, M. J., & Shaw, S. (1985). Evidence for alteration of the vitamin D endocrine system in obese subjects. *Journal of Clinical Investigation, 76*, 370-3.

Berenson, G. S., Srinavasan, S. R., Bao, W. et al. (1998). Association between multiple cardiovascular risk factors and atherosclerosis in children and young adults. The Bogalusa Heart Study. *New England Journal of Medicine, 338*, 1650-6.

Berkey, C. S., Gardner, J., & Colditz, G. A. (1998). Blood pressure in adolescence and early adulthood related to obesity and birth size, *Obesity Research, 6*, 187-95.

Bougnères, P. F. (2000). Genèse du risque de diabète chez l'enfant obèse in dépistage et prévention de l'obésité de l'enfant et de l'adolescent, pp. 117-30. Paris: INSERM.

Braddon, F. E. M., Rodgers, B., Wadworth, M. E. J. et al. (1986). Onset of obesity in a 36 years birth cohort. *British Medical Journal, 293*, 299-303.

Brown, R. T., & Cromer, B. A. (1997). The pediatrician and the sexually active adolescent. *Pediatric Clinics of North America, 44*, 1379-90.

Caprio, S., Hyman, L. D., McCarthy, S. et al. (1996). Fat distribution and cardiovascular risk factors in obese adolescent girls: importance of the intra-abdominal fat depots. *American Journal of Clinical Nutrition, 64*, 12-17.

Comuzzie, A. G., & Allison, B. (1998). The search for human obesity genes. *Science, 280*, 1374-7.

Dare, C. (1992). Change the family, change the child? *Archives of Disease in Childhood, 67*, 643-8.

Decaluwé, V., Braet, C., & Fairburn, C. (2000). Binge eating in obese children and adolescents. *International Journal of Obesity, 24* (suppl. 1). S162.

De Schepper, J., Van den Broeck, M., & Jonckheer, M. H. (1995). Study of lumbar spine bone mineral density in obese children. *Acta Paediatrica, 84*, 313-15.

de Zwaan, M., Mitchell, J. E., Raymond, N. C., & Spitzer, R. L. (1994). Binge eating disorder: clinical features and treatment of a new diagnosis. *Harvard Review of Psychiatry, 1*, 310-25.

Dietz, W. H. (1996). Prevention of childhood obesity. In *Progress in Obesity Research 7*, eds. A. Angel, H. Anderson, C. Bouchard et al., pp. 223-6. London: John Libbey Company.

Fichter, M. M., & Quadflieg, N. (1997). Six-year course of bulimia nervosa. *International Journal of Eating Disorders, 22*, 361-84.

Flodmark, C. E. (1997). Childhood obesity. *Clinical Child Psychology and Psychiatry, 2*, 283-95.

Flodmark, C. E., Ohlsson, T., Ryden, O., & Sveger, T. (1993). Prevention of progression to severe obesity in a group of obese schoolchildren treated with family therapy. *Pediatrics, 91*, 880-4.

Flodmark, C. E., Sveger, T., & Nilsson-Ehle, P. (1994). Waist measurements correlate to a potentially atherogenic lipoprotein profile in obese 12-14-year-old children. *Acta Paediatrica, 83*, 941-5.

Frelut, M. L., Rasakarivony, R., Cathelineau, L., & Navarro, J. (1995). Uneven occurrence of fatty liver in morbidly obese children. Impact of weight loss. *International Journal of Obesity, 19* (Suppl. 2), 43.

Frelut, M. L., Guibourdenche J., Oberlin F. et al. (1998). Changes in bone mineral density and vitamin D status in obese adolescents during weight loss. *International Journal of Obesity, 22* (Suppl. 4), 33.

Goran, M. I., Grower, B. A., Nagy, T. R. et al. (1998). Developmental changes in energy expenditure and physical activity in children: evidence for a decline in physical activity in girls before puberty. *Pediatrics, 101*, 887-91.

Gordon, C. M. (1999). Menstrual disorders in adolescence. Excess androgens and polycystic ovary syndrome. *Pediatric Clinics of North America, 46*, 519-43.

Guo, S. S., Chumlea, W. C., Roche, A. F., & Siervogel, R. M. (1997). Age-and maturity-related changes in body composition during adolescence into adulthood: the FELS

Longitudinal Study. *International Journal of Obesity, 21*, 1167-75.

Hay, P., & Fairburn, C. (1998). The validity of the *DSM-IV* scheme for classifying bulimic eating disorders. *International Journal of Eating Disorders, 23*, 7-15.

Joffe, A. (1994). Adolescent medicine. In: *Principles and Practice of Paediatric*. 2nd. edn., ed, F. Oski, Philadelphia: J. B. Lippincott Company.

Joiner, T. E., Jr., Heatherton, T. F., & Keel P. K. (1997). Ten-year stability and predictive validity of five bulimia-related indicators. *American Journal of Psychiatry, 154*, 1133-8.

Kaltzman, D. K., Golden, N. H., Neumark-Sztainer, D., Yager, J., & Strober, M. (2000). From prevention to progress: clinical research update on adolescent eating disorders. *Pediatric Research, 47*, 709-12.

Lahlou, N., Landais, P., De Borissieu, D., & Bougneres, P. F. (1997). Circulating leptin in normal children and during the dynamic phase of juvenile obesity: relation to body fatness, energy metabolism, calorie intake and sexual dimorphism. *Diabetes, 46*, 989-93.

Lask, B. (1987). Family therapy, *British Medical Journal, 294,* 203-4.

Lecendreux, M., Frelut, M. L., Quera-Salva, M. A. et al. (1998). Weight loss reduces sleep associated breathing disorders in obese children. *Journal of Sleep Research, 7* (Suppl. 2), 152.

Loder, R. T, (1996). The demographics of slipped capital femoral epiphysis. An international multicentered study. *Clinical Orthopaedic Related Research, 322*, 8-27.

Manzoni, P., Brambilla, P., Pietrobelli, A. et al. (1996). Influence of body composition on bone mineral content in children and adolescents. *American Journal of Clinical Nutrition, 64*, 603-7.

Martin, A. D., Bailey, D. McKay, H. A., & Whiting, S (1997). Bone mineral and calcium accretion during puberty. *American Journal of Clinical Nutrition, 66*, 611-15.

McCormick, D. P., Ponder, S. W., Fawcett, H. D., & Palmer, J. L. (1991). Spinal bone mineral density in 335 normal and obese children and adolescents: evidence for ethnic and sex differences. *Journal of Bone and Mineral Research, 6*, 507-13.

Mossberg, H. O. (1989). 40-year follow-up of overweight children. *Lancet, 2*, 491-3.

Must, A., Jacques, P. F., Dallal, G. E. et al. (1992). Long-term morbidity and mortality of overweight adolescents: a follow-up the Harvard Growth Study of 1922 to 1935. *New England Journal of Medicine, 327*, 1350-5.

Norman, H., Epstein, S., Grenn, A. et al. (1985). Evidence for alteration of the vitamin D endocrine system in obese subjects. *Journal of Clinical Investigations, 76*, 370-3.

Oslund, R. E., Yang, J. W., Klein, S. et al. (1996). Relation between plasma leptin concentration and body fat, gender, age, diet and metabolic covariates. *Journal of Clinical Investigations, 81*, 3909-13.

Pérusse, L., Chagnon, Y. C., Rice, T, et al. (1998). L'épidémiologie génétique et la génétique moléculaire de l'obésité: les enseignements de l'étude des familles du Québec. *Médécine/Sciences, 8-9* (24), 914-24.

Pinhas-Hamiel, O., Dolan, L. M., Daniels, S. R. et al. (1996). Increased incidence of non-insulin-dependent diabetes mellitus among adolescents. *Journal of Pediatrics, 128*, 608-15.

Ricca, V., Mannuucci, E., Moretti, S., Di Bernardo, M., Zucchi, T., Cabras, P. L. et al. (2000). Screening for binge eating disorder in obese outpatients. *Comparative Psychiatry, 41*, 111-15.

Rissanen, A. (1998). Psychological aspects on obesity and eating disorders. In: *Fetma/ Fedme (Obesity)*. T. Andersen, A. Rissanen & Rössner eds. Lund: Studentlitteratur.

Rolland-Cachera, M. F. (1995). Prediction of adult body composition from infants and child measurements. In *Body Composition Techniques in Health and Disease*, eds, P. S. W. Davies & T. J. Cole. Cambridge: Cambridge University Press.

Rolland-Cachera, M. F., Cole, T. J., Sempé, M. et al. (1991). Body Mass Index variations: centiles fom birth to 87 years. *European Journal of Clinical Nutrition, 45*, 13-21.

Shear, C. L., Fredman, D., Burke, G. et al. (1987). Body fat patterning and blood pressure in children and young adults. *Hypertension, 9*, 236-84.

Spitzer, R. L., Yanovski, S., Wadden, T., Wing, R., Marcus, M. D., Stunkard, A. et al. (1993). Binge eating disorder: its further validation in a multisite study. *International Journal of Eating Disorders, 13*, 137-53.

Strauss, R. S., Barlow, S. E., & Dietz, W. H. (2000). Prevalence of abnormal serum aminotransferase values in overweight and obese adolescents. *Journal of Pediatrics, 136*, 727-33.

Stunkard, A. (1990). A description of eating disorders in 1932. *American Journal of Psychiatry, 147,* 263-8.

Stunkard, A., Berkowitz, R., Wadden, T., Tanrikut, C., Reiss, E., & Young, L. (1996). Binge eating disorder and the night-eating syndrome. *International Journal of Obesity, 20,* 1-6.

Tell, G. S., Tuomilheto, J., Epstein, F. H. et al. (1985). Study of atherosclerosis determinants and precursors during childhood and adolescence. *Bulletin of the World Health Organization, 64,* 595-605.

Tomm, K. (1987a). Interventive interviewing: Part I. Strategizing as a fourth guideline for the therapist. *Family Process, 26,* 3-13.

Tomm, K. (1987b). Interventive interviewing: Part II. Reflexive questioning as a means to enable self-healing. *Family Process, 26,* 167-83.

Tomm, K. (1988). Interventive interviewing: Part III. Intending to ask linear, circular, strategic, or reflexive questions? *Family Process, 27.* 1-15.

Van Lenthe, F. J., Kemper, H. C. G., & Van Melchem, W. (1996). Rapid maturation in adolescence results in greater obesity in adulthood: the Amsterdam Growth and Health Study. *American Journal of Clinical Nutrition, 64,* 18-24.

Vaughan, R. W. (1992). Anaesthesia and morbid obesity in Obesity, 1st edition, eds. P. Bjorntrop & B. N. Brodoff. pp. 720-30. Philadelphia: J. B. Lippincott Company.

Wabitsch, M., Jensen, P. B., Blum, W. F., Christofferson, C. T., & England, P. (1996). Insulin and cortisol promote leptin production in cultured human fat cells. *Diabetes, 45,* 1435-8.

Wabitsch, M., Blum, M. F., Muche, R. et al. (1997). Contribution of androgens to the gender difference in leptin production in obese children and adolescents. *Journal of Clinical Investigation, 100,* 808-13.

Whitaker, R. C., Wright, J. A., Pepe, M. S., Seidel, K. D., & Dietz, W. H. (1997). Predicting obesity in young adults from childhood and parental obesity. *New England Journal of Medicine, 337,* 869-73.

World Health Organization (1985). *Energy and Protein Requirements.* Technical Report Series 724, Geneva: WH'''O.

Zamboni, G., Soffati, M., Giovarina, D. et al. (1988). Mineral metabolism in Obese children . *Acta Paediatrica Scandinavica, 77,* 741-6.

Zeghoud, F., Delaveyne, R., Rehel, P. et al. (1995). Vitamine D et maturation pubertaire. Interêt et tolérance d'une supplémentation vitaminiqe D en période hivernale. *Archives de Pédiatrie, 2,* 221-6.

제 9 장

프래더윌리 증후군 및 기타 비만 관련 증후군

Giuseppe Chiumello[1)] and Elizabeth M. E. Poskitt[2)]

1. 도 입

대부분의 소아 비만은 특별한 합병증이 없는 일차성 또는 외인성 비만이다. 그러나 어떤 경우 정신적인 문제나 정형외과적 문제가 비만과 동반하기도 하고, 경도의 비특이적 정신 지체 소아에게서 단순 비만이 더 빈번하게 발견되기도 한다. 단순 비만소아의 경우에도 중증 비만으로 인한 건강상의 문제가 점차적으로 발생할 수 있으나, 초기 아동기에는 대부분 특별한 건강상의 문제가 발견되지 않는다. 반면에 '병적인' 이차성 또는 내인성 비만에서는 다양한 문제가 동반되었으며, 이 경우 비만이 주된 증상인 경우는 드물다. 이차성 비만은 전체 비만 환자의 5% 미만밖에 되지 않지만, 비만의 유전학적 이해가 늘어 갈수록 이전에 단순 비만이었던 환자들이 미래에는 이차성 비만으로 진단될 수 있다.

이차성 비만은 내분비 질환과 유전자 염색체 질환으로 나눌 수 있다.

1) Clinica paediatrica III, Universita degli Studi di Milano.
2) International Nutrition Group, London School of Hygiene and Tropical Medicine.

2. 내분비 질환

1) 갑상선저하증

전형적인 갑상선저하증을 가진 성인은 체지방량이 증가되었고, 이것이 갑상선저하증의 주된 증상일 수 있다. 그러나 소아기에는 성장지연이 갑상선 저하증

〈표 9-1〉 임상적으로 비만과 관련된 주요 증후군

<table>
<tr><td>염색체 이상</td><td colspan="2">프래더윌리 증후군
다운 증후군</td></tr>
<tr><td rowspan="5">유전자 이상</td><td>상염색체 우성</td><td>비몬드 증후군(Biemond Syndrome)</td></tr>
<tr><td>상염색체 열성</td><td>알스트롬 증후군(Alstrom Syndrome)
바뎃-비들 증후군(Bardet-Biedle Syndrome)
비몬드 증후군(Bimond Syndrome)
카펜터 증후군(Carpenter Syndrome)
코헨 증후군(Cohen Syndrome)</td></tr>
<tr><td>염색체 유전</td><td>보제슨-포스만-레만 증후군(Borjeson-Forssman-Lehmann Syndrome)</td></tr>
<tr><td>렙틴 대사에 영향을 미치는 단일 유전자 이상</td><td>선천성 렙틴결핍
절단형 렙틴 단백(truncated leptin protein)
렙틴 과오 돌연변이(missense mutation in leption)
렙틴 수용체 돌연변이
전구호르몬 전환효소 1 돌연변이(Prohormone convertase 1 mutation)
흑색소 부신피질자극호르몬 4-수용체 돌연변이(Melanocortin 4 receptor mutation)</td></tr>
<tr><td>내분비 이상</td><td>갑상선저하증
쿠싱병 부신겉질항진증(Cushing's disease: hyperadrenocorticism)
성장호르몬 결핍증
이차성 뇌하수체 손상
슈타인-레벤탈 증후군(Stein-Leverthal Syndrome)</td></tr>
</table>

〈표 9-2〉 이차성 비만을 암시하는 임상적인 특징

<table>
<tr><td colspan="2">중증의 난치성 비만</td><td colspan="2">감각신경성 난청</td></tr>
<tr><td colspan="2">비정상적인 얼굴 모양</td><td colspan="2">소두증 또는 두개골 모양 이상</td></tr>
<tr><td rowspan="3">눈의 이상</td><td rowspan="3">결손(colobomata)
망막이상, 특히 망막색소변성(retinitis pigmentosa)
좁은 눈꺼풀 틈새(narrow palpebral fissures)
비정상적으로 위치한 눈꺼풀 틈새
중증의 사시</td><td colspan="2">정신지체</td></tr>
<tr><td colspan="2">근육 긴장저하(Hypotonia)</td></tr>
<tr><td>생식샘저하증</td><td>잠복 고환
작은 음경
늦은 사춘기</td></tr>
<tr><td rowspan="2">골격 이상</td><td rowspan="2">다지증(polydactyly)
합지증(syndactyly)
척주뒤옆굽음증(kyphoscoliosis)</td><td colspan="2">신장 기형</td></tr>
<tr><td colspan="2">심장 기형</td></tr>
</table>

의 주된 증상이며, 중등도 이상의 비만은 드물다. 소아기에서 갑상선저하증은 저신장, 성장 지연, 점액 수종 피부, 즉 창백한 얼굴에 분홍색 뺨—'복숭아와 크림' 안색—등을 보인다. 쉰 목소리나 탈모를 보일 수도 있으며, 추위를 쉽게 타고 변비와 졸음이 생긴다. 영아기가 지나서 이러한 증상이 나타나면 지능저하보다는 소아의 반응이 느린 것을 보고 병원을 찾을 수 있다. 갑상선저하증 환아는 반응이 느리기 때문에, 일반적으로 정상 소아처럼 산만하지 않아서 오히려 학교를 잘 따라가기도 한다. 갑상선저하증에 대한 치료가 수학 능력을 일시적으로 떨어뜨릴 수도 있는데, 이는 소아가 정상적으로 산만해져서 수업시간에 집중력이 떨어지기 때문이다(LaFranchi, 2000).

갑상선호르몬 및 갑상선자극호르몬의 측정으로 진단되며, 갑상선호르몬 보충요법이 평생 필요하다.

다운 증후군(Trisomy 21)을 가진 소아는 다른 정신 지체아처럼 비만 경향이 있으나, 이차성 자가면역성갑상선염으로 인한 갑상선기능저하증도 잘 생긴다. 그러므로 다운 증후군 소아가 갑자기 비만이 심해지는 경우에는, 반드시 갑상선기능저하증에 대한 검사를 시행해야 한다.

2) 쿠싱 증후군 및 부신겉질항진증

성장이 끝난 청소년의 단순 비만과 쿠싱 증후군을 구분하는 것은 쉽지 않다. 아동기에서 고코르티솔혈증은 언제나 저신장과 관련이 있다. 월안(moon face), 붉은 빰, 다모증 같은 쿠싱 증후군의 전형적인 모습은 단순 비만에서 오는 포동포동한 얼굴과 혼동될 수 있다. 단순 비만에서도 혈중 코르티솔이 상승될 수 있으나 이때는 하루 중 정상적인 변동을 보이며, 쿠싱 증후군이나 다른 고코르티솔혈증과 달리 저농도 덱사메타손에 의해 억제된다. 쿠싱 증후군에서는 소변 내 유리 코르티솔이 상승되었고, 정상 일중 변동과 저농도 덱사메타손에 의한 코르티솔의 억제가 소실되어 있다(Weber et al., 1995; Robyn et al., 1997).

3) 성장호르몬 결핍증

저신장은 성장호르몬 결핍증에서 특징적이다. 조기 소아기에서 성장호르몬 결핍은 마른 체구와 식욕부진으로 나타날 수 있으나, 후기 소아기에서는 저신장, 골연령 지연, 미성숙한 얼굴, 작은 손발과 함께 복부비만이 발생한다(Parlcs, 2000).

머리인두종(craniopharyngioma)을 가진 소아는 성장호르몬이나 갑상선호르몬 결핍증에 의해 비만이 유발될 수 있다. 시력 저하와 아픈 아이에 대한 가족의 지나친 관용이 신체활동 감소와 과식으로 이어져 비만을 유발할 수 있다.

3. 프래더윌리 증후군

1) 기 술

프래더윌리 증후군(Prader-Willi syndrome)은 비만과 관련된 가장 흔한 유전성 증후군이다. 1956년 Prader 등에 의해 처음 기술되었지만 구체적인 진단 기준은 1993년까지 확립되지 않았다. 프래더윌리 증후군의 유병률은 1만 명당 1명

〈표 9-3〉 프래더윌리 증후군에서 나타나는 임상적인 특징들

<table>
<tr><td>출생 전후기</td><td>태아기 운동 저하
출생 시 저체중
신생아 근육긴장 저하
신생아기 수유장애</td></tr>
<tr><td>얼굴</td><td>좁은 이마
처진 눈
낮게 위치한 귀
앞으로 위치한 콧구멍
잉어 모양 입
높은 활모양 입천장</td></tr>
<tr><td>골격</td><td>작은 손발
말단왜소증
작은 손톱
척주뒤옆굽음증</td></tr>
<tr><td>생식샘저하증</td><td>잠복 고환
작은 음경
클리토리스와 소음순의 형성 저하
일차성 또는 이차성 무월경증
사춘기 발달장애</td></tr>
<tr><td>행동장애</td><td>분노 발작
자해: 피부 찌르기
도둑질: 특히 음식 훔치기
속임수
불안정한 감정 상태</td></tr>
<tr><td colspan="2">작은 키</td></tr>
<tr><td colspan="2">정신지체</td></tr>
<tr><td colspan="2">언어장애</td></tr>
<tr><td colspan="2">과식증</td></tr>
<tr><td colspan="2">초기 소아기부터 시작되는 점진적인 비만</td></tr>
</table>

에서 1만 5,000명당 1명까지 다양하다. 프래더윌리 증후군은 남녀 모두에서 발생하며 전 세계적으로 발생한다. 이 증후군은 부모의 15번 염색체의 q11-q13 분절의 결손에 의하거나 이체증(uniparental disomy, UPD, 두 개의 완전한 15번 염색체이나 모두 어머니에게서 유래됨)에 의한다. 다른 원인으로는 유전체 각인 중심(imprinting centre)의 이상이 있다. 〈표 9-3〉에 프래더윌리 증후군과 관련된 임상 특징이 정리되어 있다.

출생 전후기의 특징

환아의 어머니는 보통 태동의 감소를 보고하며, 조기분만, 만기 후 출산, 임신 주수에 비해 작은 아기를 출산하는 경우가 많다. 태아의 시상하부의 이상이 출산의 시작 시간의 부정확함에 기여할 가능성이 있다. 신생아 근육 긴장도 저하나 질식이 정상아에 비해 8배나 많은 것으로 보고되고 있다(Wharton & Bresman, 1989; Donaldson et al., 1994).

출생 시에 주된 임상적 특징은 심한 근육 긴장 저하다. 이로 인해 출산 시 질

식이나 신경학적 이상이라는 추정진단을 내리는 경우도 있다. 근육의 긴장도는 수개월 또는 수년이 지나면 호전되는 양상을 보이지만 완전히 회복되지는 않는다. 이 근육 긴장도 저하는 근본적으로 중심성 신경 이상에 의한 것이며 다양한 호르몬 결핍이 동시에 존재하여 근육 긴장도에 영향을 미친다. 신생아기의 근육 긴장 저하의 가장 중요한 결과는 힘 없는 빨기 반사와 열량 섭취 감소로 인한 성장 장애다. 이런 경우 튜브 영양이 필요할 수도 있다.

프래더윌리 증후군으로 인한 근육긴장 저하 신생아의 경우, 호흡에 문제가 있는 경우는 드물기 때문에 다른 신생아 근육긴장 저하 증후군과 차이를 보인다. 전형적인 높은 톤의 약한 울음소리가 진단적 특징일 수 있다. 남아의 경우 근육긴장 저하와 동반한 양측성잠복고환으로 진단되는 경우도 있다. 외음부 비대증이 발생하기도 하지만 발견되기 어렵기 때문에 여아는 프래더윌리 증후군이 보통 늦게 진단된다.

신생아기 이후의 얼굴 모습은 그리 특징적이지는 않지만 장두증(dolicocephalic head), 작은 턱 또는 아래턱 후퇴증(retrognathia), 얇은 윗입술 등을 보이기도 한다. 고관절과 슬관절의 신전 제한이 또다른 특징으로, 선천성 고관절 탈구를 진단하기 위한 신생아 정규 신체검사에서 이 질환이 발견되기도 한다.

신생아와 영아는 체온 조절 문제를 보일 수 있다. 반복적으로 감염 없는 발열이 발생할 수 있으므로 가족에게 항생제 치료에 대한 주의를 주어야 하며, 발열 시 세균감염에 대한 증거가 있을 경우에만 치료해야 한다.

소아기

성장에 따라 얼굴 모양이 더욱 전형적인 형태를 나타내기 시작하는데, 비만한 프래더윌리 증후군 소아보다 전형적이다. 다른 임상적 특징 또한 더 명확해진다. 정형외과적인 문제도 흔한데, 이는 증후군 자체의 결과이기도 하며 비만에 따른 현상이기도 하다. 중증의 척주뒤옆굽음증이 빠르게 진행될 수 있는데, 이는 저신장을 악화시킬 뿐 아니라 심폐기능을 악화시키는 데 기여하기도 한다.

소화기계 문제로는 구토나 직장 출혈 등이 드물지 않게 발생한다. 가장 흔한 소화기계 증상은 과식증과 정상적인 포만감이 결여된 끊임없는 공복감인데, 이는 소아기 초기에 나타나며 청소년기에 악화되고 적절한 조절이 없다면 비만을 초래하게 된다. 최근 연구에 의하면 이러한 포만감 없는 공복감은 시상하부의 측실핵 발달장애와 관련 있다고 한다. 프래더윌리 증후군 환자에게서 정상 대조군에 비해 세포 수(특히 측실핵의 포만 신경세포 또는 옥시토신 생성 신경 세포)가 40%나 감소되는 것이 발견되었다(Swaab et al., 1995).

과도한 식욕은 비만의 주된 원인이다. 과식은 흔히 청소년과 성인의 공격적 행동, 자해 행위, 이식증(pica), 음식 훔치기, 사회관계 형성의 문제, 정신병적 경향(5~10%)과 관련 있다. 그 외 정서적인 취약성과 남을 조종하려는 행동, 강박적인 특성 및 일상의 변화에 대한 적응 장애 등이 보고된 바 있다(Donaldson et al., 1994; Dykiens et al., 1996; Cassidy, 1997; Bregani, unpublished data).

대부분의 부모는 어느 정도의 정신지체를 보고하는데, 발달 및 정신지체의 정도는 매우 다양하다. 평균 지능지수는 65 정도며, 보고자에 따라 정상 지능지수를 보이는 소아는 3~12%, 경계선상의 지능지수는 29~63%다(Holm, 1981; Greenswag, 1987; Akefeldt et al.,1991). 언어 발달은 흔히 늦으며 언어의 명료도, 발성, 유창함의 문제 등이 주로 보고된다. 언어 문제는 문법과 단어 문제 등을 포함하는데, 각각 소아의 특수한 문제에 맞는 개별화된 치료 프로그램이 필요하다.

비만은 프래더윌리 증후군의 사망률과 유병률을 증가시키는 주된 요소로서, 심각한 비만이 아니라면 거의 정상 수준의 수명을 누릴 수 있다. 대사장애(내당능 장애, 2형 당뇨병, 고혈압)와 혈전 정맥염, 만성 하지 부종 등의 순환장애와 순환-호흡기계 기능장애가 비만과 동반되어 나타날 수 있다.

프래더윌리 증후군은 2형 당뇨병의 조기 발병과 관련 있는 것으로 알려져 왔다. 프래더윌리 증후군 환자는 혈당 자극에 대한 β-세포의 반응이 감소되어 있으며, 비만과 인슐린 저항성 사이에 분열을 보여 비만 프래더윌리 증후군 환자와 정상체중의 프래더윌리 증후군 환자 사이에 혈당 조절 기전의 차이가 있음을 암시한다(Schuster et al., 1996).

당뇨병은 프래더윌리 증후군과 연관 있다고 생각했다. 최근 72명의 이탈리아 프래더윌리 증후군 환자를 대상으로 한 연구에서(평균 연령 16.3세, 표준 오차 0.7

세) 당대사의 이상과 내당능 장애를 보인 환자는 14%, 현성 2형 당뇨병은 10%로 나타났다. 또한 당대사 이상, 체질량지수 및 당뇨병의 가족력이 양의 상관관계를 보였다(Beccaria et al., unpublished data).

진행성 심폐기능의 장애는 픽윅 증후군(Pickwick syndrome), 수면 무호흡-저호흡 증후군(apnea-hypopnea syndrome), 심부전을 유발하며 심각한 경우 20대 초반에 사망하게 된다. 호흡기 합병증은 흉부와 목의 지방 축적과 주로 관련된 것으로 알려졌으며, 비만이 진행됨에 따라 중심성 호흡 조절에 일차성 장애가 발생하는 것으로 보인다.

프래더윌리 증후군 소아의 과체중은 열량의 과잉섭취뿐 아니라 에너지 소모의 감소도 하나의 원인이 된다. 프래더윌리 증후군 환자의 체성분에 대한 최근의 연구를 보면, 동일 체질량지수의 정상 비만 소아에 비교하여 프래더윌리 증후군 소아는 체지방이 더 많고 제지방량은 더 적은 것으로 나타났다. 이 체구성의 분포 특징은 적은 근육량, 즉 대사적으로 활동적인 조직이 감소되었고 전체적인 에너지 소모량이 더 적다는 것을 뜻한다. 이는 프래더윌리 증후군 환자의 부족한 근육 활동성과 영구적인 근육긴장도 저하의 원인이기도 한 것 같다(Davies et al., 1991; Davies & Joughin, 1992; Brambilla et al., 1997).

최근 많은 프래더윌리 증후군 환자는 성인기까지 생존하지만, 비만과 고혈압, 당뇨병, 하지와 발의 부종, 골감소증, 척주뒤옆굽음증과 호흡장애, 심성폐, 만성 심부전, 수면장애와 소화기계 문제 등으로 고통받게 된다. 행동장애로는 음식을 훔치는 습관, 고집스러움, 정신병적 문제(망상, 정신분열증, 강박신경증, 우울증) 등이 특징이다.

2) 진 단

프래더윌리 증후군은 부성 유전자인 15q11-q13번 염색체의 결손에 의해 생긴다. 약 75%의 전형적인 프래더윌리 증후군 환자에게서 부성 염색체 15q11-q13 결손이 관찰된다. 그 외의 대부분은 모성 염색체의 이체증(uniparental disomy, UPD, 두 개의 완전한 15번 염색체지만 모두 어머니에서 유래됨)이 있다.

핵형분석(Karyotyping) 자체는 염색체 전위의 드문 경우를 제외하고는 확진에 충분하지 않다. 염색체 진단의 가장 흔한 두 가지 방법은 현재로서는 DNA 메틸화 검사(methylation test)와 형광제자리부합법(fluorescent in situ hybridization, FISH)이 있다. 일반적으로 핵형분석과 메틸화 검사 두 가지 검사로 진단 내릴 수 있으나 재발위험에 대한 부가정보가 필요한 경우 추가적인 유전자 검사가 필요하다(Brondum-Nielsen, 1997). 임상적으로는 Holm과 Cassidy의 기준이 일차적인 진단 방법으로 사용되고 있다. 이 진단기준에 따라 임상적인 진단이 내려진 경우 유전자 검사가 필요하다.

3) 내분비적 이상

갑상선 기능과 부신 기능은 대부분의 프래더윌리 증후군 환아에게서 정상으로 나타났으며 정규 검사가 필요하지 않다(Ritzen et al., 1991; Muller, 1997). 그러나 과식증, 비만, 저신장, 성선기능저하, 체온조절 장애, 공격적 행동 등을 보이는 경우 시상하부나 뇌하수체의 복합적인 기능이상을 시사한다(Miller et al., 1996; Swaab, 1997). 많은 저자들은 성장호르몬 분비의 장애가 몇몇 프래더윌리 증후군 소아에게서 발견되었다고 보고하였다(Lee et al., 1987; Costeff et al., 1990; Angulo et al., 1991, 1996; Ritzen et al., 1991 Ritzen et al., 1991). 성장호르몬 결핍에 합당한 주된 임상적 징후는 성장 속도 감소, 제지방량 감소, 체지방 증가와 내장지방 증가, 휴식 대사율 감소, 근육 긴장 감소와 근력 저하 등이다(Davies et al., 1991; Ktish et al., 1991; Davis & Joughin, 1992; Gartner, 1992). 몇몇 행동적 특이성이 성장호르몬 결핍을 암시하는데, 주로 과식증과 고통, 우울증과 생기 감소로 나타난다.

생식샘저하증은 출생 시에 생식기의 형성 저하로 나타난다. 그 특징으로는 잠복고환(cryptoorchidism), 고환 형성 저하, 작은 음경, 소음순과 클리토리스의 형성 저하 등이다. 후기에 생식샘저하증은 사춘기 성적 발달의 부분적인 저하로 나타난다. 음모 및 액와모는 보일 수 있으나 대부분 적다. 유방조직의 발달 정도는 비만에 의해 종종 정확히 알기 힘들다. 일차성 무월경증이 대부분 나타나지만 초경이 있더라도(28% 정도) 이차성 무월경이 대부분 뒤따르며(100%), 조기 사춘기도 보고된 바 있다.

남녀 모두 성적인 활동은 드물며 대부분 불임증을 보인다(Cassidy, 1997). 비정상적인 황체호르몬분비호르몬(lutenizing hormone releasing hormone, LHRH)의 신경 세포 기능이 프래더윌리 증후군 환자의 성호르몬 감소를 설명한다(Swaab, 1997).

최근의 연구에서 렙틴이 프래더윌리 증후군 환자에게서 증가되었으나 지방량과 렙틴 농도의 관련성이 프래더윌리 증후군에서 변화되었다는 증거는 없다(Weige et al., 1997; Butler et al., 1998).

4) 치 료

프래더윌리 증후군 환자는 여러 대사성, 심폐기능의 장애로 고통받으며 이것은 조기 사망으로 이어지는 원인이 된다. 현재의 비만치료는 이 환자들에게 효과적이지 않다. 식사조절과 활동량 증가를 근간으로 하는 치료 프로그램이 기본이 되지만 프래더윌리 증후군 소아의 특징적인 행동 양상이 성공적인 식이조절에 주된 장애가 된다. 프래더윌리 증후군에서 비만 예방은 일차적으로 식사조절에 의해 이루어진다. 영양적 접근이 반드시 개별적으로 이루어져야 하며 순응도를 높이기 위하여 삶의 모든 면과 나이, 활동량, 가족 및 사회적인 환경, 정신적인 상황 등이 모두 고려되어야 한다. 정신적인 지지는 환아와 가족에게 필수적이다.

성장호르몬 치료가 성장 측면에서뿐 아니라 제지방량을 증가시키고 체지방을 감소하는 체구성의 긍정적인 변화 측면에서 보고되어 왔다. 현재 치료 용량은 주당 15~20U/m^{2}이다(Tonini et al., 1993; Donaldson et al., 1994; Angnlc et al., 1996; Eiholzer et al., 1997; Harffa, 1997; Lindgren et al., 1997; Trygstad & Veimo, unpublished data). 이 치료의 긍정적인 효과는 감정과 행동의 변화를 유발하여 매일 삶의 질을 향상시키는 것이다. 그러므로 성장호르몬 치료는 수명을 연장시키는 데 도움이 될 수도 있을 것이다. 최근 보고에서 주당 최고 24U/m^2

의 높은 용량을 사용할 것을 제안했는데 저자들은 이 방법으로 1년 후에 극적인 변화를 유도했다고 결론 내렸다. 성장 속도의 증가가 모든 환자에게서 관찰되었다. 근육량이 증가하고 신체 수행 능력이 향상되었으며 지방량 감소와 체중 대 신장 비율이 비만 환자에게서 감소하였다(Eiholzer et al., 1998).

잠복고환은 빠른 치료가 필요하다. 인융모생식샘자극호르몬(Human chorionic gonadtrpin) 치료가 고환의 하강에 효과가 없을 경우에는 고환 고정술(orchidopexy)을 시행하는 것이 좋다. 몇몇 프래더윌리 증후군 환자에게서 생식샘자극호르몬(gonadotrophin) 증가와 생식샘호르몬저하증을 보이는데, 이는 잠복고환 치료 실패가 원인이다.

프래더윌리 증후군 청소년이 완전한 사춘기로 진행하는 일은 드물다. 호르몬 대치 요법이 저생식샘자극호르몬-저생식샘호르몬증의 치료에 흔히 쓰이며 이차 성징의 발달을 향상시키고 성인기의 체구성과 골밀도에 좋은 영향을 미치는 것으로 알려졌다.

4. 기타 비만 증후군

1) 바뎃-비들 증후군

이 증후군은 1920년 Bardet과 1922년 Biedl에 의해 처음 보고된 상염색체 열성 질환이다. 유전적으로 이질적인 표현형을 보이며 염색체 11q를 포함한 몇몇 다른 위치에서 돌연변이에 의해 생긴다. 유병률은 1만 7,500명당 1명이며 비만과 망막 이상, 다지증, 생식샘저하증, 정신지체, 신장 기형 등의 특징을 보인다.

비만은 중심성 비만이 특징적이며 다식증과 연관되어 있다. 내당능이 저하되었으며 비만의 결과로 2형 당뇨병이 발생할 수 있다. 신장은 보통 정상 범위이나 저신장도 흔하다. 생식샘저하증은 환자의 거의 절반 정도에서 발견되며 작은 고환, 잠복고환, 작은 음경 등이 가장 흔한 소견이다. 생식샘저하증은 사춘기 발달에 장애를 일으키며 성인기의 명백한 저신장을 가져온다. 바뎃-비들 증후군(Bardet-Biedle Syndrome)은 여러 다른 유전자에 의한 특징적 증상을 나타내는데, 신장의 다양성도 이러한 이유로 설명할 수 있다. 다른 특징으로는 다지증이 있는데 이것은 축뒤(postaxial)에 나타나며 손과 발을 침범한다. 합지증과 단지증도 흔히 나타난다.

색소망막염(retinitis pigmentosa)은 흔히 아동기나 청소년기에 생기는데 주간맹(hemeralopia), 시력 저하, 색각 이상 등의 증상을 보인 후에 나타난다. 점차적인 시력 저하와 시력 상실이 소아 후기나 청소년기에 나타난다.

신장의 기형도 흔한데, 특히 다낭성 신장이 많이 나타나며 다뇨증과 신장 형성부전을 유발할 수 있다. 심장 이상(좌심실 비대, 대동맥 협착증)이 드물게 관련되었다는 보고가 있었으나, 50%에서 심실격막비후 및 확장성심근병이 발견되었다는 보고도 있었다(Elbedour et al., 1994). 지능지수는 다양하여 정신지체가 있는 경우 심각할 수 있으나 몇몇에서는 정상보다 조금 못한 수준일 수도 있다.

2) 로렌-문 증후군

로렌-문 증후군(Laurence-Moon Syndrome)은 흔히 바뎃-비들 증후군과 연관되었으나 유병률이 좀 더 낮고 심각한 추체외로 신경 이상이 특징적이며, 비만과 손가락 기형이 나타나지 않는다.

3) 비몬드 증후군

비몬드 증후군(Bimond Syndrome)도 바뎃-비들 증후군과 비슷하지만 유전 방식이 완전히 밝혀지지 않아 여러 가지 증후군을 일컫는 증후군인 것으로 알려져 있다. 그중 하나는 상염색체 우성, 다른 하나는 상염색체 열성이다. 홍채 결손(iris colobomata), 정신지체, 비만, 생식선저하증, 축뒤 다지증 등이 보도되었으며 홍채 결손이 이 증후군의 핵심적인 특징이다.

4) 알스트롬 증후군

알스트롬 증후군(Alstrom Syndrome) 역시 바뎃-비들 증후군과 비슷하지만 정신지체, 다지증, 생식샘저하증은 발견되지 않으며 망막색소증, 원뿔-막대 세포 이상증(cone-rod dystrophy), 감각신경성 난청, 비만과 2형 당뇨가 보고되었다(Alstrom et al., 1959).

다른 색소성 망막병과는 달리 주변부 시력이 먼저 소실되며 비특이적 망막병변으로 안구진탕과 중심부 시력손실이 유발된다. 녹내장도 발견될 수 있으며 신경적 난청은 진행성이다. 대사 이상으로 고요산혈증과 중성지방 및 전-β 지단백(pre-β lipoprotein)의 상승, 흑색 가시세포증(acanthosis nigricans) 등과 진행성 만성 신장병증, 확장성 심근병증 등이 보고되었다(Weinstein & Kliman, 1969).

카펜더 증후군은 상염색체 열성 유전 양식을 따르는 것으로 보이며 위치는 염색체 2(p12~13)이다(Macari et al., 1998).

5) 보제슨-포스만-레만 증후군

보제슨-포스만-레만 증후군(Borjeson-Forssman-Lehmann Syndrome)의 진단 기준은 안와상 능선(supraorbital ridge)과 움푹 들어간 귀(deep-set ear), 안검하수, 큰 귀와 둥글고 부은 듯한 얼굴과 심각한 정신지체, 간질, 근육 긴장 저하, 생식샘저하증과 비만 등이다. X 염색체 패턴의 유전이 제시되어 왔으며 위치는 Xq다(Borjeson et al., 1962; Mathews et al., 1989b; Mulley et al., 1989; Mathew et al., 1989a).

6) 카펜터 증후군: 첨두-다지증

카펜터 증후군(Carpender Syndrome)의 진단적인 특징은, 다양한 골유합을 보이는 첨두증(acrocephaly), 특징적인 얼굴(좁은 안와상 능선, 눈구석 주름을 동반하거나 하지 않은 안쪽 눈구석의 외측 전위, 아래로 위치한 귀, 귓바퀴 앞 오목), 짧은 손가락, 축전 다지증을 동반한 손의 연조직 유합, 발가락의 다지증 등이다. 비만과 정신지체, 생식선저하증이 나타날 수 있다.

덜 흔하게 나타나는 특징으로는 선천적 심장 이상, 발허리모음증(metatarsus varus), 외반고(coxa valga), 외반슬(geru valgum), 부비장(accessory spleen), 제대탈장, 저신장, 신장 기형 등이다. 정신지체는 항상 나타나는 것은 아니지만 한 연구에 의하면 75%에서 어느 정도의 지능장애가 발견되었다고 한다. 카펜터 증후군은 상염색체 열성 유전으로 유전된다.

7) 코헨 또는 페퍼 증후군

코헨 또는 페퍼 증후군(Coher or Pepper Syndrome)은 다양한 형태의 이상으로 나타나는데 저신장, 특이한 얼굴, 눈의 이상, 골의 이상, 소두증, 근육긴장 저하증, 정신지체가 흔하다. 눈의 이상으로는 시력 저하, 사시, 안구진탕 등이 포함되며 망막 색소의 심각한 장애 없이도 다양한 정도의 안신경 위축이 나타나서 시력장애와 주간 시력 결손, 시야 감소 등이 나타나게 된다.

얼굴의 형태가 후기 아동기에 가장 특징적인데 상악의 돌출된 앞니, 콧등의 돌출, 짧은 인중, 경도의 작은턱증, 큰 귀, 경도의 눈꺼풀 틈새의 아래 처짐 등이 흔하다(Lapeteria et al., 1988). 뼈의 이상은 좁은 손과 발, 짧은 손허리 및 발허리뼈, 가는 손가락, 과신전 관절, 외반슬, 외반주, 요추 앞굽음증(lordosis), 경도의 옆굽음증(scoliosis) 등이다.

중성구 감소증이 중성구의 유착능 증가와 더불어 보고되기도 하지만 골수 기능은 정상이다.

비만, 정신지체, 근육긴장도 저하와 얼굴 모양이 프래더윌리 증후군과 비슷할 수 있지만, 코헨 증후군을 가진 환아는 활발하고 긍정적인 사회성을 보여 책임감과 사회성에서 좋은 점수를 얻는 경향이 있다. 이러한 특징은 전형적인 프래더윌리 증후군 소아의 부정적인 행동과는 극명한 대조를 보인다. 상염색체 열성 유전 방식을 따른다.

8) 렙틴 합성과 대사에 영향을 미치는 단일 유전자 결손

최근의 분자유전학적인 발전으로 렙틴의 대사나 합성에 영향을 주는 단일 유전자 이상이 조기의 비만증과 저신장 및 생식샘저하증을 유발하는 것으로 생각되어 왔다. 여기에는 아직 밝혀지지 않은 수많은 비슷한 이상이 있으며 완전히 밝혀진 것은 거의 없다.

참고문헌

Akefeldt, A., Gillberg, C., & Larsson, C. (1991). Parder-Willi Syndrome in a Swedish rural county: epidemiological aspects. *Developmental Medicine and Child Neurology, 33*, 715-21.

Alstrom, C. H., Hallgren, B., Nilsson, L. B., & Asander, H. (1959). Retinal degeneration combined with obesity. diabetes mellitus and neurogenous deafness. A specific syndrome(not hitherto described) distinct from Laurence-Moon-Biedl syndrome. A clinical endocrinological and genetic examination based on a large pedigree. *Acta Psychiatrica et Neurologica Scandianvica, 34*, (Suppl. 129), 1.

Angulo, M., Castro-Magana, M., Uy, J., & Rosenfeld, W. (1991). Growth hormone evaluation and treatment in Prader-Willi Syndrome. In *Prader-Willi Syndrome and Other Chromosome 15q Deletion Disorders*, ed. S. B. Cassidy, pp. 171-5. NATO ASI Series, 61, Heidelberg: Springer Verlag.

Angulo, M., Castro-Magana, M., Mazur, B., Canas, J. A., Vitollo, P. M., & Serrantonio, M. (1996). Griwth hormone secretion and effects of growth hormone therapy on growth velocity and weight gain in children with Prader-Will syndrome. *Journal of Pediatric Endocrinology and Metabolism, 9*, 393-400.

Bardet, G. (1920). Sur un syndrome d'obesité congenitale avec polydactylie et retinite pigmentare (contribution à 1'etude des formes cliniques de 1'obesité hypophysaire), Faculté de Medicine de Paris, Thesis, 470: 107.

Beales, P. L., Warner, A. M., Hitman, G. A., Thakker, R., & Flinter, F. A. (1997). Bardet-

Biedl syndrome: a molecular and phenotypic study of 18 families. *Journal of Medical Genetics, 34*, 92-8.

Biedl, A. (1922). Ein geschwisterpaar mit adiposo-genitaler dystrophie. *Deutsche Medizinische Wochenschrift, 48*, 1630.

Blichfeld, S., Main, K., Ritzén, M., & Skakkebaek, N. E. (1991). Diminished 24 hour urinary growth hormone excretion in patients with Prader-Willi Syndrome. In *Prader-Willi Syndrome and Other Chromosome 15q Deletion Disorders*, ed. S. B. Cassidy, pp. 175-80. NATO ASI Series, 61. Heidelberg: Springer Verlag.

Brojeson, M., Forssman, H., & Lehmann, O. (1962). An X-linked, recessively inherited syndrome characterized by grave mental deficiency, epilepsy, and endocrine disorder. *Acta Medica Scandinavica. 171*, 13-21.

Brambilla, P., Bosio, L., Manzoni, P., Pietrobelli, A., Beccaria, L., & Chiumello, G. (1997). Peculiar body composition in patients with Prader Labhart Willi syndrome. *American Journal of Clinical Nutrition, 65*, 1369-74.

Brondum-Nielsen, K. (1997). The genetic basis for Prader-Willi syndrome: the importance of imprinted genes. *Acta Paediatrica, Suppl. 423*, 55-7.

Butler, M. G., Moore, J., Morawieckl, A., & Nicholson, M. (1998). Comparison of leptin protein levels in Prader-Willi syndrome and control individuals. *American Journal of Medical Genetics, 75*, 7-12.

Carey, J. C., & Hall B. D. (1978). Confirmation of the Cohen syndrome. *Journal of Pediatrics, 93*, 239-44.

Carpenter, G. (1909). Case of acrocephaly with other congenital malformations, *Proceedings of the Royal Society of Medicine*, *2*, 45-53, 199-201.

Cassidy, S. B. (1997). Prader Willi Syndrome. *Journal of Medical Genetic, 34*, 917-23.

Cohen, M. M., Hall, B. D., Smith, D. W., Graham, C. B., & Lampert K. J. (1973). A new syndrome with hypotonia, obesity, mental deficiency and facial, oral, ocular and limb anomalies. *Journal of Pediatrics, 83*, 280-4.

Costeff, H., Holm, V. A., Ruvalcaba, R., & Shaver J. (1990). Growth hormone secretion in Prader-Willi syndrome. *Acta Paediatrica Scandinavica, 79*, 1059-62.

Crinò, A., Tonini, G., Vido, L., Balsamo, A., De Simone, M., De Toni, T., Bosio, L., Lughetti, L., Livieri, C., Pasquino, A. M., Caruso, M., Ciampalini, P., Digilio, M. C.,

Antonello, I., Vignutelli, L., Sarni, P., Bernasconi, S., Fazzi, E., Pomella, S., Lo Presti, D., Bosco, D., & Chiumello, G. (1994). Bardet-Biedl syndrome: Italian multicentre study. *Italian Journal of Pediatrics, 20*, 530-6(English abstract).

Davis, P. S. W., & Joughim, C. (1992). Assessment of body composition in the Prader-Willi syndrome: implications for management. Prader-Willi Scientific Symposium. (Salt Lake City, Utah, July 18, 1990). *American Journal of Medical Genetics, 41*, 524-30.

Davies, P. S. W., Joughin, C., Livingstone, M. B. E., & Barnes, N. D. (1991). Energy expenditure in the Prader-Willi Syndrome. In *Prader Willi Syndrome and Other Chromosome 15q Deletion Disorders*. ed. S. B. Cassidy, pp. 181-8. NATO ASI Series, 61, Heidelberg: Springer Verlag.

Donaldson, M. D. C., Chu, C. E., Cooke, A., Wilson, A., Greene, S. A., & Stephenson, J. B. P. (1994). The Prader Willi syndrome. *Archives of Disease in Childhood, 70*, 58-63.

Dykens, E. M., Leckman, J. F., & Cassidy, S. B. (1996). Obsessions and compulsions in Prader-Willi syndrome, *Journal of Child Psychology and Psychiatry and Allied Disciplines, 37*, 995-1002.

Eiholzer, U., Weber, R., Stutz, K., & Steinert, H. (1997). Effect of 6 months of growth hormone treatment in young children with Prader-Willi syndrome. *Acta Paeditrica, Suppl. 423*, 66-8.

Eiholzer, U., Gisin, R., Weinmann, C., Kriemler, S., Steinert, H., Torresani, T., Zachmann M., & Prader, A. (1998). Treatment with human growth hormone in patients with Prader-Lab-hart-Willi syndrome reduces body fat and increases muscle mass and physical performance, *European Journal of Pediatrics, 157*, 368-77.

Elbedour, K., Zucker, N., Zalztein, E., Barki, Y., & Carmi, R. (1994). Cardiac abnormalities in the Bardet-Biedl syndrome: echocardiographic studies of 22 patients. *American Journal of Medical Genetics, 52*, 164-7.

Farooqi, I. S., & O'Rahilly, S. (2000). Recent advances in the genetics of severe childhood obesity. *Archives of Disease in Childhood, 83*, 31-4.

Friedman, E., & Sack, J. (1982). The Cohen syndrome: report of five new cases and a review of the literature. *Journal of Craniofacial Genetics and Developmental Biology, 2*, 193-200.

Gertner, J. M. (1992). Growth hormone actions on fat distribution and metabolism.

Hormone Research, 38 (Suppl. 2), 41-3.

Greenswag, L. R. (1987). Adults with Prader Willi syndrome: a survey of 232 cases. *Developmental Medicine and Child Neurology, 29*, 145-52.

Gunay-Aygun, M., Cassidy, S. B., & Nicholls, R. D. (1997). Prader-Willi and other syndromes associated with obesity and mental retardation. *Behavioral Genetics, 27*, 307-24.

Hauffa, B. P. (1997). One-year results of growth hormone treatment of short stature in Prader-Willi syndrome. *Acta Paediatrica, Suppl. 423*, 63-5.

Holm, V. A. (1981). The diagnosis of Prader-Willi syndrome. In *Prader Willi Syndrome*, eds. V. A. Holm, S. J. Schulzbacher & P. L. Pipes. Baltimore: University Park Press.

Holm, V. A., Cassidy, S. B., Butler, M. G., Hanchett, J. M., Greenswag, L. R., Whitman, B. Y., & Greenberg, F. (1993). Prader-Willi syndrome: consensus diagnostic criteria. *Pediatrics, 91*, 398-402.

Horner, R. L., Mohiaddin, R. H., & Lowell, D. G. (1989). Sites and sizes of fat deposits around the pharynx in obese patients with obstructive spell apnoea and weight matched controls. *European Respiratory Journal, 2*, 613-22.

Kitivitie-Kallio, S., Rajantie, J., Juvonen, E., & Norio, R. (1997). Granulocytopenia in Cohen syndrome. *British Journal of Haematology, 98*, 308-11.

Kitivitie-Kallio, S., Larsen, A., Kajasto, K., & Norio, R. (1999). Neurological and psychological findings in patients with Cohen syndrome: a study of 18 patients aged 11 months to 57 years. *Neuropediatrics, 30*, 181-9.

Klein, D., & Ammann, F. (1969). The syndrome of Laurence-Moon-Bardet-Biedl and allied diseases in Switzerland: clinical, genetic and epidemiological studies. *Journal of Neurological Sciences, 9*, 479.

Klish, W., Brown, B., Lin, T., Lee, P., & Greenberg, F. (1991). Studies of body composition in patients with Prader-Willi syndrome: implication for management. In Prader-Willi Scientific Symposium. (Salt Lake City, Utah. July 18, 1990). *American Journal of Medical Genetics, 41*, 524-30.

LaFranchi, S. (2000). Hypothyroidism. In *Nelson Texbook of Pediatrics*, eds. R. E. Behrman, R. M. Kliegman & H. B. Jenson, pp. 1698-704. Philadelphia: W. B. Saunders.

Lapeteria, F., Piantoni, G., Canino, R., Teza, F., & Ferrarini, D. (1988). La sindrome di

Cohen-Contributo alla sua delineazione clinica. *Pediatrica Medicina Chirugia, 10,* 217-21.

Ledbetter, D. H., Riccardi, V. M., Airhart, S. D., Strobel, R. J., Keenan, B. S., & Crawford, J. D. (1981). Deletion of chromosome 15 as a cause of the Prader-Willi syndrome. *New England Journal of Medicine, 304,* 325-9.

Lee, P. D. K., Wilson, D. N., & Rountree, L. (1987). Linear growth factor to exogenous growth hormone in Prader-Willi syndrome. *American Journal of Medical Genetics, 28,* 865-71.

Lindgren, A. C., Hagenas, L., Mueller, J., Blichfeld, S., Rosenborg, M., Brismar, T., & Ritzen, E. M., in collaboration with the Swedish National Growth Hormone Advisory Group (1997). Effects of growth hormone treatment on growth and body composition in Prader Willi Syndrome. *Acta Paediatrica, Suppl. 423,* 60-2.

Macari, F., Lautier, C., Giradet, A., Dadoun, F., Darmon, P., Dutour, A., et al. (1998). Refinement of genetic localisation of the Alstrom syndrome on chromosome 2p 12-13 by linkage analysis in a North African family. *Human Genetics, 103,* 658-61.

Mathews, K. D., Ardinger, H. H., Nishimura, D. Y., Buetow, K. H., Murray, J. C., & Bartlley, J. A. (1989a). Linkage localization for Borjeson-Forssman-Lehmann syndrome. *American Journal of Medical Genetics, 34,* 470-4.

Mathews, K. D., Buetow, K., Turner, G., & Mulley, J. (1989b). Borjeson-Forssman-Lehmann syndrome localization. *American Journal of Medical Genetics, 34,* 475.

McKusick, V. A. (1990). *Mendelian Inheritance in Man. Catalogs of Autosomal Dominant, Autosomal Recessive, and X-Linked Phenotypes,* 9th edn. Baltimore: Johns Hopkins University Press.

Miller, L., Angulo, M., Price, D., & Taneja, S. (1996). MR of the pituitary in patients with Prader-Willi syndrome: size determination and imaging findings. *Pediatric Radiology, 26,* 43-7.

Muller, J. (1997). Hypogonadism and endocrine metabolic disorders in Prader-Willi syndrome. *Acta Paediatrica, Suppl. 423,* 58-9.

Mully, J. C., Turner, G., Gedeon, A., Sutherland, G. R., Rae, J., Power, K., & Arthur, I. (1989). Borjeson-Forssman-Lehmann syndrome: clinical manifestations and gene localization to Xq26-27, *Cytogenetics and Cell Genetics, 51,* 1049.

Olivieri, O., Lombardi, S., Russo, C., & Corrocher, R. (1998). Increased neutrophil adhesive capability in Cohen syndrome, an autosomal recessive disorder associated with granulocytopenia. *Haematologica, 83*, 778-82.

Parks, J. S. (2000). Hypopituitarism. In *Nelson Textbook of Pediatrics,* eds, R. E. Behrman, R. M. Kliegman & H. B. Jenson, pp. 1675-80. Philadelphia: W. B. Saunders.

Prader, A., Labhart, A., & Willi, H. (1956). Ein Syndrom von Adipositas, Kleinwuchs, Kryptorchismus and Oligophrenie nach myatonieartigem Zustand im Neugeborenenalter. *Schweizerische Medizinische Wochenschrift, 86*, 1260-1.

Ritzén, E. M., Bolme, P., & Hall, K. (1991). Endocrine physiology and therapy in Prader-Willi syndrome. In *Prader Willi Syndrome and Other Chromosome 15q Deletion Disorders,* ed. S. B. Cassidy, pp. 153-70. NATO ASI Series, 61, Heidelberg: Springer Verlag.

Robinson, W. P., Bottani, A., Yagang, X., Balakrishnan, J., Binkert, F., Machler, M., Prader, A., & Schinzel, A. (1991). Clinical, molecular and cytogenetic survey of potential Prader-Willi syndrome patients. In *Prader Willi Syndrome and Other Chromosome 15q Deletion Disorders,* ed. S. B. Cassidy, pp. 53-8. NATO ASI Series, 61, Heidelberg: Springer Verlag.

Robyn, J. A., Koch, C. A., Montalto, J., Yong, A., Warne, G. L., & Batch, J. A. (1997). Cushing's syndrome in childhood and adolescence. *Journal of Paediatrics and Child Health, 33,* 522-7.

Schuelter, B., Buschatz, D., Trowitzsch, E., Asku, F., & Andler, W. (1997). Respiratory control in children with Prader Willi syndrome. *European Journal of Pediatrics, 156,* 65-8.

Schuster, D. P., Osei, K, & Zipf, W. B. (1996). Characterization of alterations in glucose and insulin metabolism in Prader-Willi subjects. *Metabolism, 45*, 1514-20.

Shelton, K. E., Woodson, H., & Spencer, G. (1993). Pharyngeal fat in obstructive sleep apnoea. *American Review of Respiratory Disease, 18*, 462-6.

Smith, D. W., & Jones, K. L. (1988). *Smith's Recognizable patterns of Human Malformation.* Philadelphia: W. B. Saunders Co.

Swaab, D. F. (1997). Prader-Willi syndrome and the hypothalamus. *Acta Pasdiatrica, Suppl. 423*, 50-4.

Swaab, D. F., Purba, J. S., & Hofman, M. A. (1995). Alterations in the hypothalamic paraventricular nucleus and its oxytocin neurons (putative satiety cells) in Prader-Willi syndrome: a study of five cases. *Journal of Clinical Endocrinology and Metabolism, 80*, 573-9.

Taravath, S., & Tonsgard, J. H. (1993). Cerebral malformations in Carpenter syndrome. *Pediatric Neurology, 9*, 230-4.

Temtamy, S. A. (1996). Carpenter syndrome: acrocephalopoly-syndactyly: an autosomal recessive syndrome. *Journal of Pediatrics, 69*, 111.

Tonini, G., Bruno, E., Marinoni, S., & Gigio, L. (1993). Growth hormone therapy in syndromes with short stature. *Acta Paediatrica Scandinavica, Suppl. 379.*

Verloes, A., Temple, I. K., Bonnet, S., & Bottani, A (1997). Coloboma, mental retardation, hypogonadism, and obesity: critical review of so-called Biemond syndrome type 2, updated nosology, and delineation of three 'new' syndromes. *American Journal of Medical Genetics, 69*, 370-9.

Weber, A., Trainer, P. J., Grossman, A. B. et al. (1995). Investigation, management and therapeutic outcome in 12 cases of childhood and adolescent Cushing's syndrome. *Clinical Endocrinology, 43*, 19-28.

Weigle, D. S., Ganter, S. L., Kuijper, J. L., Leonetti, D. L., Boyko, E. J., & Fujimoto, W. Y. (1997). Effect of regional fat distribution in Prader-Willi syndrome on plasma leptin levels. *Journal of Clinical Endocrinology and Metabolism, 82*, 566-70.

Weinstein, R. L., & Kliman, B. (1969). Familial syndrome of primary testicular insufficiency with normal virilization, blindness, deafness and metabolic abnormalities. *New England Journal of Medicine, 281*, 967.

Wharton, R. H., & Bresman, M. J. (1989). Neonatal respiratory depression and delay in diagnosis in Prader-Willi syndrome. *Developmental Medicine and Child Neurology, 31*, 231-6.

제 10 장
호르몬과 대사의 변환

Ewa Malecka-Tendera[1] and Dénes Molnár[2]

대부분의 소아 비만은 비만의 원인이 되는 의학적 문제를 가진 경우는 거의 없다. 소아 비만의 1% 미만이 내분비 질환에 의한 경우다. 그런데도 단순 비만에 상대적 저신장이며 옅은 분홍색 선조를 가진 소아가 쿠싱 증후군이 의심되어 종합병원에 의뢰되는 일이 흔하다. 복부지방에 묻혀서 상대적으로 작은 성기를 가진 비만한 남아의 부모는 생식샘저하증(hypogonadism)을 의심하여 의료기관을 방문하게 되는데, 대부분의 경우는 호르몬의 이상이 없다. 최근에 언급된 인간 단일 비만 유전자 변이에 관한 내용을 염두에 두어야겠지만 정상 체중, 지능, 혈압, 정상이거나 약간 증가한 골연령, 기형적 특징이 없는 경우는 병적인 비만일 가능성이 매우 낮다. 단순 비만에서 증가된 지방량 때문에 이차적으로 내분비계 이상이 오는 경우가 흔하다(〈표 10-1〉 참조).

그러나 대부분의 경우 내분비계 이상은 성공적인 체중 감량으로 사라지게 된다. 단순 비만의 진단이 불확실한 경우에만 호르몬 검사가 필요하다. 이 장에서

1) Department of Pathophysiology, Silesian School of Medicine, Katowice.
2) Department of Paediatrics, University of Pécs.

는 반드시 비정상이거나 기능장애를 의미하지는 않는 비만과 연관된 호르몬 변화에 대해서 언급하려 한다.

대부분의 변화는 보상적이고 생리적이다. 예를 들면, 고인슐린혈증은 비만에 의한 인슐린 저항성에 대하여 보상적으로 정상범위의 혈당을 유지하기 위해 필연적이다. 이처럼 중등도 비만 남성의 경우 성호르몬결합글로불린(Sex-hormone binding globulin, SHBG)의 감소로 인한 총 혈청 테스토스테론의 감소가 유리 테스토스테론의 비율 증가에 의해 보상된다. 이러한 현상은 정상적인 남성호르몬 활동을 유지하기 위해서다. 그러나 일부 비만과 연관된 호르몬의 변화는 일차적으로 보상적인 기능이 있으나 바람직하지 않은 이차적인 효과를 가질 수도

〈표 10-1〉 비만에서의 내분비 계통 이상

계 통	이 상
시상하부-뇌하수체-부신 축	코르티솔 전환 증가 중심성 비만에서 코르티솔 증가 스트레스에 대한 코르티솔 증가
갑상선	T3와 기초 대사율의 상관성
생식선	성호르몬 결합 글로불린(SHBG) 감소
남성	부신 안드로겐에서 에스트로겐으로의 말초전환 증가 유리 테스토스테론 감소 고도비만에서 저생식샘자극호르몬생식샘저하증
여성	부신 안드로겐에서 에스트로겐으로의 방향화 증가 프로게스테론 감소 난소의 안드로겐 생성 증가 유리 테스토스테론 증가
GH-IGF	분비 감소 GHBP 증가 IGF-1 증가(유리/전체)
췌장	기저 및 반응성 인슐린 증가 말초 인슐린 저항성
지방조직	렙틴 증가

주: T3-triiodothyronine, 기초 대사율-resting metablic rate, 성호르몬 결합 글로불린-sex hormone binding globulin, 성장호르몬-growth hormone, 성장호르몬 결합-단백-growth hormone binding protein, 인슐린유사성장요인 성장요인I-insulin-like growth factor1.

있다. 예를 들면, 고인슐린혈증은 신장에서 나트륨(Na)의 재흡수를 증가시키고 난소의 남성호르몬 생성을 촉진하여 고혈압과 고안드로겐증(hyperandrogenism)을 유발하게 된다.

1. 뇌하수체-부신 축

비만 동물실험 모델에서 코르티코스테론의 증가가 관찰되었으며(Yor & Bray, 1992), 부신제거술로 비만이 사라지거나 예방되었다. 이 현상은 제2형 글루코코르티코이드 수용체(Thomas et al., 1994)에 의한 것으로 여겨지나 인간 비만에서의 글루코코르티코이드의 역할은 명확하지 않다(chalew et al., 1995). 비만소아에서의 코르티솔 분비율은 증가되었고(Genazzani et al., 1978), 이것은 제지방량과 스테로이드 저장을 위한 지방 내 공간의 증가와 부신 스테로이드 대사의 변화를 반영한다. 24시간 통합 부신겉질자극호르몬(adrenocorticotrophic hormone, ACTH) 농도는 약간 증가되어 있으나 혈청(유리형, 결합형) 코르티솔, 코르티솔 분비의 일간리듬, 소변에서의 유리형 코르티솔(urinary free cortisol)은 비만소아에서 모두 정상이다(Kobberling & Von zur Muhlen, 1974; Slavnov & Epstein, 1977; Genazzani et al., 1978). 비만에 따른 증가된 제지방량(Lean body mass,LBM)을 보정하면 글루코코르티코이드의 대사물인 17-수산화아실-스테로이드(urinary 17-hydroxy-steroid)의 소변 배설은 정상이다. 정상적인 혈청 코르티솔 농도로 미루어 보아 소변에서의 글루코코르티코이드 대사물의 증가는 코르티솔의 전환 증가를 의미한다(Srteeten et al., 1969). 비만 환자에서 인슐린에 대한 코르티솔의 반응도 정상인에 비해 약간 증가하였다(Cacciari et al., 1975). 소변과 혈청에서의 코르티솔의 증가는 허리/엉덩이 둘레비와 복부의 시상 직경, 지름 증가와 비례하여 증가하였다(Marin et al., 1992a). 스트레스에 대한 혈청 코르티솔의 반응은 허리/엉덩이 둘레비가 높은 여성에서 증가하였고, 이는 복부비만의 중요한 요인으로서 환경적인 스트레스에 대한 코르티솔 반응이 중요함을 암시한다(Björntorp, 1995).

증가된 ACTH 분비도 부신 구역 그물층(adrenal zona reticularis)에서 성 스테로이드의 생성을 증가시킨다. 성 스테로이드 생성은 청소율보다 증가되어 나이와 터너 단계를 보정한 조절군에 비하여 비만소아에서 혈청 부신 남성호르몬(adrenal androgen)의 농도가 더 높다(Genazzani et al., 1978). 이러한 현상은 비만소아에서 흔히 보이는 증가된 골연령과 빠른 사춘기를 설명한다. 7~9세의 비만 여아는 정상 성인의 부신 남성호르몬 농도와 유사하다. 사춘기 전 비만 남아도 부신 남성호르몬 생산이 증가하여 조기 청년기에 절정에 도달한다(Cacciari, 1977).

동물실험을 통해 외부에서 디히드로에피안드로스테론(Dehydroepiandrosterone, DHEA, 부신 성 스테로이드의 전구 물질)을 주입하였을 때 지방의 축적이 현저하게 감소하여 비만에서의 DHEA 대사는 특히 주목할 만한 관심 대상이다(Cleary et al., 1984). 비만한 경우 혈청 DHEA 수준은 증가되었다. 이것은 DHEA의 합성, 저장, 배설의 변화를 반영하며 인간 대상의 연구에서도 지방조직에 의해서 DHEA의 섭취가 증가되고 황화(sulphated) 대사물로의 말초 전환이 감소함을 암시하고 있다(Bird et al., 1972; Feher & Halmy, 1975). DHEA의 항비만 효과의 기전은 아직 명확히 밝혀지지 않았다.

2. 뇌하수체-생식선 축

1) 난 소

비만 여아는 사춘기를 빨리 겪는다(Crawford & Osler, 1975). 초경이 시작되기 위해서 일정 양의 체지방이 필요한데(Frisch, 1987), 확실히 정상체중보다 비만 여아가 초경 시작 연령이 낮은 경향이 있다. 비만은 고안드로겐증(Hyperandrogenism)과 무배란, 월경장애와 연관이 있다. 7세에 비만인 여아는 성인이 되어서 월경장애 발생 위험률이 높아졌다(Lake et al., 1997). 고안드로겐증 여성은 두 가지 형태로 나뉜다. 첫째는 고인슐린혈증과 황체형성호르몬/난포자극호르몬(LH/FSH) 비율이 정상이면서 비만한 경우, 둘째는 인슐린과 체중은 정상이나 LH/FSH 비율은 비정상인 경우다(Dale et al., 1992). 남성호르몬 활동이 증가하면 다모증과 월경장애가 자주 동반되는데, 이것은 특히 둔근-대퇴 유형보다는 복부비만에서 흔하다(Kirschner et al., 1990). 고안드로겐증과 복부비만과의 연관성은 청소년(여)에게서 이미 입증되었다(Wabitsch et al., 1995b).

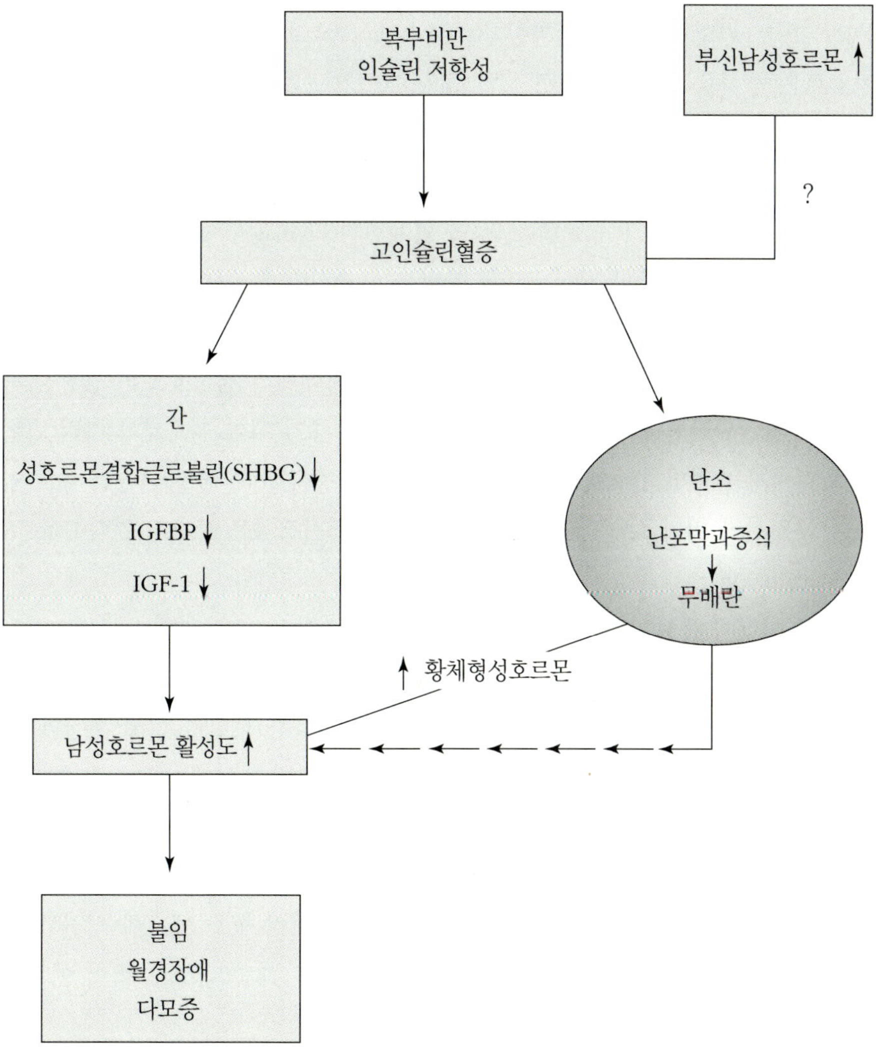

[그림 10-1] 월경장애에 이르는 비만 관련 호르몬의 변화

비만과 고안드로겐증 사이의 기전은 명확하지는 않으나 비만과 연관된 부신과 생식기에서의 성 스테로이드 생성 변화가 월경장애를 설명할 수 있다. 지방과 근육조직은 인슐린 저항성이 있으나 난소는 상대적으로 인슐린에 민감하다. 인슐린유사성장요인-1(Insulin-live growth factor-1, IGF-1)과 인슐린 농도가 난소의 기질(stroma)에서 높게 측정되었고, 이로 인해 난포 남성호르몬(thecal androgen)의 생성이 자극됨이 밝혀졌다(Bergh et al., 1993). 높은 황체형성호르몬과 고인슐린혈증은 난포막과증식(thecal hyperplasia)을 유발하고, 이것은 남성호르몬 생성을 증가시켜 난포시기(follicular phase)를 중단시킴으로써 배란이 되지 않아 월경장애를 유발한다. 또한 인슐린은 간에서도 작용한다. 고인슐린혈증은 성호르몬결합글로불린과 인슐린유사성장요인결합단백(insulin-like growth factor binding protein, IGFBP)의 생성을 억제한다(Plymate et al., 1988). 그러므로 인슐린 저항성은 난소의 남성호르몬 분비를 증가시킬 뿐 아니라 유리형 호르몬 활동의 증가를 촉진한다. 즉, 인슐린유사성장요인결합단백 생성의 억제가 유리형 호르몬의 농도를 증가시키고 이것이 더욱 난소에서의 남성호르몬 생성을 촉진한다. 고인슐린혈증과 부신의 남성호르몬 생성 증가 사이의 관계가 아직 명확히 확립되지는 않았다(Cataldo, 1997). 성공적인 체중 감소와 혈청 인슐린 농도 감소가 무월경의 비만 여성의 정상적인 월경을 회복시켰다는 보고가 많다(Bates & Whitworth, 1982).

비만 여성에게서 흔한 불임과 반복 유산은 황체시기 결핍(luteal phase deficiency)에 기인한다(Soules et al., 1989). 일차적인 호르몬 이상은 황체(corpus luteum)에서의 프로게스테론(progesterone)의 부적절한 분비로 인해 자궁 내막이 충분히 두꺼워지지 않은 것이다. 비만에서 황체기에 프로게스테론 수준이 낮은 것은 증가된 지방으로 프로게스테론이 흡수되기 때문이다. 지방조직은 코르티솔을 제외한(Azziz, 1989) 남성호르몬, 난포호르몬, 프로게스테론의 저장소다. 비만 여성의 난포호르몬 생성 증가는 지방조직의 기질 혈관 세포에 의한 혈중 남성호르몬의 난포호르몬으로의 말초전환 때문이다. 체중 감소로 비만 여성의 난포호르몬 농도가 감소하였다(Zumoff & Strain, 1994).

요약하면, 비만 여성은 난소기능에 이상으로 희발 월경, 무월경, 기능장애자

궁출혈(dysfunctional uterine bleeding, DUB)을 유발할 수 있다. 이런 시나리오의 가장 흔한 원인은 다낭성난소증후군이다. 또한 이런 질환은 고인슐린혈증에서 기인하며 황체기 결핍으로 인해 불임도 유발될 수 있다.

2) 고 환

대부분의 비만 남성은 혈중 총 테스토스테론(testosterone) 농도가 감소되었는데도 정상적인 생식기능을 가진다(barrett-Connor & Khaw, 1988). 비만 남아의 사춘기 발달과 성적 욕구와 능력은 모두 정상적이다. 지방조직이 많아 상대적으로 크기가 작아 보이지만 외부 생식기도 정상이다. 성인(Glass et al., 1977)과 소아(Ilyes & Kirilina, 1992) 모두 동일한 정도로 SHBG가 감소하기 때문에 총 테스토스테론이 감소한다. 그러나 총 농도가 감소한 것을 보상하기 위해서 유리형 테스토스테론은 증가된다. 그러므로 대부분 비만 남성의 혈액검사나 임상 소견에서도 생식샘저하증의 객관적인 증거는 찾아볼 수 없다. 일부 심한(BMI>40) 고도비만에서는 유리형 테스토스테론도 함께 감소하여 저생식샘자극호르몬생식샘저하증(hypogonadotrophic hypogonadism)이 오기도 한다. 이런 유리형/전체 형태의 감소는 테스토스테론의 난포호르몬으로의 말초 전환 때문이며 비만도와 직접적인 관련이 있다(Pasquali et al., 1988).

몇몇 연구에서 테스토스테론은 내장지방과 근육에서의 인슐린 민감성의 조절에 중요한 역할을 한다는 것이 암시되었고(Marin et al., 1992b, 1995), 실제로 남성호르몬 투여로 복부 내장 지방이 감소하였다(Lovejoy et al, 1995). 유일한 전향 연구에 의하면, 12년 후에 높은 허리/엉덩이 둘레비와 낮은 테스토스테론 농도와의 연관성을 보고하였다(Khaw & Barrett-Connor, 1992).

3. 뇌하수체-갑상선 축

단순 비만에서 뇌하수체-갑상선 축은 정상적이다. 혈중 TSH, T4(Thyroxin, 티

록신) 농도는 비만환자에서 모두 정상이며, 과식이나 공복(상태)에 영향을 받지 않는다. 그러나 T3(triiodotyronine)는 체중 조절에서 중요한 역할을 한다. 비만한 소아나 어른 모두 T3 농도가 약간 증가되었는데, 이는 T4에서 T3로의 말초 전환의 증가를 의미한다. 단기간의 저열량 식이로 혈중 T3 농도가 감소하였다는 연구도 있다(Wadden et al., 1990). 이러한 T3 농도의 감소는 기초대사량(BMR)의 감소와 연관되어 에너지 보존을 위한 보상적인 작용기전으로 추측할 수 있다. 또한 이러한 T4에서 T3로의 전환 감소는 기근에 대한 체지방 유지를 위해서도 중요한 역할을 한다(Yang & Van Itallie, 1984).

갑상선기능저하증에 의한 이차성 비만은 성장장애와 연관되었으나 단순 비만소아의 경우는 대부분 평균이거나 오히려 평균 이상의 신장에 도달한다.

4. 성장호르몬과 인슐린유사성장요인

소아 비만에서 성장호르몬의 분비와 역동은 비만소아에서의 사춘기 전기와 조기 사춘기에 증가된 골연령 및 신장으로 인해 특별히 더 관심의 대상이 된다(minuto et al., 1988; Vignolo et al., 1988). 그러나 사춘기 급성장이 현저하지 않고 신장 백분위수의 감소와 성 성숙의 진행이 평행하게 이루어지기 때문에 최종 비만소아의 신장은 대부분 동료와 크게 차이가 없다.

비만소아에서 성장호르몬뿐 아니라 IGFs, IGFBPs의 분비 이상은 이미 밝혀졌는데 유발 자극 및 기저 성장호르몬 농도, 성장호르몬분비호르몬(Growth hormone releasing hormone, GHRH) 농도 모두 비만한 성인과 소아에서 감소되었다(Molnar et al., 1981; Ghigo et al., 1992; Slowinska-Srzednicka et al., 1992; Rasmusen et al., 1995). 성장호르몬의 박동성 분비의 감소와 청소율 증가도 보고되었다(Argente et al., 1997). 그러나 비만소아에서 초기 체질량지수-표준편차점수(BMI-SD score)의 적어도 25%를 감량한 경우에 1년 뒤 성장호르몬 분비 양상은 모두 정상으로 돌아왔다. 그러나 단기간(5~8주)의 저열량 식이로 의미 있는 체중 감소가 있는데도 성장호르몬의 분비는 정상화되지 않았다(Chalew et al., 1992). 그러므로 장기간에 걸친 체중 감량이 성장호르몬의 분비 양상을 정상화시키기 위하여 필요하다.

성장호르몬은 성장호르몬-결합 단백(GH-binding protein, GHBP)에 결합하는데, 이 GHBP는 성장호르몬 수용체(GH receptor, GHR)의 세포 외 영역이 분리되어 단백분해의 분할이 만들어지므로 GHBP의 혈중 농도는 GHR 상태를 반영한다(Leung et al., 1987). 또한 간이 GHBP의 중요한 근원이기 때문에 혈중 GHBP의 농도는 간에서의 GHR 밀도를 반영한다.

비만한 경우 GHBP가 증가되었고 GHBP와 체질량지수와 양의 상관관계가 있음이 보고되었다(Hochberg et al., 1992). 비만 청소년의 증가된 GHBP는 식사요법을 통한 체중 감소 이후 의미 있는 감소를 보였고 렙틴 농도도 동일하게 감소되었다(Kratzsch et al., 1997). 따라서 렙틴이 지방세포와 GHBP 간에 연결고리 역할을 할 것으로 추측된다. 이러한 사실은 다양한 영양상태를 가진 성인의 혈중 GHBP와 렙틴의 표준편차-점수 사이에 강한 상관관계를 보인다는 연구를 통해 입증되었다(Llopis et al., 1998).

비만소아에서 증가된 GHBP의 역할은 불확실하다. 성장호르몬(GH) 제거 감소 및 성장호르몬수용체 밀도 증가, 성장호르몬 민감도 증가 등의 현상은 비만소아에서 감소된 성장호르몬이 분비하는데도 성장 속도가 정상 내지는 증가된 것에 대한 보상반응으로 생각된다(Hochberg et al., 1992).

성장호르몬의 성장 촉진 작용은 IGF-1, 2에 의해 이루어진다. IGF-1는 태아성장에 가장 중요한 인자인 반면 IGF-2는 출생 이후에 중요한 역할을 한다. 보통 혈중 성장호르몬 농도는 24시간의 평균 성장호르몬 분비를 반영하며, 뇌하수체에 의해 성장호르몬 분비와 IGF-1 사이의 음성되먹이 기전에 의해서 조절된다. IGFs는 일차적으로 간에서 합성되며 IGFBPs에 결합한다. 1% 이하의 IGF-1이 자유 형태로 존재하며(Blum, 1996) 6개의 아강이 있는데 그중 IGFBP-1,2,3이 가장 특징적이다.

95% 이상의 IGF-1,2는 IGFBP-3과 결합하며, IGFBP-3는 IGF-1의 보인자 역할을 한다. Free IGF-1의 반감기가 짧아서 그 농도는 IGFBP-3의 농도에 의해 주로 결정된다. IGFBP-3 농도는 GH에 의해 주로 조절되며 IGFBP-1은 GH

과 독립적으로 인슐린에 의해 직접적인 조절을 받는다. 증가된 인슐린 농도는 간에서의 IGFBP-1의 합성을 억제한다(Blum, 1996).

비만은 대부분 정상(Chalew et al., 1992; Slowinska-Srzednick et al., 1992; Argente et al., 1997)이거나 높은(Hochberg et al., 1992) IGF-1 농도를 보인다. 어떤 저자(Wabitsch et al., 1996b)들은 어린 소아 비만 여아의 경우, IGF-1이 증가되었으나 평균 14.8세 이상의 경우는 정상과 차이가 없다고 하였다.이런 사실은 IGF-1이 사춘기 발달과 연관되었고 더 성숙한 소아에게서 높았기 때문에 비만 여아의 조기 성 성숙에 연관된다고 할 수 있다(Wilson et al., 1991). 저자들은 이러한 영양과잉 상태에서의 조기 성 성숙이 IGF-1 분비 증가 때문이라고 추측한다(Wilson et al., 1991). 그러나 정상 사춘기 여아를 대상으로 시행한 대규모 연구에서는 혈중 IGF-1이 BMI, 상완삼두근피부주름두께, 허리/엉덩이 둘레비, 키, 몸무게와 연관이 없었고(Argente et al., 1997) 정상이나 증가된 유리 IGF-1 농도가 비만소아에게서 보고되었다(Attia et al., 1998).

비만소아의 체중 감소 전후의 IGFs와 IGFBPs 변화에 관한 연구들은 주로 두 그룹에 의해 이루어졌다(Wabitsch et al., 1996; Argenete et al., 1997). 대규모 비만 여아를 대상으로 한 연구(Wabitsch et al., 1996)에서는 6주간의 성공적인 식사요법 이후에 총 IGF-1 농도와 IGF-1/IGFBP-3 비율(free IGF-1)이 감소하였다. Argente의 연구(사춘기 전기)에서는 약 1년간의 식사요법 이후에 재측정한 결과 총 IGF 농도는 변함이 없었으나, 유리 IGF 농도는 증가하여 정상군과 유사한 수치에 다달았다. 혈중 IGFBP-3는 초기에 증가되었으나 체중 감소 이후에 정상화되었다.

이와 같은 연구결과 불일치는 아마도 각기 다른 추적관찰 기간 때문일 것으로 생각된다. 또 다른 인자로는 Wabitsch 연구에서 더 제한적인 식사요법을 시행한 점인데, 이런 IGF-1/IGFBP-3의 비율 감소는 1년 동안 등열량식(isocaloric diet)을 시행한 Argente 연구에서는 관찰되지 않았으므로 저열량 식사의 부정적인 영향이라고 할 수 있다. 더욱이 Argente는 유리 IGF-1와 처음에 억제되었던 성장호르몬(GH) 분비가 함께 증가했음을 강조하였다.

비만에서의 GH-IGF 축 이상에 관한 기전은 아직 확실하지 않으며 IGF와

IGFBP에 관한 연구결과들이 일치하지 않는다. 이것은 아마 다양한 인자에 의해 좌우되는 측정 변수의 역동적인 변화 때문일 것이다. 왜냐하면 혈중 IGF-1은 영양상태에 따라 달라지기 때문이다. 대부분의 IGF와 IGFBP 농도의 변화는 GH분비 양상의 변화와 독립적으로 보이며, 체중 감소 후에도 성장호르몬 분비 양상의 변화는 정상화되지 않는다. 이것은 전체적인 축의 정상화에는 더 많은 시간이 필요함을 의미한다고 할 수 있다. 그러므로 수년 동안 체중 감량 이후 체중을 유지하는 소아의 GH-IGF 축에 관한 연구는 특별히 흥미롭다.

그러나 이러한 호르몬 이상이 있는데도 비만소아의 최종 신장은 감소되지 않은 것 같다. 비록 단기간의 저열량 식사요법은 성장 속도를 저하시키지만 장기간의 임상연구를 통한 균형 있는 식사요법에 의해서는 비만소아의 신장에 대한 부정적인 효과는 관찰되지 않았다.

성장촉진 작용 외에 성장호르몬은 강력한 지방분해 및 이화작용이 있다. 따라서 성장호르몬 결핍 환아는 일반적으로 비만하다. 그들의 지방조직의 세포충실성은 정상 소아나 비만소아의 경우와 다르다(Wabitschet et al., 1995a). 지방세포의 크기가 더 크고 수는 감소되었다. 성장호르몬의 치료로 지방세포 수가 정상화되었고, 라론(Laron) 증후군 환아에서 성장호르몬 투여로 피하지방이 감소하였다. 이러한 사실은 GH/IGF-1이 지방조직의 성장에 영향을 준다는 것을 의미한다. 성장호르몬은 지방세포의 뷴화를 촉진하여 성숙한 지방세포를 유도하지만 주로 성숙한 지방세포의 크기를 감소시키고 체지방을 줄인다. IGF-1은 이런 과정의 분화를 촉진시킨다. 동물실험에서 렙틴 투여로 혈중 성장호르몬이 감소되는 것으로 보아 지방조직에서 분비된 렙틴은 성장호르몬 분비를 조절하는 대사적인 신호의 역할을 한다고 추측된다(caro et al., 1997). 이런 사실은 비만소아와 성인의 고렙틴혈증과 동반된 낮은 성장호르몬 수치를 설명할 수 있다.

또한 성장호르몬(GH)과 IGF-1은 혈당과 지질의 대사에 주된 역할을 한다. 장기간 GH 결핍을 보인 환자는 심혈관계 질환으로 인한 사망률이 증가하고, 고밀도지단백콜레스테롤이 낮고 인슐린 저항성과 총콜레스테롤이 증가한다(carroll et al., 1998). 비만소아의 경우 GHBP의 증가로 조직 수용체에 성장호르몬의 결합이 억제되어 총 콜레스테롤과 저밀도지단백콜레스테롤과 중성지방 농도와 양의 상관관계를 보인다(Kratzsch et al., 1997). 이런 대사적 이상이 향후에 성인이 되어 고지혈증을 유발하는지에 대해서는 밝혀진 바가 없다.

5. 고인슐린혈증과 인슐린 저항성

고인슐린혈증은 비만에서 흔한 소견이다. 이것은 부분적으로 인슐린 저항성에 대한 보상작용이다. 인슐린 저항성은 말초조직에서 혈당의 흡수를 감소시키고 간에서의 포도당 유리를 증가시킨다. 이러한 대상적 이상이 인슐린 분비를 증가시킴으로써 부분적으로 보상된다. 비만한 경우에 포도당내성검사(Oral glucose tolerance test, OGTT) 동안 정상적인 혈당을 유지하기 위해 공복 시 인슐린/포도당 비율과 총 인슐린 농도가 증가됨이 증명되었다(Molnar & Soltesz, 1982; Borona et al., 1984).

아직 고인슐린혈증의 유발 과정과 인슐린 저항성의 세포 수준에서 기전이 명확히 밝혀지지 않았다. 세포막 수준에서 인슐린은 혈당과 그 외 다른 물질의 운송을 증가시킨다. 먼저 인슐린은 조직의 인슐린 수용체(2α + 2β subunit)에게 결합하는 데 알파 소단위 결합 부위의 역할을 하고 베타 소단위는 티로신 활성효소(tyrosine kinase) 역할을 한다. 인체 비만에 관한 실험연구에서 지방조직에 비해 근육과 간에서 인슐린 수용체가 적으며, 특히 근육에서의 인슐린-민감 티로신 활성효소 활동력은(insulin-senstive tyrosine kinase activity) 손상되어 근육조직이 지방조직보다 더 인슐린에 저항성을 보이는 것을 알 수 있다(caro et al., 1989).

인슐린은 포도당수송단백-4(glucose transporter-4, GLUT-4)가 세포 내에서 혈장, 원형질, 세포질막으로 재분배되도록 함으로써 포도당 수송, 운송을 자극한다. GLUT-4는 509개의 아미노산으로 이루어졌으며 비만에서의 인슐린 저항성에 대한 반응을 설명하기 때문에 특별한 관심의 대상이다. 그러나 비만에서 GLUT-4의 활성도는 약간 감소되어 비만에서의 인슐린 저항성을 전부 설명하지는 못한다(caro et al., 1989). 고인슐린혈증은 일차적으로는 인슐린 저항성에 대한 췌장 베타세포에 의한 인슐린의 보상적인 과분비로 이해된다. 그러나 비만한 경우에서 공복 시에는 췌장의 과분비에 의한 고인슐린혈증이 보이는 반면, 경구 혈당 투여 후에는 간에서의 인슐린 대사 감소에 의해서 고인슐린혈증이 유발된다. 이러한 소견은 Jaiang 등에 의한 비만한 청소년 연구(보갈루사심장연구)를 통해서 입증되었다(1996). 백인 비만 청소년은 혈중, C-펩티드, 인슐린/포도당 비율이 높은데, 이것은 백인 비만 청소년의 인슐린 분비가 증가되었고 민감도와 청소율(clearance)이 감소하였음을 암시하는 소견이다. 흑인의 경우, 낮은 체지방률 인슐린 분비가 감소하고 백인보다 간에서의 인슐린 청소율이 더욱 감소된 소견을 보인다. 그러므로 흑인 청소년의 경우, 고인슐린혈증은 인슐린의 분비 증가보다는 청소율 감소에 의한 것이다. 이러한 인종 간의 인슐린 민감도 차이는 비만하지 않은 소아에게서도 입증되었다(Arslanian & Suprasongsin, 1996). 연구에서 고혈당 클램프검사에서도 백인보다 흑인의 혈중 인슐린 농도가 높았으며(50% 대 38%), 흑인이 비만과 비인슐린의존당뇨병(NIDDM)의 발병률이 높다. 이와 같은 소견은 이러한 질환들이 적어도 일부분 유전적인 경향이 있음을 시사해 준다.

여러 연구를 통해서 체지방이 인슐린 민감도를 감소시키는 데 중요한 역할을 수행하는 것이 밝혀졌다(Desperes et al., 1995; Hollman et al., 1997). 내장지방이 어떻게 인슐린 민감도에 영향을 주는가에 대한 기전은 아직 명확하지 않다. 아마도 내장지방에서 간과 전신 순환으로의 유리지방산(free fatty acid, FFA) 증가가 포도당 대신 지방의 대사를 증진시키는 것으로 생각된다(Boden et al., 1994). 증가된 FFA는 또한 간세포에 인슐린이 결합되는 것을 억제하여 결국 인슐린의 청소율을 감소시킨다(Bruce et al., 1994). 복부비만에서 대사 이상의 집합체인 대사증후군이 흔한데([그림 10-2] 참조), 고인슐린혈증, 내당능장애, 초저밀도지단백 증가, 중성지방 증가, 고밀도지단백 감소, 고혈압이 주된 임상 양상이다. 인슐린 민감도, 혈중 지질 농도와 체구성 성분과의 관계는 정상체중인 사춘기와 사춘기 전 소아를 대상으로 연구되었다(arslanian & Suprasongsin, 1996b). 모든 대상에서 체지방과 인슐린 민감도와 양의 상관관계를 보였으며, 사춘기 전기 소아에서는 이완기혈압과 인슐린 민감도는 음의 상관관계를 인슐린 농도와는 양

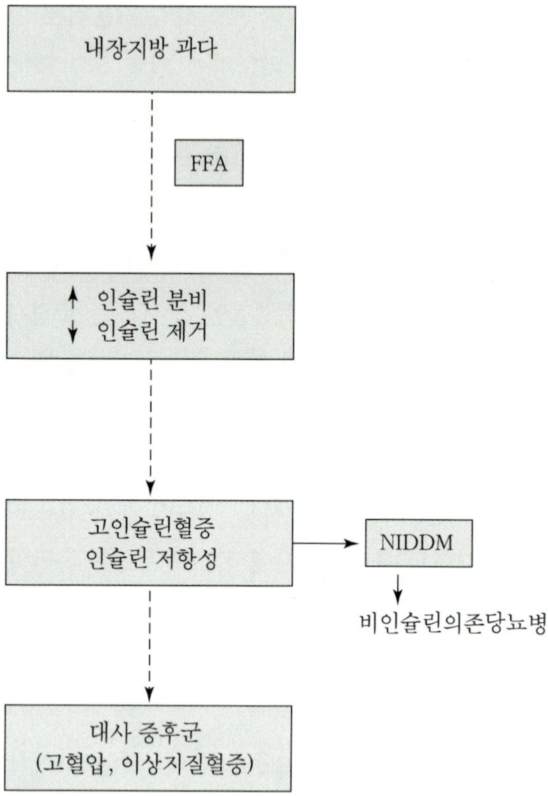

[그림 10-2] 비만에서 인슐린 저항성으로의 발전

의 상관관계를 보였고, 사춘기에는 비만도와 상관없이 기저 인슐린 농도와 초저밀도지단백, 중성지방과 양의 상관관계를 보였다. 핀란드 소아연구(Ronnemaa et al., 1991)에서는 인슐린 농도가 가장 높은 군에서 저밀도지단백이 낮고, 중성지방과 혈압이 높았다. 헝가리의 청소년과 소아의 거의 10%에서 대사성 증후군이 발견되었다. 비만한 기간이 길수록 다양한 대사적 합병증의 위험이 높아진다(Csabi et al., 2000). 장기간의 연구에서 비만한 소아가 비만한 성인으로 성장한 경우, 대사증후군의 가능성이 특히 높아진다고 하였다(Vanhala et al., 1998). 장기간의 인슐린 저항성은 동일한 사람에게서 고혈압과 대사적 이상을 함께 가져오기 때문이다.

인슐린 저항성과 고인슐린혈증이 이미 사춘기 전기 비만소아에서 입증되었으나(Caprio et al., 1996a) 몇몇 연구에서 사춘기가 인슐린 민감성이 감소되는 데 중요한 기간이라는 것을 입증하였다(Travers et al., 1995; Arslanian & Suprasongsin, 1996b). 사춘기는 청소년 비만 유병률 증가와 성인비만으로의 이행률 증가가 연관되어 있다(Power et al., 1997; Whitaker et al., 1997; Roemmich et al., 1998). 사춘기의 일련의 과정을 통해 남성은 체지방률이 감소하고 여성은 증가한다(Guo et al., 1997). 사춘기에서 체질량지수와 인슐린 민감성은 강한 상관관계를 보이고, 여아보다 남아가 인슐린에 더 민감한 경향을 보인다(Travers et al., 1995). Travers와 보갈루사심장연구(Jiang et al., 1996) 등에서와 같이 청소년기에 지나친 체중 증가는 인슐린 분비와 포도당 대사 장애 측면에서 건강에 장기적으로 나쁜 영향을 미친다.

비인슐린의존당뇨병의 높은 유병률과 연관된 역학연구에서 당뇨병이 발병하기 전에 장기간의 인슐린 저항성을 동반한 고인슐린혈증이 췌장의 베타세포 기능의 감소에 선행됨이 밝혀졌다. 애리조나의 피마인디언의 대부분은 인슐린 저항성과 고인슐린혈증을 가지며 비만하다. 절약형질유전자형가설(Thrifty gerotype)에 의하면(Neel, 1962), 인슐린의 과분비는 진화단계 초기에 지방의 저장 효율이 높아지기 때문에 오히려 장점으로 작용한다. 이러한 가설은 비만이 고인슐린혈증 및 인슐린 저항성에서 기인한다는 개념의 이론적 배경이 된다. 그러나 다른 연구자들은 반대되는 가설을 주장한다. 즉, 이러한 대사적 이상은 비만에 의한 더 이상의 체중 감소를 방지하기 위한 생리적인 적응이라고 한다. 피마인디언을 대상으로 한 장기간의 전향 연구에서 상대적인 인슐린 분비 감소가 체중 증가의 가장 강력한 예측인자였다(Schwartz et al., 1995). 이것은 중추신경계에서 인슐린의 신호로 식욕을 억제하여 고인슐린혈증과 인슐린 저항성이 더 이상의 체중 증가 위험을 감소시킬 수 있다고 하였다.

비만한 성인과 소아의 체중 감소는 인슐린 민감도를 극적으로 향상시키고 고인슐린혈증을 감소시킨다. 그러나 대부분의 비만인에게는 체중 감소가 어려운데 종종 체중 감소 시도가 실패하고 요요현상을 겪게 되므로 장기적인 비만치료의 예후는 불량하다. 고인슐린혈증을 가진 소아의 체중 감소는 인슐린 농도가 정상인 경우보다 더 어려웠다고 보고하였다. 그러나 이 연구는 대상군의 수가 매우 적었던 제한점이 있다(zannolli et al., 1993).

비만소아에서 체중 감소로 증가되었던 인슐린 농도가 정상으로 회복되지는 않는다. 1년 동안 사춘기 전 비만소아에게 체중 감소 프로그램 시행한 후에 BMI 표준편차 점수는 50%나 감소하였으나, 여전히 고인슐린혈증 상태를 보였다(Argente et al., 1997). 장기간의 전향연구에서도 포도당 내성은 호전되었는데도 체중이 감소된 비만소아 역시 고인슐린혈증 소견을 보였다(Malecka-Tendera et al., 1994).

6세 이후에 비만해진 소아는 높은 경구용 포도당내성검사(Oral glucose tolerance test, OGTT)를 보이는데도 인슐린 농도는 6세 이전 비만보다 유의하게 낮았다. 이러한 사실은 부가적인 체중 증가를 막기 위해서 반드시 인슐린 저항성이 필요하다는 가설에 부합된다(Eckel, 1992). 그러나 장기간 유지된 고인슐린혈증은 심혈관계 질환과 비인슐린의존당뇨병의 위험을 높인다.

비만한 성인에게서 주로 발생하였던 비인슐린의존당뇨병은 지금은 소아에게서도 증가하고 있다. 1992년 이전의 0~19세에 새롭게 진단된 비인슐린의존당뇨병의 유병률은 2~4%였으나, 1994년 이후에는 16%로 증가하였고 비인슐린의존당뇨병을 가진 소아의 92%는 체질량지수가 40 이상이었다. 1988~95년의 비인슐린의존당뇨병을 가진 소아에 관한 후향적 연구에서 대부분이 체질량지수가 35 이상이며 흑색가시세포증을 가진 아프리카-아메리카인이었다(Scott et al., 1997).

새롭게 당뇨로 진단된, 특히 체중 감소의 과거력이 없고 이학적 검사상 고혈압이나 흑색가시세포증이 있는 비만한 젊은이는 반드시 비인슐린의존당뇨병을 의심하여야 한다. 비인슐린의존당뇨병을 동반한 비만한 청소년의 당뇨성 망막증, 신장병증, 신경병증 등의 합병증은 성인 비만의 경우와 유사하다. 고혈압이나 지질 이상은 동맥경화증을 촉진시킬 뿐 아니라 고도비만의 경우는 정형외과적인 합병증도 유발한다. 그들이 성인으로 성장하면서 이러한 상황이 오래 지속되어 더욱 심한 합병증을 유발할 수 있다. 대부분은 거의 평생 동안 경구용 혈당강하제와 규칙적인 감시가 필요할 것이다. 소아와 청소년 비만의 유병률 증가와 소아 비인슐린의존당뇨병의 증가는 머지않아 소아과의 흔한 문제가 될 것이다.

6. 렙 틴

1994년에 ob/ob 유전자를 가진 쥐에게서 ob 유전자가 확인되었는데, 이는 167개의 아미노산으로 이루어진 펩티드로서 그리스어로 '날씬하다' 라는 뜻을 가진 'leptos' 란 단어에서 유래한다. 렙틴의 발견 후로 1,500개가 넘는 연구논문이 출간되었고, 렙틴의 생물학적인 기능에 대한 지식도 점차 밝혀졌다. 렙틴

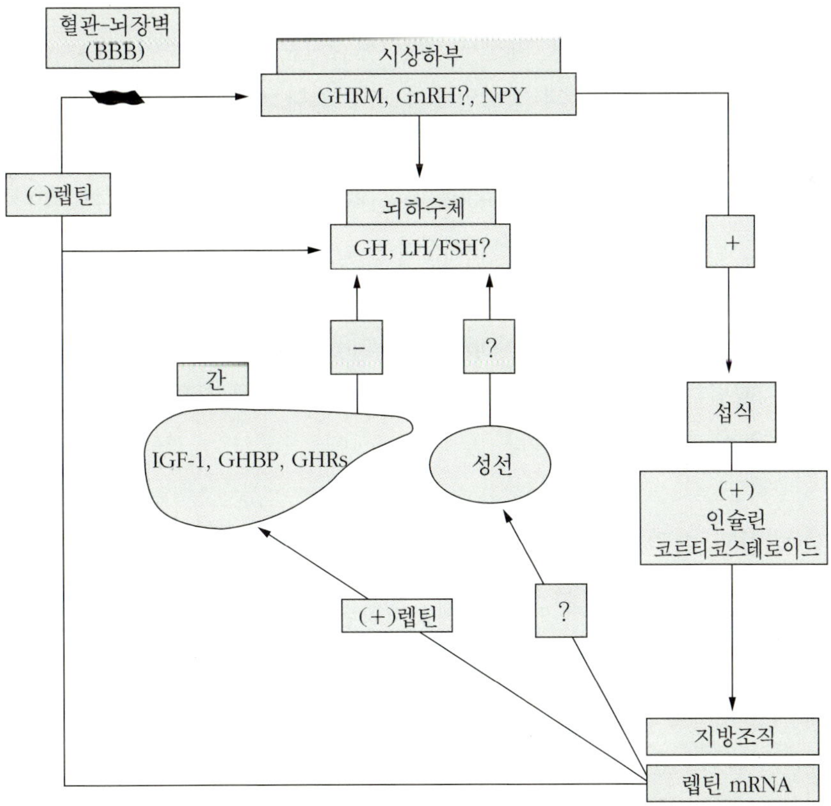

[그림 10-3] 렙틴의 작용(가설)

은 인간 염색체 7번의 q31.3에 위치한 유전자에서 만들어진다.

처음에 렙틴은 지방세포에서 유리된 신호 물질로서 지방 섭취를 제한하고 에너지 소비를 증가시키는 작용을 하는 것으로 알려졌다(zhang et al., 1994). 하지만 지금은 렙틴이 갈색 지방세포, 심장을 포함한 중요 기관, 뼈와 연골, 모낭에서도 분비되는 호르몬이라고 알려졌다(Dessolin et al., 1997; Hoggard et al., 1991). 또 렙틴은 위에서도 분비되는데, 위에서 생산하는 것이 아니라 위점막에서 농축과 저장작용을 하는 것으로 알려져 있다(Bado et al., 1999).

인간의 렙틴은 주기적이고 박동성으로 분비되는데, 야간에 그 분비량이 가장 많으며 하루에 33분의 주기로 32번의 박동을 보인다(Prolo et al., 1998). 혈장에서 렙틴은 단백질과 결합한 상태 혹은 결합하지 않은 상태로 존재하는데, 그 비율은 체질량지수에 따라 다르다. 비만한 사람은 유리형 렙틴이 증가되어 있다(housenknecht et al., 1996). 혈장의 렙틴 반감기는 20~30분이고(Klein et al., 1996) 이것은 비만한 사람과 정상인에서 모두 같다. 반감기가 짧아지는 경우는 신사구체의 여과에 의한 신장 청소율에 의해 영향을 받는 경우다(cumin et al., 1996). 렙틴수용체는 class-I cytokine receptor family에 속해 있는데, 하나 이상의 변이가 대부분의 조직(맥락막, 시상하부, 심장, 간, 폐, 콩팥, 신장, 골격 근육, 소장, 전립선, 고환, 지방조직, 부신 수질, 췌장의 베타 세포, 난소, 태반, 태아 조직)에서 발현된다(Hoggard et al., 1997; Stephens & Caro, 1998; Trayhurn et al., 1999). 이와 같은 광범위한 수용체의 범위는 렙틴이 넓은 범위에 작동한다는 것과 다양한 기능을 한 것을 알게 해 준다.

1) 렙틴과 비만

렙틴의 일차적인 생리적 기능은 몸에 저장된 에너지의 신호를 뇌에 전달하여 'lipostat' 로서 피드백 기전의 일부로 작용하는 것이다. 체중 변화가 크지 않더라도 약간의 체중 감소에도 혈청 렙틴 농도가 현저하게 감소한다(10%의 체중 감소가 34~54%의 렙틴 농도 감소를 초래하게 된다. (Havel et al., 1996; Consident et al., 1996). 체중이 유지되는 동안에는 농도가 약간 상승하거나 안정적으로 유지된다. 비만인 사람과 정상인 모두에게서 금식은 렙틴 농도 60~70%의 급격한 감소를 초래한다(Boden et al., 1996). 반대로 5주 동안 10%의 체중 증가는 렙틴 농도를 체질량지수의 상승으로 예측한 것보다 3배 이상 상승시킨다(Kolaczynski et al., 1996).

Ob/ob 유전자를 가진, 병적인 비만 쥐에게 렙틴으로 치료했을 때 체중 감소를 유도할 수 있었는데, 이때 쥐의 혈장 포도당과 인슐린 농도가 감소되었다. 말초혈관으로 투여된 렙틴이 쥐의 식습관을 바꿀 수 있었는데, 외측 뇌실로 직접 투여하면 100배의 효과를 보였다(Stephens & Caro, 1998). 높은 친화도를 가진 렙틴수용체가 시상하부에서 발견되었으며 장기적인 렙틴치료 결과 시상하부에서의 뉴로펩타이드 Y(Neuropeptide Y, NPY)의 분비와 생산이 감소했다. 이 펩티드는 가장 강력한 음식섭취 자극제 중의 하나인데, 가장 비만이 심한 동물의 모델을 보면 시상하부에서의 NPY 발현이 특징적이다.

동물과 인간 연구의 결과 상대적인 중추신경계 렙틴결핍이 있는 경우 비만의 한 원인이 될 수 있다는 것을 알게 되었다. 한 가지 가능한 결함은 혈관-뇌 장벽(Blood brain barrier, BBB)을 통과해 렙틴을 전달하는 과정에 문제가 생긴 경우인데, 정상인에 비해 비만인 경우 혈장 렙틴 수준이 300% 증가된 반면, 뇌척수액(CSF)에서는 30%만이 증가되었다(caro et al., 1996). 하지만 수용체 혹은 수용체 후의 결함으로 발생되는 '렙틴 저항성'도 비만의 한 원인으로 작용한다. 렙틴 저항성의 좋은 예로 렙틴 수용체 유전자의 스플라이스 제공 부위(splice donor site)의 변이가 있다(Clement et al., 1998). 또 NPY와 같은 다른 물질과의 반응 이상으로 문제가 생기기도 한다. 일부의 비만한 사람은 낮은 렙틴 수치를 보이는데, 이는 저장 지방에서 비정상적인 분비를 하기 때문일 수 있다. 이것은 다이어트 실패의 중요한 원인일 가능성도 있다(Friedman, 1997).

비정상적인 렙틴 조절은 지방과다증(adiposity)의 자연 경과 중 초기에 사춘기 이전의 비만소아에게서 나타난다(caprio et al., 1996b). 체중 감소 후, 렙틴 수준은 현저하게 감소하게 된다(Wabitsch et al., 1996a). 비록 비만한 사람이더라도 정상 범위의 렙틴 수치가 나오는 경우가 대부분이다. 혈중 렙틴 수준의 감소가 저열량 다이어트에서 불량한 장기 예후의 원인이 될 수도 있지만, 렙틴 수준이 미래의 체중 변화를 예측할 지표가 될 수 있는지에 대한 자료는 거의 없다. 상대적으로 낮은 렙틴 수준이 사춘기 이전의 소아에서와 마찬가지로 비만한 피마 인디언에서 추후 체중증가의 지표가 된다(Ravussin et al., 1997; Caprio et al., 1998). 그러므로 낮은 렙틴 수치를 보이는 경우, 포만 신호의 부적절함으로 인해 체중증가를 유발할 수 있다는 것을 시사한다. 하지만 일본계 미국인과 스웨덴 연구를 보면 상대적으로 높은 렙틴 수치가 추후의 체중증가 위험요인으로 발견되었다고 하며, 이것은 지방과다증의 병태생리에서 렙틴 저항성의 중요성을 의미하는 소견이다(Chessler et al., 1998; Lissner et al., 1998).

체중 조절에서 렙틴의 역할을 뒷받침하는 마지막 논거는 같은 가계의 두 명의 심각한 비만소아에게서 발견된 유전자부호 133에서 구아닌뉴클레오티드(guanine nucleotide)가 결손된 절단된 단백질을 만들어 내는 렙틴 유전자의 구조-이동 변위(frame-shift mutation)를 확인한 것이다(Montague et al., 1997a). 두 명 모두 출생 때는 정상체중이었으나 어렸을 때부터 심각한 비만소아였다. 그들은 항상 배가 고프다며 끊임없이 음식을 요구했다. 그중 한 명은 재조합체인간형렙틴으로(recombinant human leptin, RmetHuleptin) 치료를 받아 괄목할 만큼 체중감량을 했다(Farooqi et al., 1998). 또한 Strobel 등(1998)은 렙틴 유전자의 과오돌연변이(missense mutation)로 렙틴이 결핍된 세 명의 심각한 비만을 가진 터키 가족을 소개했다.

2) 렙틴과 지방 분포

비록 많은 연구가 체지방의 백분율과 렙틴의 혈중 농도의 명확한 관계를 보였지만, 그럼에도 같은 양의 체지방을 가진 대상의 렙틴 혈중농도는 유의한 차이를 보인다. 렙틴의 농도는 평균적으로 비만한 사람이 마른 사람보다 높지만, 그 결과는 서로 겹치는 것이 많다(Ostlund et al., 1996). 렙틴 수준과 체지방 분포와는 유의미한 관계가 예측되지만 아직 명확하게 밝혀지지 않았다. Lonnqvist 등은 피하와 내장 지방의 ob 유전자 발현에 관한 차이점을 발견하지 못했지만(1995), Montague(1997b)와 Lefebvre(1998) 등은 내장 지방세포보다는 피하지방에서 더 높은 렙틴 mRNA 수준을 기술했다. 후자는 지방세포 분포를 통제하는 데 렙틴이 중요한 역할을 한다는 것을 시사한다. 인체계측 지표를 사용한 렙틴과 체지방 분포와의 관계를 관찰한 대부분의 연구는 다른 결론들을 도출하였다(Dua et al., 1996; Haffner et al., 1996; Weigle et al., 1997; Van Gaal et al., 1999; Sudi et al., 2000). 그러나 렙틴 수준과 복부 피하지방 사이의 연관성이 내장 지방과 렙틴 수준과의 연관성보다 높다.

3) 렙틴과 성적 동질 이상

체지방량에 상관없이 여성이 남성보다는 렙틴의 절대적인 양이 많다(Saad et al., 1998). 체지방이 같더라도 사춘기 여아가 남아보다는 훨씬 높은 렙틴 수준을 보인다(Blum et al., 1997; Garcia-Mayor et al., 1997; Wabitsch et al., 1997). 사춘기 초반에는 성별에 따른 렙틴 수준의 차이는 보이지 않지만, 터너시기 5에 들어가면서 성별의 차이는 상당히 커져 같은 체지방의 남성보다 여성이 50% 정도 더 높다(blum et al., 1997). 혈청의 렙틴 수준의 성별에 따른 차이는 남성호르몬의 렙틴 생산 억제작용으로 설명할 수 있다. 테스토스테론은 비만 남아에게서 혈청 렙틴의 강력한 억제효과를 보인다(Blum et al., 1997; Wabitsch et al., 1997). 이러한 것은 in vitro 연구에서 인간 지방세포 배양으로 확실하게 밝혀졌다. 테스토스테론과 디하이드로테스토스테론(dihydrotestosterone)은 배지에서 렙틴 분비를 줄일 수 있다는 것이 밝혀졌다(Wabitsch et al., 1997). 그리고 최근 연구에서 생식 내분비 기능이 떨어진 남성이 그렇지 않은 남성에 비해서 현저히 높은 렙틴 수준을 보인다는 것도 이러한 사실로 설명된다(Behre et al., 1997).

4) 렙틴과 사춘기

에너지 결핍(증)에서의 신호라는 역할 외에도 렙틴은 신경 내분비적으로 중요한 통합자 역할을 수행한다. 어린 여아가 생리를 시작하거나 성인 여성이 무월경을 피하기 위해서는 체중/체지방 비에서 일정한 수준이 되어야 한다고 20여 년간 믿어 왔다. Chehab 등은 불임의 렙틴결핍(증)이 있는 쥐에게 렙틴을 투여하였다가 호전되는 결과를 얻었다(1996). 그러나 놀랍게도 렙틴결핍(증)이 있고, 지방위축성 인간에게서 정상적인 생식능력이 보고되어 정상적인 생식능력에 렙틴이 필수적인 것이 아니라는 결론이 나왔다(andreelli et al., 2000). 설치류에서는 에너지 결핍(energy deprivation)에 의한 혈장의 렙틴 수준 감소가 시상하부-뇌하수체-부신 축(Hypothalamic-pituitary-adrenal axis)을 활성화시키고, 갑상선과 생식기계는 억제시킨다. 이러한 기아에 의한 변화는 간에서의 포도당신합성(gluconeogenesis)을 증가시키고 대사량을 떨어뜨리고 여성의 생식능력에 제한을 가져온다. 기아에 의한 생식기와 부신, 갑상선 축의 변화는 외부 렙틴 투여에 의해 교정될 수 있다(Lnnqvist & Schalling, 1997). 기아는 설치류에서는 GH와 IGF-1의 억제를 나타내지만 사람에게서는 GH의 증가와 IGF-1 생성억제를 일으킨다. 신경성식욕부진이 있는 여성에게서 IGF-1과 렙틴 농도의 중요한 관계가 밝혀졌는데(Grinspoon et al., 1996), 이는 이와 비슷한 작용의 존재를 의미한다. 렙틴은 아마도 시상하부를 통해서 그 기능을 할 것으로 생각된다. 처음엔 NPY가 중요 타깃으로 생각되었다. 그러나 NPY 유전자를 제거한 쥐에서 같은 금식에 따른 적응성 변화가 발견되었다.

렙틴의 사춘기에서의 정확한 신경 내분비 조절기능을 알기 위해 건강한 소아와 조기성숙을 보이는 소아를 연구하였다(Blem et al., 1997; Garcia-Mayor et al., 1997; Mantzoros et al., 1997; Palmert et al., 1998). 남아는 사춘기 전에 비해서 단지 50%의 렙틴 증가만을 보였고 사춘기가 지나서는 기저선이 감소되었다. 반면에 여아에서는 사춘기 내내 증가하는 모습을 보였다(matkovic et al., 1997). 렙틴 수준은 여자 아이들의 초경 시기와는 반비례했다. 환자 중에서 렙틴 수용체에 돌연변이를 보인 사람은 성적으로 미성숙했다(Clement et al., 1998). 결론적으로 사춘기의 시작은 충분한 혈청 렙틴 수준과 연관이 있으며 렙틴은 시상하부-뇌하수체-생식샘 축과 사춘기 시작의 중요한 요소 중의 하나일 것이다.

체지방 분포나 지방세포와는 상관 없이 인슐린 저항성과 렙틴 수준이 비슷한 양상으로 나타나는 것으로 보아, 인슐린은 렙틴의 장기 조절에 상당히 중요한 것으로 생각된다(zimmer et al., 1998). 이것은 고렙틴혈증이 다대사 증후군의 간과된 연결고리일 수 있다는 것을 시사하는 것이다. In vitro 실험에서 인슐린은 렙틴의 양에 관련된 상승을 일으키는 것을 보여 준다(Wabitsch et al., 1996c). 그러나 인슐린 주입으로 단기간에 렙틴 수준이 변하는 것은 아니므로 인슐린이 급성기로 렙틴 수준을 조절한다고 보기는 어렵다(Ryan & Elahi, 1996). 반대로 용량에 따라 렙틴이 당에 의한 인슐린 분비 억제 역할을 하는 것이 ob/ob 쥐에서 발견되었고(Emilsson et al., 1997), 이것은 렙틴의 과다 생산이 인슐린 저항성을 동반한 비만에서 당뇨병으로 발전되는 것에 관여되었음을 의미한다.

적어도 사람에서는 부분적으로, 글루코코르티코이드가 지방세포에서 렙틴을 합성하고 분비하게 하는 역할을 한다(Wabitsch et al., 1996c; Masuzaki et al., 1997). 렙틴의 일간 리듬은 부신겉질자극호르몬이나 코르티솔의 리듬과는 반대로 변하는데, 이것은 시상하부-뇌하수체-부신 축의 조절과 부정적 피드백에 있음을 의미한다.

최근 연구결과에서 교감신경계 활성도가 ob 유전자 전사 조절에 의한 흰 지방세포에서의 렙틴 생산 조절에 아주 중요한 역할을 하는 것으로 알려졌다(Raner et al., 1998; Sakane et al., 1998).

5) 렙틴의 다른 기능

임신 첫 1, 2 삼분기 동안은 지방조직과 태반조직의 렙틴 생산에 의해서 렙틴 수준이 승가한다(Tamas et al., 1999). 또한 렙틴의 양은 제대혈에서도 높게 나타난다(Hassink et al., 1997). 렙틴은 태아가 18～24주가 되었을 때 나타날 수 있고, 태아에게 지방이 늘어나면서 비례하여 증가한다(Jaquet et al., 1998). 태반에서 만들어진 렙틴의 역할은 명확히 밝혀지지 않았다. 한 가지 가능한 설명은, 기아에 의해서 지방세포에서 나오는 렙틴이 감소했을 경우 태반 렙틴이 시상하부-뇌하수체, 갑상선, 생식기 호르몬을 유지시킨다는 것이다. 이렇게 하여 태아는 생존할 수 있다. 두 번째 가능성은 태반 렙틴이 주변분비(paracrine)나 자가분비(autocrine)처럼 작용하여 태반과 태아의 성장조절과 영양 분배를 한다는 것이다. 모체의 렙틴 수준은 모체의 체지방과는 비례하는 경향이 있고, 출산 시 태반의 크기와는 반비례하는 경향이 있다(schburing et al., 1996; Hassink et al.,

1997). 하지만 신생아의 출생체중과는 관련이 없다. 제대혈의 렙틴 수준은 신생아의 체지방과 관련이 있고, 태아 발달에서 렙틴의 역할을 알게 해 준다(schburing et al., 1996; Hassink et al., 1997). 출산 후에는 태반 렙틴이 없어지기 때문에 신생아와 산모 모두 렙틴 수준이 급격히 떨어진다(Marchini et al., 1998). 렙틴의 급격한 저하가 출생 후 신생아가 음식을 먹는 중요한 이유가 된다. 출생 수일 후 체중이 증가하면서 비례하여 렙틴 수준은 증가하게 된다(Ertl et al., 1999). 렙틴의 또 다른 기능은 모유의 호르몬에서 유추할 수 있다(Casabiell et al., 1997). 모유 속의 렙틴은 모체의 순환기에서 온 것으로 보이기도 하지만 유선조직에서 합성된다(Casabiell et al., 1997; Smith-Kirwin et al., 1998). 렙틴의 양은 유지방량과 비례하지는 않지만 신생아의 성장에 중요하며, 시상하부-뇌하수체 축에 중요한 역할을 한다. 렙틴은 조혈, 세포 증식, 혈관 신생, 면역체계 조절에 중요한 역할을 한다(Considine & Caro, 1999).

참고문헌

Andreelli, F., Hanaire-Broutin, H., Laville, M., Tauber, J. P., Riou, J. P., & Thivolet, C. (2000). Normal reproductive function in leptin-deficient patients with lipoatropic diabetes. *Journal of Clinical Endocrinology and Metabolism, 85*, 715-9.

Argente, J., Caballo, N., Barrios, V., Pozo, J., Munoz, M. T., Chowen, J. A., & Hernandez, H. (1997). Multiple endocrine abnormalities of the growth hormone and insulin-like growth factor axis in prepubertal children with exogenous obesity: effect of short-and long-term weight reduction. *Journal of Clinical Endocrinology and Metabolism, 82*, 2076-83.

Arslanian, S., & Suprasongsin, C. (1996a). Differences in the vivo insulin secretion and sensitivity of healthy black versus white adolescents. *The Journal of Pediatrics, 129*, 440-3.

Arslanian, S. & Suprasongsin, C. (1996b). Insulin sensitivity, lipids and body composition in childhood: is 'syndrome x' present? *Journal of Clinical Endocrinology and*

Metabolism, 81, 1058-62.

Attia, N., Tamborlane, W. V., Heptulla, R., Maggs, D., Grozman, A., Sherwin, R. S., & Caprio, S. (1998). The metabolic syndrome and insulin-like growth factor I regulation in adolescent obesity. *Journal of Clinical Endocrinology and Metabolism, 83*, 1467-71.

Azziz. R. (1989). Reproductive endocrinologic alterations in female asymptomatic obesity. *Fertility and Sterility, 52,* 703-25.

Bado, A., Levasseur, S., Attoub, S., Attoub, S., Kermorgant, S., Laigneau, J. P., Bortoluzzi, M. N., Moizo, L., Lehy, T., Guerre-Millo, M., LeMarchand-Brustel, Y, & Lewin, M. J. (1998). The stomach is a source of leptin. *Nature, 394*, 790-3.

Barrett-Connor, E., & Khaw, K. T. (1988). Endogenous sex hormones and cardiovascular disease in men: a prospective population-based study. *Circulation, 78*, 539-45.

Bates, G. W., & Whitworth, N. S. (1982). Effects of body weight reduction on plasma androgens in obese, infertile women. *Fertility and Sterility, 38*, 406-9.

Behre, H. M., Simoni, M., & Nieschlag, E. (1997). Strong association between serum levels of leptin and testosterone in men. *Clinical Endocrinology, 47*. 237-40.

Bergh, C., Carlsson, B., Olsson, J. H., Selleskog, U., & Hillensjo, T. (1993). Regulation of androgen production in cultured human thecal cells by GF-1 and insulin. *Fertility and Sterility, 59*, 323-31.

Bird, C. E., Murphy, J., Boroomand, K., Finnis, W., Dressel, D., & Clark, A. F. (1972). Dehydroepiandrosterone: kinetics of metabolism in normal women. *Journal of Clinical Endocrinology and Metabolism*. *47*, 818-25.

Björntrop, P. (1995). Insulin resistance: The consequence of a neuroendocrine disturbance? [review]. *International Journal of Obesity, 19* (Suppl. 1), sb-10.

Blum, W. F. (1996). Insulin-like growth factors and their binding proteins. In *Diagnostics of Endocrine Function in Children and Adolescent*, 2nd edn, ed. M. B. Ranke, pp. 190-3, Heidelberg- Leipzig: Johann Ambrosius Barth Verlag.

Blum, W. F., Englaro, P., Hanitsch, S., Juul, A., Hertel, N. T., Muller, J., Skakkebaek, N. E., Heiman, M. L., Birkett, M., Attanasio, A. M., Kiess, W., & Rascher, W. (1997). Plasma leptin levels in healthy children and adolescents: dependence on body mass index, body fat mass, gender, pubertal stage and testosterone. *Journal of Clinical Endocrinology and Metabolism, 82*, 2904-10.

Boden, G., Chen, X., Ruiz, J., White, J. V., & Rossetti, L. (1994). Mechanisms of fatty acid induced inhibition of glucose uptake. *Journal of Clinical Investigation, 92*, 91-8.

Boden, G., Chen, X., Mozzoli, M., & Ryan, I. (1996). Effect of fasting on serum leptin in normal human subjects. *Journal of Clinical Endocrinology and Metabolism, 81,* 3419-23.

Bonota, E., Zavaroni, I., Bruschi, F., Alpi, O., Pezzarosa, A., Guerra, L., Dall'Aglio, E., Coscelli, C., & Butturini, U. (1984). Peripheral hyperinsulinemia of simple obesity: pancreatic hypersecretion or impaired insulin metabolism? *Journal of Clinical Enocrinology and Metabolism, 59*, 1121-7.

Bougneres, P. F., Artavia-Loria, E., Henry, S., Basdevant, A., & Castano, L. (1989). Increased basal glucose production and utilisation in children with recent obesity versus adults with longstanding obesity. *Diabetes, 38*, 477-83.

Breidert, M., Miehlke, S., Glasow, A., Orban, Z., Stolte, M., Ehniger, G., Bayerdorffer, E., Nettesheim, O., Halm, U., Haidan, A., & Bornstein, R. (1999). Leptin and its receptor in normal human gastric mucosa and in *Helicobacter pylori-associated gastritis. Scandinavian Journal of Gastroenterology. 34*, 954-61.

Blook, C. D. G., Lloyd, J. K., & Wolf, O. H. (1974). Rapid weight loss in children. *British Medical Journal, 3*, 44-5.

Bruce, R., Godsland, I., Walton, C., Crook. D., & Wynn, V. (1994). Associations between insulin sensitivity, and free fatty acid and triglyceride metabolism independent of uncomplicated obesity. *Metabolism, 43*, 1275-81.

Cacciari, E., Cicognani, A., Pirazzoli, P., Tassoni, P., Zappulla, F., Salardi, S., & Bernardi, F. (1975). Relationship among the secretion of ACTH, GH, and cortisol during the insulin induced hypoglycemia test in the normal and obese child. *Journal of Clinical Endocrinology and Metabolism, 40,* 802-9.

Cacciari, E., Cicognani, A., Pirazzoli, P., Zappulla, F., Tassoni, P., Bernardi, F., Salardi, S., & Mazzanti. L. (1977). Effect of obesity on the hypothalamo-pituitary-gonadal function in childhood. *Acta Paediatrica Scandinavica, 66*, 345-50.

Caprio, S., Bronson, M., Sherwin, R. S., Rife, F., & Tamborlane, W. V. (1996a). Co-existence of severe insulin resistance and hyperinsulinemia in pre-adolescent obese children. *Diabetologia, 39*, 1489-97.

Caprio, S., Tamborlane, W. V., Silver, D., Robinson, C., Leibel, R., McCarthy, S., Grozman, A., Belous, A., Maggs, D., & Sherwin, R. S. (1996b). Hyperleptinemia: an early sign of juvenile obesity. Relation to body fat depots and insulin concentrations. *American Journal of Physiology, 271*, E626-30.

Caprio, S., Savoye, M., DeStefano, R., Bronson, M., Lavietes, S., Silver, D., & Tamborlane, W. (1998). Importance of low plasma leptin levels in predicting weight gain in obese children: 3 year longitudinal study. *International Journal of Obesity, 22* (S3), 201.

Caro, J. F., Dohm, G. L., Poies, W. J., & Sinha, M. K. (1989). Celluar alteration in liver, skeletal muscle and adipose tissue responsible for insulin resistance in obesity and type II diabetes. *Diabetes and Metabolism Reviews, 5*, 665-89.

Caro, J. F., Kolaczynski, J. W., Nyce, M. R., Ohannesian, J. P., Opentanova, I., Goldman, W. H., Lynn, R. B., Zhang, P. L., Sinha, M. K., & Considine, R. V. (1996). Decreased cerebrospinal fluid/serum leptin ratio in obesity: a possible mechanism for leptin resistance. *Lancet, 348*, 159-61.

Caro, E., Senaris, R., Considine, R. V., Casanueva, F. F., & Dieguez, C. (1977). Regulation of in vivo growth hormone secretion by leptin. *Endocrinology, 138*, 2203-6.

Carroll, P. V., Christ, E. R., Christiansen, J. S., Clemmons, D., Hintz, R., Ho, K., Laron, Z., Sizonenko, P., Sonksen, P. H., Tanaka, T., & Thorner, M. (1998). Growth hormone deficiency in adulthood and the effects of growth hormone replacement: a review. *Journal of Clinical Endocrinology and Metabolism, 83*, 382-95.

Csabiel, X., Pineiro, V., Tome, M. A., Peino, R., Dieguez, C., & Casanueva, F. F. (1997). Presence of leptin in colostrum and/or breast milk from lactating mothers: a potential role in the regulation of neonatal food intake. *Journal of Clinical Endocrinology and Metabolism, 82*, 4270-3.

Cataldo, N. A. (1997). Insulin like growth factor binding proteins: do they play a role in polycystic ovary syndrome? *Endocrinology, 15*, 123-36.

Chalew, S. A., Lozano, R. A., Armour, K. M., & Kowraski, A. A. (1992). Reduction of plasma insulin levels does not restore integrated concentration of growth hormone to normal in obese children. *International Journal of Obesity, 16*, 459-63.

Chalew, S., Nagel, H., & Shore, S. (1995). The hypothalamic-pituitary-adrenal axis in obesity [review], *Obesity Research, 3*, 371-82.

Chehab, F., Lim, M., & Lu, R. (1996). Correction of sterility defect in homozygous obese female mice treated with human recombinant leptin. *Nature Genetics, 12*, 318-20.

Chessler, S. D., Fujimoto, W. Y., Shofer, J. B., Boyko, E. J., & Weigle, D. S. (1998). Increased plasma leptin levels are associated with fat accumulation in Japanese Americans. *Diabetes, 47*, 239-43.

Cleary, M. P., Shepherd, A., & Jenks, B. (1984). Effect of dehydroepiandrosterone on growth in lean and obese Zucker rats. *Journal of Nutrition, 114,* 1242-51.

Clément, K., Vaisse, Ch., Lahlou, N., Cabrol, S., Pelloux, V., Cassuto, D., Gourmelen, M., Dina, Ch., Chambaz, J., Lacorte, J. -M., Basdevant, A., Bougnieres, P., Lebouc, Y., Froguel, P., & Guy-Grand, B. (1998). A mutation in the human leptin receptor gene causes obesity and pituitary dysfunction. *Nature, 392,* 398-401.

Considine, R. V., & Caro, J. F. (1999). Pleiotropic cellular effects of leptin. *Current Opinion in Endocrinology and Diabetes, 6,* 163-9.

Considine, R. V., Sinha, M. K., Heiman, M. L., Kriauciunas, A., Stephens, T. W., Nyce, M. R., Ohannesian, J. P., Marco, Ch. C., McKee, L. J., Bauer, T. L., & Caro, J. F. (1996). Serum immunoreactive-leptin concentrations in normal-weight and obese humans. *New England Journal of Medicine, 334,* 292-5.

Crawford, J. D., & Osler, D. C. (1975). Body composition at menarche: The Frisch-Ravelle hypothesis revisited. *Pediatrics, 56,* 449-58.

Csábi, Gy., Török, K., Jeges, S., & Molnár, D. (2000). Presence of metabolic cardiovascular syndrome in obese children. *European Journal of Pediatrics, 159,* 91-4.

Cumin, F., Baum, H-P., & Levens, N. (1996). Leptin is cleared from the circulation primarily by the kidney. *International Journal of Obesity, 20,* 1120-6.

Dale, P. O., Tanbo, T., Vaaler, S., & Abyholm, T. (1992). Body weight, hyperinsulinemia, and gonadotropin levels in polycystic ovarian syndrome: evidence of two distinct populations. *Fertility and Sterility, 58,* 487-91.

De Courten, M., Zimmet, P., Hidge, A., Collins, V., Nicholson, M., Staten, M., Dowse, G., & Alberti, K. G. M. M. (1997). Hyperleptinaemia: the missing link in the metabolic syndrome? *Diabetic Medicine, 14,* 200-8.

Despres, J. P., Lemieux, S., Lamarche, B., Prud'homme, B., Moorjani, S., Brun, L. D. Gagne, C., & Lupien, P. J. (1995). The insulin resistance-dyslipidemic syndrome:

contribution of visceral obesity and therapeutic implications. *International Journal of Obesity, 19* (Suppl. 1), S76-S86.

Dessolin, S., Schalling, M., Champigny, O., Lomnqvist, F., Ailhaud, G., Dani, C., & Ricquier, D. (1997). Leptin gene is expressed in rat brown adipose tissue at birth. *FASEB Journal, 11,* 382-7.

Dua, A., Hennes, M. I., Hoffmann, R. G., Mass, D. L., Krakower, G. R., Sonnenberg, G. E., & Kissebah, A. H. (1996). Leptin: a significant indicator of total body fat but not of visceral fat and insulin insensitivity in African-American women. *Diabetes, 45,* 1635-7.

Eckel, R. H. (1992). Insulin resistance: an adaptation for weight maintenance. *The Lancet, 340,* 1452-3.

Emilsson, V., Liu, Y. L., Cawthorne, M. A., Morton, N. M., & Davenport, M. (1997). Expression of the functional leptin receptor mRNA in pancreatic islets and direct inhibitory action of leptin on insulin secretion. *Diabetes, 46,* 313-6.

Epstein, L. H., McCurley, J., Valoski, A., & Wing, R. R. (1990). Growth in obese children treated for obesity. *American Journal of Diseases of Childhood, 144,* 1360-4.

Ertl, T., Funke, S., Sárkány, I., Szabó, I., Rascher, W., Blum, W. F., & Sulyok, E. (1999). Postnatal changes of leptin levels in full-term and preterm neonates: Their relation to intrauterine growth, gender and testosterone. *Biology of the Neonate, 75,* 167-76.

Evans, D. J., Hoffmann, R. G., Kalkhoff, R. K., & Kissebah, A. H. (1983). Relationship of androgenic activity to body fat topography, fat cell morphology, and metabolic aberrations in premenopausal women. *Journal of Clinical Endocrinology and Metabolism, 57,* 304-10.

Farooqi, L. S., Jeeb, S., Cook, G., Cheetham, C. H., Lawrence, E., Prentice, A, Hughes, L. A., McCamish, M., & O'Rahilly, S. (1998). Treatment of congenital leptin deficiency in man, *8th International Congress on Obesity. Paris 1998,* eds. G. Ailhand & B. Guy, International Association for the Study of Obesity. Hot topic lectures. p. 7.

Fehér, T., & Halmy, L. (1975). The production and fate of adrenal DHEA in normal overweight subjects. *Hormone Research, 6,* 303-4.

Friedman, J. M. (1997). Role of leptin and its receptors in the control of body weight. In *Leptin: The Voice of Adipose Tissue,* eds. W. Blum, W. Kiess & W. Rascher, pp. 3-22. Leipzig: Johann Ambrosius Barth Verlag.

Frisch, R. E. (1987). Body fat, menarche, fitness and fertility. *Human Reproduction, 2,* 521-33.

Garcia-Mayor, R. V., Andrade, A., Rios, M., Lage, M., Dieguez, C., & Casanueva, F. F. (1997). Serum leptin levels in normal children: relationship to age, gender, body mass index, pituitary-gonadal hormones and pubertal stage. *Journal of Clinical Endocrinology and Metabolism, 82,* 2849-55.

Genazzani, A. R., Pintor, C., & Corda, R. (1978). Adrenal and gonadal steroids in obese prepubertal girls. *Journal of Clinical Endocrinology and Metabolism, 47,* 974-9.

Ghigo, E., Procopio, M., Boffano, G. M., Arvat, E., Valente, F., Maccario, M., Mazza, E., & Cammani, F. (1992). Arginine potentiates but does not restore the blunted growth hormone response to growth hormone-releasing hormone in obesity. *Metabolism, 41,* 560-3.

Glass, A. R., Swerdloff, R. S., Bray, G. A., Dahms, W. T., & Atkinson, R. L. (1977). Low serum testosterone and sex-hormone-binding-globulin in massively obese men. *Journal of Clinical Endocrinology and Metabolism, 45,* 1211-19.

Gonzalez, F. (1997). Adrenal environment in polycystic ovary syndrome. *Seminars in Reproductive Endocrinology, 15,* 137-57.

Grinspoon, S., Gulick, T., Askari, H., Landt, M., Lee, K., Anderson, E., Ma, Z., Vignati, L., Bowsher, R., Herzog, D., & Klibanski, A. (1996). Serum leptin levels in women with anorexia nervosa. *Journal of Clinical Endocrinology and Metabolism, 81,* 3861-3.

Guo, S. S., Chumlea, W. C., Roche, A. F., & Siervogel, R. M. (1997). Age and maturity-related changes in body composition during adolescence into adulthood: the Fels longitudinal study. *International Journal of Obesity, 21,* 1167-75.

Haffner, S. M., Gingerich, R. L., Miettinen, H., & Stern, M. P. (1996). Leptin concentrations in relation to overall adiposity and regional body fat distribution in Mexican Americans. *International Journal of Obesity, 20,* 904-8.

Hassink, S. G., de Lancey, E., Sheslow, D. V., Smith-Kirwin, S. M., O'Connor, D. M., Considine, R. V., Opentanova, I., Dostal, K., Spear, M. L., Leef, K., Ash, M., Spitzer, A. R., & Funanage, V. L. (1997). Placental leptin: an important new growth factor in intrauterine and neonatal development? *Pediatrics, 100,* 124 (E1).

Havel, P. J., Kasim-Karakas, S., Mueller, W., Johnson, P. R., Gingerich, R. L., & Stern, J. S.

(1996). Relationship of plasma leptin to plasma insulin and adiposity in normal weight and over-weight women: effects of dietary fat content and sustained fat loss. *Journal of Clinical Endocrinology and Metabolism, 81,* 4406-13.

Highman, T. J., Friedman, J. E., Huston, L. P., Wong, W. W., & Catalano, P. M. (1998). Longitudinal changes in maternal serum leptin concentrations, body composition, and resting metabolic rate in pregnancy. *American Journal of Obstetrics and Gynecology, 178,* 1010-15.

Hochberg, Z., Hertz, P., Colin, V., Ish-Shalom, S., Yeshurun, D., Youdim, M. B. H., & Amit, T. (1992). The distal axis of growth hormone (GH) in nutritional disorders: GH-binding protein, insulin-like growth factor-I (IGF-I), and IGF-I receptors in obesity and anorexia nervosa. *Metabolism, 41,* 106-12.

Hoggard, N., Hunter, L., Duncan, J., S., Williams, L., M., Trayhurn, P., & Mercer, J., G. (1997). Leptin and leptin receptor mRNA and protein expression in murine foetus and placenta. *Proceedings of the National Academy of the Sciences of the United States of America, 94,* 11073-8.

Hoggard, N., Hunter, L., Trayhurn, P., Williams, N. M., & Mercer, W. S. (1998). Leptin and reproduction. *Proceedings of the Nutrition Society (London), 57,* 421-7.

Hollman, M., Runnebaum, B., & Gerhard, I. (1997). Impact of waist-hip-ratio and body mass index on hormonal and metabolic parameters in young, obese women. *International Journal of Obesity, 21,* 476-83.

Houseknecht, K. L., Mantzoros, C. S., Kuliawat, R., Hadro, E., Flier, J. S., & Kahn, B. B. (1996). Evidence for leptin binding to proteins in serum of rodents and humans: modulation with obesity. *Diabetes, 45,* 1638-43.

Ilyés, I., & Kirillina, Sz. (1992). Sex hormone binding globulin (SHBG) in children with obesity. *Acta Paediatrica Hungarica, 32,* 149-57.

Jaquet, D., Leger, J., Levy-Marchal, C., Oury, J. F., & Czemechov, P. (1998). Ontogeny of leptin in human fetuses and newborns: effect in intrauterine retardation on serum leptin concentrations. *Journal of Clinical Endocrinology and Metabolism, 83,* 1243-6.

Jiang, X., Srinivasan, S. R., & Berenson, G. S. (1996). Relation of obesity to insulin secretion and clearance in adolescents: the Bogalusa Heart Study. *International Journal of Obesity, 20,* 951-6.

Khaw, K. T., & Barrett-Connor, E. (1992). Lower endogenous androgens predict central adiposity in men. *Annals of Epidemiology, 2,* 675-82.

Kirschner, M. A., Samojlik, E., Drejka, M., Szmal, E., Schneider, G., & Ertel, N. (1990). Androgen-estrogen metabolism in women with upper body versus lower body obesity. *Journal of Clinical Endocrinology and Metabolism, 70,* 473-9.

Klein, S., Coppack, S. W., Mohamed-Ali, V., & Landt, M. (1996). Adipose tissue leptin production and plasma leptin kinetics in humans. *Diabetes, 45,* 984-7.

Kobberling, J., & Von zur Muhlen, A. (1974). The circadian rhythm of free cortisol determined by urine sampling at two-hour intervals in normal subjects and in patients with severe obesity or Cushing's syndrome. *Journal of Clinical Endocrinology and Metabolism, 38,* 313-19.

Kolaczynski, J. W., Ohannesian, J. P., Considine, R. V., Marco, Ch. C., & Caro, J. (1996). Response of leptin to short-term and prolonged overfeeding in humans. *Journal of Clinical Endocrinology and Metabolism, 81,* 4162-5.

Kratzsch, J., Dehmel, B., Pulzer, F., Keller, E., Englaro, P., Blum, W. F., & Wabitsch, M. (1997). Increased serum GHBP levels in obese pubertal children and adolescents: relationship to body composition, leptin and indicators of metabolic disturbances. *International Journal of Obesity, 21,* 1130-6.

Lake, J. K., Power, C., & Cole, T. J. (1997). Women's reproductive health: the role of body mass index in early and adult life. *International Journal of Obesity,* 21, 432-8.

Lefebvre, A. -M., Laville, M., Vega, N., Riou, J. P., Van Gaal, L., Auwerx, J., & Vidal, H. (1998). Depot-specific differences in adipose tissue gene expression in lean and obese subjects. *Diabetes, 47,* 98-103.

Leung, D. W., Spencer, S. A., Cachianes, G., Hammond, R. G., Collins, C., Henzel, W. J., Bernard, R., Watars, M. J., & Wood, W. I. (1987). Growth hormone receptor and serum binding protein: purification, cloning and expression. *Nature, 330,* 537-43.

Lissner, L., Karlsson, C., Lindroos, A. K., Sjostrom, L., Carlsson, B., Carlsson, L., & Bengtsson, C. (1998). Relations between leptin and body weight history in Swedish female population, using serum stored 29 years. *International Journal of Obesity, 22* (S3), 37.

Llopis, M. A., Granada, M. L., Cuatrecasas, G., Formiguera, X., Sanchez-Planell, L.,

Sanmarti, A., Alastrue, A., Rull, M., Corominas, A., & Foz, M. (1998). Growth hormone-binding protein directly depends on serum leptin levels in adults with different nutritional status. *Journal of Clinical Endocrinology and Metabolism, 83,* 2006-11.

Lönnqvist, F., & Schalling, M. (1997). Role of leptin and its receptors in human obesity. *Current Opinion in Endocrinology and Diabetes, 4,* 164-71.

Lönnqvist, F., Arner, P., Nordfos, L., & Schalling, M. (1995). Overexpression of the obese (*ob*) gene in adipose tissue of human obese subjects. *Nature Medicine, 1,* 950-3.

Lovejoy, J. C., Bray, G. A., Greeson, C. S., Klemperer, M., Morris, J., Partington, C., & Tulley, R. (1995). Oral anabolic steroid treatment, but not parenteral androgen treatment, decreases abdominal fat in obese, older men. *International Journal of Obesity, 19,* 614-24.

Malecka-Tendera, E., Koehler, B., Wiciak, B., & Ramos, A. (1994). Impaired glucose tolerance in obese children - a long term prospective study. In *Obesity in Europe 1993*. eds. H. Ditschuneit, F. A. Gries, H. Hauner, V. Schusdziarra & J. G. Wechsler. pp. 153-8. London: John Libbey & Company Ltd.

Mantzoros, C. S., Flier, J. S., & Rogol, A. D. (1997). A longitudinal assessment of hormonal and physical alterations during normal puberty in boys. V. Rising leptin levels may signal the onset of puberty. *Journal of Clinical Endocrinology and Metabolism, 82,* 1066-70.

Marchini, G., Fried, G., Östlund, E., & Hagenas, L. (1998). Plasma leptin in infants: Relationship to birth weight and weight loss. *Pediatrics, 101,* 429-32.

Marin, P., Darin, N., Amemiya, T., Andersson, B., Jern, S., & Björntorp, P. (1992a). Cortisol secretion in relation to body fat distribution in obese premenopausal women. *Metabolism, 41,* 882-6.

Marin, P., Holmang, S., Jonsson, L., Sjostrom, L., Kvist, H., Holm, G., Lindstedt, G., & Björntorp, P. (1992b). The effects of testosterone treatment on body composition and metabolism in middle-aged obese men. *International Journal of Obesity, 16,* 991-7.

Marin, P., Oden, B., & Björntorp, P. (1995). Assimilation and mobilization of triglycerides in subcutaneous abdominal and femoral adipose tissue in vivo in men: Effects of androgens. *Journal of Clinical Endocrinology and Metabolism, 80,* 239-43.

Masuzaki, H., Ogawa, Y., Hosoda, K., Miyawaki, T., Hanaoka, I., Hiraoka, J., Yasuno, A., Nishimura, H., Yoshimasa, Y., Nishi, S., & Nakao, K. (1997). Glucocorticoid regulation of leptin synthesis and secretion in humans: elevated plasma leptin levels in Cushing's syndrome. *Journal of Clinical Endocrinology and Metabolism, 82,* 2542-7.

Matkovic, V., Ilich, J. Z., Skugor, M., Badenhop, E., Goel, P., Clairmont, A., Klisovic, D., Nahhas, R. W., & Landoll, J. D. (1997). Leptin is inversely related to menarche in human females. *Journal of Clinical Endocrinology and Metabolism*, 82, 3239-45.

Mercado, M., Mollitch, M. E., & Bauman, G. (1992). Low plasma growht hormone binding protein in IDDM. *Diabetes, 41,* 605-9.

Minuto, F., Barecca, A., Del-Monte, P., Fortini, P., Resetini, M., Morabito, F., & Giordano, G. (1988). Spontaneous growth hormone and somatomedin-C/insulin-like growth factor-I secretion in obese subjects during puberty. *Journal of Endocrinological Investigation, 11,* 489-95.

Molnár, D., & Soltesz, G. (1982). Metabolic and hormonal effects of fasting in obese children. *Acta Paediatrica Hungarica, 23,* 45-50.

Molnár, D., Kardos, M., & Soltesz, G. (1981). Effect of glucagon infusion on blood glucose, plasma immunoreactive insulin, growth hormone and adenosine 3'5'-monophosphate in obese children. *Acta Paediatrica Hungarica, 22,* 325-9.

Molnár, D., Kardos, M., Soltesz, G., & Baranyai, S. (1982). Intravenous glucose tolerance test in childhood obesity: metabolite levels and their relation to glucose utilisation rate. *Acta Paediatrica Hungarica, 23,* 127-35.

Montague, C. T., Farooqi, S., Whitehead, J. P., Soos, M. A., Rau, H., Wareham, N. J., Sewter, C. P., Digby, J. E., Mohammed, S. N., Hurst, J. A., Cheetham, Ch. H., Earley, A. R., Barnett, A. H., Prins, J. B., & O'Rahilly, S. (1997a). Congenital leptin deficiency is associated with severe early-onset obesity in humans. *Nature, 387,* 903-8.

Montague, C. T., Prins, J. B., Sander, L., Digby, J. E., O'Rahilly, S. (1997b). Depot- and sex-specific differences in human leptin mRNA expression. Implications for the control of regional fat distribution. *Diabetes, 46,* 342-7.

Neel, J. V. (1962). Diabetes mellitus: a 'thrifty' genotype rendered detrimental by 'progress?'. *American Journal of Human Genetics, 14,* 353-62.

Ostlund, R. E., Yang, J. W., Klein, S., & Gingerich, R. (1996). Relation between plasma leptin concentration and body fat, gender, diet, age and metabolic covariates. *Journal of Clinical Endocrinology and Metabolism, 81*, 3909-13.

Palmert, M. R., Radovick, S., & Beopple, P. (1998). Leptin levels in children with central precocious puberty. *Journal of Clinical Endocrinology and Metabolism, 83,* 2260-5.

Pasquali, R., Cantobelli, S., Casimirri, F., Melchionda, N., Fabbri, R., Capelli, M., Plate, L, Patrono, D., Balestra, V., & Barbara, L. (1988). Weight loss and sex steroid metabolism in massively obese men. *Journal of Clinical Investigation, 11,* 205-10.

Pasquali, R., Casimirri, F., Capelli, M., Bortoluzzi, L., Flamia, R., Labate, A. M., & Barbara, L. (1993). The hypothalamic-pituitary-adrenal axis in obese women with different patterns of body fat distribution [see comments]. *Journal of Clinical Endocrinology and Metabolism, 77,* 341-6.

Pinhas-Hamiel, O., Dolan, L. M., Daniels, S. R., Standiford, D., Khoury, P. R., & Zeitler, P. (1996). Increase incidence of non-insulin-dependent diabetes mellitus among adolescents. *Journal of Pediatrics, 128,* 698-715.

Plymate, S. R., Matej, L. A., Jones, R. E., & Friedl, K. E. (1988). Inhibition of sex hormone-binding globulin production in the human hepatoma (Hep G2) cell line by insulin and prolactin. *Journal of Clinical Endocrinology and Metabolism, 67,* 460-4.

Power, C., Lake, J. K., & Cole, T. J. (1997). Measurement and long-term health risks of child and adolescent fatness. *International Journal of Obesity, 21,* 507-26.

Prolo, P., Wong, M. -L., & Licinio, J. (1998). Molecules in focus leptin. *International Journal of Biochemistry and Cell Biology, 30,* 1285-90.

Rasmussen, M. H., Juul, A., Kjems, L. L., Skakkebaek, N. E., & Hilsted, J. (1995). Lack of stimulation of 24-hour growth hormone release by hypocaloric diet in obesity. *Journal of Clinical Endocrinology and Metabolism, 80,* 796-801.

Rasmussen, M. H., Ho, K. K. Y., Kjems, L., & Hilsted, J. (1996). Serum growth hormone-binding protein in obesity: effect of a short-term, very low caloric diet and diet induced weight loss. *Journal of Clinical Endocrinology and Metabolism, 81,* 1519-24.

Ravussin, E., Pratley, R. E., Maffei, M., Wang, H., Friedman, J. M., Bennett, P. H., & Bogardus, C. (1997). Relatively low plasma leptin concentrations precede weight gain in Pima Indians. *Nature Medicine, 3,* 238-40.

Rayner, D. V., Simón, E., Duncan, J. S., Trayhurn, P. (1998). Hyperleptinaemia in mice induced by administration of the tryosine hydroxylase inhibitor α-methyl-ρ-tyrosine. *FEBS Letters, 429,* 395-8.

Roemmich, J. N., Clark, P. A., Mai, V., Berr, S. S., Weltman, A., Veldhuis, J. D., & Rogol, A. D. (1998). Alteration in growth and body composition during puberty: III. Influence of maturation, gender, body composition, fat distribution, aerobic fitness, and energy expenditure on nocturnal growth hormone release. *Journal of Clinical Endocrinology and Metabolism, 83,* 1440-7.

Ronnemaa, T., Knip, M., Lautala, P., Viikari, J., Uhari, M., Leino, A., Kaprio, E. A., Salo, M. K., Dahl, M., Nuutinen, E. M., Pesonen, E., Pietikainen, M., & Akerblom, H. K. (1991). Serum insulin and other cardiovascular risk indicators in children, adolescents and young adults. *Annals of Medicine, 23,* 67-72.

Ryan, A. S., & Elahi, D. (1996). The effects of acute hyperglycemia and hyperinsulinemia on plasma leptin levels: its relationships with body fat, visceral adiposity and age in women, *Journal of Clinical Endocrinology and Metabolism, 81,* 4433-8.

Saad, M. F., Riad-Gabrielm, M. G., Khan, A., Sharma, A., Michael, R., Jinagouda, S. D., Boyadjian, R., & Steil, G. M. (1998). Diurnal and ultradian rhythmicity of plasma leptin: effects of gender and adiposity. *Journal of Clinical Endocrinology and Metabolism, 83,* 453-9.

Sakane, N., Yoshida, T., Mizutani, T., Nakagawa, Y. (1998). Serum leptin levels in a patient with pheochromocytoma. *Journal of Clinical Endocrinology and Metabolism, 83,* 1400.

Schubring, C., Kiess, W., Englaro, P., Rascher, W., & Blum, W. (1996). Leptin concentrations in amniotic fluid, venous and arterial cord blood and maternal serum: high leptin synthesis in the foetus and inverse correlation with placental weight. *European Journal of Pediatrics, 155,* 830.

Schwartz, M. W., Boyko, E. J., Kahn, S. E., Ravussin, E., & Bogardus, C. (1995). Reduced insulin secretion: an independent predictor of body weight gain. *Journal of Clinical Endocrinology and Metabolism, 80,* 1571-6.

Scott, C. R., Smith, J. M., Cradock, M. M., & Pihoker, C. (1997). Characteristics of youth-onset noninsulin-dependent diabetes mellitus and insulin-dependent diabetes mellitus at diagnosis. *Pediatrics, 100,* 84-91.

Slavnov, V. N., & Epstein, E. V. (1977). Somatotrophic, tyrotrophic, and adrenco-corticotrophic functions of the anterior pituitary in obesity. *Endocrinologie, 15,* 213-8.

Slowinska-Srzednicka, J., Zgliczynski, W., Makowska, A., Jeske, W., Brzezinska, A., Soszynski, P., & Zgliczynski, S. (1992). An abnormality of the growth hormone/insulin-like growth factor-I axis in women with polycystic ovary syndrome due to coexistent obesity. *Journal of Clinical Endocrinology and Metabolism, 74,* 1432-5.

Smith-Kirwin, S. M., O'Conner, D. M., Johnston, J., De Lancey, E., Hassink, S. G., & Funanage, V. L. (1998). Leptin expression in human mammary epithelial cells and breast milk. *Journal of Clinical Endocrinology and Metabolism, 83,* 1810-3.

Soules, M. R., McLachlan, R. I., Ek, M., Dahl, K. D., Cohen, N. L., & Bremner, W. J. (1989). Luteal phase deficiency: characterization of reproductive hormones over the menstrual cycle. *Journal of Clinical Endocrinology and Metabolism, 69,* 804-12.

Stephens, T. W., & Caro, J. F. (1998). To be lean or not to be lean. Is leptin the answer? *Experimental and Clinical Endocrinology and Diabetes, 106,* 1-15.

Streeten, D. H. P., Stevenson, G. T., & Dalakos, T. G. (1969). The diagnosis of hypercortisolism: Biochemical criteria differentiating patients from lean and obese normal subjects and from females on oral contraceptives. *Journal of Clinical Endocrinology and Metabolism, 29,* 1191-211.

Strobel, A., Issad, T., Camoin, L., Ozata, M., & Strossberg, A. D. (1998). A leptin missense mutation associated with hypogonadism and morbid obesity. *Nature Genetics, 18,* 213-15.

Sudi, K. M., Gallistl, S., Tafeit, E., Moller, R., & Borkenstein, M. H. (2000). The relationship between different subcutaneous adipose tissue layers, fat mass and leptin in obese chidren and adolescents. *Journal of Pediatric Endocrinology and Metabolism, 13,* 505-12.

Tamás, P., Sulyok, E., Ertl, T., Szabó, I., Vizer, M., Rascher, W., & Blum, W. F. (1999). Changes of maternal serum leptin levels during pregnancy. *Gynecological and Obstetrical Investigations, 46,* 169-71.

Thomas, T. L., Devenport, L. D., & Stith, R. D. (1994). Relative contribution of type I and II corticosterone receptors in VMH lesion-induced obesity and hyperinsulinemia.

American Journal of Physiology, 266, R1623-29.

Travers, S. H., Jeffers, B. W., Bloch, C. A., Hill, J. O., & Eckel, H. (1995). Gender and Tanner stage differences in body composition and insulin sensitivity in early pubertal children. *Journal of Clinical Endocrinology and Metabolism, 80,* 172-8.

Trayhurn, P., Hoggard, N., Mercer, J. G., & Rayner, D. V. (1999). Leptin: fundamental aspects. *International Journal of Obesity, 23* (Suppl. 1), 22-8.

Van Gaal, L. F., Wauters, M. A., Mertens, I. L., Considine, R. V., & De Leeuw, I. H. (1999). Clinical endocrinology of human leptin. *International Journal of Obesity, 23* (Suppl. 1), 29-36.

Vanhala, M., Vanhala, P., Kompusalo, E., Halonen, P., & Takala, J. (1998). Relation between obesity from childhood and the metabolic syndrome: population based study. *British Medical Journal, 317,* 319-20.

Veldhuis, J. D., Iranmanesh, A., Ho, K. K. Y., Waters, M. J., Johnson, M. L., & Lizarralde, G. (1991). Dual defects in pulsatile growth hormone secretion and clearnace subserve the hyposomatotropism of obesity in man. *Journal of Clinical Endocrinology and Metabolism, 72,* 51-9.

Vignolo, A., Naseli, A., Di Battista, E., Mostart, M., & Aicardi, G. (1988). Growth and development in simple obesity. *The European Journal of Pediatrics, 147,* 242-4.

Wabitsch, M., Hauner, H., Heinze, E., & Teller, W. (1995a). The role of hormone/ insulin-like growth factors in adipocyte differentiation, *Metabolism, 44,* 45-9.

Wabitsch, M., Hauner, H., Heinze, E., Bockman, A., Benz, R., Mayer, H., & Teller, W. (1995b). Body fat distribution and steroid hormone concentrations in obese adolescent girls before and after weight reduction. *Journal of Clinical Endocrinology and Metabolism, 80,* 3469-75.

Wabitsch, M., Blum, W., Heinze, E., Mayer, H., & Teller, W. (1996a). Serum concentrations of leptin in obese children and adolescents before and after weight loss. *Hormone Research, 46,* (S2), 2.

Wabitsch, M., Blum, W. F., Muche, R. ,Heinze, E., Haug, C., Mayer, H., & Teller, W. (1996b). Insulin-like growth factors and their binding proteins before and after weight loss and their associations with hormonal and metabolic parameters in obese adolescent girls. *International Journal of Obesity, 20,* 1073-80.

Wabitsch, M., Jensen, P. B., Blum, W., Christoffersen, C. T., Englaro, P., Heinze, E., Rascher, W., Teller, W., Tornqvist, H., & Hauner, H. (1996c). Insulin and cortisol promote leptin production in cultured human fat cells. *Diabetes, 45,* 1435-8.

Wabitsch, M., Blum, W. F., Muche, R., Braun, M., Hube, F., Rascher, W., Heinze, E., Teller, W., & Hauner, H. (1997). Contribution of androgens to the gender difference in leptin production in obese children and adolescents. *Journal of Clinical Investigation, 100,* 808-13.

Wadden, T. A., Mason, G., Foster, G. D., Stunkard, A. J., & Prange, A. J. (1990). Effects of a very low calorie diet on weight, thyroid hormones and mood. *International Journal of Obesity, 14,* 249-58.

Weigle, D. S., Ganter, S. L., Kuijper, J. L., Leonetti, D. L., Boyko, E. J., & Fujimoto, W. Y. (1997). Effect of regional fat distribution and Prader-Willi syndrome on plasma leptin levels. *Journal of Clinical Endocrinology and Metabolism, 82,* 566-70.

Whitaker, R. C., Wright, J. A., Pepe, M. S., Seidel, K. D., & Dietz, W. H. (1997). Predicting obesity in young adulthood from childhood and parental obesity. *New England Journal of Medicine, 337,* 869-73.

Wilson, D. M., Killen, J. D., Hammer, L. D., Litt, I. F., Vosti, C., Miner, B., Hayward, C., & Taylor, C. B. (1991). Insulin-like growth factor-I as a reflection of body composition, nutrition, and puberty in sixth and seventh grade girls. *Journal of Clinical Endocrinology and Metabolism, 73,* 907-12.

Yang, M. U., & Van Itallie, T. B. (1984). Variability in body protein loss during protracted, severe caloric restriction: role of triiodothyronine and other possible determinants. *American Journal of Clinical Nutrition, 40,* 611-22.

York, D. A., & Bray, G. A. (1972). Dependence of hypothalamic obesity on insulin, the pituitary and adrenal gland. *Endocrinology, 90,* 425-32.

Zannolli, R., Rebeggiani, A., Chiarelli, F., & Morgese, G. (1993). Hyperinsulinism as a marker in obese children. *American Journal of Diseases of Children, 147,* 837-41.

Zhang, Y., Proenca, R., Maffei, M., Barone, M., Leopold, L., & Friedman, J. M. (1994). Positional cloning of the mouse obese gene and its human homologue. *Nature, 372,* 425-32.

Zimmet, P. Z., Collins, V. R., de Courten, M. P., Hodge, A. M., Collier, G. R., Dowse, G.

K., Alberti, K. G., Tuomilehto, J., Hemraj, F., Gareeboo, H., Chitson, P., & Fareed, D. (1998). Is there a relationship between leptin and insulin sensitivity independent of obesity? A population-based study in the Indian Ocean nation of Mauritius. *International Journal of Obesity, 22*, 171-7.

Zumoff, B., & Strain, G. W. (1994). A perspective on the hormonal abnormalities of obesity: are they cause or effect? *Obesity Research, 2,* 56-67.

제 11 장

심혈관 합병증의 위험

David S. Freedman[1)] Sathanur R. Srinivasan[2)] and Gerald S. Berenson[2)]

1. 도 입

소아와 성인의 비만 유병률은 최근 수십 년간 계속 증가하였고(Kuczmarski et al., 1994; Troiano et al., 1995; Freedman et al., 1997) 비만한 사람은 당뇨, 관상동맥질환, 고혈압, 일부 안 질환의 위험이 증가한다(Kushner, 1993; Hodge & Simmet, 1994; Baumgartner et al., 1995). 체중감량은 유지하기가 어렵기 때문에(Dyer, 1994) 일부 연구에서는 비만의 발생과 결과에 중점을 두고 있다.

많은 연구에서 성인과 마찬가지로 비만소아도 혈중 지질, 혈압, 인슐린 기타 관상동맥질환에 대한 위험인자들이 부정적인 영향을 미칠 수 있는 수치에 이르렀음이 발견되었다(Berenson et al., 1993). 게다가 이른 시기에 생기는 비만은 지방줄무늬, 융기 손상(Berenson et al., 1998), 관상동맥 석회화(Mahoney et al., 1996)와 같은 동맥경화의 초기 단계와 관련이 있다. 또한 소아 비만은 성인의

1) Centers for Disease Control and Prevention, Atlanta.

2) Tulane Center for Cardiovascular Health, Tulane University School of Public Health, New Orleans.

다양한 질병 위험에 영향을 미치고 이러한 관련성은 성인의 체중과는 독립적이라는 증거가 있다(Must et al., 1992). 소아 비만의 장기 추세 연구에 근거하면, 소아 비만은 성인에게서 심혈관질환과 다른 질환들의 발생을 증가시킬 수 있다(Pinhas-Himel et al., 1996).

이 장에서는 소아 비만과 심혈관 위험인자와의 관련성과 소아 비만이 임상적인 질환의 발생에 영향을 미칠 수 있다는 것을 암시하는 증거를 고찰하려 한다. 제시되는 많은 자료는 보갈루사심장연구(Bogalusa heart study)에서 나왔는데, 이는 심혈관질환의 조기 자연사에 대한 장기 연구다(Berenson, 1986; Freedman et al., 1997; Berenson et al., 1998; Freedman et al., 1999a). 약 2만 명의 두 인종으로 이루어진 지역사회에서 소아와 젊은 성인에 대한 7개의 단면 연구가 1973~94년에 이루어졌다.

1) 과체중의 분류

체지방의 측정에 대한 많은 문제점은 1장에서 이미 언급하였기 때문에 여기서는 간략히 다루고자 한다. 유년기의 과체중은 전형적으로 다양한 제곱 지수들로 측정되었는데, 여기서 체중(weight, W)은 신장(height, H)의 누승으로 나누어진다. 누승지수는 체지방과의 관련성을 최대화하고 신장과의 관련성을 최소화하도록 선택되며 p의 몇 가지 값은 1.5~3까지 제안되었다(Keys et al., 1972; Cole, 1991). 성인의 적절한 누승지수는 남성은 2에 근접하고 여성은 1과 2 사이에 있다. 쿼틀릿지수(Quetelet Index, W/H^2)는 현재 임상적 · 역학적 연구와 참고 표준으로 널리 사용된다. 쿼틀릿 지수가 또한 BMI나 체질량지수로 불리지만 성인의 체중은 신장의 제곱에 비례한다는 것을 알아낸 것은 19세기 벨기에의 수학자 Adolphe Quetelet이다(Garrow & Webster, 1985).

쿼틀릿지수가 소아에서 상대적인 체중의 측정으로 널리 사용되지만 이것은 신장과 연령에 중등도 연관성(r=0.5-0.6)을 보인다. 예를 들면, 이 지수의 중앙값은 5~17세의 연령에서 약 25% 상승한다(Najjar & Rowland, 1987; Freedman et al., 1997). 쿼틀릿지수 17.6kg/m^2인 여아의 경우, 5세에서는 비만(90백분위수)

일 수 있고, 10세에서는 평균, 15세에서는 마른 편(10백분위수)일 수 있기 때문에 쿼틀릿 지수는 나이에 따라 보정되는 것이 중요하다(Najjar & Rowland, 1987). 신장의 차이를 보이는 비슷한 연령의 소아를 비교할 때도 문제가 있다. 키가 큰 소아는 이 지수가 높아지는 경향이 있기 때문이다.

연령과 함께 다른 여러 위험인자가 증가하기 때문에 이러한 연관성은 쿼틀릿 지수와의 관련성에 대한 교란효과를 나타낼 수 있다. 예를 들면, 우리는 연령 보정이 쿼틀릿지수와 이완기혈압과의 관련성을 0.47~0.25로 감소시키는 것을 발견하였다. W/H^3과 같은 다른 지수들도 소아의 상대적 체중 측정방법으로 사용되는데도(Berenson, 1986; Resnicow & Morabia, 1990; Freedman et al., 1997) 널리 사용되지는 않는다.

과체중과 비만을 정의하는 생물학적인 측정치 사용의 어려움 때문에(1장 참조) 최근의 권고는 여러 연구결과를 참고하여 체질량지수에 대한 성, 연령별 85백분위수와 95백분위수를 사용하고 있다(Himes & Dietz, 1994)(〈표 11-1〉 참조). 95백

〈표 11-1〉 소아 · 청소년의 체질량지수에 근거한 비만 절단값 권고안 (단위: kg/m²)

	백분위수			
	남아(자)		여아(자)	
나이(세)	85th	95th	85th	95th
6	16.6	18.0	16.2	17.5
7	17.4	19.2	17.2	18.9
8	18.1	20.3	18.2	20.4
9	18.8	21.5	19.2	21.8
10	19.6	22.6	20.2	23.2
11	20.4	23.7	21.2	24.6
12	21.1	24.9	22.2	26.0
13	21.9	25.9	23.1	27.1
14	22.8	26.9	23.9	28.0
15	23.6	27.8	24.3	28.5
16	24.4	28.5	24.7	29.1
17	25.3	29.3	25.2	29.7

출처: Must et al., 1992.

분위수를 초과하는 소아의 경우에 과체중으로[편집자 주: 이 장에서 과체중이라는 용어의 사용은 이 책의 다른 부분과 다르다. 다른 부분에서는 체질량지수 95백분위수를 초과하는 경우에 비만으로 표현하고 85백분위수를 초과하는 경우 과체중으로 부른다.] 보고 추가적인 검사를 위해서 의뢰할 것을 권유하고, 85백분위수와 95백분위수 사이에는 '과체중의 위험'으로 인지하여 여러 가지 위험인자에 대해 검사하도록 권유한다(Himes & Dietz, 1994). 10~17세의 95백분위수에 대한 간단한 추정치는 연령에 13(남아), 또는 14(여아)를 더하면 얻을 수 있다.

2. 장기적 경향

미국에서 학령기 소아의 과체중 유병률은 유의하게 증가하여(Troiano et al., 1995) 1963~91년에 95백분위수 이상의 어린이의 분율이 2배가량 증가하였다. 게다가 대부분의 증가가 1980년 이후에 일어났다. 성인의 과체중이 지속적으로 증가한 것도 1980년 이후에 가속화되었다(Kuczmarski et al., 1994).

이러한 경향은 보갈루사심장연구에서 더 자세히 관찰되는데, 여러 가지 신체

〈표 11-2〉 1973~74년 측정치의 백분위수에 근거한 보갈루사심장연구에서의 과체중, 비만 유병률

연도	연령그룹(세)							
	5~14				15~17			
	n	체질량지수	피름주름두께		n	체질량지수	피부주름두께	
			삼두근	견갑하			삼두근	견갑하
1973~74	3508	15(5)*	15(5)	–	–	–	–	–
1976~77	3073	20(7)	27(11)	–	992	15(5)	15(5)	–
1978~79	2908	21(8)	34(16)	15(5)	671	15(5)	19(7)	15(5)
1981~83	2749	22(9)	37(19)	20(8)	554	19(6)	19(9)	20(7)
1983~86	2604	23(10)	25(11)	22(9)	662	23(10)	20(9)	33(14)
1987~91	2688	27(12)	27(12)	24(9)	548	30(12)	22(10)	38(15)
1992~94	2582	32(11)	37(22)	31(17)	534	30(15)	28(16)	37(21)

주: *85th(95th) 백분위수 초과 대상자의 분율(%)

측정치가 1973~94년까지 유의하게 증가하였다(Freedman et al., 1997). 20년 동안에 5~14세 체중의 평균치(+3.4kg), 체질량지수(+1.5kg/m^2) 피부주름두께(+2.2mm) 모두 상승하였다. 게다가 신장, 연령 기타 변수 차이에 대한 보정을 하여도 결과에 별다른 차이를 보이지 않았다. 그러나 측정치의 몇 가지는 하위집단 사이에 다양한 결과를 보였는데 19~24세에는 체중에서 상대적으로 가장 큰 증가(초기 측정치의 9%)를 보였다. 체중과 피부주름두께의 증가는 기간의 후반부에 더 큰 증가를 보였고 종족과 성별에서는 별다른 차이가 없었다.

상대체중의 증가는 체중 분포의 상위에 특히 변화를 보였는데, 롤러지수(Rohrer index, W/H^3)의 다양한 백분위수 비교에 의해 알 수 있다. 연구 기간 에 중앙값이 0.8kg/m^3(12.3kg/m^{3}에서 13.1kg/m^3) 상승한 반면, 90백분위수에서는 2.4kg/m^3 상승하였다. 5~14세에는 1992~94년에 관찰한 소아의 31~37%에서 1973~74년의 85백분위수에 근거하면 과체중이나 비만으로 분류되었다. 95백분위수를 초과한 분율은 11%(체질량지수)에서 22%(삼두근피부주름두께)에 이른다(〈표 11-2〉 참조). 1992년에 소아에서 예상했던 숫자의 4배 이상은 1973년 수치에 근거할 때 삼두근피부주름두께의 95백분위수 이상이었다.

〈표 11-3〉 5~10세 소아 3,599명의 체질량지수와 위험요인 간의 관련성

	체질량시수 백분위수[1]							체질량지수와의 관련성[2]
	<25	25~49	50~74	75~84	85~94	95~97	>97	
n	904	817	798	340	384	100	256	
나이(세)	8.2	8.1	8.2	8.5	8.5	9.0	8.7	
총콜레스테롤	9[3]	10	10	13	18	17	23	0.10
중성지방	2	3	3	6	10	10	21	0.27
LDL 콜레스테롤	8	8	9	10	18	12	23	0.12
HDL 콜레스테롤	5	5	6	4	8	7	18	-0.14
인슐린	2	2	3	3	4	10	27	0.46
수축기혈압	2	2	4	6	7	12	22	0.34
이완기혈압	2	2	4	9	7	9	14	0.29

주: 1) 미국 국가 자료에 근거한 성별과 연령 관련 백분위수
2) 모든 관련성은 통계적으로 유의함. $P < 0.001$
3) 각 체질량지수 분류 내에서 위험요인을 가진 대상자의 분율(%)
4) LDL: lowedensity lipoprotein; 저밀도 지단백, HDL: high density lipoprotein; 고밀도 지단백

소아 과체중의 장기적인 경향은 미래의 성인 심혈관질환과는 다른 질병 발생이 증가할 가능성을 암시한다. 예를 들면, 1982~94년에 청소년의 제2형 당뇨병 발생이 10배 증가하였다(Pinhas-Hamiel et al., 1996). 이렇게 새롭게 진단된 환자의 평균 체질량지수가 거의 37 kg/m^{2}이기 때문에 관찰되는 증가 양상은 소아기 과체중 비율이 심각하게 증가하는 것과 관련 있다고 볼 수 있다.

3. 위험인자와의 관련성

과체중 소아와 청소년은 비정상적인 지질 및 인슐린 수치와 혈압 소견을 보인다(Laskarzewski et al., 1980; Williams et al., 1992; Berenson et al., 1993; Raitakari et al., 1994; Dwyer & Blizzard, 1996). 게다가 상대체중의 장기적인 변화는 이러한 변화와 관련 있고(Freedman, et al., 1985), 다수의 위험인자를 가질수록 상대체중은 증가한다(Bo et al., 1994). 일반적으로 과체중과 비만 정도는 총콜레스테롤과 저밀도지단백콜레스테롤(r ~ 0.05 – 0.15)의 측정치와 약한 관련성을 보이지만 고밀도지단백콜레스테롤, 혈압, 인슐린과는 강한 관련성을 보인다(Lauer et al., 1975; Laskarzewski et al., 1980; Raitakari et al., 1994; Chu et al., 1998; Freedman, et al., 1999b).

그러나 이러한 결과의 일부는 해석하기가 쉽지 않다. 즉, 관련성의 비선형 관계는 항상 관찰되는 것이 아니고, 선형관계 또는 연관성에 대한 분석에서 관련성이 항상 적절하게 보이는 것이 아닐 수도 있기 때문이다. 예를 들면, esnicow와 Morabia(1990)는 학령기 소아 중에서 총콜레스테롤치는 상대체중의 50백분위수 이상에서는 기하급수적으로 증가하는 것으로 나타나지만 상대체중이 낮은 그룹에서는 연관성이 거의 나타나지 않는다.

또한 (1) 과체중 소아가 부정적인 위험인자 수치(예측치)를 보일 것인가에 대한 가능성, (2) 과체중 소아 검사에서 부정적인 위험인자를 가진 소아가 발견될 것인가(민감도)에 대한 정보가 아직 부족하다.

보갈루사심장연구에 대한 최근 분석에서(Freedman et al., 1999b) 부정적인 위험인자에 대한 체질량지수의 관련성이 비선형적임이 발견되었다. 일반적으로 대부분의 위험인자는 체질량지수 75 또는 85백분위수 이하, 특히 5~10세에서는 미미하게 변화한다(〈표 11-3〉 참조). 예를 들면, 저밀도지단백콜레스테롤 수치의 상승에 대한 유병률은 날씬한 소아(25백분위수)와 체질량지수 75~85백분위수의 소아에게서는 단지 8%에서 10%로 상승했다. 반면에 85백분위수 이상에서 다양한 위험인자의 유병률은 급격히 증가하고, 과체중(95백분위수 이상)인 학령기 소아의 체질량지수는 위험인자의 정도와 관련이 있었다. 그래서 상대체중의 상위 그룹에 있는 소아의 비율이 증가하는 장기적인 경향은 특히 문제가 된다. 관찰된 위험인자 중에서 인슐린 수치는 체질량지수와 가장 강력한 연관성을 보였는데, 고인슐린혈증의 유병률은 2%에서 27%로 상승하였다.

5~10세 백인 여아의 총콜레스테롤(a)과 인슐린(b) 관련성이 [그림 11-1]에 나타나 있다. 롤러지수가 체질량지수보다 연령에 대해서 덜 영향을 받기 때문에 상대체중의 측정치로 사용되었다(이 연구에서 관찰된 연령과의 상관지수는 -0.13(롤러지수) 대 0.31(체질량지수)였다). 연관성의 함수를 결정하기 위해서 자료에 의존하는 안정적인 lowess방법을 사용하여 관련성 곡선을 추정하였다(Cleveland, 1985). 이 그림들은 상대체중과 다양한 심혈관질환 위험인자와의 관련에 대한 다양성을 보여 준다. 총 콜레스테롤과의 관련성이 '자료 구름'을 닮은 모양을 보이는 반면, 관련성 추정곡선은 상대체중의 범위에 따라서 총 콜레스테롤이 20 mg/*dl* 정도 상승하는 명백한 선형관계를 보인다. 반대로 인슐린 수치와의 연관성은 약 15 kg/m^3(롤러지수의 80백분위수) 점에서 꺾이면서 두드러지게 비선형관계를 보인다. 이러한 자료는 위험요인과의 관련성에 근거하여 과체중을 분류하는 것에 어려움이 있음을 시사한다.

학령기 소아의 위험인자 악화와 과체중과의 관련성은 〈표 11-4〉에 나타나 있다. 과체중에 대한 민감도(23~62%)와 양성예측치(9~24%)는 일반적으로 낮다. 예를 들면, 총 콜레스테롤이 상승한 747명 어린이 중 단지 24%만이 과체중이고, 과체중 소아의 단지 18%만이 총 콜레스테롤이 상승해 있다. 그러나 여러 교차비는 의미가 있었다. 예를 들면, 다른 소아와 비교했을 때 과체중 소아는 고중성지방혈증을 가질 위험이 7.1배였다. 가장 큰 교차비는 인슐린에서 나타났는데

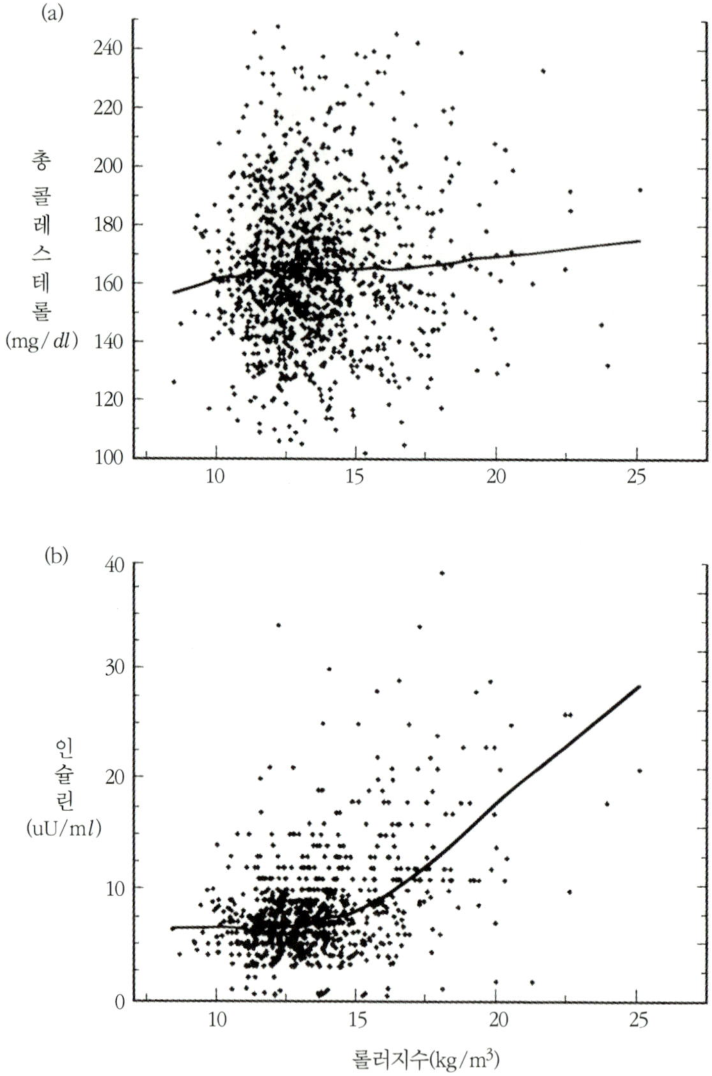

[그림 11-1] 5~10세 백인 여아에서 총콜레스테롤(a)과 인슐린(b)에 대한 상대체중의 관계와 lowess 방법을 이용하여 그린 관련성 추정곡선(Clevemand, 1985)

인슐린 수치가 95백분위수를 넘는 273명의 어린이 중에서 62%가 과체중이었다. 롤러지수와 관련된 교차비의 크기는 체질량지수에서 관찰되는 것과 비슷하였으나 피부주름두께와의 관련성은 더 낮았다. 우리는 또한 체중과 신장을 알 경우

〈표 11-4〉 과체중(체질량지수(BMI) > 95백분위수)와 위험요인 측정치

위험요인	체질량지수>95백분위수를 이용한 집단검진[1]			교차비[2] (체질량지수>95백분위수 대 <85백분위수)		
	n[3]	민감도 (%)	양성예측도 (%)	체질량 지수	롤러 지수	삼두근 피부주름 두께
총 콜레스테롤	747	24	18	2.4	2.5	2.3
중성지방	502	47	24	7.1	6.2	5.1
LDL 콜레스테롤	653	28	18	3.0	2.9	2.5
HDL 콜레스테롤	702	25	17	3.4	3.1	2.6
인슐린	273	62	21	12.6	11.7	8.6
수축기혈압	371	34	13	4.5	4.5	3.4
이완기혈압	395	23	9	2.4	2.9	2.6

주: 1) 민감도는 과체중이면서 위험요인을 가진 소아의 분율. 양성예측도는 비정상 위험요인 측정치를 가진 과체중 소아의 분율.
2) 교차비는 과체중과 특정 위험요인의 교차표에 근거함. 총 콜레스테롤에 대한 교차비 2.4는 총 콜레스테롤이 높은 과체중 소아의 백분위수는 정상체중 소아의 관련 백분위수보다 2.4배 높다는 것을 의미함.
3) 위험요인을 가진 소아의 수. 총 9,167명 중에서 85와 95백분위수 사이의 1,147명은 제외함.
약자는 표 <11-3>과 동일

에 피부주름두께는 위험인자에 대한 추가적인 정보를 별로 더 제공하지 못한다는 것을 발견하였다. 이것은 삼두근피하주름두께뿐 아니라 체중-신장지수가 향후의 건강상태를 예견할 수 있는 다른 연구결과(Spataro et al., 1996) 지지한다.

과체중이 개인적인 위험요인의 정도를 정확하게 나타낼 수는 없더라도 여러 개의 위험인자에 대한 선별검사로서는 더 좋다(〈표 11-5〉 참조). 예를 들면, 5~10세 소아 중 위험인자를 가지지 않은 1,670명 소아의 7%(민감도)가 과체중인 반면, 3개 이상의 위험인자를 가진 소아는 80% [(24+8)/(32+8)]가 과체중이었다. 비만이 아닌 소아와 비교하여 비만소아는 2개의 위험인자가 있을 위험이 9.7배, 3개의 위험인자를 가질 수 있는 위험은 40배다. 5~10세 302명의 과체중 소아 중에서 183명(61%)이 적어도 한 개의 위험인자를 가졌고, 11~17세에 해당되는 양성 예측도는 58%(295/511)다. 인슐린과 중성지방이 높은 80명의 소아 중에서 90%는 과체중이다.

〈표 11-5〉 과체중과 위험요인들의 군집과의 관련성

연령그룹(세)	위험요인수[1]	n	과체중아 수(분율)[2]	여성(%)	흑인(%)	수정된 교차비
5~10	0	1,670	119(7%)	48	36	1.0(ref.)
	1	464	103(22%)	49	39	3.8
	2	118	48(41%)	53	25	9.7
	3	32	24(75%)	62	25	43.5
	4+	8	8(100%)	50	12	-
	전체	2,292	302			
11~17	0	2,214	216(10%)	48	37	1.0(ref.)
	1	677	155(23%)	51	37	2.8
	2	223	90(40%)	51	24	6.5
	3	58	40(69%)	48	21	22.6
	4+	13	10(77%)	62	8	29.8
	전체	3,185	511			

주: 1) 위험요인수: 아래 위험요인들 수의 합, TG > 130mg/*dl*, LDL콜레스테롤 > 130mg/*dl*, HDL콜레스테롤 < 35mg/*dl*, insulin > 95th centile, SBP > 95th centeile이나 DBP > 95th centile. 5477명 학생에 대해서 분석함.
2) ( ) 안의 숫자는 과체중인 소아 중 위험요인을 가진 대상자의 분율
약자는 <표 11-3>과 동일하고 교차비(odds ratio)

이러한 현상은 위험요인의 군집현상에 대한 다른 분석과 일치한다. 상대체중이 높은 소아는 여러 가지 위험인자가 높을 위험이 6배까지 증가한다(Srinivasan et al., 1996). 게다가 과체중 여아의 55%와 과체중 남아의 70%는 적어도 한 개 이상의 위험인자를 가지고 있다(Chu et al., 1998). 여러 개의 심혈관질환 위험인자를 가진 소아나 청소년들의 관상동맥에는 섬유판이 크게 증가하기 때문에(Berenson et al., 1998) 과체중을 선별검사의 도구로 사용하는 것은 고위험군에서 조기진단을 위해서 특히 효과적일 수 있다.

1) 과체중과 혈중지질 검사

미국에서 초기 선별검사 방법으로 부모의 관상동맥질환이나 고콜레스테롤혈증 여부를 보는 소아의 지질검사 지침에 의하면(National Cholesterol Educational

Program, 1991), 모든 소아의 1/4이 혈중지질 검사를 받는데, 이들의 80%는 부모의 총 콜레스테롤 수치 때문이다. 결국 이 지침은 저밀도지단백 콜레스테롤 수치가 130 mg/*dl* 이상인 소아나 청소년의 40%를 찾아내게 된다. 부모의 총콜레스테롤 수치 300mg/*dl* 이상을 사용하면 모든 소아의 14%를 선별검사하는 것에 의해서 28%의 민감도를 얻을 수 있는데, 이는 과체중(95백분위수 초과)을 조기 선별검사 방법으로 사용하는 것과 같다. 상대체중이 85% 이상인 소아를 선별검사하는 경우에 43%의 민감도를 얻을 수 있는데, 이는 최근의 지질검사 지침과 비슷하다.

최근의 미국 지질검사 지침은 부모의 기록된 총콜레스테롤 수치에 의존하는데, 이는 때로 찾기 어려울 때가 있다. 보고된 총콜레스테롤 수치가 240mg/*dl*인 경우에 어린이의 6%가 지질 선별검사를 받게 되고, 이는 매우 낮은 민감도(6%)와 양성예측도(14%)를 보인다(Resnicow & Cross, 1993).

부모의 총 콜레스테롤 수치를 사용하는 것에 대한 최근의 권고안과 비교하여 과체중은 (1) 초기 선별검사로서 더 간편하고, (2) 저밀도지단백콜레스테롤 수치와 다른 위험인자들을 밝히는 데 더 정확하다. 여러 가지 위험인자가 저밀도지단백콜레스테롤 수치보다 상대체중과 더 강하게 연관되었기 때문에 이러한 접근방식은 아마도 소아의 여러 가지 위험인자를 밝힐 수 있을 것이다.

4. 신체 지방 분포 양상

인체를 분류하기 위한 체계적인 방법들이 1930년대에 처음으로 소개되었고 1950년대에 Vague와 그 동료들에 의해서 지방분포와 다양한 만성질환과의 관련성이 발견되었다(Vague, 1956). 코호트 연구들에서 복부, 상체 또는 몸통에 지방이 많은 것이 당뇨와 심혈관질환 관련이 있고(Ducimetiere et al., 1986; Seidell, 1992), 지단백, 혈압, 인슐린, 기타 대사위험인자와 부정적인 관련성이 있음을 보여 주었다(Bjrntorp, 1990; Haffner et al., 1987). 이러한 관련성이 비만의 일반적인 정도와 서로 독립적이라고 예측되는데도 상대체중과 다양한 지방 분포 사이에는 연관성(r~ 0.2-0.5)이 있다(Ducimetiere et al., 1986; Haffner et al., 1987; Frreman et al., 1999a). 대사와 임상적 결과에 대한 복강내지방의 이러한 역할이 강조되었으나(Bjrntorp, 1990), 다른 종류의 지방 분포도 또한 중요할 것이다. 예를 들면, 가슴둘레(Freedman et al., 1989)와 피하지방(Abate et al., 1996)이 위험 증가와 관련이 있는 것으로 나타난다.

소아의 지방 분포 중요성은 아직 확실하지 않다. 다양한 위험요인과의 연관성이 보고되었는데도(Zwiauer et al., 1992; Brambilla et al., 1996) 연관성이 없다는 연구결과도 나타나고 있다(Mueller & Wohlleb, 1981; Caprio et al., 1996). 관찰된 위험인자, 연구 대상자의 연령, 어느 부위의 신체 둘레나 피하두께를 측정하였는가, 그리고 통계적인 방법의 차이 때문에 이렇게 상반된 결과들은 해석하기가 쉽지 않다. (1) 성인 전에는 복부지방이 매우 적고(Goran et al., 1995), (2) 성장과 발달 중에 신체둘레와 피부두께가 급격하게 변하고(Malina & Bouchard, 1988; Weststrate et al., 1989; Freedman et al., 1999a), (3) 성인에게서 전형적으로 사용되는 인체 측정치들은 소아에게 적절하지 않을 수도 있기 때문에(Sangi & Mueller, 1991) 소아에서 지방 분포에 대한 연구는 더 어렵다.

최근 연구(Freedman et al., 1999a)에서 5~17세의 피부주름두께와 인체둘레(허리둘레와 엉덩이둘레)에 관련된 다양한 위험요인에 관하여 살펴보았다(n=2996). 예상했던 것과 같이 대부분의 인체 측정치는 서로 상관성을 가졌고, 이는 상대체중에 대해서 전반적으로 보정해야 할 필요성을 나타낸다. 체중-신장지수는 인체둘레(r~0.9)와 피부주름두께(r~0.8)와 밀접한 연관성을 보였고 인체둘레와 피부주름두께는 또한 서로 상관관계를 보였다. 반면에 허리/엉덩이비(WHR)와 견갑하피부주름두께/삼두근피부주름두께 비 사이에는 중등도 정도의 관련성(r~0.35)을 보였는데, 이는 각각 지방 분포의 다른 측면을 나타내는 것을 암시한다(Haffner et al., 1987).

강한 상관관계를 고려할 때 각 특징들이 지질수치와 인슐린과 비슷한 연관성을 강하게 나타내는 것은 놀라운 일이 아니다. 예를 들면, 10백분위수에 있는 소아와 비교해서 90백분위수에 있는 소아와 저밀도지단백콜레스테롤은 +0.30mmol/l(허리와 엉덩이둘레)에서 +0.34mmol/l(견갑하피부주름두께)까지

〈표 11-6〉 허리둘레, 엉덩이둘레, 피부주름두께 측정치와 지질 및 인슐린 측정치의 관련성

		LDL 콜레스테롤 (mmal/ℓ)	중성지만 (mmal/ℓ)	HDL 콜레스테롤 (mmal/ℓ)	인슐린 (mmal/ℓ)
신체 측정치	허리둘레	+0.12[1)]	+0.09	-0.07	+7
	엉덩이둘레	-	-0.04	+0.04	-5
	견갑하피부주름두께	+0.13[2)]	-0.08	-	-
	삼두근피부주름두께	-	-	-	-
	F-Statistie	(28)	(27)	(22)	(21)
비율	엉덩이/허리둘레비	+0.12	+0.08	-0.08	+7
	견갑하피부주름두께	-	+007	-0.05	-
	F-Statistie	(19)	(24)	(31)	(31)
주요 요소	전반적 비만	+0.19	+0.08	-	-
	중성비만[3)]	+0.08	+0.08	-0.09	+6
	F-Statistie	(28)	(36)	(46)	(31)

주: 1) 인종, 성별, 연령, 신장, 체중을 보정한 단계별 회귀분석에 근거하여 10백분율과 90백분율 사이에 각 신체측정치에 대한 변화와 관련된 지질 또는 인슐린 변화 예측치.(-)는 통계적으로 유의하지 않은 결과치를 의미함(P>0.01).

2) 모든 신체측정치를 더한 F-statisrtic tests의 계수는 0이다. 7 이하의 F-statistic은 통계적으로 유의하다(P < 0.001).

3) 두 번째 주요 요소는 허리둘레/엉덩이둘레 비와 삼두근피부주름두께다.
LDL: Low-density-lipoprotein; HDL: high-density-lipoprotein

다양하게 상승되어 있다. 또한 다른 위험인자들의 정도에 대해 예상되는 차이는 (90백분위수 대 10백분위수) 인슐린 수치가 가장 강력한 연관성을 보이면서 인체계측학적 특징들에서 약간의 차이가 있을 뿐이다.

신체둘레와 피부주름두께가 위험요인들의 존재를 가장 잘 예견한다는 것을 알아내기 위하여 전향적 단계적 회귀분석을 사용하였고 체중, 신장, 연령, 성, 인종을 보정하였다(〈표 11-6〉 참조). 허리둘레가 지속적으로 유의하였고 엉덩이둘레는 중성지방, 고밀도지단백콜레스테롤, 인슐린에 대해서, 견갑하피부주름두께는 저밀도지단백콜레스테롤과 중성지방에 대해서 유의하게 나왔다. 엉덩이둘레는 허리둘레가 있을 때만 유의하였고 삼두근피부주름두께는 부가적인 정보를 제공하지 못하였다.

비슷한 분석이 각 측정치들의 비와 주된 측정치에 대해서 시행되었다

(Kronmal, 1993). 비율은 신체 지방 분포에 대한 연구에서 널리 이용되기 때문에 포함되었는데, 여기에는 몇 가지 제한점이 있다. 예를 들면, 허리/엉덩이 둘레의 사용은 주요 효과를 포함하지 못하면서 회귀모델에서 허리둘레와 엉덩이둘레$^{-1}$의 상호작용을 모델링하는 것과 비슷하다. 그리고 상호작용이 존재하지 않더라도 각 변수의 중요성이 측정될 수가 없다. 비율에 대한 대안으로서 주요 인자에 대한 분석이 제안되었다(Muleller & Wohlleb, 1981; Harrison, 1985). 이러한 통계적인 기법을 이용하여 일련의 관련 변수들(피부주름두께, 인체 둘레)을 몇몇 비관련 요인으로 대신한다.

$$PC_i = \beta_1 l_1 + \beta_2 l_2 + \cdots + \beta_n l_n$$

여기서 PC_i는 i번째 주요 인자이고, l_is는 피하주름두께와 신체 둘레다. 회귀계수 β_i는 (1) 서로 관련이 없는 요인들을 만들기 위해서 선택되었고, (2)각 요인의 분산을 최대화하기 위해서 선택된다. 지방 분포에 대한 연구에서 첫 번째 요인은 전형적으로 비만의 일반적인 정도를 나타내는 반면, 두 번째 요소는 일반적으로 몸통과 말단 부위의 지방조직을 대비한 차이를 나타낸다(Mueller & Wohller, 1981). 주요 요인분석의 중요한 이점은 첫 번째 요소와 독립적인 두 번째 주요 요인의 위험요인의 관련성을 비만의 전체적인 정도에 의한 교란에 대한 염려 없이 측정할 수 있다는 것이다. 이러한 분석의 첫 번째 주요 요소는 모든 인체측정학적 차원에 대해서 양의 상관관계(r~0.5－0.9)를 보이는 반면, 둔위와 삼두근피하주름두께에 대해서는 음의 상관관계(r~－0.35)를 보인다(즉, 중심성 비만의 양상).

두 가지 비와 두 개의 주요 요인에 대한 위험요인의 관련성은 〈표 11-6〉에 나타나 있다. 일반적으로 주요 요인들은 두 개의 비에서 나타나는 것보다 더 강한 연관성을 보인다. 두 번째 주요 요소는 모든 위험요인의 부정적인 수치와 관련이 있다.

예견되는 위험요소들은 허리둘레에 의해서 제공되는 부가적인 정도에 대한 그림이 [그림 11-2]에 나타나 있다. 9개의 그림은 롤러지수에 따라 분류된 675명의 흑인 여아 중에서 고밀도지단백콜레스테롤 수치에 대한 허리둘레의 관련성

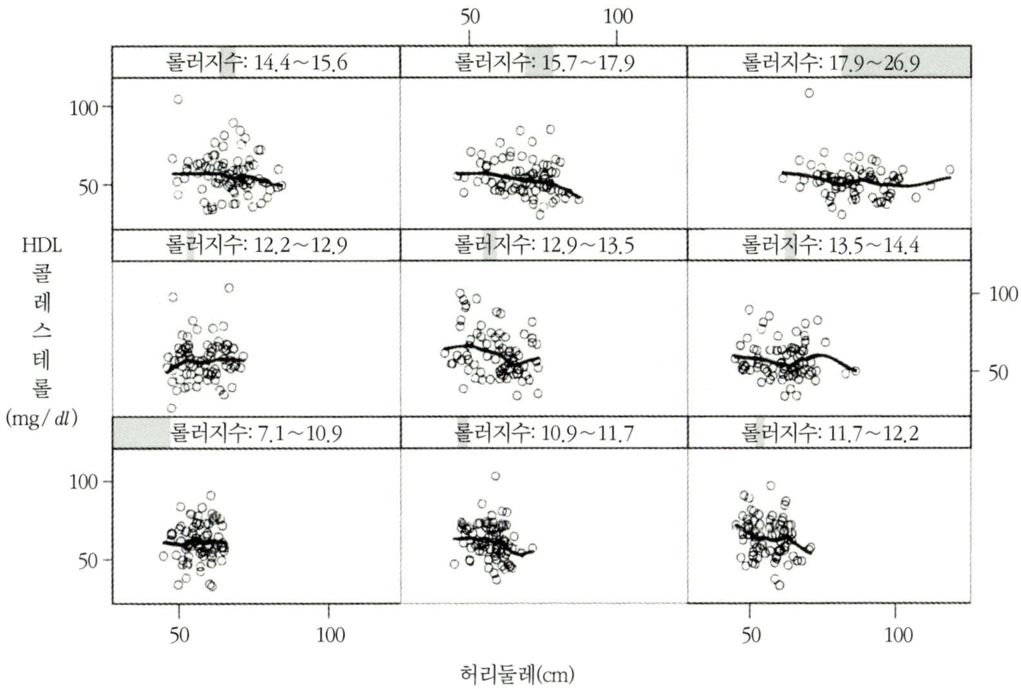

[그림 11-2] 흑인 여성에서 허리둘레와 HDL 콜레스테롤과의 관련성. 9개의 그림은 롤러지수(kg/m^3)에 대하여 Lowess 곡선을 사용하여 설명하면서 이러한 관련성을 보여 준다. 롤러지수는 왼쪽에서 오른쪽으로 갈수록, 아래에서 위로 갈수록 증가하고 라벨의 음영 부분은 전체 범위에 대한 상대적인 특정 층의 위치를 나타넨디.

을 요약하고 있다. 일부 일관성이 없는 결과들에도 60 cm에서 80 cm으로 허리둘레가 증가하는 것은 전형적으로 고밀도지단백콜레스테롤이 0.15~0.25 mmol/l 감소하는 것과 관련이 있다.

이 결과는 복부나 신체 중심 부위 지방세포의 상대적인 초과상태는 지질이나 인슐린이 높아지는 것과 관련이 있음을 보여 준다. 이 관련성은 체중, 키, 나이, 기타 변수들과 독립적이었고 지방의 분포를 허리둘레나 허리/엉덩이 둘레비 또는 허리둘레를 둔부와 삼두근피부주름두께의 합과 대조하여 만든 주요 요소를 이용하여 측정하는가에 상관없이 그 정도에서 비슷하였다. 개별 인체측정학적 차원 중에서 허리둘레가 위험요인의 부정적인 수치와 가장 일관되고 일반적으로 가장 강력한 관련성을 보였다.

이러한 결과는 허리둘레가 지질수치와 관련된 다른 특징들과 관련이 있을 뿐 아니라 지방의 분포와 일반적인 비만, 양쪽 모두에 대한 지수로 작용한다는 것을 반영한다고 볼 수 있다. 예를 들면, 허리둘레는 연령과 체질량지수 모두와 관련이 있고 그 평균치는 남아와 여아에게서 의미 있는 차이를 보인다. 허리둘레는 측정하기가 상대적으로 쉽기 때문에 역학적, 중재적 연구를 하기에 특히 더 적절할 수도 있고, 부정적인 위험요인의 수치를 가진 소아를 가리는 데 도움이 될 수 있다.

5. 종적 연구

1) 과체중과 비만의 지속

어릴 때의 체중과 비만 정도가 성장 후의 수치를 예견할 수 있더라도 45년 이상 연속된 측정들을 통해서 얻은 상관계수의 범위는 넓다(r=0–0.84)(Clarke & Lauer, 1993; Serdula et al., 1993; Power et al., 1997). 성장 후 과체중에 대한 위험 증가가 1.5~7배로 다양하게 보고되는 것처럼 성인이 되어서도 과체중으로 남는 비만소아의 비율을 예측하는 것도 또한 다양한 결과(26~77%)를 보인다(Johnston, 1985; Dietz, 1998). 일반적으로 예측치는 측정이 시행된 첫 연령에 의존하고 (1) 피부주름두께보다는 체중–신장지수와 (2) 더 짧은 시간 간격, (3) 적어도 부모 중 한 명이 과체중일 때 더 강한 관련성을 보인다(Whitaker et al., 1997).

이러한 경향은 Fels 종적 연구의 자료를 분석하여 충분히 얻을 수 있었다(Siervogel et al., 1991). 35세 성인의 체질량지수가 18세 때 매우 잘 예측되더라도(r~ 0.60–0.75), 7세부터의 연관성은 남아는 0.3, 여아는 0.5밖에 되지 않는다. 게다가 성인의 과체중 가능성은 첫 번째 측정 당시의 나이에 따라서 증가하였다. 예를 들면, 85백분위수 체질량지수를 가진 17세 청소년기 여아는 35세에 과

체중이 될 가능성이 40~80%지만, 8세에 더 심각했던 과체중(95백분위수)은 추적조사 결과 과체중이 될 가능성은 30% 미만이었다.

2) 소아 과체중과 향후 질병과의 관련성

소아기의 상대체중은 성인 질병의 위험에 직접적으로 영향을 미칠 수도 있고, 간접적일 수도 있다. 예를 들면, 성인 비만에 의해 나타나는 합병증과 함께 소아에서 성인기까지 비만의 지속적인 영향에 의해 관련성이 나타날 수도 있다. 소아기부터 성인기까지 종적인 자료가 부족하여 이러한 관련성 측정에는 어려움이 있다. 적절한 정보 중 많은 부분이 앞에서 이미 검토되었다(Must, 1996; Power et al., 1997).

몇 개의 코호트 연구가 청소년 남성에 집중되어 이루어졌다. 예를 들면, 체질량지수 31 kg/m^{2}을 초과하거나(Srensen & Sonne-Holm, 1977) 25 kg/m^{2}을 초과하는(Hoffman et al., 1988) 18세 과체중 남성은 모든 질병에서 사망률이 높다. Waaler(1984)는 노르웨이의 전 인구에 대한 연구에서 체질량지수 27 kg/m^2 이상 15~19세 남성의 10년 추적조사에서 모든 사망률이 증가하는 것을 발견하였다. 그러나 여성은 관련성이 보이지 않았다. 상대체중 75백분위수 이상인 대학 동창들에서 심혈관질환의 사망률 또한 증가하였는데, 특히 45세 이전에 사망한 사람들에서 두드러졌다(Paffenbarger & Wing, 1969). 모든 사망률의 증가는 청소년기에 상대적으로 체중이 많이 나갔던(80백분위수 초과) 여성에서도 보고되었다(Nieto et al., 1992).

하버드성장연구에서 남성에 대한 대규모, 장기간(55년) 추적조사를 살펴보면 과체중 청소년 남성(75백분위수 이상)은 전체 사망 및 심혈관질환에 의한 사망 모두 증가함을 보여 준다(Must et al., 1992). 청소년의 과체중과 관련된 위험은 성인 과체중보다 더 강한 연관성을 보인다. 게다가 청소년 과체중은 50세의 체중에 대한 보정 후에도 여전히 통계적으로 의미 있는 것으로 나온다. 이에 반해 상대적으로 연구 대상자가 적기는 하지만 여성은 이러한 청소년기 과체중과 건강위험의 증가 경향이 보이지 않는데 이러한 성별 차이는 확실하지 않다. 과체중과 관련하여 장기적인 위험이 있는 것으로 보이지만 여성의 이러한 연관성을 확정 짓고 이러한 관련성에서 사춘기의 역할을 알아내며 어떤 연관성을 나타내는 데 필요한 성인기 체중의 역할을 알아보기 위해서는 추가적인 연구가 필요하다.

6. 결 론

소아 비만과 소아 심혈관질환 위험요소 사이의 단면적 관련성을 보고하는 연구는 많지만 이러한 관련성에 대한 특정 유형들은 별로 주목받지 못했다. 다양한 체중-신장지수, 피부주름두께, 신체둘레와의 관련성의 정도와 함께 중등도 대 고도비만의 상대적인 중요성은 더 연구가 되어야 한다. 소아의 인체계측학적 측정치와 연령의 강한 관련성을 고려해야 한다.

소아와 성인 과체중/비만 정도와 신체 지방 분포 사이의 관련성에 대한 추가적인 정보를 얻어야 하는 것 또한 중요하다. 이러한 결과는 소아기 과체중/비만 정도의 질병 위험과의 관련성을 알아보는 연구 결과와 함께 더 목표가 확실하고 효과적인 중재 방법을 찾게 해 줄 것이다.

참고문헌

Abate, N., Garg, A., Peshock, R. M., Stray-Gundersen, J., Adams-Huet, B., & Grundy, S. M. (1996). Relationship of generalised and regional adiposity to insulin sensitivity in men with NIDDM. *Diabetes, 45,* 1684-93.

Baumgartner, R., Heymsfield, S. B., & Roche, A. F. (1995). Human body composition and the epidemiology of chronic disease. *Obesity Research, 3,* 73-95.

Berenson, G. S. (ed.) (1986). *Causation Of Cardiovascular Risk Factors in Children. Perspectives on Cardiovascular Risk in Early Life.* New York: Raven Press.

Berenson, G. S., Srinivasan, S. R., Wattigney, W. A., & Harsha, D. W. (1993). Obesity and cardiovascular risk in children. *Annals of the New York Academy of Sciences, 699,* 93-103.

Berenson, G. S., Srinivasan, S. R., Bao, W., Newman, W. P., Tracy, R. E., & Wattigney, W. A. (1998). Association between multiple cardiovascular risk factors and atherosclerosis in children and young adults. The Bogalusa Heart Study. *New England Journal of Medicine, 338,* 1650-6.

Björntorp, P. (1990). 'Portal' adipose tissue as a generator of risk factors for cardiovascular disease and diabetes. *Arteriosclerosis, 10,* 493-6.

Bo, W., Srinivasan, S. R., Wattigney, W. A., & Berenson, G. S. (1994). Persistence of multiple cardiovascular risk clustering related to syndrome X from childhood to young adulthood. The Bogalusa Heart Study. *Archives of Internal Medicine, 154,* 1842-7.

Brambilla, P., Manzoni, P., Sironi, S., Simone, P., Del Maschio, A., di Natale, B., & Chiumello, G. (1994). Peripheral and abdominal adiposity in childhood obesity. *International Journal of Obesity, 18,* 795-800.

Caprio, S., Hyman, L. D., McCarthy, S., Lange, R., Bronson, M., & Tamborlane, W. V. (1996). Fat distribution and cardiovascular risk factors in obese adolescent girls: importance of the intraabdominal fat depot. *American Journal of Clinical Nutrition, 64,* 12-17.

Chu, N. F., Rimm, E. B., Wang, D. J., Liou, H. S., & Shieh, S. M. (1998). Clustering of cardiovascular disease risk factors among obese schoolchildren: the Taipei Children's Heart Study. *American Journal of Clinical Nutrition, 67,* 1141-6.

Clarke, W. R., & Lauer, R. M. (1993). Does obesity track into adulthood? *Critical Reviews in Food Science and Nutrition, 33,* 423-30.

Cleveland, W. S. (1985). *The Elements of Graphing Data,* pp. 170-8. Monterey, CA: Wadsworth Advanced Books and Software.

Cole, T. J. (1991). Weight-stature indices to measure underweight, overweight, and obesity. In *Anthropometric Assessment of Nutritional Status,* ed. J. H. Himes, pp. 83-111. New York: Wiley-Liss.

Dietz, W. H. (1998). Health consequences of obesity in youth: childhood predictors of adult disease. *Pediatrics, 101* (Suppl.), 518s-25s.

Ducimetiere, P., Richard, J., & Cambien, F. (1986). The pattern of subcutaneous fat distribution in middle-aged men and the risk of coronary heart disease: the Paris Prospective Study. *International Journal of Obesity, 10,* 229-40.

Dwyer, T., & Blizzard, C. L. (1996). Defining obesity in children by biological endpoint rather than population distribution. *International Journal of Obesity, 20,* 472-80.

Dyer, R. G. (1994). Traditional treatment of obesity: does it work? *Baillieres Clinical Endocrinology and Metabolism, 8,* 661-88.

Freedman, D. S., & Rimm, A. A. (1989). The relation of body fat distribution, as assessed by six girth measurements, to diabetes mellitus in women. *American Journal of Public Health, 79,* 715-20.

Freedman, D. S., Burke, G. L., Harsha, D. W., Srinivasan, S. R., Creasnata, J. L., Webber, L. S., & Berenson, G. S. (1985). Relationship of changes in obesity to serum lipid and lipoprotein changes in childhood and adolescence. *Journal of the American Medical Association, 254,* 515-20.

Freedman, D. S., Srinivasan, S. R., Valdez, R. A., Williamson, D. F., & Berenson, G. S. (1997). Secular increase in relative weight and adiposity among children over two decades: the Bogalusa Heart Study. *Pediatrics, 99,* 420-5.

Freedman, D. S., Serdula, M. K., Srinivasan, S. R., & Berenson, G. S. (1999a). The relation of circumferences and skinfolds to levels of lipids and insulin: the Bogalusa Heart Study. *American Journal of Clinical Nutrition, 69,* 308-17.

Freedman, D. S., Dietz, W., Srinivasan, S. R., & Berenson, G. S. (1999b). The relation of overweight to cardiovascular risk factors among children and adolescents: The Bogalusa Heart Study. *Pediatrics, 103,* 1175-82.

Garrow, J. S., & Webster, J. (1985). Quetelet's index (W/H^2) as a measure of fatness. *International Journal of Obesity, 9,* 147-53.

Goran, M. I., Kaskoun, M., & Shuman, W. P. (1995). Intra-abdominal adipose tissue in young children. *International Journal of Obesity, 19,* 279-83.

Haffner, S. M., Stern, M. P., Hazuda, H. P., Pugh, J., & Patterson, J. K. (1987). Do upper-body and centralized adiposity measure different aspects of regional body-fat distribution? Relationship to non-insulin-dependent diabetes mellitus, lipids, and lipoproteins. *Diabetes, 36,* 43-51.

Harrison, G. G. (1985). Anthropometric differences and their clinical correlates. In *Recent*

Advances in Obesity Research: IV. Proceedings of the 4th International Congress on Obesity, eds. J. Hirsch & T. B. Van Itallie, pp. 144-9. London: John Libbey and Company.

Himes, J. H., & Dietz, W. H. (1994). Guidelines for overweight in adolescent preventive services: recommendations from an expert committee. *American Journal of Clinical Nutrition, 59,* 307-16.

Hodge, A. M., & Simmet, P. Z. (1994). The epidemiology of obesity. *Baillieres Clinical Endocrinology and Metabolism, 8,* 577-99.

Hoffmans, M. D. A. F., Kromhout, D., & de Lezenne Coulander, C. (1988). The impact of body mass index of 78 612 Dutch men on 32-year mortality. *Journal of Clinical Epidemiology, 41,* 749-56.

Johnston, F. E. (1985). Health implications of childhood obesity. *Annals of Internal Medicine, 103* (6, Suppl., part 2), 1068-72.

Keys, A., Fidanza, F., Karvonen, M. J., Kimura, N., & Taylor, H. L. (1972). Indices of relative weight and obesity. *Journal of Chronic Diseases, 25,* 329-43.

Kronmal, R. A. (1993). Spurious correlation and the fallacy of the ratio standard revisited. *Journal of the Royal Statistical Society Series A, 156,* 379-92.

Kuczmarski, R. J., Flegal, K. M., Campbell, S. M., & Johnson, C. L. (1994). Increasing prevalence of overweight among US adults: the National Health and Nutrition Examination Surveys, 1960 to 1991. *Journal of the American Medical Association, 272,* 205-11.

Kushner, R. (1993). Body weight and mortality. *Nutrition Review, 51,* 127-36.

Laskarzewski, P., Morrison, J. A., Mellies, M. J., Kelly, K., Gartside, P. S., Khoury, P., & Glueck, C. J. (1980). Relationships of measurements of body mass to plasma lipoprotein in schoolchildren and adults. *American Journal of Epidemiology, 111,* 395-406.

Lauer, R. M., Connor, W. E., Leaverton, P. E., Reiter, M. A., & Clarke, W. R. (1975). Coronary heart disease risk factors in school children: the Muscatine Study. *Journal of Pediatrics, 86,* 697-706.

Mahoney, L. T., Burns, T. L., Stanford, W., Thompson, B. H., Witt, J. D., Rost, C. A., & Lauer, R. M. (1996). Coronary risk factors measured in childhood and young adult life are associated with coronary artery calcification in young adults: the Muscatine Study.

Journal of the American College of Cardiology, 27, 277-84.

Malina, R. M., & Bouchard, C. (1988). Subcutaneous fat distribution during growth. In *Fat Distribution During Growth and Later Health Outcomes,* eds. C. Bouchard & F. E. Johnston, pp. 63-84. New York: Alan R. Liss.

Mueller, W. H., & Wohlleb, J. C. (1981). Anatomical distribution of subcutaneous fat and its description by multivariate methods: How valid are principal components? *American Journal of Physical Anthropology, 54,* 25-35.

Must, A. (1996). Morbidity and mortality associated with elevated body weight in children and adolescents. *American Journal of Clinical Nutrition, 63* (Suppl.), 445s-7s.

Must, A., Jacques, P. F., Dallal, G. E., Bajema, C. J., & Dietz, W. H. (1992). Long-term morbidity and mortality of overweight adolescents. A follow-up of the Harvard Growth Study of 1922 to 1935. *New England Journal of Medicine, 327,* 1350-5.

Najjar, M. F., & Rowland, M. (1987). *Anthropometric Reference Data and Prevalence of Over-weight, United States, 1976-80.* Washington (DC): Public Health Service, Vital and Health Statistics, series 11, no. 238. US Department of Health and Human Services Publication No. (PHS) 87-1688.

National Cholesterol Education Program (1991). *Report of the Expert Panel on Blood Cholesterol Levels in Children and Adolescents.* Washington, DC: US Department of Health and Human Services National Institutes of Health Publication No. 91-2732.

Nieto, F. J., Szklo, M., & Comstock, G. W. (1992). Childhood weight and growth rate as predictors of adult mortality. *American Journal of Epidemiology, 136,* 201-13.

Paffenbarger, R. S., & Wing, A. L. (1969). Chronic disease in former college students: the effects of single and multiple characteristics on risk of fatal coronary heart disease. *American Journal of Epidemiology, 90,* 527-35.

Pinhas-Hamiel, O., Dolan, L. M., Daniels, S. R., Standiford, D., Khoury, P. R., & Zeitler, P. (1996). Increased incidence of non-insulin-dependent diabetes mellitus among adolescents. *Journal of Pediatrics, 128,* 608-15.

Power, C., Lake, J. K., & Cole, T. J. (1997). Measurement and long-term health risks of child and adolescent fatness. *International Journal of Obesity, 21,* 507-26.

Raitakari, O. T., Porkka, K. V. K., Rönnemaa, T., & Åkerblom, H. K. (1994). Clustering of risk factors for coronary heart disease in children and adolescents. The

Cardiovascular Risk in Young Finns Study. *Acta Paediatrica, 83,* 935-40.

Resnicow, K., & Cross, D. (1993). Are parents' self-reported total cholesterol levels useful in identifying children with hyperlipidemia? An examination of current guidelines. *Pediatrics, 92,* 347-53.

Resnicow, K., & Morabia, A. (1990). The relation between body mass index and plasma total cholesterol in a multiracial sample of US schoolchildren. *American Journal of Epidemiology, 132,* 1083-9.

Sangi, H., & Mueller, W. H. (1991). Which measure of body fat distribution in best for epidemiologic research among adolescents? *American Journal of Epidemiology, 133,* 870-83.

Seidell, J. C. (1992). Regional obesity and health. *International Journal of Obesity, 16* (Suppl. 2), S31-4.

Serdula, M. K., Ivery, D., Coastes, R. J., Freedman, D. S., Williamson, D. F., & Byers, T. (1993). Do obese children become obese adults? A review of the literature. *Preventive Medicine, 22,* 167-77.

Siervogel, R. M., Roche, A. F., Guo, S., Mukhergee, D., & Chumlea, W. C. (1991). Patterns of change in weight/stature^2 from 2 to 18 years: Findings from the long-term serial data for children in the Fels Longitudinal Growth Study. *International Journal of Obesity, 15,* 479-85.

Sørensen, T. I. A., & Sonne-Holm, S. (1977). Mortality in extremely overweight young men. *Journal of Chronic Disease, 30,* 359-67.

Spataro, J. A., Dyer, A. R., Stamler, J., Shekelle, R. B, Greenlund, K., & Garside, D. (1996). Measures of adiposity and coronary heart disease mortality in the Chicago Western Electric Company Study. *Journal of Clinical Epidemiology, 49,* 849-57.

Srinivasan, S. R., Bao, W., Wattigney, W. A., & Berenson, G. S. (1996). Adolescent overweight is associated with adult overweight and related multiple cardiovascular risk factors: the Bogalusa Heart Study. *Journal of Chronic Disease, 45,* 235-40.

Troiano, R. P., Flegal, K. M., Kuczmarski, R. J., Campbell, S. M., & Johnson, C. L. (1995). Overweight prevalence and trends for children and adolescents. The National Health and Nutrition Examination Surveys, 1963 to 1991. *Archives of Pediatrics and Adolescent Medicine, 149,* 1085-91.

Vague, J. (1956). The degree of masculine differentiation of obesities: a factor determining predisposition to diabetes, atherosclerosis, gout, and uric calculous disease. *American Journal of Clinical Nutrition, 4,* 20-34.

Waaler, H. T. (1984). Height, weight and mortality: the Norwegian experience. *Acta Medica Scandinavica, 679* (Suppl.), 1-56.

Weststrate, J. A., Deurenberg, P., & van Tinteren, H. (1989). Indices of body fat distribution and adiposity in Dutch children from birth to 18 years of age. *International Journal of Obesity, 13,* 456-77.

Whitaker, R. C., Wright, J. A., Pepe, M. S., Seidel, K. D., & Dietz, W. H. (1997). Predicting obesity in young adulthood from childhood and parental obesity. *New England Journal of Medicine, 227,* 869-73.

Williams, D. P., Going, S. B., Lohman, T. G., Harsha, D. W., Srinivasan, S. R., Webber, L. S., & Berenson, G. S. (1992). Body fatness and risk for elevated blood pressure, total cholesterol, and serum lipoprotein rations in children and adolescents. *American Journal of Public Health, 82,* 358-63.

Zwiauer, K. F. M., Pakosta, R., Mueller, T., & Widhalm, K. (1992). Cardiovascular risk factors in obese children in relation to weight and body fat distribution. *Journal of the American College of Nutrition, 11,* 41s-50s.

Obesity

제3부
예방과 치료

제 12 장 예 방

Inge Lissau[1)] Walter Burniat[2)]
Elizabeth M. E. Poskitt[3)] and Tim Cole[4)]

1. 치료 전의 예방

현재 비만의 성공적인 치료 프로그램은 없다. 그러므로 선진국을 휩쓸고 있는 비만의 유행을 조절하고, 개발도상국에서 시작되는 비만의 유행에 영향을 주는 것은 비만의 '치료'보다 효율적인 예방에 달려 있다. 따라서 이 장에서는 소아 비만의 치료 중 우선순위를 예방에 두었다.

2. 예방이 중요한 이유

소아기의 비만 예방을 촉진해야 하는 데는 여러 가지 이유가 있다.

1) National Instiitute of Public Health, Copenhagen.
2) University Hospital for Children 'Reine Fabiola', Free University of Brussels.
3) International Nutrition Group, London School of Hygiene and Tropical Medicine.
4) Department of Paediatric Epidemiology and Biostatistics, Institute of Child Health, London.

(1) 산업화된 국가의 비만 유병률이 증가하고 있다(2장).
(2) 소아 비만은 성인 비만으로 이어지기 쉽다(2장).
(3) 비만은 신체활동을 제약한다(5장).
(4) 비만은 정신 · 사회적인 불이익과 관련되어 있다(6장).
(5) 비만은 제2형 당뇨병, 고혈압과 같은 성인병에 걸릴 위험을 높인다(7, 8, 10, 11장).
(6) 비만은 성공적으로 치료하기기가 어렵다(13~20장).

1) 일차 예방

예방을 위한 건강 프로그램에는 세 가지 수준이 있다(WHO, 1998).

- 1차 예방: 새로운 환자의 숫자를 줄이기 위함(발생률)
- 2차 예방: 이미 확인된 환자의 숫자를 줄이기 위함(유병률)
- 3차 예방: 질병에 관련된 장애의 정도를 감소시키기 위함(치료)

여기에서 생기는 역설은 '비만이 질병인가 아니면 질병의 위험인자인가?' 다. 소아 비만의 신체적 · 정신적, 장기적인 합병증은 너무 광범위하여, 적어도 예방 측면에서라면 비만을 질병으로 간주하여야 한다. 그러므로 비만 예방은 다음과 같이 정의할 수 있다.

- 1차 예방: 비만의 발생을 방지한다.
- 2차 예방: 비만의 유병률과(이나) 심한 정도를 감소시키기 위하여 이미 발생한 비만을 조절하거나 치료한다.
- 3차 예방: 비만의 부작용을 감소시킨다(이로 인해 비만 유병률이 감소할 수도 있고 아닐 수도 있다).

모든 연령층에서 비만의 유병률이 증가하므로, 비만 연구에서는 예방 프로그램이 우선순위를 차지할 것이라고 예상할 것이다. 그러나 꼭 그렇지만은 않다. 최근의 Cochrane review에서 보면, 소아 비만 예방의 명확한 지침을 마련할 수 있을 정도의 권위 있는 예방 프로젝트는 거의 없다. 대부분의 프로젝트가 미국에서 이루어졌고, 그나마 '중간대 나이'인 7~12세 소아를 대상으로 하였다. 결론은 하나의 전략이나 전략의 병합이 다른 전략보다 더 큰 효과를 가졌다고 단정하기가 불가능하다는 것이었다. 소아 비만의 예방 분야에 충실한 연구들이 아주 절실하다(Campbell et al., 2001).

이 장에서는 1차 예방에 효율적인 방법으로 알려진 것은 무엇인지, 권장할 만한 것은 무엇인지에 초점을 두었다. 변화 가능한 주요 위험인자를 밝히고, 어떤 개인이나 집단에 위험인자의 변화를 담당할 책임이 있는지 토론하고, 마지막으로는 각기 다른 집단에서 변화를 권장할 전략을 제안하려 한다. 결론은, 변화는 사회 전반에 걸쳐 일어나야 하며 통합적 접근이야말로 유일하게 현실적인 방법이라는 것이다.

2) 목표 인구 집단

소아 비만 예방 프로그램은 전체 인구집단을 대상으로 할 것인가(인구기반), 아니면 특별한 위험이 있는 소아만을 대상으로 할 것인가(위험집단 전략)에 대해 Power 등(1997)은 인구기반 전략을 강력히 주장하였는데, 그 근거는 성인 비만으로 이행할 위험이 있는 소아의 대부분이 소아기에 발견되지 못한다는 것이다(대부분의 비만성인은 사춘기 후기나 초기 성인기에 비만해진다). 소아기의 위험집단을 대상으로 하는 시도는 비효율적일 가능성이 많다. 소아 비만을 예방하기 위해서는 인구기반 접근법이 더 효율적이다. 그렇다고 하여 위험집단에 특정의 중재 전략을 시행하지 말자는 것은 아니다.

3) 위험인자

최근의 체계적인 고찰에서 비만의 위험인자로 입증된 몇 가지가 알려졌다. 부모의 비만, 사회적 요인, 출생 시 체중, 성숙의 시기나 속도, 신체적 활동, 식이 요인, 기타 행동학적 · 정신적인 요인(Parsons et al., 1999) 등이다. 몇 가지 사회적 요인(가난, 정신적 박탈, 특정한 인종 집단에 소속됨) 역시 미래의 비만과 연관되어 있다. 무엇이 이러한 요인들을 소아 비만 발생과 관련짓는지는 잘 알려지지 않았다. 비만 위험도가 증가하는 또 다른 집단은 특별 교육이 필요한 소아, 장애로 인해 신체활동을 제한받는 소아, 다운 증후군이나 프래더윌리 증후군(9장)처럼 비만 관련 증후군을 가진 소아 등이다.

비록 위험인자가 많더라도 대부분은 변화시킬 수 없는 것이므로, 예방 차원에서는 무시할 수 있는 것들이다. 예를 들어, 부모의 비만, 출생 시 체중, 성숙도 같은 것들은 태어날 때부터 정해지는 것이어서 나중의 예방과는 관련이 없다. 아마도 이에 대해서 말한다면 '자녀는 부모를 신중하게 선택해야 한다.' 는 정도일 것이다.

변화시킬 수 있는 위험인자 두 개는 신체활동과 식사다. 그리고 이 두 가지에 비만 예방 전략이 좌우된다.

3. 예방 전략

비만의 열역학적 근거는 양적 에너지 균형(positive energy balance)이다. 식사에서 얻은 에너지가 운동에 사용된 에너지보다 많으면, 잉여 에너지가 지방으로 저장된다. 그러므로 비만 예방은(이론적으로는) 매우 단순하다. 즉, 음성 에너지 균형(negative energy balance)을 이루는 것이다. 이는 저장된 지방을 에너지로 전환시켜 결과적으로 체중을 감소시킨다. 따라서 비만은 다음을 통해 예방할 수 있다.

- 에너지 소비를 늘린다(신체활동).
- 에너지 섭취를 줄인다(식사요법).

개인이든 집단이든, 목표는 에너지 섭취보다 에너지 지출을 더 크게 하는 것이다. 전체 인구집단에서 비만이 증가하는 경향은 이러한 목표가 달성되지 않기 때문이다. 이유는 간단하다. 지난 20~30년간 학교, 일터, 가정에서의 활동수준은 급격하게 감소하였다. 서구화된 많은 나라에서 음식 섭취가 감소하였다지만 활동만큼 감소한 것은 아니다. 실제 보갈루사심장연구(Bogalusa Heart Study)에서 1973~1998년의 10년 동안 10세 소아의 에너지 섭취량에는 변화가 없었다(Nickals et al., 1993).

1) 에너지 소비 증가

신체활동의 증가를 강조하더라도 좌식 생활습관의 감소가 비만 예방에 더 중요하다. 운동하는 시간은 하루 중 잠시뿐이다. 그러므로 운동 외의 활동수준이 감소한 게 비만 유행에 가장 큰 부분일 것이다. 여기에서 우리가 강조하는 것은 좌식 생활습관의 감소다. 신체 활동을 권장하는 것, 특히 비활동을 피하는 것이야말로 미래의 비만예방에 핵심적인 부분이다.

신체적으로 활동적이면 다음가 같이 여러 가지 장점이 있다.

- 체중조절이 더 쉽다.
- 체력을 개선한다.
- 혈압을 떨어뜨린다.
- 대사상태를 개선한다. 예를 들어, 인슐린 감수성과 고밀도지단백/저밀도지단백 비율을 개선한다.
- 뼈의 무기질화를 증가시킨다.
- 안녕감을 개선한다.

2) 에너지 섭취 감소

두 번째 예방 전략은 에너지 섭취를 줄이는 것이다. 그러나 이는 건강교육의 메시지를 너무 단순화시켜 쓸데없이 부정적으로 보이게 한다. 긍정적인 목표는 이보다 더 큰 것이다. 건강한 식사는 에너지뿐만 아니라 모든 영양소가 소아의 요구에 적절하게 맞는 식사를 말하며, 에너지와 지방 섭취의 감소뿐 아니라 미량영양소 섭취의 증가를 가져오는 식사다. '건강한 식사'는 단지 음식의 양뿐 아니라 음식을 먹는 환경에 대해서도 관심을 갖는다. 가족 식사는 가족생활의 중요한 부분이며 건전한 식사습관 형성에 기여한다.

정규 식사는 양과 질에서 중요할 뿐 아니라, 먹는 횟수와 먹는 행위가 일어나는 사회적인 환경에서도 중요하다. 정규 식사 유형은 식욕과 포만감의 순환주기를 확립하며, 이로 인해 소아는 충분히 먹었음을 알아차리는 훈련을 익힌다. 하루 동안 식사 대신 간식을 주는 것은 배고픔-식욕-포만감의 순환주기가 정규식사처럼 작동할 수 없어, 소아는 음식 섭취를 조절하는 것이 더 어려워진다. 일반적으로, 3회 정규식사와 2, 3회(열량이 적당한) 간식을 소아에게 권장한다.

건강한 식사의 각 요소는 잘 알려져 있고, 여러 나라에서 각국의 권장 체계를 마련하고 있다. 특정한 음식의 권장량은 조금씩 다를 수는 있다. 예를 들면, 덴마크의 공식적인 식사 권장사항은 다음과 같다.

- 빵과 시리얼을 충분히 먹는다.
- 과일과 야채를 날마다 6단위 먹는다.
- 날마다 감자, 쌀, 파스타를 먹는다.
- 생선을 자주 먹되, 저지방 생선과 고지방 생선을 다양하게 먹는다.
- 우유나 유제품을 저지방으로 선택한다.
- 저지방 육류를 선택한다.
- 버터나 마가린, 기름은 소량 사용하고, 설탕과 소금도 간을 맞추는 데 필요한 만큼만 최소한으로 사용한다.

이러한 원칙을 따르는 식사습관을 권장하는 것이 비만 예방에 중요하다.

3) 텔레비전 시청시간 줄이기

비만의 유행과 같이 진행하는 사회현상 중 하나로 텔레비전 시청시간 증가를 들 수 있다. 이는 비만의 위험을 높이는 특정 환경을 조성한다. 왜냐하면 양성 에너지 균형을 촉진하기 때문이다. 신체활동은 줄어들고, 스낵을 먹느라 에너지 섭취는 증가한다.

서구화된 많은 나라의 소아는 1주일에 약 23시간을 텔레비전 시청에 소비한다(Lipman, 1991). Dieze와 Gortmaker(1985)는 소아의 텔레비전 시청 시간이 비만 발생과 유의한 관계가 있음을 보여 주었다. US National Health Examination Survey는 텔레비전 시청이 비만에 미치는 장기적인 효과를 보여준다. 브뤼셀에서는 고도비만 소아가 학교에서 일주일에 35시간을 보내는데, 텔레비전 시청은 일주일에 20시간 한다고 보고하였다(Burniat & Van Aelst, 1993).

텔레비전 시청이 영양상태에 미치는 영향은 사회적 환경에 따라 다른 것 같다. 펜실베이니아의 사회 · 경제적 수준이 낮은 구역에서는 텔레비전 시청 시간이 소아 비만과 양성관계를 보였으나, 좀 더 혜택을 받은 구역에서는 그렇지 않았다(Shannon et al., 1991).

4) 예방의 부작용

식사장애

많은 사회에서 신경성 식욕부진이나 폭식장애 같은 식사장애 유병률의 증가는 날씬함의 매력에 대한 강조와 동반한다. 덴마크의 16~25세 젊은 여성의 저체중(BMI<20) 유병률이 1987~94에 30%까지 증가하였다. 반면 같은 기간에 동일 연령층에서 비만(BMI>30) 유병률은 두 배로 증가하였다(Kjoller et al., 1995). 젊은층의 소수집단(주로 여성으로 구성됨)이 왜곡된 자아상을 가진 경우, 날씬함에 대한 사회적 강조의 직접적인 결과로 식사장애가 생기는 것은 불가피한 것 같다. 지역사회의 문제로 식사장애와 비만은 직접적인 관련성이 있다.

이처럼 비만을 예방하려는 중재는, 특히 사춘기 여아 사이에서 비만함에 대한 잘못된 공포감과 연관된 식사장애를 일으킬 수 있다. 그러나 만약 예방하려는 중재 노력이 에너지 섭취를 줄이는 것이 아닌 건강한 식사에 강조점을 둔다면 그렇지 않을 수도 있다. 건강한 식사를 권장하는 것이 식사장애를 더 잘 일으킨다는 증거는 없다.

흡 연

사람들은 흡연이 체중을 조절할 수 있다고 믿기 때문에 흡연같이 위험한 습관을 갖기도 한다(WHO, 1998; Wisemann et al., 1998). 이는 젊은 여성이 그 전보다 흡연을 더 많이 하는 이유 중 하나기도 하다. 흡연이 체중을 줄이는 것은 확실하지만, 이와 동시에 훨씬 더 심한 정도로 기대 여명을 줄인다(Basvaraj, 1993; Prescott et al., 1999). 체중을 줄이기 위하여 흡연하는 젊은 사람들에게 주는 중요한 메시지는 '금연'이다. 약간의 체중 증가가 미래의 건강에 미치는 잠재적 위험은 흡연으로 인한 총체적인 건강위험에 비하면 사소한 것이다.

4. 예방에 대한 책임

효율적인 예방을 위해서는 변화를 담당하기에 좋은 개인이나 기관에 초점을 맞추어 적절한 목표를 정하여 중재해야 한다. 여기에는 다섯 개의 관련 집단이 있다. 가족(예, 자녀, 형제, 부모), 학교, 건강 전문가, 정부(지방정부와 중앙정부), 기업체가 그것인데, 각 집단은 서로 다른 역할과 책임을 가지고 있다.

1) 가 족

부 모

부모는 그들이 정한 모범과 교육으로 자녀의 생활습관에 강력한 영향을 미친다. 자녀의 영양상태에 대한 부모의 태도는 사회 · 경제적 상태와 부모 자신들의 영양상태에 영향을 받는다.

비만한 부모를 가진 자녀는 비만이 될 위험성이 증가한다. 양쪽 부모가 모두 비만일 경우, 미국 소아가 초기 성인기에 비만이 될 교차비는 1~2세 영아의 경우 14, 10~14세 소아의 경우는 22다(Whitaker et al., 1997). 비만한 부모 밑에서 자란다는 것은 유전적으로 비만이 되기 쉬운 소아가 역시 비만을 조장하기 쉬운 환경에 노출됨을 의미한다. 비만한 부모는 마른 체형의 부모보다 더 쉽게 자녀의 비만을 받아들이며, 따라서 식사습관이나 신체활동 유형의 변화를 위한 노력을 덜한다. 이렇게 함으로써 이들은 자녀에게 비만을 촉진시키는 습관을 전달하는 것이다. 비만하면 쉽게 움직이기가 어려우므로 비활동은 환경적으로 결정되는 것이기도 하지만, 상대적인 비활동은 비활동성 경향의 유전자형에 의해서 결정되는 것일 수도 있다. 가족의 비만을 어떻게 설명하든 간에 고위험군에 대한 대책에서 가족이 비만인 소아에 우선순위를 둔다.

덴마크에서 나온 논문들(Lissau & Sorenson, 1992, 1994; Lissau et al., 1993)은 비만의 발생에 소아의 환경이 중요함에 주목한다. 임의적으로 선정한 코호트의 전향적 연구는 소아의 체질량지수나 사회적 배경과는 독립적으로 부모의 방임이 소아 비만의 위험도를 유의하게 증가시킴을 보여 준다. 양육에 문제가 있는 가족은 체계적인 가족치료로 도움을 얻을 수 있다(16장 참조).

소 아

음식 섭취와 운동 유형에 대한 소아 자신의 책임 정도는 연령에 따라 다르다. 취학 전 소아는 어떤 것을 먹고 어떤 활동을 해야 하는지 설명을 들을 당시엔 이해하더라도, 또 부모가 가끔 잘못된 결정을 내린다고 하더라도, 막상 선택에 부닥치면 그들이 일관되게 적절한 결정을 내릴 것으로 기대할 수 없다. 부모는 가능한 한 선택과정에 자녀를 끌어들여야 하지만, 자녀의 선택을 건강한 생활양식 쪽으로 안내할 필요도 있다. 자녀는 성장할수록 선택에 관련된 것들을 배우고 더 나은 선택을 하는 이유를 이해하고, '유혹에 저항할' 필요를 인지하게 된다. 그러나 또한 소아가 성숙할수록 또래집단의 영향력이 더욱 중요해지고, 사춘기에 자녀의 식사습관이나 활동을 강요하는 부모는 바람직하지 않은 갈등상황에 빠지기가 쉽다. 또래 집단이 갖는 태도의 중요성 때문에 학교와 지역사회에서의 건강한 생활에 대한 교육이 결정적으로 중요한 것이다.

2) 학 교

건강 증진에서 학교는 여러모로 중요한 역할을 한다. 학교를 비만예방 사업에 참여시킬 때 비만 외의 다른 건강 증진 부분을 잘라낼 필요가 없다. 비만예방에서 전달하는 메시지는 심혈관계질환과 암의 위험도 감소, 뼈 건강의 유지, 정신건강 등등에도 필요하기 때문이다. 비만예방 교육은 올바른 음식, 식사, 활동뿐 아니라 광고나 미디어의 영향을 비판할 수 있는 능력, 사회에서 상업적 압력에 지지 않는 법을 배우는 것 등도 포함한다(Casado Gorriz et al., 1999).

대개 학교는 지역사회에서 중요한 위치를 차지한다. 학교는 '건강한 생활'을 시행하려는 지역사회의 노력에 원동력이 될 수 있다. 여기에는 안전한 도로, 친절한 공공 교통, 학교 근처 가게들이 좀 더 좋은 먹거리를 선택하는 일, 안전한 공원과 운동장을 만들거나 권장하는 노력들이 포함된다.

미국은 건강한 식사를 촉진하기 위한 학교 건강 프로그램을 최근에 만들었다(Anon, 1997). 이 권장사항은 학교를 기반으로 하는 프로그램의 7가지를 포함하는데, 식이뿐 아니라 더 광범위한 분야를 포함한다. 권장사항은 다음과 같다.

- 영양에 관한 학교 정책
- 연속적이고 통합적인 교과과정
- 학교 급식과 영양교육의 통합
- 교사 연수
- 가족과 지역사회의 참여
- 프로그램 평가

대부분의 학교가 이렇게 광범위한 프로그램을 제시받는다면 당황해할 것이다. 충분히 공감할 수 있는 문제지만 현재의 비만유행을 조절하려면, 여러 측면의 생활양식 변화가 사회에서 필요하다. 학교의 역할이 이미 과중하긴 하지만 이러한 변화에서도 주도적인 역할을 할 필요가 있다

3) 건강 전문가

다른 사람들의 비만 예방 노력을 권장할 수 있는 정보를 제공하고 지지하는

것, 자세한 지식, 전문적인 태도 등에서 건강 전문가는 중심적인 역할을 한다. 소아의 체중 증가에 대해 '그건 그냥 강아지처럼 좀 통통한 거야.' 라든가 '어쨌든 해 줄 수 있는 게 없잖아.' 라고 말하며 관심을 별로 두지 않는 가족이 많다. 비만 예방 정책과 활동의 중요성, 그리고 이를 바라보는 긍정적인 시각 등에 대한 교육은 건강한 식이를 실행하려는 건강 전문가의 첫째 의무다. 건강 전문가는 건강한 식사에 대해 충고해야 하고, 가능하면 자신이 삶에서 이를 주도할 수 있어야 한다. 뿐만 아니라 영양 문제와 소아를 담당하는 전문가 집단이나 자생적인 조직이 식품회사, 상업적 후원 등과 어떤 관계를 가져야 할지 검토하는 것이 타당하다.

4) 정 부

여기에서 논의되는 내용의 많은 부분, 특히 학교와 관련해서는 더 큰 지역사회 또는 국가의 국민 모두를 위한 프로그램 보강 없이는 거의 효과를 볼 수 없을 것이다. 지방 정부는 도시계획 방법과 지방환경 개선, 도로안전 계획, 활동과 스포츠를 위한 장소 제공, 소아를 텔레비전에서 떼어 낼 여가활동의 제공 등에 많이 관련되었다. 성인은 로비나 궁극적으로는 투표를 통해 이러한 분야의 정부 활동에 영향을 행사할 수 있다.

국가적 차원에서 정부는 우선순위를 결정하는 데 건강전문가와 가족의 충고에 주의를 기울여야 한다. 건강한 생활 프로그램에 대한 정부의 지원은 재정적이고 물리적인 것이어야지 단지 말에 그쳐서는 안 된다. 만약 필요하면 경제적 측면에 대한 논쟁을 통해 소아 비만 예방의 중요성을 명확히 해야 한다. 논의는 신체적 · 정신적 건강의 상실, 학업성취도 저하, 실업, 대형 공공 운송수단, 학교에서의 대형 책상 사용 등으로 비만 때문에 지불해야 할 사회적 비용에 대한 것이다.

5) 기업체

기업체가 소아 비만에 책임이 있음을 설득하기란 어려운 일이다. 기업체는 확실한 현금 이익으로 성공을 계산한다. 그러나 이제는 많은 나라에서 기업체가 지역사회에 이익을 환원하는 역할을 해야 함을 인지하고 있으며, 또한 건강한 노동력, 건강한 가족이 있는 노동력 확보의 중요성을 인지하고 있다. 예를 들면, 식품회사에서 식품의 판매와 광고에 비윤리적이라는 이슈가 생겨 불매운동이 일어난다면, 이것이 오히려 회사에 불이익으로 돌아오리라는 것을 어느 정도 인지하는 것이다.

5. 좌식 활동의 감소

1) 가 족

몇 가지 행동학적 요소가 소아와 청소년의 신체활동에 영향을 미친다(US Centers for Disease Control and Prevention, 1996, 1997).

- 부모의 활동도는 취학 전 소아의 신체활동과 양성관계가 있다. 친구나 형제자매의 신체활동은 나이가 더 많은 소아나 청소년과 양성관계에 있다. 부모의 활동은 자녀의 활동에 영향을 미친다(Anderssen & World, 1992; Wold et al., 1994). 소아기에 형성된 활동습관은 보통 성인기에도 유지된다. Framingham study에서, 활동적인 어머니의 소아는 비활동적인 어머니의 소아보다 두 배나 더 활동적일 가능성이 높았다(Moore et al., 1991).
- 부모의 지지는 취학 전 소아와 청소년의 신체적 활동과 양성관계를 갖는다. 활동 장소나 시설이 누구나 사용할 수 있게 공개되었다면 부모는 학령기 소아와 청소년에게 신체활동을 권장할 것이다(Garcia et al., 1995; Zakarian et al., 1994). 남아보다 여아의 활동이 장비나 시설의 이용 가능성과 더 관계가 있다(Butcher, 1986; Stucky-Ropp & DiLorenzo, 1993). 남녀노소를 불문하고 모든 사람이 옥외에서 보낸 시간은 신체활동과 양성관계가 있다(Sallis et al., 1993).

- 인구학적 요소(성별, 나이, 인종 등)
- 사회인지이론에서 나온 개념인 자아효능성은 학령기 소아와 청소년의 경우 신체활동과 긍정적 관련이 있다(Bandura, 1998). 자아효능성은 어떤 사람이 운동에 참여할 수 있는 능력에 대한 자신감을 포함한다. 여아보다 자기 자신과 기술을 더 믿는 남아의 자아효능성은 더 높다고 할 수 있다.
- 청소년 전기와 청소년기에 신체활동의 결과에 대한 기대는 신체활동의 수준과 관련이 있다.
- 스스로 인지하는 이득은 신체활동과 긍정적인 관련이 있지만, 스스로 인지하는 장벽은 부정적인 관련성이 있다. 활동적이려는 의도(Ajzen & Fishbein, 1980)는 학령기 소아와 청소년에게서 일관되게 긍정적인 관련이 있다.
- 신체 스포츠에서 인지된 능력
- 체육 교육에 대한 긍정적인 태도
- 젊은이가 신체활동을 하는 주요한 이유인 즐거움(Borra et al., 1995)은 소아나 청소년의 신체적 활동과 긍정적 관련이 있다.
- 신체적으로 활동적인 역할 모델이나 역할 모델이 신체 활동을 지지하는 것 같은 사회적 영향은 젊은이 사이에서 활동의 중요한 결정인자다.
- 경쟁은 여아보다 남아 사이에서 동기를 더 부여한다. 체중조절에 대한 욕구는 남아보다 여아에게 동기를 더 부여한다(Tappe et al., 1990; Kelder et al., 1995).

매일의 신체활동은 비만 예방을 도와주고 체력을 유지시킨다. 신체적 활동을 권장하려면 소아의 연령에 따라 선택할 수 있는 다양한 기회를 제공하여야 한다. 청소년, 특히 여아는 사춘기에 활동수준이 떨어지기 쉽다. 따라서 청소년기에 습관적인 신체활동을 증진시키는 것이 비만 예방에 중요하다(Kemper et al., 1999). 여태까지는 주로 소수의 건강증진 프로그램만이 미국에서 평가되었다(US Center for Disease Control and Prevention, 1997). 가족의 비활동을 감소시키기 위한 간단한 목표들은 다음과 같다.

- 소아에게 신체활동을 권장한다.
- 학교에 걸어가거나 자전거를 타고 간다.
- 가족 단위로 규칙적인 운동을 한다.
- 요리, 빨래, 정원일, 개 산책시키기 같은 집안일을 연령에 따라 적당히 소아를 참여시킨다.
- 소아를 텔레비전에서 떼어 놓을 수 있는 취미나 관심사를 격려한다.

2) 학 교

대개의 학교는 비만 예방을 위한 이상적인 조건을 제공한다. 모든 사람이 개인적 배경에 관계없이 접근할 수 있다. 또 필수적인 체육 교과 외의 시간은 일부분으로 정부가 조절할 수 있다. 그러나 소아를 운동하도록 강요하는 것은 오히려 정규활동에 대한 의욕을 잃게 할 수 있다. 스포츠를 덜 좋아하는 소아에게 경쟁적인 스포츠는 인기가 없다. 장기적으로 본다면 비경쟁적인 활동에 대한 강조가 더 효율적일 수 있다.

모든 학교는 신체활동에 대한 정책을 마련하고, 또 모든 소아가 적어도 하루에 한 시간씩 의무적인 신체활동을 하도록 해야 한다.

3) 건강 전문가

신체활동과 운동의 즉각적이고 장기적인 이익을 강조하는 데 건강전문가는 중요한 역할을 해야 한다. 예를 들어, 이들은 출산 직후의 산모를 볼 수 있고, 따라서 일찍부터 활동적인 생활양식을 권장할 수 있다. 또 집 밖에서 소아의 안전에 대해 불안해하는 부모를 상담할 수도 있다. 예를 들면, 소아에게 횡단보도를 안전하게 건너는 법 가르치기, 상대적으로 감시가 적은 곳에서 수영할 때, 부모가 주의 깊게 지켜보지 않는 곳에서 혼자 자전거 타기를 하거나 밖에서 놀 때 등이다.

건강전문가는 또 소아의 영양평가, 집단이나 지역사회의 영양상태에 대한 조사와 보고에서 중심적인 역할을 한다. 예를 들어, 사업 전후의 영양상태에 대한 조사, 보고가 없다면 이 장에서 권하는 제안들을 그대로 시행할 때 소아 비만 역학에 어떤 영향을 미칠지 평가하는 것은 불가능할 것이다. 그러한 조사, 보고 자체는 건강에 대한 활동의 영향을 수량화하고, 이를 정부 로비 등에 활용함으로써 미래의 예방 프로그램에 중요한 내용을 제공한다.

4) 정 부

지방정부

지역사회에서, 특히 소아가 비만예방을 위해 더 많은 활동을 하도록 변화를 가져오는 데 지방 정부가 할 일은 무척 많으며, 그 예는 다음과 같다.

- 신체활동에 대한 정보를 제공하고, 가족단위로 할 수 있는 활동에 우선순위를 준다.
- 지역사회의 서로 다른 요구와 관심에 부응하기 위해, 구조원이 지키는 수영장이나 축구장 같은 다양한 스포츠 시설을 제공한다.
- 자동차 제한구역이나 자전거도로, 보행 지정 지구, 걷기와 자전거 타기의 기회와 시설을 늘린다.
- 공공건물에 리프트 시설보다는 계단이 더 눈에 잘 띄게 한다.

사회는 소아와 성인의 활동성뿐 아니라 안전도 보장해야 한다. 이는 이웃의 범죄, 교통안전, 공해 등의 문제에도 대처함을 포함한다. 소아의 활동을 늘릴 수 있는 좋은 정책은 아주 많긴 하지만 반드시 안전해야 한다. 자전거 도로, 차 없는 거리, 수영장 등은 적절히 보호하고 감시한다면 도시의 소아가 활동을 즐길 수 있는 훌륭한 기회를 제공한다.

중앙정부

소아 비만 예방 정책을 도입하고 증진하기 위해 중앙정부가 할 일은 아주 많다. 자동차를 이용하기보다 걷거나 자전거를 타도록 권장하기 위해 횟수, 비용, 안전도, 신뢰성 등에서 사용하기 편한 국가교통 정책을 펼 수 있다. 학교에 대해 학사과정에서 체육 부문을 더 늘리도록 권장한다. 더 많은 스포츠 센터를 만들기 위해 재정 지원을 할 수 있다.

건강한 생활에 대한 지침을 만들고 확산시키는 것도 중앙정부의 중요한 일이다. 예를 들어, 영국의 건강교육국은 소아와 젊은이의 신체활동에 대한 지침을 제시하였다(Biddle et al., 1998). 이는 특정적으로 비만예방을 겨냥한 것은 아니지만 어쨌든 이 방면에도 효율적이다.

(1) 모든 소아와 젊은이는 적어도 하루 평균 1시간 정도, 중등도 강도의 신체활동에 참여하여야 한다. 젊은이는 거의 날마다 신체활동을 하도록 하는데, 그 종류나 환경, 강도, 기간, 양 등은 날마다 다를 수 있다.

(2) 모든 소아와 젊은이는 적어도 1주에 2회, 몸의 근육과 상체근육을 강화시키는 신체 활동에 참여해야 한다.

(3) 생리학적이고 행동과학적인 측면에서 적절하게 개발된, 소아와 젊은이를 위한 신체활동은 종류, 강도, 기간에서 (1)과 (2)의 권장사항을 만족시켜야 한다.

미국의 보건복지부는 젊은이의 평생 신체활동을 증진시킬 학교와 지역사회의 프로그램에 대한 지침을 정하였다(US Center for Disease Control and Prevention, 1997).

- 정책: 젊은이가 즐길 수 있고 평생 지속할 수 있는 신체활동을 촉진하는 정책을 확립한다.
- 환경: 안전하고 재미있는 신체활동을 권장하고, 이를 가능하게 하는 물리적 · 사회적 환경을 조성한다.
- 체육교육: 신체활동의 즐거운 참가를 강조하고 학생들이 신체적으로 활발한 생활양식을 유지하기 위해 필요한 지식, 태도, 운동적 기술, 행동적 기술, 자신감을 갖도록 도와주는 체육교육 과정과 지침을 시행한다.
- 과외활동: 모든 학생의 요구와 흥미를 만족시키는 학사과정 외의 신체활동

프로그램을 제공한다.

- 부모 참여: 신체 훈련, 학사과정 외 지역사회의 프로그램에 부모나 후견인을 포함하며, 이들이 재미있는 신체활동에 소아가 참여하도록 권장하게 한다.
- 개인 훈련: 젊은이가 즐겁고 평생 지속할 신체활동의 효율적인 증진에 필요한 지식과 기술을 나눌 수 있는 교육, 감독, 레크리에이션, 보건인에 대한 훈련을 제공한다.
- 건강 서비스: 젊은이의 신체활동 유형을 평가한다. 이들의 신체활동에 대한 상담을 한다. 이들을 적절한 프로그램에 의뢰한다. 모든 젊은이에게 신체활동 지침과 프로그램을 홍보한다.
- 지역사회 프로그램: 발달학적으로 적절하고, 모든 젊은이에게 매력적인 지역사회 스포츠와 레크리에이션 프로그램을 제공한다.
- 평가: 학교와 지역사회의 신체활동 지침, 프로그램, 시설 등을 정기적으로 평가한다.

5) 기업체

기업체가 보도 개선, 공원이나 정원의 유지, 운동장 마련 기금 같은 환경 변화를 후원하도록 권장하여야 한다. 그러나 기업체가 지지자나 후원자로 이름을 내는 것이 적절한가 하는 문제는 소비자가 끼어들기를 원하지 않는 교묘한 윤리적 · 정치적인 이슈가 될 수도 있다(Tobin et al., 1992).

기업체에 대한 특정 권장사항의 하나로, 기차나 버스에 자전거를 싣기 편하게 함으로써 자전거 타기를 더 쉽게 하는 것이 있다.

광고기업도 활동을 권장하는 데 역할을 할 수 있다. 광고회사는 또한 그들의 광고에서 건강한 생활양식을 따르는 개인이나 가족의 긍정적인 이미지를 계획함으로써 활동도에 영향을 줄 수도 있다.

6) 텔레비전

여기까지는 여러 가지 방법으로 신체활동을 증진시키는 데 중점을 두어 논의하였다. 이와는 대조적으로 텔레비전은 좌식 활동의 중요한 구성요소다. 부모들은 시청시간을 정하거나 텔레비전 대신 다른 관심사나 취미(신체활동을 포함하든 하지 않든)를 권장함으로써 텔레비전 시청을 제한해야 할 의무가 있다.

텔레비전 시청은 단순히 앉아 있는 것만이 아니라, 기초대사량으로 기록되는 대사율 감소를 가져온다(Klesges et al., 1993). 더 나아가 텔레비전을 보는 소아는 친구나 가족과 함께 사회적 · 문화적 관심사를 개발할 기회를 잃게 된다.

부모는 텔레비전 시청이 소아의 일상생활에 자리 잡지 않도록 주의해야 한다. 소아가 어릴 때엔 텔레비전을 보모 대리로 이용하기도 하는데, 학령기 소아에서는 점차 습관화된다. 나중에 부모가 자녀에게 따로 텔레비전을 준다면, 이는 텔레비전 시청에 대한 통제권을 주는 것과 같다.

컴퓨터 게임의 경우, 텔레비전 시청처럼 대사율이 낮게 떨어지지는 않는다. 멕시코 시에서 연구한 바에 따르면 비만 유병률은 낮은 활동도, 텔레비전 시청 등과 관련이 있으나 비디오 사용과는 아무런 관련성이 없었다(Hernandez et al., 1999). 그럼에도 불구하고 이러한 게임은 정적인 활동과 사회적 접촉 감소 측면에서 텔레비전과 같은 위험을 갖는다.

텔레비전의 역할이 전적으로 부정적인 것만은 아니다. 건강증진이나 비만예방을 염두에 두고 프로그램을 만들 수 있다. 예를 들어, 소아와 관련하여 실제적이고 손쉬운 활동에 대한 긍정적인 이미지를 그려 낼 수 있다. 극지방 탐험이나 해협 횡단 수영은 그 자체로는 인류 업적의 훌륭한 사례가 될 수 있으나, 보통의 평균적인 소아가 할 수 있다고 느끼는 활동을 반영하는 것은 아니다.

6. 나쁜 식사습관의 감소

1) 가 족

가족은 소아의 건강한 식사에 안내자가 되어야 한다. 생애 일찍이 배운 습관은 성인까지 지속되기 쉽다. 그러나 건강한 습관은 단지 무엇을 먹느냐가 아니라 먹는 행위가 일어나는 식사 패턴과 식사의 사회적 환경에 관한 것이기도 하다. 소아에게 집에서 요리를 가르치는 것은 음식에 대한 관심을 높이고, 식품의 함유 성분과 식사 성분에 대한 지식을 갖게 해 주고, 나중에 건강한 식사를 만들 수 있는 기술도 제공한다. 소아 비만의 증가는 요리기술의 쇠퇴, 미리 준비되거나 요리된 음식 사용의 증가, 가족의 외식 증가 등과도 다소 비례관계가 있는 듯하다.

식사시간은 가족의 의사소통에 중요하다. 부모가 둘 다 직장에 다닌다면 어린 자녀는 부모 외의 다른 어른들과 집 밖에서 보내는 시간이 많을 것이다. 그래서 부모는 자녀의 식사습관에 대한 책임을 다른 어른과 공유한다. 그런데도 하루가 끝날 무렵이나 주말의 가족 식사는, 대인관계 기술을 발전시킬 기회를 제공하는 중요한 경험이 될 수 있다.

식사를 거르지 말 것

아침식사를 거르는 것에 대한 효과는 다른 식사보다 많이 연구되어 왔다. 이는 아침식사를 먹었는지 먹지 않았는지는 기록하기 쉽기 때문이다. 아침식사를 하면 인지능력의 개선을 가져오고(Benton & Parker, 1998; Murphy et al., 1998), 간식을 줄일 수 있다(Schlundt et al., 1992). 그런데도 아침을 먹지 않는 소아의 수는 점점 늘어나고 있다. 네덜란드의 4~15세 소아 중 초등학생의 5%와 중학생의 13%가 아침식사를 거른다(Brugman et al., 1998). 대도시 학생, 여아, 학령기 소아, 한부모 가족의 소아, 학력이 낮은 아버지를 둔 소아가 아침식사를 거르는 일이 더 흔하다. 코펜하겐에서는 날마다 10~20%의 소아가 아침식사를 하지 않는다(Lissau et al., 2001). 미국 소아와 청소년도 1965~1991년까지 아침식사를 하는 비율이 감소하였다(Siega-Riz et al., 1998).

정규식사는 포만감의 발달과 적절한 영양 섭취에 중요하다. 건강교육 프로그램은 특별한 위험집단에 대해 아침식사를 권장할 필요가 있다. 이러한 프로그램은 아침식사를 거르는 원인(예, 아침식사를 준비하기엔 너무 바쁜 한부모 등)을 감안하여야 한다. 학교의 아침급식 프로그램이 미국과 몇몇 나라에서 시행되고 있다. 이들은 주로 문제가 되는 소아를 돕기 위해 고안되었지만, 이것이 이론적으로는 비만예방에 기여하는 단순당질 섭취 감소, 녹말과 복합다당류 섭취 증가 등과 관련되었으니 흥미롭다(Worobey & Worobey, 1999). 더 나아가 영양평가가 이루어진 곳을 보면 아침식사 프로그램은 참가자의 영양상태를 양 극단이 아닌 중앙으로 이동시키는 경향이 있었다(Vermeersch et al., 1984).

또한 기록하기 쉽지는 않겠지만, 다른 식사에도 주의를 기울여야 한다. 목표는 정규식사를 하는 것이다.

- 먹는 데 시간이 걸리고, 포만감이 과식보다는 즐거운 경험에서 나오는 가족 식사를 권장한다.
- 규율이 없는 식사, 즉 정해진 간식시간에 먹는 것이 아니라 하루 종일 아무 때나 먹는 간식 등은 피한다.
- 텔레비전을 보거나 컴퓨터를 하면서 간식을 먹지 않도록 한다.
- 정제된 고당질이나 고지방이 함유된 간식은 피한다.
- 과일, 날 당근, 셀러리나 그와 비슷한 것들을 간식으로 먹도록 권장한다.

좋은 음식을 먹을 것

출처가 분명한 음식, 예를 들어 집에서 만들었거나 영양 성분이 알려진 것 등을 먹도록 노력한다.

- 식사와 식사 사이에 음식을 주지 않도록 한다.
- 상으로 음식을 주지 않는다.
- 가당 음료를 먹지 않도록 한다.

- 뜨거운 음료에 설탕을 첨가하지 않도록 한다.
- 설탕은 조금만 넣도록 한다.
- 튀기기보다는 굽고, 오일이나 버터, 마가린 등은 조금씩만 첨가하도록 한다.

그러나 다음 사항을 유의해야 한다.

- 음료로 그냥 물을 마시도록 한다.
- 과일주스 대신 생과일을 먹도록 한다.
- 흰 빵과 정제된 시리얼 대신 통밀 빵이나 통밀 시리얼을 먹도록 한다.
- 소아가 음식 라벨을 읽고 이해하도록 가르친다.

5세 이상 소아에게 탈지우유를 주면 다른 영양소에 대한 영향 없이 에너지 섭취를 줄일 수 있다. 그러나 균형식에 포함될 때를 빼고는 5세 이하의 소아에게 탈지우유를 권하지 않는다. 정상체중 소아의 경우 전체 에너지와 지용성 비타민 섭취가 한계수준으로 감소할 수 있기 때문이다. 2세 미만의 소아에게는 탈지우유를 권하지 않는다(Department of Health, 1994). 식사에서 활용될 음식의 상대적인 비율에 대한 안내로는 접시 모델이 소아에게 설명하기에 쉽다. 야채와 과일로 접시의 1/2을 채워야 한다. 쌀, 파스타, 빵, 감자는 접시의 1/4이고, 물고기나 육류, 계란 등이 접시의 나머지 1/4을 채운다.

2) 학 교

모든 학교는 식사와 영양에 대한 정책을 가져야 한다. 예를 들어, 최근 덴마크의 주립과 공립학교 조사에서 5% 정도의 학교에 당질함유 음료 자동판매기가 설치되었음이 밝혀졌다(Lissau & Poulsen, 2000). 이의 나은 대안은 찬물 자동판매기다.

학교에서 이용하는 음식의 질을 개선하기 위한 노력을 영양 교육과 남아와 여아의 요리시간 등으로 뒷받침해야 한다. 영양 교육은 비만소아뿐 아니라 정상

체중의 소아에게도 좋은 영양을 권장하여, 날씬해지는 것이 아닌 건강한 식이에 초점을 맞추도록 하여야 한다.

영양 교육은 또한 소아들에게 상품 성분표를 읽도록 권장하고, 음식의 다양한 영양 구성요소와 에너지 분포, 하루 필요량 등을 이해시켜야 한다. 소아는 '10% 지방만 함유' 등의 용어를, 인용된 전후관계 속에서 해석할 수 있게 될 것이다.

학교가 극적인 변화를 가져와야 할 분야 중 하나는 학교 매점이다. 많은 나라에서 학교에서 이용 가능한 음식의 질을 개선하는 캠페인을 벌이고 있다. 매점(구멍가게)은 대개 전병, 칩 종류, 사탕, 단것, 탄수화물 음료 등을 판다. 신선한 과일은 선반에 오래 둘 수 없으므로 쉽게 구할 수 없다. 변화는 상당한 비용을 감수해야 하므로 어려운 문제다. 학교 점심급식은 종종 집에서 충분히 먹을 수 없는 소아를 염두에 두고 계획된다. 이것은 에너지 면에서는 좋은 학교 점심이 되겠지만, 대개의 학교 급식은 에너지 구성비율(지방, 탄수화물, 또는 불포화지방이나 포화지방) 등에서 아직도 개선할 점이 많다.

비만과 관련하여 학교 급식 에너지와 지방 섭취에 대한 권장사항을 검토해야 한다. 예를 들어, 노르웨이에서는 국가영양위원회에서 학교 급식에 대한 국가지침을 통해 과일과 야채의 섭취가 증가한 급식을 촉진하고, 학교 매점을 모범적으로 운영하는 곳을 연구에 끌어들인다. 또한 전통적인 노르웨이 방식의 도시락을 권장하고, 학교에 과일과 야채 판매기획을 도입하였다. 이 모든 사업은 지역사회와 언론의 홍보에 의해 지원을 받았다(Klepp et al., 1998). 학교는 단지 건강한 생활을 가르칠 뿐 아니라 건강한 생활을 수행할 필요가 있다(Snyder et al., 1999). 이는 창조적이고 효과적인 프로그램이 필요하다. CATCH(Child and Adolescent Trial for Cardiovascualr Health)의 Eat Smart 중재에 의해 전체 에너지양의 변화 없이 학교 급식의 전체 지방량과 포화지방량이 감소하였다(Osganian et al., 1996). 그리고 놀랍게도 그 효과는 3년 후에도 남아 있었다(Nader et al., 1999). 이러한 접근은 학교 급식이 영양 과잉상태나 영양 부족상태의 소아에게 도움이 될 것이라 기대할 수 있다.

식사의 질과 에너지 밀도는 전체 에너지양만큼이나 식사의 효과에 영향을 줄 수 있다. 그러나 변화는 쉽지 않으며, 학교 급식에 대한 현행의 사회적 태도, 정해진 예산에 의한 제한 등을 감안할 때 학교 직원의 상상력, 주도성, 뛰어난 의지 등이 필요하다. 또한 부모, 광범위한 지역사회와 지방 정부의 지원 등이 필요하다.

3) 건강전문가

신생아 수유나 구루병 등 비타민 부족 문제 외의 영양 문제가 건강전문가의 관심을 끌게 된 것은 최근의 일이다. 성인기 영양 과잉의 주요 위험에 대한 인식, '서구화된 식생활'과 관련하여 건강에 대한 관심 때문이다. 좋은 영양은 임신 이전부터 이후까지 여러 상황에 대한 보호가 된다. 소아에게 일찍부터 식사에 대해 조언해야 하는 건강전문가는 모든 측면에서 가족 전체의 건강한 생활양식을 증진시켜야 한다. 더 나아가 이들은 국가적으로 영양을 개선하기 위해 정부에 로비도 해야 한다. 정책을 만드는 기구에 참여하여 정부나 기업체에 조언을 하고, 비만예방(특히 어린이와 젊은이에서)의 새로운 주도권을 감시하고 평가할 준비가 되어야 한다.

4) 정 부

'좋은' 음식은 보통 비싸거나 얻기 어려운 것으로 대부분 인식한다. 이는 소외된 지역에 살거나 대형 슈퍼마켓에 갈 수 있는 교통수단이 없는 사람일 경우엔 맞는 말이다. 만약 정부와 지역사회가 예방정책을 통해 국민 모두의 건강을 개선시키는 데 진정으로 관심이 있다면, 여유가 없는 사람들이 좋은 음식을 좀 더 쉽게 살 수 있도록 노력할 필요가 있다. 지방정부는 적절한 가격에 좋은 음식을 팔도록 가게들을 격려해야 한다. 가게의 선택이 제한된 가난한 지역에서 신선한 과일, 야채, 통밀식품, 저열량 식품 등에 접근성을 높이는 방법을 조사해야 한다. 무엇이 필요한가는 나라마다 다르며, 한 나라 안에서도 도시마다 다를 것이다.

국가적인 차원에서 정부는 식품 라벨 붙이기, 식품 광고 정책과 학교 급식 정책 등을 법제화할 수 있다. 영양 교육, 건강한 생활과 비만 예방에 대한 교육자료 제작을 격려할 수 있고, 소아 비만 연구와 예방 연구에 후원할 수도 있다.

일하는 여성은 가족을 위해 질 좋은 식사를 제공하는 데 도움을 받을 필요가 있다. 바쁜 사람들이 가족에게 건강한 생활양식을 제공할 수 있도록 하기 위해서는 미묘한 정책이 필요할 것이다. 어쨌든 정부는 부모와 자녀가 건강한 음식을 선택할 수 있는 기회를 증대시키는 정책을 만들고 지원해야 한다.

식품광고는 정부가 소아 비만에 대처해야 하는 또 하나의 영역이다. 이는 식품광고에서 윤리적인 것과 수용할 수 있는 것에 대해, 유럽 내에서 국제정치적으로 의견을 일치할 수 있는 분야다.

유럽연합은 건강식이 프로그램을 만들고 심지어는 비만의 예방증진에 관한 법을 만들 수도 있을 것이다. 현재 유럽 내에서 흔한 농업정책은 상당한 정도의 농업보조금을 지급하는 것이다. 이로 인해 몇몇 나라에서는 보조금을 받는 전지우유가 탈지우유보다 더 값싼 기현상을 낳았다. 이는 지방 섭취를 줄이고 총 에너지 섭취를 줄이려는 노력에 심각한 장애다. 농기업의 금융적인 성공보다는 건강한 식이에 좀 더 강조를 두는 식품 정책이 유럽 연합에서 식이 유형의 실제적인 차이를 가져올 것이며, 또한 농업 정책이 전반적으로 이익이 되는 방향으로 변화시킬 것이다.

5) 기업체

기업체는 식품회사를 매개로 소아의 먹거리에 관계한다. 소아는 식품 회사의 중요한 시장 고객이다. 미국 소아과학회에 의하면, 소아와 청소년은 1991년에 1,430억 달러를 썼으며, 가족들에게 1,280억 달러를 쓰게 만들었다(Lipman, 1991). 언론을 통한 광고, 특히 텔레비전을 통한 광고의 기회는 엄청난 것이다. 미국에서는 45%의 소아가 자기 텔레비전을 가졌으며, 시청하는 동안 79%가 간식을 먹는다. 해마다 약 4만 장면 정도의 음식 관련 광고 장면이 나온다(Lipman, 1991).

6) 텔레비전

텔레비전 시청은 좌식 행동을 권장할 뿐 아니라 고지방 간식의 섭취로 이어진다. 대부분의 소아는 텔레비전을 시청하면서 먹으며, 그것도 텔레비전에서 광고하는 상품들을 먹는다(Jeffrey et al., 1982). 부모는 자녀가 텔레비전을 보면서 먹지 못하게 하고, 그 대신 음료로 물을 권해야 한다. 어떤 음식이든 먹는 것은 과일과 야채 같은 저지방 음식이어야 한다.

그 외 텔레비전 시청의 부작용은 소아가 음료수와 고열량 식품, 특히 고지방 식품광고에 공격당한다는 것이다. 1994년에 미국에서 5개 주요 텔레비전 방송의 토요일 아침 어린이 프로그램을 조사하였다(Kotz & Story, 1994). 5개 방송사에서 아침 8시부터 낮 12시 사이에 564개의 음식광고 방송이 등장하였다. 44%는 소위 정크푸드(영양가 없는 음식)라는 고지방, 고당질 상품, 38%는 빵, 시리얼, 쌀, 파스타, 11%는 패스트푸드 식당이었다. 겨우 4%만이 우유, 치즈, 요거트 등에 관한 광고였고, 1.4%는 육류, 가금류, 물고기, 계란 등에 관한 것이었다.

토요일 아침 어린이 프로그램에서 나타나는 식품 피라미드는 야채와 과일이 하나도 없는 반면 지방, 기름, 당질이 에너지의 50% 이상을 차지하였다. 빵, 시리얼, 쌀, 파스타 등이 있지만 대개 소시지나 지방과 연관된 것이었다. Dieta & Gortmmaker(1993)는 텔레비전의 식품광고에서 고지방 상품이 우위를 차지한다고 강조하였다.

직접적인 식품광고 외에도 상업회사의 후원을 받는 영화에서 간접적인 광고 메시지를 전달하기도 한다. 미국 상업주의 연구센터는 1990년에 100개 이상의 상품명이 5개 상위 영화에 나타남을 발견하였다(Willians et al., 1993).

영화와 텔레비전에는 이차적인 상품광고회사가 나타난다. 이들은 처음의 언론광고 회사와 연관되었고 기본적으로는 동일한 상품을 쓰지만 익숙한 영웅, 배우, 그림 등을 나타내는 형태나 포장 등에서 다르다. 이러한 상품들은 우편이나 텔레비전 캠페인을 통해 슈퍼마켓에서 광범하게 판매가 촉진되고 있다.

텔레비전이나 영화를 매개로 소아의 먹는 습관에 미치는 식품회사의 유해한 영향은 실제적인 관심사다. 텔레비전은 다른 문제도 일으킨다. 건강전문가는 언론과 광고가 가져오는 위험을 공론화할 필요가 있고, 정부가 이들을 통제하도록 압력을 행사해야 한다.

미국 소아과학회의 통신위원회(AAP, 1990)는 조기 성행위, 약물과 알코올 중독, 폭력행동, 비만 등을 촉진하는 데 텔레비전 시청이 나쁜 영향을 미친다는 성명을 발표한 바 있다. 학회는 텔레비전 시청을 하루 1~2시간 이하로 제한해야 한다고 제안하였다. 소아와 청소년을 대상으로 한 식품광고와 판매 촉진 프로그램은 비만을 유발한다는 비난의 대상이 되었다. 학회는 '식품광고가 소아를 미끼로 삼아 비만에 기여하기' 때문에 소아를 대상으로 한 텔레비전의 식품광고를 금지해야 한다고 주장하였다.

실제로는 이렇게 고립적인 방법이 이처럼 거대한 건강 문제에 영향을 줄 것이라 기대하기는 어렵다. 광고는 성인과 소아에게 여러 가지 방법으로 작용한다.

7. 예방 프로그램

영양과 생활양식의 광범위한 변화는 장기간의 작업이 필요하며 목표달성이 어렵다. 성공적인 지역사회의 영양과 체력에 관한 건강 프로그램은 과거에 미국과 핀란드에서 개발되었다(Puska et al., 1979; Leventhal et al., 1980). 이와 비슷한 접근이 소아 비만 유행을 줄이는 데 아직도 유효할 것인가? 미국에서는 여러 분야 합동의 비만예방 프로그램이 최근 시험 중에 있다(Caballero, 1999). 미국의 원주민 소아를 대상으로 한 이 프로그램은 신체활동, 식사행동, 학사과정, 가족 참여를 포함한다. 7개 미국계 인디언 지역사회의 41개 학교 3학년 어린이 2,000명 이상을 대상으로 하였다. 5개년 단계가 시작되었고 앞으로 평가가 이루어질 것이다.

현재는 제대로 감시하고 논평해 주는 프로그램이 거의 없다. 있더라도 소아 비만 예방을 위한 프로그램의 영향력은 아직까지 미미하다(Campbell et al., 2001).

8. 감시와 평가

소아의 과체중과 비만을 감시, 평가하는 데는 변화된 식사와 활동뿐 아니라 키와 몸무게의 측정, 체질량지수 등이 필요하다. 객관적인 모니터링이 없다면, 변화가 이루어져도 이를 중재 프로그램 때문이 아니라 시간에 따른 일반적인 변화 때문이라 생각할 수도 있다.

서구화된 사회에서 영양 문제의 범위에 대한 이해가 증가할수록 소아기의 성장 모니터링 역시 주목받고 있다. 비만 또는 비만으로 가는 경향을 보려면 상대적인 체질량지수로 변환시킨 몸무게와 나이가 필요하고, 이를 나이와 성별에 따른 정상수치와 연관시키는 것이 필요하다. 이는 단순히 아이의 체중 증가만이 아닌 좀 더 복잡한 평가를 가능하게 한다. 아이가 사춘기에 접어들면 문제는 더 복잡해지는데, 같은 나이라도 개개인의 사춘기 발달 정도에 따라 수치가 상당히 달라지기 때문이다.

학교나 병원에서 비만이나 비만 경향을 선별 검사하려면, 이를 측정하는 사람들의 훈련과 경험이 필요하다. 그러나 현재에는 비만의 완치나 예방을 보장할 수 있는 방법이 아무것도 없다. 게다가 비만으로 인해 심각한 문제가 있다고 인식하는 사람들조차 치료 순응도가 낮다. 예를 들어, 소아의 몸무게를 해마다 측정하는 것은 비만과 과체중의 유병률 변화를 보는 훌륭한 방법이지만, 비만을 위한 선별검사로는 좋은 방법이 아니다. (치료 실패로) 좌절하는 비만소아가 그 때문에 자의식을 갖기가 쉽기 때문이다. 그래서 우리는 이 장의 처음에서 밝힌 것처럼 예방 프로그램은 지역사회 전반에 걸쳐 다각적으로, 생활양식의 변화를 포함한 사회 전반에 걸쳐 이루어져야 한다는 관점을 밝힌다.

9. 결 론

이 장 전체를 통틀어 우리는 비만을 예방하기 위해서 '어떤' 행동을 할 것인가뿐만 아니라 행동과 관련하여 '어떻게' '누가' 에도 초점을 두려고 하였다. 이렇게 하여 소아 비만에 책임이 있다고 여겨지는 다양한 인구와 집단을 살펴보았다. 모든 프로그램에는 명확한 전망과 목표가 필요하다. 초기 프로그램은 작고 실행 가능한 사업이 가장 효과적일 것이다. 프로그램의 전망을 '모든 소아 비만' 의 예방에 두는 경우가 자주 있다. 그러나 지역사회 전체에 걸쳐 소아의 비만도가 조금이라도 감소한다면 이는 성인 비만 유병률과 건강에 극적인 효과를 가져올 수 있다.

비만 예방의 정체성에 대한 인식이 있어야 한다. 이는 더 큰 신체적, 사회적 안녕을 제공할 수 있는 건강하고 즐거운 생활양식을 만들기 위한 긍정적인 메시지다. 즉, 잘 살자는 것이다. 소아 비만의 예방은 국가와 가족 모두에게 영향을 줄 수 있는 광범위한 지역사회의 기획을 통해서만 목표에 도달할 수 있다.

참고문헌

Ajzen, I., & Fishbein, M. (1980). *Understanding Attitudes and Predicting Social Behavior.* Englewood Cliffs, NJ: Prentice Hall.

American Academy of Pediatrics Committee on Communications (1990). Children, adolescents, and television. *Pediatrics, 85,* 1119-20.

Anderssen, N., & Wold, B. (1992). Parental and peer influences on leisure-time physical activity in young adolescents. *Research Quarterly for Exercise and Sport, 63,* 341-8.

Anon (1997). Guidelines for school health programs to promote lifelong healthy eating. *Journal of School Health, 67,* 9-26.

Bandura, A. (1998). *Self-Efficacy. The Exercise of Control,* pp. 79-111. New York: W. H. Freeman.

Basavaraj, S. (1993). Smoking and loss of longevity in Canada. *Canadian Journal of Public Health, 84,* 341-5.

Benton, D., & Parker, P. Y. (1998). Breakfast, blood glucose, and cognition. *American Journal of Clinical Nutrition, 67,* 772S-8S.

Biddle, S., Sallis, J., & Cavill, N., eds. (1998). *Young and active? Young people and health-enhancing physical activity - evidence and implications.* London: Health Education Authority.

Borra, S. T., Schwartz, N. E., Spain, C. G., & Natchipolsky, M. M. (1995). Food, physical activity, and fun: inspiring America's kids to more healthful lifestyles. *Journal of the American Dietetic Association, 7,* 816-8.

Brugman, E., Meulmeester, J. F., Wekke, S. V. D., & Verloove-Vanhorick, P. S. (1998). Breakfast-skipping in children and young adolescents in the Netherlands. *European Journal of Public Health, 8,* 325-8.

Burniat, W., & Van Aelst, C. (1993). Therapeutic approach to childhood obesity. *Nutrition Research, 13,* 117-32.

Butcher, J. (1986). Longitudinal analysis of adolescent girls' aspirations at school and perceptions of popularity. *Adolescence, 21,* 133-43.

Caballero, B. (1999). Obesity in American Indian Schoolchildren: pathways. *American Journal of Clinical Nutrition, 69,* 745-815.

Campbell, K., Waters, E., O'Meara, S., & Summerbell, C. (2001). Interventions for preventing obesity in children (Cochrane Review). In *The Cochrane Library,* Issue 1, 2001. Oxford, Update Software.

Casado Gorriz, M. R., Casado Gorriz, I., & Diaz Gonzales, G. J. (1999). *Revista Espagna Salud Publica, 73,* 501-10.

Department of Health (1994). *Weaning and the weaning diet.* London: HMSO, p. 54.

Dietz, W. H., & Gortmaker, S. L. (1985). Do we fatten our children at the television set? Obesity and television viewing in children and adolescents. *Pediatrics, 75,* 807-12.

Dietz, W. H., & Gortmaker, S. L. (1993). TV or not TV: fat in question. *Pediatrics, 91,* 499-501.

Friestad, C., & Klepp, K. I. (1997). Roking, kroppsbilde og slankeatferd. Tre ars oppfolgning av ungdom I alderen 15-18 ar. *Nordic Medicine, 117,* 334-8.

Garcia, A. W., Broda, M. A., Frenn, M., Coviak, C., Pender, N. J., & Ronis, D. L. (1995). Gender and developmental differences in exercise beliefs among youth and prediction of their exercise behavior. *Journal of School Health, 65,* 213-9.

Hernandez, B., Gortmaker, S. L., Colditz, G. A., Peterson, K. E., Laird, N. M., & Parra-

Cabrera, S. (1999). Association of obesity with physical activity, television programs and other forms of video viewing among children in Mexico city. *International Journal of Obesity, 23,* 845-54.

Jeffrey, D. B., McLellarn, R. W., & Fox, D. T. (1982). The development of children's eating habits: the role of television commercials. *Health Education Quarterly, 9,* 174-89.

Kelder, S. H., Perry, C. L., Lytle, L. A., & Klepp, K. I. (1995). Community-wide youth nutrition education: long-term outcomes of the Minnesota Heart Health Program. *Health Education Research, 10,* 119-31.

Kemper, H. C., Post, G. B., Twisk, J. W., & van Mechelen, W. (1999). Lifestyle and obesity in adolescence and young adulthood: results from the Amsterdam Growth And Health Longitudinal Study (AGAHLS). *International Journal of Obesity, 23* Suppl. 3, S34-40.

Kjøller, M., Rasmussen, N. K., Keiding, L., Petersen, H. C., & Nielsen, G. A. (1995). Sundhed og sygelighed i Danmark - og udviklingen siden 1987: rapport fra DIKEs repraesentative undersøgelse blandt voksne danskere [The Danish Health and Morbidity Survey 1994. A report from DICE's representative survey among adults in Denmark]. Copenhagen: Danish Institute for Clinical Epidemiology (DICE).

Klepp, K. I., Andersen, L. F., de Paoli, M., Halvorsen, M., & Bjornboe, G. E. (1998). Tiltak for a fremme sunne kostvaner blant skoleelever. *Tideskrift Norvege Laegeforen, 118,* 3306-9.

Klesges, R. C., Shelton, M. L., & Klesges, L. M. (1993). Effects of television on metabolic rate: potential implications for childhood obesity. *Pediatrics, 91,* 281-6.

Kotz, K., & Story, M. (1994). Food advertisements during children's Saturday morning television programming: are they consistent with dietary recommendations? *Journal of the American Dietetic Association, 94,* 1296-300.

Leventhal, H., Safer, M. A., Cleary, P. D., & Gutmann, M. (1980). Cardiovascular risk modification by community-based programs for life-style change: comments on the Stanford study. *Journal of Consulting and Clinical Psychology, 48,* 150-8.

Lipman, J. (1991). Pediatric academy prescribes ban on food ads aimed at children. *Wall Street Journal,* July 24, B82.

Lissau, I., & Poulsen, J. (2000). En Landsdaekkende undersoøgelse af vilkår ogrammer for mad og måltider i skoler og fritidshjem/SFO'er. [A national survey of nutrition and meals in public and state Schools and in after school care. A national survey in Denmark.] National Institute of Public Health and National Board of Health.

Lissau, I., & Sørensen, T. I. (1992). Prospective study of the influence of social factors in childhood on risk of overweight in young adulthood. *International Journal of Obesity, 16,* 169-75.

Lissau, I., & Sørensen, T. I. A. (1994). Parental neglect during childhood and increased risk of obesity in young adulthood. *Lancet, 343,* 324-7.

Lissau, I., Breum, L., & Sørensen, T. I. A. (1993). Maternal attitude to sweet eating habits and risk of overweight in offspring: a ten-year prospective population study. *International Journal of Obesity, 17,* 125-9.

Lissau, I., Thoning, H., Poulsen, J., & Rasmussen, N. K. (2001). Copenhagen Municipality's Health Profile 2000. National Institute of Public Health, Denmark.

Lloyd, B., Lucas, K., & Fernbach, M. (1997). Adolescent girls' construction of smoking identities: implications for health promotion. *Journal of Adolescence, 20,* 43-56.

Moore, L. L., Lombardi, D. A., White, M. J., Campbell, J. L., Oliveria, S. A., & Ellison, R. C. (1991). Influence of parents' physical activity levels on activity levels of young children. *Journal of Pediatrics, 118,* 215-9.

Murphy, J. M., Pagano, M. E., Nachmani, J., Sperling, P., Kane, S., & Kleinman, R. E. (1998). The relationship of school breakfast to psychosocial and academic functioning: cross-sectional and longitudinal observations in an inner city school sample. *Archives of Pediatric and Adolescent Medicine, 152,* 899-907.

Nader, P. R., Stone, E. J., Lytle, L. A., Perry, C. L., Osganian, S. K., Kelder, S., Webber, L. S. et al. (1999). Three-year maintenance of improved diet and physical activity: the CATCH cohort. Child and Adolescent Trial for Cardiovascular Health. *Archives of Pediatric and Adolescent Medicine, 153,* 695-704.

Nicklas, T. A., Webber, L. S., Srinivasan, S. R., & Berenson, G. S. (1993). Secular trends in dietary intakes and cardiovascular risk factor of 10-y-old children, the Bogalusa Heart Study (1973-1988). *American Journal of Clinical Nutrition, 57,* 930-7.

Osganian, S. K., Ebzery, M. K., Montgomery, D. H., Niklas, T. A., Evans, M. A., Mitchell, P. D., Lytle, L. A. et al. (1996). Changes in the nutrient content of school lunches: results from the CATCH Eat Smart Food Service Intervention. *Preventive Medicine, 25,* 400-12.

Parsons, T. J., Power, C., Logan, S., & Summerbell, C. D. (1999). Childhood predictors of adult obesity: a systematic review. *International Journal of Obesity, 23,* Suppl. 8, S1-107.

Power, C., Lake, J. K., & Cole, T. J. (1997). Measurement and longterm health risks of child and adolescent fatness. *International Journal of Obesity, 21,* 507-26.

Prescott, E. I., Osler, M., Heim, H. O., Borch-Johnson, K., Schnohr, P., & Vestbo, J. (1999). Rygning middellevetid blandt danske maend og kvinder. *Ugerskr Laeger, 161,* 1261-3.

Puska, P., Tuomilehto, J., Salonen, J., Neittaanmaki, L., Maki, J., Virtamo, J., Nissinen, A., Koskela, K., & Takalo, T. (1979). Changes in coronary risk factors during comprehensive five-year community programme to control cardiovascular diseases (North Karelia project). *British Medical Journal, 2,* 1173-8.

Sallis, J. F., Nader, P. R., Broyles, S. L., Berry, C. C., Elder, J. P., McKenzie, T. L., & Nelson, J. A. (1993). Correlates of physical activity at home in Mexican-American and Anglo-American preschool children. *Health Psychology, 12,* 390-8.

Schlundt, D. G., Hill, J. O., Sbrocco, T., Pope-Cordle, J., & Sharp, T. (1992). The role of breakfast in the treatment of obesity: a randomized clinical trial. *American Journal of Clinical Nutrition, 55,* 645-51.

Shannon, B., Peacock, J., & Brown, M. J. (1991). Body fatness, television viewing and calorie intake in a sample of Pennsylvania sixth grade children. *Journal of Nutrition, 23,* 262-8.

Siega-Riz, A. M., Popkin, B. M., & Carson, T. (1998). Trends in breakfast consumption for children in the United States from 1965 to 1991. *American Journal of Clinical Nutrition, 67* (Suppl.), 748S-56S.

Snyder, P., Anliker, J., Cunningham-Sabo, L., Dixon, L. B., Altaha, J., Chamberlain, A., Davis, S. et al. (1999). The Pathways study: a model for lowering the fat in school meals. *American Journal of Clinical Nutrition, 69* (Suppl.), 810-5S.

Stucky-Ropp, R. C., & DiLorenzo, T. M. (1993). Determinants of exercise in children. *Preventive Medicine, 22,* 880-9.

Tappe, M. K., Duda, J. L., & Menges-Ehrnwald, P. (1990). Personal investment predictors of adolescent motivational orientation toward exercise. *Canadian Journal of Sports Science, 15,* 185-92.

Tobin, D. S., Dwyer, J., & Gussow, J. D. (1992). Cooperative relationship between professional societies and the food industry: opportunities or problems? *Nutrition Reviews, 50,* 300-6.

US Centers for Disease Control and Prevention (1996). *Physical activity and health.* Atlanta, GA: International Medical Publishing, p. 1.

US Centers for Disease Control and Prevention (1997). Guidelines for school and community programs to promote lifelong physical activity among young people. *Morbidity & Mortality Weekly Report, 46,* 1-36.

Vermeersch, J., Hanes, S., & Gale, S. (1984). The national evaluation of School Nutrition Programs: program impact on anthropometric measures. *American Journal of Clinical Nutrition, 40* Suppl. 2, 414-24.

Whitaker, R. C., Wright, J. A., Pepe, M. S., Seidel, K. D., & Dietz, W. H. (1997). Predicting obesity in young adulthood from childhood and parental obesity. *New England Journal of Medicine, 337,* 869-73.

Williams, J. D., Achterberg, C., & Sylvester, G. P. (1993). Target marketing of food products to ethnic minority youth. *Annals of the New York Academy of Sciences, 699,* 107-14.

Wiseman, C. V., Turco, R. M., Sunday, S. R., & Halmi, K. A. (1998). Smoking and body image concerns in adolescent girls. *International Journal of Eating Disorders, 24,* 429-33.

Wold, B., Øygard, L., Eder, A., & Smith, C. (1994). Social reproduction of physical activity. *European Journal of Public Health, 4,* 163-8.

World Health Organization (1998). *Obesity. Preventing and managing the global epidemic.* Report of a WHO Consultation on Obesity, Geneva, 3-5 June 1997. Geneva: World Health Organization, p. 1 (document WHO/NUT/NCD/98. 1).

Worobey, H. S., & Worobey, J. (1999). Efficacy of a preschool breakfast program in reducing refined sugar intake. *International Journal of Food & Science Nutrition, 50,* 391-7.

Zakarian, J. M., Hovell, M. F., Hofstetter, C. R., Sallis, J. F., & Keating, K. J. (1994). Correlates of vigorous exercise in a predominantly low SES and minority high school population. *Preventive Medicine, 23,* 314-21.

제 13 장
가정 중심의 치료

Elizabeth M. E. Poskitt[1]

1. 도 입

비만치료의 성공률은 모든 연령대에서 낮은 편이고(Serdula et al., 1993; Lake et al., 1997), 많은 비만소아가 비만성인으로 성장한다. 그러나 우리 주위엔 형식적인 '치료' 없이도 날씬해졌거나 정상체격을 유지하는 과체중, 비만한 소아나 성인도 있다. 연구결과, 특히 부모가 비만하지 않은 어린 비만소아 중에 저절로 살이 빠지는 일이 자주 일어난다고 보고되었다(Whitaker et al., 1997). 이렇게 비만치료의 효과에 대해서는 시대 착오적인 면이 다소 있다.

1) 체중감량의 목표

비만치료에 대한 전망이 그리 좋지 않은 이유 중 하나는 '성공적인 치료'에 대한 정의가 없기 때문이다. 이상적으로는 정상체격으로 되돌아가고 그 상태를

1) International Nutrition Group, London School of Hygiene and Tropical Medicine.

유지하는 것이 모든 비만치료의 목표일 것이다. 그러나 대부분의 비만한 소아나 성인이 치료를 시작할 때에는 이미 정상체격으로 되돌아가는 것은 불가능한 경우가 허다하다. 비만을 치료하는 의사들은 자주 환자의 아주 비현실적인 기대에 직면하게 된다(예, 신부 들러리를 서기로 한 비만 여성이 8주 안에 살을 다 빼 달라고 떼를 쓰는 것 등). 단기간에 정상 체중이 되지 못하면 마치 체중감량 자체가 실패한 것처럼 생각하기 일쑤다.

모든 체중조절 프로그램의 목표는 비록 일시적으로 정상적인 영양 섭취가 이루어지지 않더라도 과다한 지방을 감소시키는 것이어야 한다. 연구결과, 과다한 체지방이 어느 정도만 감소해도 건강위험을 줄인다고 한다(Epstein et al., 1989; Pidlich et al., 1997). 그러나 지방감량은 정상적인 사회적 상호작용과 양립할 수 있는 지속적인 프로그램을 통해 이루어져야 한다. 특히 비만 소아 · 청소년이 비만 클리닉에서 치료를 종료한 후에도 건강한 생활습관을 유지할 수 있도록 생활습관 교정을 잘 하는 것이 치료에서 가장 우선시되어야 한다. 일시적인 체중감량은 소아가 일생 동안 요요현상을 겪게 만들 뿐이다.

2) 체중감량을 형식화하면 좋은 이유

비만한 사람이 형식화된 비만 프로그램에 참여하면 할수록 체중감량에 성공하기 어렵다는 연구결과가 있었다(National Task Force on the Prevention and Treatment of Obesity, 1994; Wardle, 1996). 지나치게 많이 먹고 덜 움직여서 비만이 된다는 개념은 대부분의 서구화된 나라에선 너무나도 잘 알려져 있다. 그들 중 많은 사람은 또한 어떤 음식이 열량이 높은 식단인지도 웬만큼은 알고 있다. 날씬해지려는 노력은 흔히 전문가의 도움 없이 시작되고, 이러한 사람 중엔 체중감량에 성공하는 경우도 꽤 있어 더 이상 도움이 필요 없기도 하다. 따라서 비만 클리닉을 찾는 사람은 이미 잘 알려진 체중감량의 실천 사항(예, 적게 먹고 많이 움직이는)을 따르는 데 어려움이 있거나 비만 원인이 적어도 한 가지 이상이어서 단순한 감량방법으로는 상대적으로 반응이 없을 가능성이 높다. 만약 그렇다면 비만 클리닉을 찾는 사람의 치료성공률은 매우 낮을 것이다.

소아 비만과 과체중의 유병률에 대한 연구에서는 성장하면서 생리적으로 신체구성의 변화가 일어나 자연적이든 가족 내에서 취한 조치 때문이든 많은 비만소아가 성공적으로 살이 빠진다는 견해가 지배적이다. 유아기의 비만과 성인기 비만과의 상관관계는 그리 높지 않다(Whitaker et al., 1997). 정상적인 성장 때문에 체중에 비해 지방이 감소하는 생리적인 감량은 만 1~5세와 사춘기 급성장기에 두드러지게 나타난다. 실제로 1~5세에 발생한 비만은 '조기비만증반동(the early adiposity rebound)' (Rolland-Cachcera et al., 1984)으로 그 예후가 나쁘다. 생리적으로 체지방이 감소하는 시기에 살이 찐 소아는 비만이 되기 쉬운 환경적 혹은 유전적인 영향을 비정상적으로 강하게 받고 있다고 생각되므로 다루기 힘든 비만으로 발전될 가능성이 매우 높다.

체중감량 프로그램과 감량 실패와의 연관에 대해 제시된 추론은 감량 프로그램에 소아가 적게 참여할수록 더 성공적으로 체중을 삼량할 수 있다는 것이지만 이는 맞지 않다. 즉, 조금씩이지만 지속적인 생활습관의 변화는 비만에 장기적으로 효과가 있지만 급격한 체중 변화를 유도하는 치료법은 장기적으로 유지되기가 어렵다는 것이다.

3) 가족의 역할

매우 비만한 소아가 있는 가족은 영양에 관한 도움이나 조언을 구하도록 장려되어야 한다. 대개는 체중감량 과정에 일단 비만소아를 참여시키고 나이와 성숙도에 따라 관리프로그램의 수행 정도를 개발시킨다. 특히 이차 학령기(11세 이상)는 집 밖에서 음식을 접할 기회가 아주 많으므로, 음식에 대한 자가조절 훈련이 꼭 필요하다. 실제로 학교에서 배운 영양정보가 역으로 부모를 교육시키기도 한다(Basdevant et al., 1999).

그러나 Golan 등(1998)의 연구에서는 5~11세 비만소아의 경우, 체중감소와 지방감량에 대해 소아를 교육지도하는 것보다 부모에게 교육과 관리에 대한 권고사항을 지도하는 것이 훨씬 효율적인 것으로 나타났다. 그렇다면 부모는 소아의 지방감량에 어느 정도 관여해야 하는 것일까?

부모는 어린 학동 전기 때부터 음식과 생활습관에 변화를 주기 시작해야 한다. 비만한 청소년은 집과 집 밖 모두에서 부모의 관여 없이 음식에 접할 기회가 아주 많다. 특히 청소년기에는 부모가 음식과 생활습관에 대해 구속하는 것이 오히려 반발을 유발하고 치료를 거부하게 할 수 있다(Birch & Fisher, 1998). Truswell과 Darnton-Hill(1981)은 청소년기 식습관의 독특한 양상을 다음과 같이 기술하였다.

- 끼니를 잘 거르고, 대개 불규칙한 식사
- 간식을 자주 먹음(특히 매우 단것을 먹음)
- 비일상적인 식사
- 알코올 섭취 시작
- 과다한 음료수 섭취
- 사회적으로 인기 있는 음식(대개 고열량음식)에 대한 강한 선호 혹은 혐오
- 미량영양소 섭취 부족
- 영양적으로 부적절할 수 있는 자기만의 '식사요법'의 고안 및 시행

이 중 대부분은 건강한 생활습관과 맞지 않다. 청소년은 식사와 생활습관에 자기 스스로 결정을 내릴 필요가 있다. 그러나 부모가 비만과 그 관리에 대한 지식과 이해를 갖고 있어서 청소년 자녀에게 무엇이 적절한지를 조언하고 지지하며 독려할 수 있는 것이 중요하다. 가족이 쇼핑할 때는 가능한 저열량 음식을 사도록 하여, 자녀가 찬장이나 냉장고에서 꺼내 먹는 음식이 적절한 열량 섭취가 되도록 해야 한다. 비만소아가 있는 가족 중 다수가 비만소아를 위해 선택한 '건강한' 생활습관으로 말미암아 오히려 가족 전체가 이득을 얻게 된다.

이러한 방법들은 대부분 의료서비스나 클리닉에 의지하지 않고도 안전하게 행해질 수 있다. 몇몇 서구화된 나라에서 급증하는 비만은 사회적 차원에서 '스스로 관리할 수 있는' 기술을 개발시켜야 한다.

4) 치료의 위험성

체중감량에 대한 또 다른 시대착오적 태도는 비만소아가 거식증에 걸릴 위험성이 있어서 위험하다는 것이다. 소아 비만 완치의 예후가 앞에서 언급한 것처럼 그렇게 나쁘다면 거식증은 비만치료의 드문 합병증일 것이다(수년간 비만 클리닉을 운영하면서 수백 명의 소아를 상담했지만 거식증은커녕 거식증에 가까운 것처럼 보이는 소아도 만나지 못했다). 그러나 비만소아에게 체중감량을 매우 심각하게 가르쳐서 혹 거식증이 될 우려도 없다고는 할 수 없다.

거식증의 특징은 비정상적인 신체 이미지다. 정상 체격인데도 뚱뚱하다고 생각하는 비정상적 지각 때문에 비만소아가 체중감량을 하다가 거식증으로 발전할 수 있다. 부적절한 비만예방 혹은 치료 프로그램은 불필요한 감량에 대한 소아의 왜곡된 욕구를 강화시킨다. 특히 사회적으로 날씬함과 마른 신체 이미지, 그리고 그와 관련된 식사법이 지나친 관심사가 되면 이미 왜곡된 신체 이미지와 거식증 성향을 갖고 있는, 비만하지 않은 소아에게 거식을 조장할 위험성이 매우 높다. 따라서 음식 조절을 지나치게 강조하지 않고 가족 내의 다른 비만하지 않은 식구들도 정상적인 건강과 체중을 유지하는 것이 동시에 가능한 가족의 생활습관 변화에 기인한 감량 프로그램을 개발하는 것이다.

2. 비만소아의 체중감량 유도를 위한 생활습관 수정원칙

비만소아의 가족은 의학적 혹은 영양학적인 도움 없이도 소아의 체중을 감량시킬 수 있는 효과적인 방법이 있다고 생각한다. 다만 얼마나 성공적인가는 아직 알려지지 않았다.

이 장에서 언급하는 권고들은 증거에 입각한 것보다는 논리적인 고찰과 상식에 기인된 것들이다. 이 방법론은 좀 시대에 뒤처졌을지는 모르지만 도움이 될 것이다.

1) 체중감량 프로그램의 목적

에너지 소비는 반드시 에너지 섭취보다 많아야 한다

모든 체중감량 권고의 기본은 에너지 섭취보다 에너지 소비를 늘려 에너지 평형을 바꾸는 것이다. 비만한 사람이 성공적으로 정상 체격까지 감량하려면 음의 에너지 평형이 유의한 기간(대개 수개월에서 수년) 동안 계속 지속되어야 한다.

비만치료의 성공은 과다한 체지방을 모두 감량시킨다기보다 얼마간의 체지방을 감량하는 것이다

매우 비만한 경우, 정상체격으로 돌아가는 것은 거의 불가능한 목표일 것이다. 그러나 체지방을 얼마만큼이라도 지속적으로 줄여 간다면 건강, 체력, 수명이 반드시 향상된다(Epstein et al., 1989; Pidlich et al., 1997). 이렇게 치료성공은 정상체격이 되거나 건강한 느낌, 자존심, 체력이 향상되는 체격 수준으로 감량하는 것이다.

감량은 항상 체중감소를 뜻하는 것이 아니라 바로 지방 감소다

성인의 경우 체중감소가 거의 감량을 뜻하지만 소아는 성장하며 어떤 시기(조기 영아기, 학령 전기, 사춘기 급성장기)에는 매우 빨리 자란다. 따라서 지방감소가 체중감소 없이 혹은 오히려 약간의 체중증가와 동반될 수 있다. 소아를 위한 감량 권고에서 이 사실을 인지하고 체중감소보다는 체중증가를 막는 쪽으로 목표를 두도록 한다. 부모와 어린 자녀에게 이 점을 잘 주지시킨다.

체중 측정은 너무 자주 하지 않도록 한다

체중 측정은 비만치료의 전통적인 구성요소지만 아주 간헐적으로 해야 한다. 만약 체중이 감소되었다면 소아의 사기를 크게 북돋울 수 있지만, 변화가 없거나 오히려 체중이 증가되면 낙담하고 사기가 떨어질 수 있기 때문이다. 집에서의 체중 측정은 정확도가 떨어진다. 체중 측정은 하루 중 비슷한 시간(이른 아침밥을 먹기 전이 좋다) 비슷한 가벼운 옷을 입고, 측정할 때마다 기록하여 잘못 기억하지 않도록 한다. 일주일에 한 번 정도가 권장할 만하고, 한 달에 한 번 측정하는 것이 감량에 대한 노력으로 얻은 결과를 측정하는 데는 가장 현실적이다.

이러한 모든 조건이 충족되지 않는다면 체중 변화는 잘못 판단될 수 있다. 부모는 곧잘 자녀의 생활습관 변화를 주의 깊게 관찰함으로써 자녀가 얼마나 성공적으로 살을 잘 빼는지 짐작하려 한다. 그러나 소아는 학교에선 집에서와는 매우 다른 생활습관을 가질 수 있으므로 부모의 판단이 그릇될 수 있다.

체중감량이 가족역동에 상처를 주어서는 안 된다

체중감량 행동은 가능한 한 정상생활에 미치는 영향이 적어야 한다. 지방감소는 천천히 이루어질수록 더욱더 지속적으로 감량된다. 왜냐하면 체질량지수(BMI)가 점진적으로 변할수록 제지방조직보다 지방조직이 감소했을 가능성이 높기 때문이다. 그러나 아주 천천히 일어나는 체구성의 변화는 '감량=체중 감소' 라는 인식 때문에 소아가 체중감량을 위해 노력했지만 보상을 받지 못한다고 생각할 수 있다.

3. 권장사항

1) 활 동

대개의 경우, 운동과 활동량을 늘리라고 하면 달리기, 축구, 스쿼시와 같이 활발한 운동을 하라는 것으로 해석한다. 그러나 서구화된 나라에서 최근 비만이 급증한 이유는 이러한 운동을 하지 않아서가 아니라 일상생활에서의 활동량이 이전 세대에 비해 줄어들었기 때문이다. 적게 걷고 직장에서나 집에서 몸을 움직이는 일이 적어졌으며, 하루 중 앉아 있는 시간은 많아지고, 게다가 집과 직장의 환경도 이전보다 따뜻하다. 소아도 등교할 때나 친구와 놀러 갈 때 덜 걷고, 방과 후 활동도 지금은 텔레비전, 비디오 혹은 컴퓨터게임을 주로 한다. 가정환경도 과거처럼 애들이 안전하게 친구집에 놀러 가거나 거리에서 놀 수 없게 되었다. 활동량의 변화는 이렇게 이전 세대가 일상생활의 일부로 여겼던 기본적인 활동을 다시 해 보게 하는 것이다. 형식적인 신체활동은 많지만 하루에 한 시간 이상 하기 어렵고, 운동을 안 하다가 단기간 갑자기 심하게 할 경우, 무산소 대사가 되어 장기적으로 지속적인 활동을 하는 것에 비해 지방이용 효과가 오히려 떨어진다고 한다(Saris, 2000). 이렇게 하루의 활동량 자체를 어느 정도 늘리는 것이 형식적인 스포츠를 하는 것만큼 혹은 그보다 더 효과적인 지방감량을 유도할 수 있다. 특히 심폐기능이 좋지 않은 경우 일상 활동량을 적절히 늘리는 것이 축구장이나 체육관에서 저조한 성적으로 비참해지는 것보다 훨씬 받아들이기도 쉽다.

운동을 잘해서 외모에 대해 창피를 당하거나 놀림을 당하지 않는 비만소아도 있지만 대부분은 남 앞에 나서는 것을 꺼린다. 수영 같은 학교 운동에 참여하기 위해 옷을 벗어야 하는 경우 소아는 난처해할 수 있다. 운동으로 땀이 많이 나는 상황에 살찐 팔과 허벅지가 맞부딪치는 느낌은 신체적으로 아주 불편하다. 그러므로 감량 프로그램에서 활동량을 증가시키려고 온갖 노력을 기울이는 것도 중요하지만, 비만소아는 지방이 조금 줄어들고 감량으로 인해 성취감이 생기고 심폐 적합성이 향상되어야 비로소 운동에 관심을 보이기 시작하며 또한 운동하기에도 신체적으로 편안해진다. 만약 운동을 하다가 탈락하는 경우 다시 그 운동을 강요하는 것은 몰인정할 뿐 아니라 앞으로의 감량에도 도움이 되지 않는 방법이다. 이러한 소아에게는 운동한 노력에 대해 긍정적이고 지지적인 칭찬이 필요함을 선생님들에게 인지시켜 비만소아가 끝까지 운동에 참여할 수 있도록 독려해야 한다.

2) 극적인 생활습관 변화 없이 에너지 소비를 늘리는 방법

Epstein 등(Epstein et al., 1995; Epstein & goldfield, 1999)이 좌식 활동을 줄임으로써 비만을 조절하고 감소시키기 위해 개발한 프로그램이 있다. 신체활동을 증가시키기보다 비활동적인 생활습관을 감소시키는 개념은, 체력이 떨어진다고 느끼고 또래 그룹과의 평상적인 신체활동에 참여하는 것을 부끄러워하는 비만소아에게 도움이 된다. 그러나 좌식 활동을 감소시킴으로써 비만을 줄이려는 시도는 적어도 부모 중 한 사람이 체중감량 프로그램에 개입하고, 그 부모 혹은 나머지 배우자가 이러한 습관 변화를 긍정적으로 강화할 경우, 성공할 가능성이 높다고 하였다(Epstein, 1996). 다음은 비만소아에게 그러한 변화를 유도할 수 있을 만한 방법들이다.

- 자가용보다는 대중교통을 이용한다. 대중교통은 적어도 정류장까지 좀 걸어야 한다.
- 길만 안전하다면 조금 먼 거리인 경우 자동차보다는 자전거를 이용한다. 아주 비만한 경우 자전거 타기도 꽤 거북하므로 소아의 공감적인 지지가 필요하다.
- 엘리베이터보다는 계단을 이용하거나 에스컬레이터에서 걸어 올라간다. 만약 계단으로 올라가기가 도저히 힘든 층수라면 단 몇 층만 걸어 올라가 보자. 이렇게 정기적으로 계단을 이용하면서, 차차 걸어 올라가는 층수를 늘리도록 한다. 3개 층을 걸어 올라갔으면 다음엔 4개 층을 올라가는 식이다. 내려갈 때는 항상 계단으로 걸어 내려간다.
- 신체활동으로 이어질 수 있는 바람직한 태도들을 독려한다. 비만소아는 다른 사람이 시키는 심부름을 기꺼이 하는 어린이가 될 필요가 있다. 위층에 올라가야 되는 여러 가지 구실이 생길 때까지 기다리지 말고 그때그때 위아래 층을 자주 오르락내리락하도록 독려해야 한다.
- 소아가 안절부절못하고 왔다 갔다 하는 것에 대해서 부모가 좀 참아야 할 것이다.
- 어린이가 가족 내 활동(예, 설거지하기, 침대보 정리, 침실 정리)에 참여하도록 독려한다.
- 정원 일이나 야채 가꾸기에 관심을 갖도록 독려한다. 잔디 깎는 기계의 종류와 자녀의 나이가 적합하다면 잔디 깎기를 독려한다.
- 취미활동을 독려한다. 이상적으로는 활동적이고 에너지 소비가 많은 취미활동이 좋지만, 소아의 주의를 음식이나 텔레비전 시청에서 돌릴 수 있고, 성취나 건설적인 활동을 통해 자신감과 자존감을 향상시킬 수 있는 것이라면 어떤 취미도 도움이 된다.
- 실내 난방 정도를 줄인다. 아주 서서히 줄이면 아무도 눈치 채지 못할 수

있다. 이렇게 하면 신체 발열로 인해 개인의 에너지 소비를 촉진시킬 뿐만 아니라 비용도 절약되고 환경보전에도 일조하게 된다.

- 텔레비전 시청시간을 제한하거나 텔레비전, 비디오 시청과 컴퓨터게임은 어떤 활동적인 일을 한 후에만 할 수 있도록 한다(saelens & Epstein, 1998; Goldfield et al., 2000).

4. 식사와 식사요법

건강한 생활습관을 발전시키려면 무엇을 어떻게 먹어야 하는지에 대한 변화가 꼭 포함되어야 한다. 소아는 무엇을 언제 먹어야 하는지에 대해 잘 알고 있어야 한다. 만약 천천히 먹고 다른 '만족스러운' 이벤트와 관련되어 먹는다면 더 적은 에너지 섭취로도 포만감을 얻을 수 있을 것이다. 음식은 '지루함' 을 물리치려고 먹는 게 아니라 가족의 식사시간과 예정된 간식시간에 먹는 것이어야 한다.

1) 지방감량에 도움이 되는 식사습관의 변화

- 끼니때가 되어서 먹는다기보다는 배고픔을 피할 수 있는 식사 시간을 계획한다.
- 정해진 끼니때와 간식시간에만 먹는다.
- 가능한 한 가족이 함께 식사하자. 그래야 사회적 교제 및 식사시간에 다른 사람이 다 먹을 때까지 기다리면서 보낼 수 있는 습관을 기를 수 있다. 이러면 음식과 정신 · 생리학적 포만감 때문에 만족감을 느낄 수 있다.
- 텔레비전 앞에서 먹거나, 비디오 혹은 컴퓨터게임을 하면서 간식을 먹지 않도록 주의시킨다.
- 가능하면 도정이 안 된 혹은 덜 된 음식을 고르고, 집에서 음식을 준비하고 조리하도록 한다.
- 이미 가공된 음식보다 조리되지 않은 것을 선택하면 무엇으로 만들어진 음

식인지 더 알기 쉽다. 가공식품 중 다수는 녹말이나 지방을 첨가해서 날 재료만 이용한 것에 비해 원가가 싸다.

- 통째 먹는 음식, 예를 들면 사과는 사과주스나 퓨레에 비해 먹는 데 시간이 더 걸리고 이는 포만감에 도움이 된다. 통밀 빵은 하얀 빵과 열량은 비슷하지만 포만감 효과가 더 크고 씹어야 할 섬유질이 더 많다.
- 과일주스 혹은 탄산음료보다는 물을 마시자. 합성감미료가 든 음료수는 설탕보다 열량이 적긴 하지만 '단것을 선호하는 성향'을 만들 수 있으므로 피해야 한다.

2) 가족 식사의 변화

가족 식사에서 식사량을 굳이 줄이지 않으면서 아무도 눈치 채지 않게 열량을 내는 성향을 줄이는 몇 가지 변화방법이 있다. 그러나 더 많은 '전곡'을 먹이는 것은 어떤 소아에게는 받아들이기 어려운데, 특히 야채나 과일, 통밀 빵 혹은 달지 않은 음료수를 싫어해서 비만이 된 소아의 경우가 그렇다. 그렇게 까다롭고 또 좋고 싫음이 분명한 어린이들이 비만소아 중에 아주 흔한데, 음식에 대해 양보할 준비가 되지 않으면 아주 다루기 어렵다.

소아가 식사 변화의 중요성에 대한 이야기를 들어왔는지가 중요하다. 대다수의 소아는 특히 식사 변화가 서서히 이루어지고, 매력적으로 유도되있을 경우 협조 자세를 갖춘다. 식사 변화가 성공적이지 않은 경우는 특히 학령기 소아 경우에 강압적으로 시킬 때다. 또한 가족 식단 전반의 변화가 아니라 자신의 식단만 비만소아를 위한 특별 식단으로 바뀌었다고 여길 때 성공률이 낮았다. 소아는 자기에게는 못 먹게 하는 음식을 막상 비만한 부모 자신은 보란 듯이 먹는 것을 이해하지 못한다.

유럽의 일부국가, 특히 영국에서는 집에서의 조리방법이 튀기거나 전자레인지에 가공식품을 데워 먹는 것 정도에 국한되어 있다. 기름진 드레싱을 잔뜩 뿌리지 않고도 샐러드를 먹음직스럽게 하는 방법은 야채를 먹기 좋게 조리하는 것인데, 전자레인지에 데우거나 튀기는 대신 맛있게 데치고 굽고 찌는 기술을 요즘의 어머니들은 제대로 배우지 못했다. 또한 어떤 경우에 가족이 기꺼이 '건강한' 식사를 먹도록 유도해야 할지 아니면 건강한 식사를 하도록 좀 더 강하게 압력을 행사해야 할지 결정하는 기술도 배우지 못한 것 같다.

3) 음식의 양을 줄이지 않고 열량을 줄이는 방법

- 단 음료를 피한다. 열량 없는 합성감미료가 첨가된 '저열량' 음료보다는 달지 않은 음료를 마시도록 권장하는데, 그 이유는 단것을 선호하는 성향을 조장할 수 있고 감미료의 부작용으로 설사를 유발할 수도 있기 때문이다.
- 생과일 주스 한 잔에 많은 열량이 들어 있음을 명심한다.
- 저지방 우유를 이용한다. 2세 미만의 정상 소아에게는 보통 권장되지 않지만, 2세 미만이라도 과체중이거나 비만소아인 경우엔 안전하다. 이것은 2~5세의 소아에게 추천하는 균형식의 일부이다. 저지방우유는 일반우유에 비해 지용성비타민 보충이 덜 되므로 저지방우유를 먹는 소아는 다른 방법으로 지용성비타민을 보충하도록 한다.
- 저지방 요구르트, 샐러드, 크림, 수프 등을 이용하고, 지방뿐 아니라 전체적인 열량도 낮은 것으로 선택한다. 어떤 저지방 음식, 예를 들어 저지방 요구르트 등은 탄수화물이 많아서 종래의 요구르트보다 지방은 적어도 에너지 밀도는 비슷한 경우가 있다.
- 설탕이나 초콜릿을 입힌 시리얼을 피한다. 전곡 시리얼을 선택하되 에너지 밀도가 높을 수 있음에 유의한다.
- 통밀 빵과 통밀가루를 이용한다. 도정이 많이 된 밀가루에 비해 열량이 낮지는 않지만 저열량 식사요법 시 가끔 변비가 생기므로 이의 예방에 도움이 된다.
- 굽고, 삶고, 찐다. 조리 시에 버터나 다른 유지류를 첨가하지 않도록 한다.
- 고기국물과 스튜를 진하게 하지 말자.
- 학교급식에 대해 소아와 학교와 상의한다. 고기와 야채를 먹는 것은 좋지만 감자튀김이나 튀김요리는 피하고, 샐러드도 기름진 소스 없이 먹도록

한다. 신선한 과일과 저열량 요구르트는 '후식'으로 안성맞춤이다.

- 과일조림을 만들 때 설탕을 넣지 말자. 아주 미량의(티스푼 끝에 약간 묻힌 정도) 베이킹 소다를 조리 전에 첨가하면 대황, 구즈베리 혹은 사과절임 등 부드러운 과일의 신맛을 좀 없앨 수 있다. 따뜻한 물에 녹인 감미료를 조리된 과일에 소량 첨가할 수도 있지만 역시 단맛을 좋아할 수 있으므로 피하는 게 좋다.
- 휴식시간에 비스킷, 초콜릿 바, 칩 스낵 같은 고열량 간식을 먹지 않도록 한다. 간식을 바꾸는 것은 가장 어려운 일이므로 공감적으로 다루어야 하며, 특히 또래 그룹이 먹으라고 압력을 넣거나, 몰인정하게 놀리면 간식을 기피하게 될 수도 있다. 사과, 오렌지(바나나는 꽤 열량이 높다), 날 당근이나 셀러리 줄기도 좋다.
- 음식을 보상으로 주지 않는나. 식사요법을 잘 지킨다는 보상으로 특히 열량이 높은 음식을 주지 않도록 한다.
- 소아에게 식사 변화를 강조하되 지지적이어야 한다. 식사요법이 얼마나 힘든 것인가를 이해하도록 한다. 부모 스스로가 식사요법을 제대로 수행할 수 없다면 자녀가 부모보다 더 심한 비만이더라도 실패했다고 나무라서는 안 된다.

5. 결 론

성공적인 체중감량을 하려면 가족이 받아들일 수 있을 만큼 작은 변화지만 지속적이면서도 효과적인 식사와 생활습관 변화에 대한 구상이 필요하다. 불행하게도 어떤 음식, 특히 신선한 과일과 야채를 살 수 있는 비용과 여건은 지역과 계절에 따라 다르다. 급증하는 비만을 줄이기 위해선 우선 개인의 노력에서 시작되어야 하지만 지방자치단체와 정부, 학교, 슈퍼마켓 그리고 거리 상점이 건강한 식단과 시행 가능한 활동적인 생활습관을 같이 만드는 것이 필요하다. 급증하는 비만이 사회를 휩쓸기 전에 이를 저지하고 타파하려면 관영, 민영 기업은 건강한 삶을 위한 물건 판매점을 더 많이 만들거나, 건강과 영양교육을 통해 개인의 음식 선택을 도와주어야 한다.

참고문헌

Basdevant, A., Boute, D., & Borys, J. M. (1999). Who should be educated? Education strategies: could children educate their parents? *International Journal of Obesity, 23,* Suppl. 4, S10-S13.

Birch, L. L., & Fisher, J. O. (1998). Development and eating behaviors among children and adolescents. *Pediatrics, 101,* 539-49.

Epstein, L. H. (1996). Family based behavioral interventions for obese children. *International Journal of Obesity, 20* Suppl. 1, S14-S21.

Epstein, L. H., & Goldfield, G. S. (1999). Physical activity in the treatment of childhood overweight and obesity: current evidence and research issues. *Medical Science of Sports and Exercise, 31,* S553-9.

Epstein, L. H., Kuller, L. H., Wing, R. R., Valoski, A. M., & McCurley, J. (1989). The effect of weight control on lipid changes in obese children. *American Journal of Diseases in Children, 143,* 454-7.

Epstein, L. H., Valoski, A. M., Vara, L. S., McCurley, J., Winiewski, L., Kalarchian, M. A., Klein, K. R., & Shrager, L. R. (1995). Effects of decreasing sedentary behavior and increasing activity on weight change in obese children. *Health Psychology, 14,* 109-15.

Golan, M., Fainaru, M., & Weizman, A. (1998). Role of behaviour modification in the treatment of childhood obesity with the parents as the exclusive agents of change. *International Journal of Obesity, 22,* 1217-24.

Goldfield, G. S., Kalakanis, L. E., Ernst, M. M., & Epstein, L. H. (2000). Open loop feedback to increase physical activity in obese children. *International Journal of Obesity, 24,* 888-92.

Lake, J. K., Power, C., & Cole, T. J. (1997). Child to adult body mass index in the 1958 British birth cohort: association with parental obesity. *Archives of Disease in*

Childhood, 77, 356-81.

Livingstone, B. (2000). Epidemiology of childhood obesity in Europe. *European Journal of Pediatrics, 159* Suppl. 1, S14-S34.

National Task Force on Prevention and Treatment of Obesity (1994). Towards prevention of obesity: research directions. *Obesity Research, 2,* 517-84.

Pidlich, J., Pfeffel, F., Zwiauer, K., Schneider, B., & Schmindinger, H. (1997). The effect of weight reduction on the surface electrocardiogram: a prospective trial in obese children and adolescents. *International Journal of Obesity, 21,* 1018-23.

Rolland-Cachera, M. F., Deheeger, M., Bellisle, F., Sempe, M., Guilloud-Bataille, M., & Patois, E. (1984). Adiposity rebound in children: a simple indicator for predicting obesity. *American Journal of Clinical Nutrition, 39,* 129-35.

Saelens, B. E., & Epstein, L. H. (1998). Behavioral engineering of activity choice in obese children. *International Journal of Obesity, 22,* 275-7.

Saris, W. H. M. (2000). Athletics. In *Human nutrition and dietetics,* 10th edn., eds. J. S. Garrow, W. P. T. James & A. Ralph, pp. 471-80. Edinburgh: Churchill Livingstone.

Serdula, M. K., Ivery, D., Coates, R. J., Freedman, D. S., Williamson, D. F., & Byers, T. (1993). Do obese children become obese adults? A review of the literature. *Preventive Medicine, 22,* 167-77.

Truswell, A. S., & Darnton-Hill, I. (1981). Food habits of adolescents. *Nutrition Reviews, 39,* 73-88.

Wardle, J. (1996). Obesity and behaviour change: matching problems to practice. *International Journal of Obesity, 20,* Suppl. 1, S1-S8.

Whitaker, R. C., Wright, J. A., Pepe, M. S., Seidel, K. D., & Dietz, W. H. (1997). Predicting obesity in young adulthood from childhood and parental obesity. *New England Journal of Medicine, 337,* 869-73.

제 14 장
식사요법

Margherita Caroli[1] and Walter Burniat[2]

1. 도 입

왜 식사요법을 하는가? 비만은 환경적 · 유전적 · 생물학적 특성의 복합적인 결과다. 여기서 영양은 하나의 환경요인일 뿐이지만 매우 중요한 역할을 한다(4장 참조). 이 장에서 다룰 내용은 다음과 같다.

- 1950년대부터 현재까지 연구된 식사요법 프로그램 고찰
- 영양에 관한 부분의 변천을 비교하고 논의
- 식사요법의 긍정적 · 부정적 효과 평가
- 여러 가지 다른 임상에 관련한 영양 지침 제안

1) Nutrition Unit, Department of Prevention, Brindisi.
2) University Hospital for Children 'Reine Fabiola', Free University of Brussels.

2. 식사요법의 역사

1957년에 Hoffman은 비만한 소아와 청소년 60명(남자 30명, 여자 30명, 나이는 5.4~16.3세)의 치료에 대한 보고를 하였다. 평균 초과 체중은 각 47.9%, 42.9%였다. 식사요법 처방은 전통적인 저열량식이었다. 4개월 후 평균 체중감소는 남자 27%(7.3~66.4%), 여자 18.3%(3.5~51.8%)였다. 이 초기 논문에서 개인별로 체중감소의 범위가 넓었던 것이 주목할 만한데, 최근의 연구에서도 마찬가지로 개인별 차이가 매우 크다. Hoffman의 1957년 논문은 선구자적 연구로 인정받고 있으나, 경험적인 연구이고 또 혼돈스러운 논문이다. 호프만은 연구에서 '단순 당질'을 피하기 위해 과일섭취를 제한하였다. 또 다양한 식욕억제제를 처방하였는데, 대부분이 덱세드린 황산염과 암페타민이었고, 일부에서 아밀로바비탈과 병합하여 처방하였다. 따라서 식사요법과 약물요법 중 어느 것이 체중감소의 주요 요인인지 구별되지 않고, 게다가 추적 자료도 없다.

Hoffman의 논문 발표 이후 1970년대 말까지 저열량식(LCD)의 효과를 보이는 논문들이 나왔다(이때 단순 영양 상담을 같이 시행한 경우도 있고 그렇지 않은 경우도 있었다). 전반적으로 그 결과는 실망스러웠는데, 외래에서 전통적인 저열량식(LCD)으로 치료한 비만소아의 1/4 정도만 긍정적인 단기 효과를 보였다.

이처럼 저열량식의 효과가 신통치 않자 초저열량식(VLCD)이 도입되었다. Heyden과 De Marsa(1973)는 초저열량식(VLCD)의 초기 결과에 대해 보고하였다. 연구 대상 선정에 특정한 기준 없이 모두에게 초저열량식을 사용하였다. 체중이 빨리 감소하고 배고픔을 억제하는 케톤혈증의 효과, 이로 인한 순응도 향상, 체중감소 유지, 탈락률 감소 등의 장점에 근거한 것이었다. 그러나 대부분의 보고는 단기적인 결과만 평가하였다. 비만을 장기 질환으로 고려하지 않고, 빨리 체중을 감소시키는 것이 체중의 유지를 촉진시킬 것으로 생각하였다. 따라서 환자와 치료자 모두 이러한 결과에 실망했으며 새로운 다른 접근법을 열심히 찾게 되었다. 그 결과, 현재의 식사요법과 치료방법은 매우 다양하며 그 효과도 가지각색이다.

3. 식사요법의 목표

식사요법의 주된 목적은 건강한 체중을 달성하는 것이고 성장기와 성인기에 건강 체중을 유지할 수 있는 식이습관을 형성하는 것이다.

건강한 체중을 유지하기 위해서는 에너지 섭취와 소비 균형이 맞아야 한다. 보통 1년 미만의 집중적인 식사요법 기간을 통해 적절한 체중감량을 하고, 이것이 장기적인 권장 식사(균형식, balanced diet)로 이어지게 한다. 그러나 앞서 강조한 대로(3장과 5장) 에너지 밸런스 공식은 개인의 유전적 · 대사적 요인뿐 아니라 동기 여부에 따라서도 복잡하게 달라진다.

성공적인 비만치료의 가장 명확한 결과는 체중감량이지만, 이것만이 유일하게 바람직한 결과물은 아니다. 비만은 심혈관질환과 다른 만성질환의 원인이며(7장과 11장), 초과 지방을 조금만 줄이더라도 이에 대한 효과를 얻을 수 있다.

식사 조절은 식사 상담에서 초저열량식까지 매우 다양하며, 비만치료의 토대다. 다양한 식사요법에 대한 결과를 비교해서 '최상의 해결책'을 찾는 것이 쉬운 일은 아니다. 연구마다 식사요법과 대상자 선택이 다양하고 비만에 대한 정의가 다르며 방문 횟수, 치료 기간, 열량이나 영양소 섭취 등에 대한 정보가 부족하다. 또한 대조군 자체가 없거나 장기 추적 조사 결과가 없는 경우가 많다.

4. 식사요법의 유형

식이에 대한 접근의 흔한 유형은 다음과 같다.

- 단순 영양 상담(Simple nutritional counselling, SNC) 혹은 정상열량균형식(Balanced normal-calorie diet, BNCD)
- 저열량균형식(Balanced low-calorie diet, BLCD)
- 초저열량식(Very-low-calorie diet, VLCD)

1) 단순 영양 상담 혹은 정상열량균형식

단순 영양 상담의 목표는 나이와 신장, 생활양식에 맞게 적절한 열량과 영양을 섭취하도록 하는 것이다(정상열량균형식). 이렇게 하면 비만한 소아의 정상적인 체중 증가와 성장이 이루어지더라도, 비만한 소아의 기초 에너지 요구량이 권장 표준보다 더 크기 때문에 일정한 체중 수준을 유지할 수 있다.

2) 저열량균형식

저열량균형식은 영양 권장량(Recommended Dietary Allowances, RDA)이나 식사 섭취 참고치(Dietary Reference Values, DRV)로 계산한 열량보다 1/3 정도 적게 섭취하는 것이다. 영양소 함량으로 보면 단백질, 지방, 탄수화물로 각각 20%, 30~35%, 45~50%의 열량을 섭취하도록 균형을 맞춘다. 이를 토대로 다음의 일일 식사 방법이 제안되었다.

저열량균형식은 보통 미네랄이나 비타민 보충제가 필요하지 않고(Burnial & Van Aelst, 1993; Figueroa-Colon et al., 1993), 12주에서 6개월 이상 등 매우 다양한 기간으로 사용할 수 있다. 치료 기간이 결과와 탈락률에 영향을 미치는데, 치료 기간이 길수록 체중감량 폭은 클 것이고 대신 탈락률은 높아질 것이다. Burniat와 Van Aelst(1993)는 대규모의 저열량균형식 연구를 오랫동안 수행하였다. 체질량지수의 최대 감소는 6~12개월에 나타났는데, 18개월 후에도 연구에 매일 참여하는 소아는 10%에 불과했다(진료를 3회 이상 받은 것으로 하면 20%). 6개월 이상 식사요법을 하고 체중감량에 성공한 소아 75명의 3일 식사기록을 보면 연구 시작 때와 비교해서 열량 섭취가 줄어 있었다(의사가 처방한 열량보다는 약간 많이 섭취했지만).

저열량균형식의 정의에 관해서는 합의된 것이 없다. 어떤 연구들은 "열량 섭취가 영양권장량 RDA의 1/3 이상 감소해야 한다."(Di Toro et al., 1997; Epstein et al., 1985)라고 하였다. 달리 이용하는 방법은 '신호등 식사요법(traffic light diet), (Epstein et al., 1985; Graves et al., 1988; Senediak & Spence, 1985; Duffy & Spence, 1993)이다. 이는 연령별 권장량을 충족시키는 식습관 유형에 따라 음식

〈표 14-1〉 학령기 소아를 위한 전형적인 저열량균형식 개요

<table>
<tr><td rowspan="4">매일 식사 계획</td><td>아침식사</td><td>시리얼과 저지방우유 혹은 잡곡빵과 두유 혹은 잡곡밥 1/2 공기와 된장국, 김치</td></tr>
<tr><td>점심식사</td><td>수프나 샐러드(참깨 드레싱, 이탈리아 드레싱) 혹은 샌드위치 혹은 잡곡밥 1/2과 나물반찬, 생선구이 1토막</td></tr>
<tr><td>간식</td><td>우유나 두유 1잔, 토마토</td></tr>
<tr><td>저녁</td><td>잡곡밥 1/2과 미역국, 김치, 김 구이, 너비아니 구이 2쪽, 나물무침, 상추</td></tr>
<tr><td rowspan="7">열량과 영양소 섭취 계획</td><td>열량</td><td>연령별 권장량의 65%</td></tr>
<tr><td>단백질</td><td>총열량의 20%</td></tr>
<tr><td>지방</td><td>총열량의 20%</td></tr>
<tr><td>탄수화물</td><td>총열량의 60%</td></tr>
<tr><td>P/S 비율</td><td>0.8~1.0</td></tr>
<tr><td>물</td><td>적어도 1.5ml/(kcal day)</td></tr>
<tr><td>섬유질</td><td>15~20g/day</td></tr>
</table>

주: P/S 비율 =불포화지방산 대 포화지방산의 비

을 범주로 나눈 것이다. 녹색은 '마음껏', 즉 이 종류의 음식은 제한 없이 마음껏 먹어도 좋다. 노랑색은 '주의', 빨간색은 '그만'의 표시로, 특히 고지방 식사나 단순당의 함량이 너무 높기 때문이다. 이 방법은 '음식 피라미드'와 유사하다. 그러나 신호등 식사요법을 고찰한 논문들은 심리적 지표나 결과에만 집중하였고, 영양 섭취나 영양학적 결과에 대해서는 관심을 두지 않았다.

저열량균형식의 가치는 '균형 잡힌 식단'이라는 점이다. 그러나 저열량균형식만을 단독 사용하여 장기적으로 영양학적 지식이 좋아졌는지를 증명하는 자료는 아직 없다. 게다가 저열량균형식이 안전하고 영양적으로 충분하다지만 제지방 체중(lean body mass, LBM)이나 단백 영양상태에 대해 조사한 논문은 거의 없다(Caroli et al., 1991; Figueroa-Colon et al., 1993; Di Toro et al., 1997). 저열량균형식 요법 중의 질소 평형을 관찰한 논문도 없는 형편이다. 식사요법을 하는 경우 영양소 대사와 섭취의 적절함 정도는 에너지 섭취의 감소에 따라 달라지므로, 영양학적 안전성의 객관적 지표는 식사요법 전후의 영양상태를 분석하는 수밖에 없다. 그러나 저열량균형식을 하는 비만소아를 대상으로 한 영양상태 분석은 거의 시행되지 않았다. 따라서 소아와 청소년 비만치료에서 저열량균형식

의 잠재적인 부작용에 대해 객관적으로 평가하는 것이 불가능하다.

3) 초저열량식

초저열량식은 하루 800kcal 미만을 먹는 것이다(Wadden et al., 1983). 부분적으로 균형 잡힌 식사도 가능(단백질 25%, 지방 30%, 탄수화물 45%)하며, 불균형일 수도 있다(단백질 66%, 지방 24%, 탄수화물 10%). 후자는 빠른 체중감소 동안 제지방 체중을 보존하도록 고안된 단백질보존금식(protein-sparing modified fast, PSMF)이다. 단백질보존금식은 소아 비만치료에 가장 널리 사용되는 초저열량식이다.

단백질보존효과는 대사연료회로조절시스템을 사용으로 설명된다(Flatt & Blackburn, 1974). 생리적으로 인슐린이 cyclic AMP(adenosine monophosphate) 매개 활성을 줄이거나, 자유지방산 재에스테르화를 위한 인산글리세롤 가용성을 증가시켜서, 지방세포에서 자유지방산의 유리를 감소시킨다. 공복으로 인한 인슐린 농도 감소는 지방세포에서 자유지방산 방출을 초래한다. 이때 자유지방산은 몇몇 장기와 조직에서 대사 연료로 필요하다. 탄수화물 섭취 부족은 지방 이화 증가와 함께 케톤 수치를 증가시킨다. 케톤은 뇌에서 대사 연료로 사용된다(뇌는 자유지방산을 연료로 사용할 수 없다). 이런 조정의 결과, 뇌의 포도당 소비가 감소하고 이에 따라 아미노산에서 당신생의 필요성이 감소한다. 결국 공복 케톤증이 단식하는 동안 인체 단백질을 보존하는 주된 기전이다. 만약 비만환자에게 완전히 단식하는 것 외에 추가로 음식을 허락한다면, 연료 대사는 섭취한 음식의 종류와 양에 따라 다를 것이다. 추가로 단백질을 섭취하면 혈청 인슐린을 극소량 상승시킬 것이므로 케톤 생성을 방해하지 않는다. 연령과 성별에 따른 권장량에 해당하는 단백질 섭취는 아미노산 이화의 균형을 맞추어 질소 소실을 줄일 것이다.

초저열량식, 특히 단백질보존금식(〈표 14-2〉 참조)은 살코기, 생선, 가금류, 계란과 같은 단백질이 풍부한 음식으로 구성할 수도 있고(Merritt et al., 1980; Caroli et al., 1992; Figueroa-Colon et al., 1993), 여러 종류에서 얻은 파우더 단백

〈표 14-2〉 표준 단백질보존금식(PSMF) 개요

식사 계획	아침식사	보리차
	점심	삶은 닭고기 혹은 돼지고기/쇠고기 살코기, 생선구이나 생선찜 쌈야채 혹은 나물무침
	간식	토마토, 양배추, 샐러리 등 생야채
	저녁	삶은 닭고기 혹은 돼지고기/쇠고기 살코기, 생선구이나 생선찜 쌈야채 혹은 나물무침
열량과 영양소 섭취 계획	열량	10.6kcal/(이상 체중 kg)
	단백질	66%
	지방	24%
	탄수화물	10%
	P/S 비율	0.6
	물	적어도 하루 1.5 *l* 이상
	섬유질	15g~20g/day

주: IBW-이상체중, P/S 비율-불포화지방산 대 포화지방산의 비

질을 섞어 특별한 형태의 공식으로 만들 수도 있다(Brown et al., 1983; Widhalm & Zwiauer, 1987). 단백질보존금식을 처방할 때 보통 비타민이나 미네랄이 추가된다(Merritt et al., 1980; Caroli et al., 1992; Figueroa-Colon et al., 1993). 물론 모든 미세 영양소를 추가할 필요는 없다(Di Toro et al., 1997). 단백질보존금식은 입원해서 수행하였으며, 처음에 2~3주만 사용하고 이후 대사를 관찰하였다(pencharz et al., 1980, 1988). 현재 이 방법은 2~3개월로 연장되었고, 외래에서 할 수 있으며, 일주일에 한두 번 의료진에게 점검을 받으면 된다. 단백질보존금식 후에는 환자는 점차적으로 열량 섭취를 늘여서 '정상' 균형식에 이르도록 한다(Calori et al., 1992; Figueroa-Colon et al., 1993). 저열량균형식 연구와 마찬가지로 효율과 안정성에 관한 초저열량식 연구결과 비교는 어렵다. 연구대상이나 치료기간, 식사요법의 질이나 양(열량, 단백질, 보충제 섭취 방법, 탄수화물, 지방 섭취 여부 등)이 다르기 때문이다.

초저열량식의 액상조제식사가 처음 도입되었을 때, 이 식사요법 후 사망 사례가 성인에게서 발생했다. 이 액상조제식사가 모든 필수영양소를 포함하지 않았기 때문이다. 새로운 액상조제식사나 음식으로 초저열량식을 수행하는 사람

〈표 14-3〉 비만 소아 · 청소년 대상 외래 저열량균형식과 초저열량식을 사용한 단기체중감량 임상연구

	출 처	대상군(명수,성별,연령)	식사요법+기타치료	기 간	치료 전	치료 후	감량 전 체중	낙오율
BLCDs	Burniat & Van Aelst, 1993	571(242M, 329F) M11±2.4년 F10.3±2.9년	BLCD 65% of RDA(4.2 MJ/일)	6~12(개월)	M 156±21% BMI F151±21% BMI	3 mo.:−5.0±7.2% BMI 3mo.:−5.0±7.3% BMI	NR	241(42.2%)
	Caroli et al., 1991	10(3M, 7F) 14.24±2.17년	4.2MJ/일+systemic approach(1,000 kcal/day)	9주	137.7±12.7% EBW	119.7±12.4% EBW	8.09±1.8	NR
	Deschamps et al., 1978	37(20M, 17F) 6~16년	4.2~6.3MJ/일 (1,000~1,500 kcal/일)	3(개월)	−3.33 SD EBW	+3.3 SD EBW	NR	5(13.5%)
	Di Toro et al., 1997	33(15M, 18F) 8.8±3.1년	BLCD 60% of RDA	13(주)	160±20% EBW	137±15% EBW	NR	NR
	Endo et al., 1992	13(6M, 7F) 12~14년	5.1MJ(1,200 kcal/일+ 운동처방	4(주)	143−710% EBW	−8.4±2.5% initial BW	NR	0
	Epstein et al., 1985	23F 8~12년(2개그룹)	(A) TLD 3.78~5.1 MJ (900~1200 kcal/일 +운동	2(개월)	148±23.2% EBW	130.7±21.5% EBW	4.46	1
	Figueroa-Colon et al., 1993	9(4M, 5F) 11.3±3.3년	4.2MJ(1,000 kcal)/일	10(주)	178±19.6% EBW	46.1±2.46kg	5.05	NR
	Hills & Parker, 1988	10(NR) 연령(NR)	영양정보+ 운동	16(주)	51.6±2.68 kg	46.1±2.46kg	5.05	NR

VLCDs	Valverde et al., 1998	245(116M, 129F) 9.3(1～17.1)년	영양정보	12(개월)	161.5% BMI	155.6% BMI	−4.6[a]	47(19.2%)
	Caroli et al., 1992	13소아 8.8+1.4년 11청소년 15.5+2.4년	PSMF+ 생태학적 접근	8(주)	153.9±17.2% EBW 147±9.7% EBW	123.8±14.4% EBW 126.7±8.9 EBW	7.8±2.2 9.8±1.8	6(18.7%)
	Caroli et al., 1994	27소년(12M, 15F) 9.2±1.8년 38청소년 (13M, 25F) 14.3±1.69년	PSMF+ 생태학적 접근	9(주)	159.8±20.3% EBW 161.9±22.3% EBW	130.5±18.6% EBW 136.3±18% EBW	8.9±2.2 11±3.1	NR
	Figueroa-Colon et al. 1993	10(4M, 6F) 11.5±2년	PSMF(2.5−3.4MJ/day)+ 운동+ 행동수정	10(주)	182.2±25.6% EBW	-29.5±7.4% initial wt	11.2±4.4	NR
	Stallings et al., 1988	17(4M, 13F) 15±1.4년	PSMF	3(개월)	154.2±15.3% EBW	125.2±16.6% EBW	13±0.3	NR
	Stallings & Pencharz, 1992	7(2M, 5F) 13.8±1.3년	PSMF	8(주)	160±13% EBW	142±14% EBW	13.5±4.7	NR

주: BLCD – 저열량균형식, TLD – 신호등식사요법, VLCD – 초저열량 균형식, PSMF – 단백질보조금식, EBW – 기대체중, NR – 보고안됨, BMI – 체질량지수, M – 남아, F – 여아

에게서는 치명적인 사고발생이 없었다(Wadden et al., 1983). 초저열량식은 보통 심각한 비만환자에게만 처방되나, 일부 국가에서 초저열량식 액상조제식은 처방 없이도 상업적 판매가 이루어지므로, 극도의 열량감소가 필요 없는 사람이 사용할 경우 위험할 수 있다(Garrow, 1989). 〈표 14-3〉은 저열량균형식, 초저열량식 치료 후 결과에 대한 고찰이다.

5. 식사요법의 결과

1) 긍정적 결과

- 체지방감량과 체지방 분포 개선
- 혈장지질과 아포지단백 수치 감소
- 인슐린 감수성과 내당능 증진
- 혈압 강하

체지방감량과 체지방 분포 개선

비만치료의 가장 명백한 결과는 체지방 감소다. 〈표 14-3〉에서 보듯이 열량섭취를 줄일수록 체중감량이 커짐을 예상할 수 있다. 논리적으로 초저열량식이 저열량균형식보다 체중감량이 더 클 것이라 예상할 수 있다. 그러나 초저열량식의 체중감량이 더 큰 이유가 또 있는데, 그중 하나는 식사요법의 구조 때문이다. 저열량균형식 처방은 환자가 음식 교환표에 따라, 일상생활에서 음식의 종류를 선택할 자유가 있는 반면, 초저열량식 처방은 하루에 허용되는 음식의 종류와 양이 더 엄격하다. 이런 점이 식사요법에 대한 순응도나 체중감량에 영향을 줄 수 있다(Wadden, 1993). 또 다른 이유는 의료진의 잦은 점검 때문인데, 이는 환자의 순응도를 높이는 결과를 초래하여 단기결과에 영향을 미칠 수 있다(Valverde et al., 1998).

저열량균형식으로 치료받은 경우에는 클리닉 방문 횟수와 체중감량 사이에 연관성이 있었다. 연구 대상자의 연령이나 식사요법 외의 다른 요소(운동, 심리적 접근) 등도 체중감량과 관련이 있었는데, 심지어 치료받은 대상자의 숫자도 관련이 있었다(Epstein et al., 1985; Caroli et al., 1991; Endo et al., 1992; Burniat et al., 1993).

초저열량식으로 인한 체중감량은 저열량균형식인 경우에 비해 균일하였다. 그러나 총 체중감량은 식사요법의 유익함을 매우 단기간만 대표할 뿐이다. 예를 들어, 피하지방과 복부지방은 지방량 분포에 차이가 있다. 과도한 복부지방은 비만성인에서 대사합병증과 연관성이 있다. 비만소아의 경우, 체지방 분포가 후기 이환의 위험인자인지는 확실치 않다. 그러나 청소년의 복부지방은 심혈관계 병리, 고인슐린혈증, 이상지혈증과 관련이 있다(Wabitsch et al., 1992; Flodmark et al., 1994; Caprio et al., 1995). 따라서 젊고 비만하며 복부비만까지 있는 사람이 다이어트와 지방감량으로 특히 효과를 볼 수 있는 대상이다. 게다가 복부비만이 있는 청소년은 식사요법으로 피하지방보다 복부지방 소실이 더 많아 유의한 대사 개선 효과까지 볼 수 있다(Wabitsch et al., 1994). Ginsberg-Fellner와 Knittle이 1981년의 한 연구에서는 식사요법 전에 총 지방세포 수가 적은 소아만 식사요법 후 10년 추적기간에 안정된 체중감량 유지를 보였다는 흥미로운 보고를 하였다.

혈장지질과 아포지단백 수치 감소

혈청지질은 비만한 소아와 청소년에게 흔히 동반된다. 고콜레스테롤, 고LDL 혈증, 고중성지방혈증, 저고밀도지단백혈증 등이 동반되는데, 이는 복부비만이 있는 청소년에게 더 흔하다(Flodmark et al., 1994; Caprio et al., 1996). 혈청 총콜레스테롤과 중성지방 감소는 체중감량 백분율과 상관관계가 있다. Epstein 등(1989)은 체중이 다시 증가했을 때 혈청콜레스테롤과 중성지방 수치도 치료 전의 수준으로 다시 증가함을 보였다. 아포지단백 B/A1 비는 관상동맥질환의 표지자다. 나중에 동맥경화가 발생할 확률이 높은 소아에서 이 비율이 증가되어 있다(Perosa et al., 1988). 비만한 소아와 청소년의 식사요법에 중요한 긍정적 결과는 4주간 다이어트를 했는데도 아포지단백 B/A1 비가 감소한다는 점이다(Endo et al., 1992). 고밀도지단백콜레스테롤 농도는 유지한 채 총콜레스테롤,

중성지방 수치가 감소한 효과는 저열량균형식(Epstein et al., 1992; Endo et al., 1992; Wabitsch et al., 1994), 초저열량식(Zwiauer et al., 1988; Caroli et al., 1992) 둘 다에서 관찰되었다. 이 두 다이어트의 공통점은 지방 섭취 감소다. 일부 연구에서는 콜레스테롤 섭취를 줄이고 불포화지방 대 포화지방산 섭취 비율을 크게 할 것을 강조하였다. 이런 다이어트는 총 콜레스테롤, 저밀도지단백콜레스테롤, 중성지방을 떨어뜨리는 효과가 있다. 그러나 비만한 소아와 청소년이 체중을 감소할 때, 콜레스테롤 저하 식사가 그 자체로 열량 제한식에 비해 긍정적인 변화를 낳는지는 증명되지 않았다. 콜레스테롤 수치는 간의 생성속도에도 의존하기 때문이다.

소아 · 청소년 비만은 인슐린 감수성과 내당능 저하와 관련이 있다(Chiumello et al., 1969). 이런 현상은 당뇨병의 가족력이 있는 소아(Martin & Martin, 1973) 혹은 복부비만이 있는 여자 청소년에게서 더 흔하다. 체중감소에 따른 혈장인슐린 감소는 치료 전의 비만도, 고인슐린혈증의 중증도, 체중감량 정도와 양의 상관관계가 있다. 게다가 다이어트에 따른 체중감량은 다이어트 전의 비만도와 고인슐린혈증 둘 다의 중증도와 양의 상관관계가 있었다(Deschamps et al., 1978).

저열량균형식(Deschamps et al., 1978; Knip et al.,1988; Wabitsch et al., 1994), 초저열량식(Brook & Lloyd 1973; Caroli et al., 1992)은 둘 다 기저혈당 수치를 줄이고 경구포도당 부하에 따른 혈당 반응을 개선시키는 데 효과적이다. 장기 추적 결과에도, 체중감량이 유지되기만 하면 혈청인슐린 수치는 낮은 채로 유지된다(Knip & Nuutinen, 1993). 비만성인과 마찬가지로, 체중감량은 인슐린 감수성과 인슐린 저항성이 있는 비만 소아 · 청소년의 내당능을 개선시킨다. 위의 연구들은 다이어트 방법이나 인슐린 감수성 평가방법을 모두 다르게 하였으므로 어떤 다이어트가 최상의 임상적 · 생화학적 결과를 낳는지 평가할 수 없다. 그런데도 다이어트 방법에 관계 없이 적어도 일부 과다 지방을 감소하기만 하여도 혈당-인슐린 대사는 개선된다.

혈압 강하

과체중은 수축기혈압, 이완기혈압의 상승과 직접적인 상관관계가 있다

(Horswill & Zipf, 1991). 성인과 마찬가지로 비만한 소아와 청소년의 고혈압 유병률은 유의하게 증가한다(Burns et al., 1989). 혈압은 소아에서 성인으로 연결되므로 소아 비만은 성인이 되어서 심혈관질환의 위험을 높인다(Lauer et al., 1991). 비만 소아 · 청소년은 나트륨의 신장 재흡수 증가와 나트륨 배설의 감소, 레닌-안지오텐신계의 장애와 고인슐린혈증을 자주 보인다(Hall, 1997). 따라서 비만 소아 · 청소년의 혈압은 나트륨 섭취에 매우 민감하다. 비만 청소년은 고나트륨 식사를 저나트륨 식사로 바꾸었을 때 혈압이 유의하게 떨어진다. 반면, 정상체중의 청소년은 식사변화에 따라 혈압이 변하지 않는다(Rocchini et al., 1989). 많은 연구에서 체중감소가 비만한 사람의 혈압을 감소시키는데(Becque et al, 1988; Hoffman et al., 1995), 체중감소가 유지되면 적어도 1년 후에도 혈압 강하 효과가 유지됨을 보인 논문도 있다(Brownell et al., 1983; Figueroa-Colon et al., 1993). 그러나 체중이 다시 증가한다면 혈압도 미친가지로 다시 상승할 것이다(Brownell et al., 1983). 체중감량은 이완기혈압보다 수축기혈압에 영향이 더 크다. 다이어트 전에 혈압이 높을수록 체중감량에 따른 수축기혈압의 강하가 크다(Brownell et al., 1983). 저열량균형식, 초저열량식 모두 비만 소아 · 청소년의 수축기혈압 감소에 효과적이었는데도(Brownell et al., 1983; Becque et al., 1988; Figueroa-Colon et al., 1993) 활동성 증가와 열량 섭취 감소를 포함한 접근법이 안정 시 수축기혈압을 떨어뜨리고 운동 시 이완기혈압을 감소하는 데 최상의 효과를 보였다(Rocchini et al., 1988). 이 결과는 소아 비만치료에 다방면적 접근이 필요함을 어느 정도 재확인시킨다고 볼 수 있다.

과도한 체중을 줄이는 것은 정상체중까지 가지 않더라도 체중감소 자체로 유의한 대사적 · 임상적 개선효과가 있다. 이는 특정한 다이어트 효과보다 지방 감소의 결과다. 다른 종류의 다이어트 프로그램을 하더라도 건강상태에 미치는 효과는 유사하였다.

2) 부정적 결과

• 제지방체중 감소

- 신장 성장 속도 감소
- 식욕부진과 폭식
- 혈청 요산치 증가
- 담석

제지방체중 감소

비만 소아 · 청소년에서 다이어트의 주된 문제점은 열량과 질소 균형이 음으로 바뀐 결과 생기는 제지방체중의 감소다. 질소 균형과 단백질 역동은 초저열량식으로 치료할 경우에 많이 연구되었으나, 저열량균형식의 경우에는 연구된 바가 거의 없다. 또한 초저열량식이나 저열량균형식의 방법에 따라 단백질영양상태를 비교한 연구도 좀처럼 없다(Caroli et al., 1991; Figueroa-Colon et al., 1993; Di Toro et al., 1997). 평가의 문제점은 앞서 얘기한 것과 다르지 않다. 연구 프로토콜의 다양성, 다이어트 전후 평가 기간의 다양성, 연구 대상의 다양성 등이다. 〈표 14-4〉는 단백질 영양상태(Protein nutrition status, PNS)와 제지방 체중(Lean body mass, LBM)을 평가한 연구들이다. 뒤에 제시된 〈표 14-5〉는 저열량균형식과 초저열량식으로 치료한 비만 소아 · 청소년의 단백질 영양상태(PNS), 제지방 체중(LBM)의 변화를 보여 준다.

신장의 성장 속도 감소

일부에서는 비만은 초기 소아기의 성장 속도를 촉진시키고 사춘기를 빨리 오게 한다고 생각한다(Vignolo et al., 1988; Vander-schueren-Lodenweyekx, 1993). 대부분의 사춘기 전 비만소아는 체중이 평균 이상일 뿐 아니라 신장도 연령에 비해 크다. 사춘기 즈음해서는 비만소아의 신장은 잘 자라지 않는다.

비만소아의 다이어트 치료 중 신장의 성장 속도 감소는 일찍이 보고된 바 있으며(Brook et al., 1973), 다른 연구에서도 모두 같은 결과를 보인 것은 아니지만, 비만소아를 치료할 때 이 문제는 늘 주된 관심사다.

성장 속도가 감소하여 예상 성인 신장이 줄어든다는 것은, 다이어트 제한을 크게 하지 않은 그룹(Dietz & Hartun, 1985; Amador et al., 1990)이나 초저열량식을 한 그룹(Archibald et al., 1983) 모두에서 관찰되었다. 그러나 일부 연구에서는 초저열량식(Brown et al., 1983; Caroli et al., 1992; Figueroa-Colon et al., 1993) 이나 저열량균형식(Figueroa-Colon et al., 1993) 방법 모두 사춘기 전 소아의 단기, 중기 성장에 반드시 부정적인 것은 아니라고 하였다. 신호등 다이어트로 일년간 치료를 받은 소아의 장기적인 성장장애는 없었다(Epstein et al., 1993). 치료를 받지 않더라도 비만소아의 성장이나 최종 신장의 차이가 큼을 고려할 때 최종 신장 감소를 보고한 자료는 다이어트의 부정적인 영향보다 평균 회귀를 반영한다고 볼 수 있다. 게다가 느린 성장 속도가 장수와 연관이 있고(Stini, 1978), 암 발생 위험을 낮추며(Staszewsky, 1971), 자가면역질환 위험을 줄인다(Blom et al., 1992)고 할 때, 성장속도 감소로 인한 다른 유익함도 있을 것이다.

식욕부진과 폭식장애

이론적으로, 식욕부진과 폭식장애는 비만치료의 장기 합병증이다. 식욕장애는 다이어트 방법 중 초저열량식 후에 좀 더 자주 발생하는 것으로 생각된다.

폭식 행위는 비만한 사람에게 꽤 흔하다(Maucus et al., 1985). 그러나 비만한 사람도 다른 경우와 마찬가지로 먹는 행위나 성격이 다양하며, 다른 정상인과 마찬가지로 먹는 습관 역시 다양하다. 비만한 사람과 정상 체중인 사람이 다르고, 같은 비만한 사람이라도 서로 차이가 많다. 치료를 원하는 사람과 원치 않는 사람과의 차이도 항상 고려해야 한다(O'Neil & Jarrell, 1992). 이렇게 다양한 정신병리적 특징을 보이므로, 식사장애가 생기기 전 어느 정도의 다이어트가 선행되었는지 특정한 결론을 내리기 힘들다.

혈청 요산 증가

혈청 요산 수치 증가는 모든 비만한 사람에서 발견되는 것은 아니지만, 초저열량식을 하는 연구에서 흔히 발견된다(Merritt, 1978; Brown et al., 1983). 저열량균형식을 하는 경우 혈청 요산 수치에 관한 자료는 없다. 초저열량식을 하는 소아가 저열량균형식으로 바꿀 경우 혈청 요산 수치는 정상으로 회복된다. 대사적 측면으로 보면 요중 케톤 배설이 요산 배설을 방해하기 때문인 것으로 추정된다. 열량 섭취가 증가하면서 케톤뇨가 감소하면, 요산배설능이 증가하여 혈청

〈표 14-4〉 비만 소아 · 청소년 대상 다이어트 후 단백질영양상태(PNS)와 제지방체중(LBM) 평가 연구

출 처	대상군	식사요법	기 간	평가방법	결 과
Archibald et al., 1983	17(M4 F13) 15±1.3세 OW% 58±16.3	PSMF 2g P/(kg 일)	3월	(1) 피부주름: 공식 (2) TB^{40}K (3) TB N(prompt γ-ray analysis)	(1) 제지방체중 7.3% 감소 (2) 제지방체중 13.2% 감소 (3) 변화 없음
Brown et al., 1983	8(M4 F4) 13.8±3.7세 OW% 113±27.9	PSMF Optifast 70 formula	5주에서 5개월	(1) TB^{40}K (2) 3 Methylhistidine	(1) 5주 후 36% 감소 5주~5개월 사이 10% 감소 (2) 5주 후 변화 없음
Caroli et al., 1992	24(24F) 11.9±3.9세 Ow% 51±13.4	PSMF 1.8g P/(kg 일)	9주	(1) 피부주름: Frisancho공식 (2) Serum protein	(1) 변화 없음 (2) 알부민과 소마토메딘 C는 변화 없음 C3와 총트랜스페린은 감소
Caroli et al., 1994	65(25M 40F) 12.7±3.8세 OW% 60.8±21.4	PSMF 1.8g P/(kg 일)	9주	(1) 피부주름: Frisancho공식 (2) Serum protein	(1) 청소년에게 제지방체중 6% 감소 (2) 알부민과 프리알부민은 변화 없음 15일에 C3, TTrans 감소 9주에 안정
Caroli et al., 1998	31(13M 18F) 14.6±2.9세	PSMF 1.8g P/(kg 일)	9주 control	(1) 피부주름: Slaughter-Lohman 공식	(1) 제지방체중 증가
Dietz & Schoeller, 1982	9(6M 3F) 14.6±1.7세 OW% 86.7±27.5	PSMF (a) 1.5g P/(kg 일)+Fat (b) 1.5g P/(kg 일)+C	3주	(1) 질소균형 (2) 혈청단백질	(1) 질소 소실 39.5g(a) 10.8g(b) (2) ① 알부민, 레티놀결합단백 변화 없음. 총트랜슬페린 감소 ② 변화 없음
Merritt et al., 1980	16(10M 6F) 12.9세 OW% 80±6	PSMF 1.4~3g P/(kg 일)	4주	질소균형	4주에 총질소 소실 : 28.8g 첫 3주에 소실 : 29.5g
Merritt et al., 1983	8(6M 2F) 11~15세	PSMF 2~3g P/(kg 일)	3주	질소균형	① 감소 없음 ② 안정

	OW% 91.8±20.3	(a) P+Fat(400 kcal) (b) P+C(400 kcal)			
Pencharz et al., 1980	5(2M 3F) 18.6±1.4세 OW% 96±25.5	PSMF 1.5g P/(kg 일)	4주	1. 질소균형 2. 총 질소교환	1. 변화 없음 2. 변화 없음
Pencharz et al., 1988	16(M3 F13) 14.4±0.9세 OW% 49±11	PSMF 2.5g P/(kg 일)	18일	1. 질소균형 2. 아미노-질소 표지자 예를 이용한 단백질 교환	1. 변화 없음 2. 적응에 따른 요소 최종산물 변화는 첫 주 후, 암모니아 최종산물은 18일 후부터 뚜렷.
Schwingshandl & Borkenstein, 1995	41(19M 22F) 11.6±1.7세 OW% 51±20	500-1000 kcal/cay P 20% Fat 30% C 50%	3주	BIA	다양한 제지방체중 변화 19명이 제지방체중 증가 22명이 제지방체중 감소
Stallings et al., 1988	17(4M 13F) 15±1.4 years OW% 58±20	PSMF 2-2.5g P/(kg 일)	3개월	1. 4부위 피부주름 2. $TB^{40}K$ 3. TB N (prompt γ-ray analysis)	1. 3개월에 제지방체중 8.7% 감소 1년에 제지방체중 변화 없음 2. 3개월에 19% 감소 12개월에 13% 감소 3. 12개월에만 14.3% 감량
Stallings & Pencharz, 1992	7(2M 5F) 13.8±1.3세 OW% 66±13	PSMF 2-2.5g P/(kg 일)	8주	1. 피부주름 2. $TB^{40}K$ 3. $TBW(^{18}O)$ 4. ECW(by bromide space)	1. 제지방체중 감량 2. 변화 없음 3. 변화 없음 4. 변화 없음
Wabitsch et al., 1996	146(NR) 12.7±3세 BMI 28.8±4.8	1033±125 kcal/일 P 26% Fat 18% C 56%	40일	BIA	제지방체중 감소
Widhalm & Zwiauer, 1987	8(3M 5F) 12±2.5세 OW% 78.5±23	VLCD P 55% Fat 3% C 42%	3주	질소균형	3주에 양의 질소균형 개인 간 변이 큼

주: PSMF – 단백질보존금식, LBM – 체지방체중, $TB^{40}K$ – 총인체칼륨^{40}, TBN – 총인체질소, ALb – 알부민, SomC – 소마토메딘C, TTrans – 총트랜스페린, RBP – 레티놀결합단백, FFM – 제지방체중, BIA – 체성분분석, TBW – 총인체수분, ECW – 세포외액, OW – 과체중, P – 단백직, C – 탄수화물, M – 남자, F – 여자

〈표 14-5〉 저열량균형식과 초저열량식으로 치료한 비만 소아·청소년의 단백질 영양상태(PNS), 제지방체중(LBM)에 대한 연구

저자	대상군	식사요법	기간	방법	결과
Caroli et al., 1991	(A) 10(3M, 7F) 14.2±2.2세 OW% 37.7±12.7	(A) BLCD 1,000 kcal/일	9주	혈청단백질	(A) Alb 변화 없음 TTrans C3 감소
	(B) 13(4M, 9F) 14.8±1.세 OW% 46.35±17.4	(B) VLCD 600 kcal/일	9주		(B) Alb 변화 없음 TTrans C3
Di Toro et al., 1997	(A) 33(15M, 18F) 8.8±3.2세 OW% 60±20	(A) BLCD 60% RDA	13주	1. 피부주름+Frisancho공식 2. 혈청단백질 3. 혈청 철, 구리, 아연	(A) C3 감소 철, 아연, 구리 변화 없음
	(B) 22(13M, 9F) 12.6±2.6세 OW% 64±22	(B) PSMF 25% RDA	10주		(B) C3제지방체중 감소 철, 아연, 구리 변화 없음
Figueroa-Colon et al., 1993	(A) 9(4M, 5F) 11.3±3.30세 OW% 78.3±19.6	(A) BLCD 1,000 kcal/일	10주	1. 피부주름+Haersa공식(A, B)	(A, B) 제지방 체중 변화 없음 내장단백 정상
	(B) 10(4M, 6F) age 11.5±2 years OW% 82.2±25.6	(B) PSMF 1.8~2.5g P/(kg일)	10주	2. 혈청단백질	

주: BLCD – 저열량균형식, VCLD – 초저열량식, PSMF – 단백질 보존금식, Alb – 알부민, TTeran – 총트랜스퍼민, LBM: 제지방체중, OW – 과체중, M – 남, F – 여

수치가 정상으로 돌아간다. 비만한 사람이 다이어트 하는 도중 일시적으로 생기는 고요산혈증에 관련한 임상적인 문제는 아직 보고된 바 없다.

담 석

비만 성인에서 담석의 증가는 10~33%로 보고되며 나이와 비만의 중증도에 따라 증가한다(Fiedman et al., 1966; Wattehow et al., 1983). 소아와 청소년의 담석 발생에 관한 논문이 있는데, 비만 유병률이 25%였을 때 6~19세의 담석 유병률은 0.13%였다(Palasciano et al., 1989). 이 자료로 보면 비만이든 간에 아니든 간에 20세 미만에서 담석 유병률은 매우 낮음을 알 수 있다.

성인의 경우 초저열량식으로 치료를 하면 담석 발생이 증가한다(Liddle et al., 1989). 그러나 이는 극도로 비만한 사람이 액상조제식사로 초저열량식을 수행하는 경우였으며, 음식으로 초저열량식을 하거나 저열량균형식을 하는 환사의 경우는 아니었다(Kamrath et al, 1992). 소아와 청소년의 저열량균형식 혹은 초저열량식에서 담석증 발생에 대한 보고는 없다.

결론적으로, 비만소아의 다이어트로 인한 부정적 효과—고요산혈증, 제지방 체중 감소 등—때문에 필요한데도 다이어트를 못하는 일이 있어서는 안 된다는 것이다. 일부 부정적인 효과 중 성장속도 저하는 소아에게 불이익이라기보다는 정상으로 되돌아감을 반영하는 것일 수 있다. 그러나 일부 다이어트 결과(담석, 식욕부신/폭식)에 대해서는 치료 후 어느 정도 발생하는지에 대해 신뢰할 만한 장단기 자료가 필요하다.

6. 목표 체중과 식사요법의 가이드라인

비만소아와 그 가족에게 유용한 다이어트 정보를 제공하는 것은 간단한 일이 아니다. 비만은 많은 요소가 관여하는 질병이고 다이어트는 치료방법 중 하나에 지나지 않는다. 소아나 청소년 개개인마다 비만 발생에 중요한 인자가 다르고 비만 정도도 다르다. 이런 모든 것이 치료에 영향을 미친다. 따라서 치료는 소아

〈표 14-6〉 비만 정도에 따른 체중 목표와 다이어트 치료 가이드라인

체질량지수 백분위수	나이(세)				
	0~2	2~6	6~10	10~14	14~18
90~97 합병증 없음	영양상담 체중유지	영양상담 체중유지	영양상담 체중유지	영양상담 체중유지/감소	BLCD 체중감량
90~97 합병증 있음	영양상담 체중유지	BLCD 체중감량	BLCD 체중감량	BLCD 체중감량	BLCD 체중감량
>97 합병증 없음	영양상담 체중유지	영양상담/BLCD 체중유지/체중감량	BLCD/VLCD 체중감량	BLCD/VLCD 체중감량	BLCD 체중감량
>97 합병증 있음	영양상담 체중유지	BLCD 체중감량	BLCD/VLCD 체중감량	BLCD/VLCD 체중감량	BLCD/VLCD 체중감량

주: BLCD-저열량균형식, VLCD-초저열량식

마다 개별화되어야 한다. 13장에서 비만한 소아와 청소년의 가정 관리에 관한 기본 접근을 다루었다. 이 장에서 식사요법에 대해 좀 더 구체적으로 다룬다.

〈표 14-6〉은 소아의 나이와 비만의 중증도, 합병증 유무에 따른 다이어트 접근법의 지침이다.

치료일정은 소아와 가족, 돌보는 사람, 의료진과 협의 후 단계별로 수행된다(19, 20장). 앞서 세 가지 방법을 다루었는데, 모두 영양상담이 필요하다. 적절한 영양상담은 비만이 아니지만 비만을 예방하려는 소아에게도 유익할 수 있다. 상담은 각 소아의 상태나 필요에 따라 맞추어야 하며 소아 영양 교육을 제대로 받은 사람이 시행하여야 한다.

체중관리 최대한 정상식사에 가깝게 균형 잡힌 식사를 하여 해당 환자뿐 아니라 그 가족에게도 다이어트나 부정적 반응으로 파생되는 문제가 없어야 한다. 그러나 소아의 체중을 수개월 혹은 수년간 같은 상태로 유지하며 키가 클 때까지 두는 것은 비만이 경하거나, 성장속도가 빠른 소아일 경우에만 현실적인 방법이다. 때로 급성장 중인 남자 비만 청소년은 에너지 소비를 증가시키는 쪽으로 생활양식을 변화시킨다면, 현재의 체중을 유지하면서 본인의 정상체중 범위로 돌아갈 수 있다. 여아의 급성장(growth spurt)은 남아보다 짧고, 사춘기 여

아는 지방이 감소하기보다 증가하는 생리적 경향이 있으므로, 사춘기 여아는체중을 유지함으로써 비만을 치료할 가능성이 적다.

중등도 대 고도비만 소아는 나이뿐 아니라 비만의 중증도에 따라서도 분류한다. 중증도에 따라 합병증의 위험이 다르기 때문이다. 합병증 때문에 지방 감소가 중요한 것이다. 1장은 소아의 비만을 정의하는 데 체질량지수 절단값을 사용하는 것에 현재 합의가 이루어졌음을 언급했다. 적절한 치료 전략을 선택하기 위해서는 더 많은 임상 특성이 고려되어야 한다. 일부에서는 장기간 입원치료도 필요할 것이다(20장). 그러나 비만환자의 특정한 요구가 무엇이든 영양계획은 반드시 수립되어야 한다. 다이어트가 매우 중요한 부분이기는 하지만 비만치료의 한 부분일 뿐이다.

합병증 비만이 심한 소아에게 좀 더 엄격한 다이어트를 처방하는 것이 낫지만, 소아나 가족이 이에 따를 준비가 되지 않았다면 소용이 없다. 앞서 강조한 대로 다이어트는 각 소아의 상황에 적절해야 한다. 약간이라도 체지방을 감소하는 것이 전혀 하지 않은 것보다 낫고, 안녕감이나 자존감을 증진할 수 있다. 약간의 체중감소로도 이런 긍정적 효과를 얻었다면 더 엄격한 다이어트나 체중감량을 하도록 격려한다.

다이어트로 인해 긍정적 피드백을 받을 수 있다. 개인적인 의견이지만, 97백분위수의 비난 청소년이나 합병증이 있는 청소년은 저열량균형식보다 초저열량식으로 치료해야 한다. 이 나이에서 초저열량식을 잘 쓰지 않는 이유는 체중감량이 쉽고 빠르다는 착각을 불러일으키는 위험 때문이다. 이는 후에 요요현상을 유발할 수 있다고 생각되는데, 아직 증명된 자료는 없다.

7. 결 론

비만한 소아와 청소년의 다이어트 처방은 영양상태뿐 아니라 가능하면 대사적 평가도 같이 고려하여 수행해야 한다. 개인, 가족, 환경, 사회 · 경제적 요인 또한 평가하여야 한다. 다이어트는 비만치료의 여러 가지 도구 중 하나에 불과하므로, 다이어트 그 자체의 장기효과는 고려하지 않았다. 다이어트는 다른 장기적인 생활양식의 변화 없이는 큰 효과가 없는 것 같다. 신체활동 증가(15장), 심리적 도움(16장), 다방면 치료자의 지지 효과(19, 20장) 등이 동반되어야 한다.

6개월간의 저열량균형식 혹은 2개월간의 초저열량식 혹은 음식섭취 변화 등 다이어트 자체가 5년, 10년, 20년 후까지 긍정적 효과를 보이리라 기대하는 것은 합리적이지 않다. 그러나 다이어트는 날씬해지는 과정을 시작하고 향후 건강체중을 유지하기 위해 생활양식을 변화하도록 격려하는 매개가 될 수 있다. 심혈관질환이나 암 예방뿐 아니라 사회적 · 심리적 문제에서 소아와 청소년에게도 이런 권고들이 건강한 영양지침과 함께 예방정책에 기여한다.

참고문헌

Amador, M., Ramos, L., Morono, M., & Hermelo, M. (1990). Growth rate reduction during energy restriction in obese adolescents. *Experimental Clinical Endocrinology, 96,* 73-82.

Archibald, E., Harrison, J., & Pencharz, P. (1983). Effect of a weight-reducing high-protein diet on the body composition of obese adolescents. *American Journal of Diseases in Childhood, 137,* 658-62.

Becqued, D., Katch, V., Rocchini, A., Marks, C., & Moorehead, C. (1988). Coronary risk incidence of obese adolescents: reduction by exercise plus diet intervention. *Pediatrics, 81,* 605-12.

Blom, L., Persson, L. A., & Dahaquist, G. (1992). A high linear growth is associated with increased risk of childhood diabetes mellitus. *Diabetologia, 35,* 528-33.

Brook, C. G. D., & Lloyd, J. K. (1973). Adipose cell size and glucose tolerance in obese children and effect of diet. *Archives of Disease in Childhood, 48,* 301-4.

Brook, C. G. D., Lloyd, J. K., & Wolff, O. H. (1974). Rapid weight loss in children. *British Medical Journal, 2,* 44-5.

Brown, M., Klish, W., Hollander, J., Campbell, M. A., & Forbes, G. (1983). A high protein, low calorie liquid diet in the treatment of very obese adolescents: long-term effect on lean body mass. *American Journal of Clinical Nutrition, 38,* 20-31.

Brownell, K., Kelman, J., & Stunkard, A. (1983). Treatment of obese children with and without their mothers: changes in weight and blood pressure. *Pediatrics, 71,* 515-23.

Burniat, W., & Van Aelst, C. (1993). Therapeutic approach to childhood obesity. *Nutrition Research, 13* (S1), 117-32.

Burns, T. L., Moll, P. P., & Lauer, R. M. (1989). The relationship between ponderosity and coronary risk factors in children and their relatives: the Muscatine Poinderosity Family Study. *American Journal of Epidemiology, 129,* 973-87.

Caprio, S., Hyman, L. D., Limb, C., McCarthy, S., Lange, R., Sherwin, R. S., Shulman, G., & Tamborlane, W. V. (1995). Central adiposity and its metabolic correlates in obese adolescent girls. *American Journal of Physiology, 269,* E118-26.

Caprio, S., Hyman, L. D., McCarthy, S., Lange, R., Bronson, M., & Tamborlane, W. V. (1996). Fat distribution and cardiovascular risk factors in obese adolescent girls: importance of the intraabdominal fat depot. *American Journal of Clinical Nutrition, 64,* 12-17.

Caroli, M., Chiarappa, S., Borrelli, R., Martinelli, R., & Bratta, P. (1991). Weight loss and protein nutritional status in obese adolescents on balanced hypocaloric diet: comparison between 600 calorie diet vs. 1000 calorie diet. *International Journal of Obesity, 15S,* P44.

Caroli, M., Chiararppa, S., Borrelli, R., & Martinelli, R. (1992). Efficiency and safety of using protein sparing modified fast in pediatric and adolescent obesity treatment. *Nutrition Research, 12,* 1325-34.

Caroli, M., Chiarappa, S., Di Toro, A., & Pisconti, C. (1994). Variazioni dello stato di nutrizione proteica in bambini ed adolescenti obesi in corso di trattamento con protein sparing modified fast. *Bambini e Nutrizione, 1,* 50-4.

Caroli, M., Chiarappa, S., Kutty, K. M., & Chandra, R. K. (1998). Changes in lean body mass in obese children and adolescents treated with protein sparing modified fast. *Nutrition Research, 18,* 191-9.

Chiumello, G., Del Guercio, M. J., Carnelutti, M., & Bidone, G. (1969). Relationship between obesity, chemical diabetes and beta pancreatic function in children. *Diabetes, 18,* 238-43.

Deschmaps, I., Desjeux, F., Machinot, S., Rolland, F., & Lestradet, H. (1978). Effects of diet and weight loss on plasma glucose, insulin, and free fatty acids in obese children. *Pediatric Research, 12,* 757-60.

Dietz, W., & Hartung, R. (1985). Changes in height velocity of obese preadolescents during weight reduction. *American Journal of Diseases in Childhood, 139,* 705-7.

Dietz, W., & Schoeller, D. (1982). Optimal dietary therapy for obese adolescents: Comparison of protein plus glucose and protein plus fat. *Journal of Pediatrics, 100,* 638-44.

Di Toro, A., Marotta, A., Todisco, N., Ponticiello, E., Collini, R., Di Lascio, R., & Perrone, L. (1997). Unchanged iron and copper and increased zinc in the blood of obese children after two hypocaloric diets. *Biological Trace Element Research, 57,* 97-104.

Duffy, G., & Spence, S. H. (1993). The effectiveness of cognitive self-management as an adjunct to behavioural intervention for childhood obesity: a research note. *Journal of Childhood Psychology and Psychiatry, 34,* 1034-50.

Endo, H., Tagaki, Y., Nouze, T., Kuwahata, K., Uemasu, F., & Kobayashi, A. (1992). Beneficial effects of dietary intervention on serum lipid and apolipoprotein levels in obese children. *American Journal of Diseases in Childhood, 146,* 303-5.

Epstein, L., Wing, R. R., Penner, B. G., & Kress, M. J. (1985). Effects of diet and controlled exercise on weight loss in obese children. *Journal of Pediatrics, 107,* 358-61.

Epstein, L., Kuller, L. H., Wing, R. R., Valoski, A., & McCurley, J. (1989). The effect of weight control on lipid changes in obese children. *American Journal of Diseases in Childhood, 143*, 454-7.

Epstein, L., Valoski, A., & McCurley, J. (1993). Effect of weight loss by obese children on long-term growth. *American Journal of Diseases in Childhood, 146,* 1076-80.

Fiedman, G. D., Kamel, W. B., & Dawber, J. R. (1966). The epidemiology of gall-bladder disease: observations in the Framingham study. *Journal of Chronic Diseases, 19,* 273-92.

Figueroa-Colon, R., von Almen, K., Franklin, F., Schuftan, C., & Suskind, R. (1993). Comparison of two hypocaloric diets in obese children. *American Journal of Diseases in Childhood, 147,* 160-6.

Flatt, J. P., & Blackburn, G. (1974). The metabolic fuel regulatory system: implications for protein-sparing therapies during caloric deprivation and disease. *American Journal of Clinical Nutrition, 27,* 175-87.

Flodmark, C. E., Sveger, T., & Nilsson-Ehle, P. (1994). Waist measurement correlates to a potentially atherogenic lipoprotein profile in obese 12-14-year-old children. *Acta Paediatrica Scandinavica, 83,* 941-5.

Garrow, J. (1989). Very low calorie diets should not be used. *International Journal of Obesity, 13,* (S2), 145-7.

Ginsberg-Fellner, F., & Knittle, J. L. (1981). Weight reduction in young obese children. I. Effect on adipose tissue cellularity and metabolism. *Pediatric Research, 15,* 1381-9.

Graves, T., Meyers, A. W., & Clark, L. (1988). An evaluation of problem-solving training in the behavioural treatment of childhood obesity. *Journal of Consultant Clinical Psychology, 56,* 246-50.

Hall, J. E. (1997). Mechanisms of abnormal renal sodium handling in obesity hypertension. *American Journal of Hypertension, 10,* 49S-55S.

Heyden, S., & De Marsa, W. (1973). Weight reduction in adolescents. *Nutrition and Metabolism, 15,* 295.

Hills, A., & Parker, A. (1988). Obesity management via diet and exercise intervention. Child Care, *Health and Development, 14,* 409-16.

Hoffman, R. H. (1957). Obesity in childhood and adolescence. *American Journal of Clinical Nutrition, 5,* 1-10.

Hoffman, R., Stumbo, P., Janz, K., & Nielsen, D. (1995). Altered insulin resistance is associated with increased dietary weight loss in obese children. *Hormone Research, 44,* 17-22.

Horswill, C., & Zipf, W. (1991). Elevated blood pressure in obese children: influence of gender, age, weight, and serum insulin levels. *International Journal of Obesity, 15,* 453-9.

Kamrath, R., Plummer, L., Sadur, C., Adler, M., Strader, W., Young, R., & Weinstein, R. (1992). Cholelithiasis in patients treated with a very-low-calorie diet. *American Journal of Clinical Nutrition, 56,* 255-7S.

Knip, M., & Nuutinen, O. (1993). Long-term effects of weight reduction on serum lipids and plasma insulin in obese children. *American Journal of Clinical Nutrition, 57,* 490-3.

Knip, M., Lautala, P., & Puukka, R. (1988). Reduced insulin removal and erythrocyte insulin binding in obese children. *European Journal of Pediatrics, 148,* 233-7.

Kreitzman, S. N. (1992). Factors influencing body composition during very low calorie diets. *American Journal of Clinical Nutrition, 56,* 217-23S.

Lauer, R., Burns, T., Clarke, W., & Mahoney, L. (1991). Childhood predictors of future blood pressure. *Hypertension, 18* (S I), I-74-I-81.

Liddle, R. A., Goldstein, R. B., & Saxton, J. (1989). Gallstone formation during weight-reduction dieting. *Archives of International Medicine, 149,* 1750-3.

Marcus, M. D., Wing, R. R., & Lamparasky, D. M. (1985). Binge eating and dietary restraint in obese patients. *Addictive Behaviour, 10,* 163-8.

Martin, M. M., & Martin, A. L. A. (1973). Obesity, hyperinsulinism, and diabetes mellitus in childhood. *Journal of Pediatric, 82,* 192-201.

Merritt, R. (1978). Treatment of pediatric and adolescent obesity. *International Journal of Obesity, 2,* 207-14.

Merritt, R., Bistrian, B., Blackburn, G., & Suskind, R. (1980). Consequences of modified fasting in obese pediatric and adolescent patients. I. Protein-sparing modified fast. *Journal of Pediatrics, 96,* 13-19.

Merritt, R., Blackburn, G., Bistrian, B., Batrus, C., & Suskind, R. (1983). Consequences of modified fasting in obese pediatric and adolescent patients. *Nutrition Research, 3,* 33-41.

O'Neil, P. M., & Jarrell, M. P. (1992). Psychological aspects of obesity and very low calorie diets. *American Journal of Clinical Nutrition, 56,* 185-9S.

Palasciano, G., Portincasa, P., Vinciguerra, V., Velardi, A., Tardi, A., Baldassarre, G., & Albano, O. (1989). Gallstones prevalence and gallbladder volume in children and adolescents: an epidemiological ultrasonographic survey and relationship to body mass index. *American Journal of Gastroenterology, 84,* 1378-82.

Pencharz, P., Motil, K., Parsons, H., & Duffy, B. (1980). The effect of an energy-restricted diet on the protein metabolism of obese adolescents: nitrogen-balance and whole-body nitrogen turnover. *Clinical Science, 59,* 13-18.

Pencharz, P., Clarke, R., Archibald, H. & Vaisman, N. (1988). The effect of a weight-reducing diet on the nitrogen metabolism of obese adolescents. *Canadian Journal of Physiology and Pharmacology, 66,* 1469-74.

Perosa, N., Aingorn, H., Metelskaya, V., Dorofoeva, T., & Belokonj, N. (1988). Plasma lipid and apolipoprotein levels in children hereditarily predisposed to coronary heart disease. *Acta Paediatrica Scandinavica, 77,* 559-62.

Rocchini, A. P., Katch, V., Anderson, J., Hinderliter, J., Becque, D., Martin, M., & Marks, C. (1988). Blood pressure in obese adolescents: effect of weight loss. *Pediatrics, 82,* 16-23.

Rocchini, A. P., Key, J., Bondie, D., Chico, R., Moorehead, C., Katch, V., & Martin, M. (1989). The effect of weight loss on the sensitivity of blood pressure to sodium in obese adolescents. *New England Journal of Medicine, 321,* 580-5.

Schwingshandl, J., & Borkenstein, M. (1995). Changes in the lean body mass in obese children during a weight reduction program: effect on short term and long term outcome. *International Journal of Obesity, 19,* 752-5.

Stallings, V., Archibald, E., Pencharz, P., Harrison, J., & Bell, L. (1988). One-year follow-up of weight, total body potassium, and total body nitrogen in obese adolescents treated with the protein-sparing modified fast. *American Journal of Clinical Nutrition, 48,* 91-4.

Stallings, V., & Pencharz, P. (1992). The effect of a high protein-low calorie diet on the energy expenditure of obese adolescents. *European Journal of Clinical Nutrition, 46,* 897-902.

Senediak, C., & Spence, S. H. (1985). Rapid versus gradual scheduling of therapeutic contact in a family based behavioural weight control programme for children. *Behavioral Psychotherapy, 13,* 265-87.

Staszewsky, J. (1971). Age of menarche and breast cancer. *Journal of National Cancer Institute, 47,* 935-40.

Stini, W. A. (1978). Early nutrition, growth, disease and human longevity. *Nutrition and Cancer, 1,* 31-9.

Valverde, M. A., Patin, R. V., Oliveira, F. L. C., Lopez, F. A., & Vitolo, M. R. (1998). Outcomes of obese children and adolescents enrolled in a multidisciplinary health program. *International Journal of Obesity, 22,* 513-19.

Vanderschueren-Lodeweyckx, M. (1993). The effect of simple obesity on growth and growth hormones. *Hormone Research, 40,* 23-30.

Vignolo, M., Naselli, A., Di Battista, E., Mostert, M., & Aicardi, G. (1988). Growth and development in simple obesity. *European Journal of Pediatrics, 147,* 242-4.

Wabitsch, M., Hauner, H., Böckman, A., Parthon, W., Mayer, H., & Teller, W. (1992). The relationship between body fat distribution and weight loss in obese and adolescents girls. *International Journal of Obesity, 17,* 905-11.

Wabitsch, M., Hauner, H., Heize, E., Muche, R., Bockmann, A., Parthon, W., Mayer, H., & Teller, W. (1994). Body-fat distribution and changes in the atherogenic risk-factor profile in obese adolescent girls during weight reduction. *American Journal of Clinical Nutrition, 60,* 54-60.

Wadden, T. A., Stunkard, A. J., & Brownell, K. D. (1983). Very low calorie diets: their efficacy, safety, and future. *Annals of Internal Medicine, 99,* 675-84.

Wattehow, D. A., Hall, J. C., Whiting, M. J., Bradley, B., Iannes, J., & Watts, J. M. (1983). Prevalence and treatment of gallstones after gastric bypass surgery for morbid obesity. *British Medical Journal, 286,* 763.

Widhalm, K., & Zwiauer, K. (1987). Metabolic effects of a very low calorie diet in obese children and adolescents with special reference to nitrogen balance. *Journal of American College of Nutrition, 6,* 467-74.

Zwiauer, K., Kerbl, B., & Widhalm, K. (1988). No reduction of high density lipoprotein-2 during weight reduction in obese children and adolescents. *European Journal of Pediatrics, 149,* 192-3.

제 15 장
신체활동을 통한 관리

Jana Parizkova[1) Claudio Maffeis[2) and Elizabeth M. E. Poskitt[3)

1. 도 입

신체활동은 비만치료 프로그램에 흔히 포함되며 비만관리에 중요한 부분으로 여겨진다. 그렇다면 신체활동이란 무엇인가? 신체활동과 운동, 이 두 가지 용어는 각각 다른 의미지만, 흔히 서로 혼용되어 신체활동을 정형화된 운동과 동일시하기도 한다. 이 장의 목적에도 부합하고 다른 연구자가 내린 정의를 이 책에서도 동일하게 사용하기 위해 신체활동, 운동, 체력의 정의를 다음과 같이 한다(Caspersen et al., 1985).

- 신체활동: 에너지 소비를 증가시키는 골격근에 의한 모든 신체적 움직임
- 운동: 반복적이고 구조적으로 잘 짜인, 체력의 향상과 유지를 목적으로 하는 신체활동의 일부 범주

1) Centre for the Management of Obesity, Prague.
2) Department of Paediatrics, University Hospital, Verona.
3) International Nutrition Group, London School of Hygiene and Tropical Medicine.

- 체력: 활력과 기민성을 가지고 심한 피로 없이 매일의 일을 수행할 수 있는 능력과 여가활동을 즐기고 예측하기 어려운 환경을 직면할 만한 충분한 에너지

신체활동 프로그램은 소아 비만치료를 위한 모든 다면적 프로그램의 한 부분이어야 한다. 골격근에서는 대부분의 지방산화가 이루어진다. 신체활동은 더 좋은 신체 구성을 만들어 총 지방산화와 지방균형에 영향을 미친다(지방, 특히 내장지방의 감소, 제지방량의 유지). 또한 지방 산화율의 증가는 글리코겐 저장의 유지를 돕고 음식 섭취와 에너지 균형을 조절하는 데 영향을 준다(Flatt, 1987a).

신체활동은 비만소아에게 다음과 같은 좋은 영향을 미친다.

- 제지방량의 증가
- 에너지 소비의 증가
- 대사 프로파일의 향상
- 정신적 안녕의 향상(Brown, 1990; Knip & Nuutinen, 1993)

이러한 변화는 비만에 미치는 영향과는 독립적으로 소아에게 신체활동을 향상시킬 만한 충분한 이유가 된다. 더구나 골격근의 증가는 유병률과 사망률 모두의 장기적 예후를 향상시킨다(Paffenbarger et al., 1996). 그러나 이러한 잠재적 이득이 있는데도 신체활동을 증가시키고 증가된 신체 활동을 유지하는 것에는 많은 문제점이 있다.

이 장의 목적은 비만소아를 위한 신체 활동 프로그램을 개략적으로 살펴보고, 이들의 긍정적인 면과 부정적 부작용의 중재에 대한 논의, 향후 연구에 대한 전략을 제안하고자 한다.

2. 프로그램의 목적

미국의 『Surgeon General's Report』(Surgeon General, 1996)에서는 거의 매일 30~60분간 걷는 것은 성인의 에너지 소비를 증가시켜 체중과 지방을 감소시킨다고 했다. 가장 흔히 하는 신체활동 또한 고혈압, 이상지질혈증, 당불내성 같은 비만 관련 건강위험인자를 줄이는 데 도움을 줄 수 있다(Blair et al., 1992).

걷기, 계단 오르기, 집이나 정원에서의 행동들이 하루에 적어도 30~40분 차지한다면 건강증진에 효과적인 것으로 나타났다(Epstein, 1995; Epstein et al., 1995). 소아를 위한 신체활동 가이드라인은 없지만 걸어서 등교하기, 친구들과 집 밖에서 걷고 놀기, 엘리베이터나 에스컬레이터보다는 계단 이용하기 등과 같은 자발적 활동을 권장하는 것이 좋을 듯하다. 이런 활동들은 약간이나마 에너지 소비를 증가시키고 에너지 균형을 향상시키는 것을 돕는다. 반대되는 행동이 해를 미친다는 증거는 소아기 및 청소년기의 신체활동 정도가 낮은 (다른 요인과는 독립적으로) 것이 성인이 되었을 때의 유병률과 사망률과 관련이 있다는 것이다(Paffenbarger et al., 1986). 좌식활동에 보내는 시간을 줄이는 것 자체가 운동 프로그램보다 연구한 지 1년 후에 체중감소를 더하게 했다(Epstein et al., 1995).

성공적인 신체활동 프로그램 계획은 여러 인자가 함께 포함되어야 한다(〈표 15-1〉 참조). 신체활동은 총에너지 소비의 유일한 독자적 구성요소이므로 근육운동으로 인한 에너지 소비 증가는 총에너지 소비를 증가시킬 수밖에 없다

〈표 15-1〉 신체활동 프로그램의 결과에 영향을 주는 인자

강 도
기 간
운동형태(종류): 유산소 혹은 무산소 운동
훈련 수준
신체활동으로 인한 피로
신체활동 후 보상적 휴식 정도
신체활동 후 음식 섭취
신체활동으로 인한 부상 위험

(Ravussin et al., 1986). 에너지 면에서, 운동 강도가 높아질수록 에너지 소비는 증가한다(Maffeis et al., 1993). 비만하지 않은 남아를 대상으로 시행한 대조군 운동 프로그램(45분간 VO_2 max의 60%에서 사이클 타기, 일주일에 5회, 4주간) 결과, 이전에 비해서 운동기간에 더 많은 에너지 소비를 했다(Blaak et al., 1992). 그렇지만 운동 프로그램에서의 에너지 소비는 증가된 총 에너지 소비의 50% 정도만을 설명하였는데, 이는 운동 프로그램이 신체활동을 촉진시켰으나 그 반대는 아님을 시사한다. 운동 프로그램에 참여한 비만하지 않은 소아의 보상적 활동 감소는 언급된 바 없는데, 자료가 없다는 것은 비만한 사람의 경우 활동의 긍정적 효과에 관한 명확한 결론을 도출할 수 없다는 것을 시사하기도 한다.

훈련은 운동을 수행할 때 소아 개개인의 활동 효율을 향상시키고 운동 자체의 최종 에너지 비용을 감소시킨다(Astrand & Rodahl, 1986). 운동의 강도는 운동 후 음식 섭취에 영향을 미치고 소아의 전반적인 순응도에 영향을 미칠 수 있다. 무산소 역치 이상의 강도(대사가 주로 무산소로 되기 시작하는 VO_2 소비치에 부합하는)로 운동하는 것은 탄수화물의 지방에 대한 산화비를 더 높게 한다. 저장 글리코겐의 소모는 운동 후 더 많은 식사를 섭취하게 하는데, 이는 동물과 사람 모두에게서 보일 수 있는 양상이다(Flatt, 1978, 1987a, b). 이는 글리코겐 소모가 식욕을 촉진시키는 요소 중 하나이기 때문이다(Flatt, 1987a, b). 다른 강도와 종류의 운동은 글리코겐 소모와 식욕에 다양한 영향을 미칠 수 있다. 지방산의 많은 비율을 기질로 사용하는 중등도 강도의 유산소 운동은 포도당을 주된 기질로 사용하면서 저장 글리코겐 소모를 일으키는 무산소 운동(예, 격렬한 운동)보다 식욕에 영향을 덜 미칠 수도 있다(Flatt, 1987a, b). 운동에 대한 반응으로 지방산화를 증가시키는 능력의 개인적 다양성은 글리코겐 소모율에 영향을 미칠 수 있고, 탄수화물 부족, 운동 후 탄수화물과 에너지 섭취를 결정한다(Flatt, 1987a, b). 따라서 비만의 활동 목표 중 하나는 탄수화물/지방 산화율을 낮게 하는 활동, 다시 말해 유산소 활동이어야 한다. 이는 상대적으로 높은 지방산화는 고탄수화물 산화에 비해 식욕을 덜 촉진시키기 때문이다.

소아의 음식 선호, 음식 이용도, 섭취하는 음식의 구성 등은 운동 에너지 소비를 보상할 수 있는 중요한 역할을 한다. 성인이 운동 후 입에 맞는 음식을 먹게 되면 운동에 의한 에너지 부족을 넘어서서 결국 지방의 증가를 가져오게 된다(Blundell et al., 1993; Rolls et al., 1994).

이러한 사실을 규명하기 위해서는 소아의 운동 후 음식 섭취에 대한 연구가 필요하지만, 우선 운동 후 에너지 밀도가 높은 음식을 접하지 않게 제한하는 것이 필요하다.

비만치료 동안의 체중감소는 지방과 제지방량 모두의 소실에 기인한 것이다(Parizkova, 1977, 1979; Dore et al., 1982; Maffeis et al., 1992). 대사적으로 활발한 조직인 제지방량의 감소는 제지방에 의해 결정되는 기초에너지 소비량의 감소를 초래한다. 에너지 섭취와 새로운 에너지 요구량이 균형을 이루지 않는다면, 감소된 기초대사율은 향후 체중증가에 대한 위험인자가 된다.

개별적인 신체활동 프로그램을 계획할 때는 운동 시 생길 수 있는 외상적 부작용을 신중하게 고려해야 한다. 손상의 위험과는 독립적으로, 비만소아에게 고강도 운동은 불편감을 초래할 수 있다. 만약 비만소아가 신체활동 프로그램을 잘 따른다면, 신체적 특징을 고려한 안전하고 즐거운 운동을 제안해야 한다.

이상적인 신체활동 프로그램을 계획할 때에는 다음 사항을 따라야 한다.

- 제지방량 유지
- 보상적인 음식 섭취를 피한다.
- 소아의 선호도를 바탕으로 개별화되어야 한다.
- 유산소 운동을 한다(걷기, 수영, 자전거 등).
- 강도와 기간에서 실현 가능하여야 한다.
- 정신적 불편감이 없어야 한다.
- 프로그램이 종료된 후에도 계속 유지될 수 있는 활동의 강도로 개발해야 한다.

3. 지방량을 감소시키는 운동의 효능

식사 조절에 의해 도달될 수 있는 에너지 부족과 비교했을 때, 한 차례 운동을 하는 동안 소비되는 에너지양은 일반적으로 그리 크지 않다. 예를 들어, 9세 중등도 비만의 여아(체중 46kg, 32% 체지방률)가 시속 5km의 속도로 빠르게 걷기를 하는 동안 소비되는 에너지는 기초에너지소비량(Basal energy expenditure, BEE 3.5kJ/min 또는 0.84kcal/min)의 약 5배다.

1시간을 걷는 동안 아이는 약 1,050kJ(60분×5×3.5kJ/min)의 에너지를 소비한다(〈표 15-2〉 참조)(WHO, 1985; Ainsworth et al., 1993). 1시간 동안 조용히 앉아 있거나 서 있는 안정적인 활동 때의 에너지 소비는 약 273kJ이다(60min×1.3×3.5kJ/min, 1.3은 휴식 시 활동에 대한 기초에너지소비량의 평균 배수)(WHO, 1985; Ainswoth et al., 1993).

정적 활동 대신 60분간 운동을 할 때 순수 잉여 에너지 소비는 약 777kJ

〈표 15-2〉 각 운동에 따른 상대적인 에너지 소비량

활 동	에너지소비량 (×기초대사율)
걷기, 3km/h, 평지	2.5
걷기, 5km/h, 평지	4
걷기, 5km/h, 오르막길	6
걷기와 달리기	6
조깅	7
달리기, 8km/h	9
자전거 타기, 평지, <15km/h	4
자전거 타기, 평지, 15~20km/h	6~7
자전거 타기, 평지, > 20km/h	> 10
배구	3
농구	6
축구	8
테니스	7
스케이트 보드	5
롤러 스케이트	7
유도, 태권도	10
헬스 클럽 운동	5
에어로빅	5
수영	6~12
스키	7~16.5

출처: Sasaki et al., 1987.

(186kcal)이다. 에너지 소비와 섭취의 다른 부분은 모두 일정하다고 가정하면 매일 1시간 동안 5km/h 속도로 걷는 것은 이론적으로는 약 5주간 1kg의 지방조직 감소와 동일한 에너지 부족을 가져오게 된다.

최대 유산소 운동능(VO_{2max})의 50% 이상 되는 운동부하는 감지할 만한 효과를 유도하는 데 필요한 것으로 보이지만, 운동 후 산소 소비의 증가는 운동의 강도와 기간에 직접적으로 비례한다(Brehm & Gutin, 1986). 운동 후 저장 글리코겐의 재충전, 단백질 전환의 증가, 젖산의 제거, 지방산 동원의 증가, 산화와 순환, 심부체온의 증가, 심박동수와 호흡수의 증가, 베타 아드레날린성 자극 등과 같은 운동 후 동반되는 다른 인자들은 이런 현상에 기여하게 된다(Ekblom, 1992). 그러나 대부분의 저강도 활동 후에 운동 후 에너지 차이는 대개 적고 (<100kJ 혹은 25kcal) 짧은 기간(운동 후반부에서 60분 이내)이다. 따라서 이것이 체중감소에 주는 영향은 무시할 만하다.

고강도의 운동은 성인의 경우 24시간 이상 기초에너지소비량을 증가시키나 (Poehlman, 1989), 훈련기간에 단기간만 중단해도 없어지게 된다(Termblay et al., 1988). 오랜 시간 운동 후의 에너지 차이는 이런 현상을 가장 합리적으로 설명하게 된다.

특히 웨이트 트레이닝과 같은 지속적인 운동의 경우 근육량을 증가시킨다 (Faulkner & White, 1990). 기초에너지소비량은 제지방량과 직접적으로 연관이 있으므로 운동으로 인한 제지방량 증가는 기초에너지소비량을 증가시킨다. 그러나 비만한 사람의 운동에 따른 근육량의 잠재적 증가는 심한 저열량 식이로 인한 체중감소에 동반되는 제지방 감소에 의해 상쇄된다(Donnelly et al., 1993). 덜 제한적인 식이와 운동을 병행하면 이러한 제지방 감소를 줄여 기초에너지소비량을 줄이게 된다(Belko et al., 1986; Nieman et al., 1988). 기초 에너지소비량의 유지는 체중감소율을 증가시켜야 하는데, 만약 신체활동에 소비되는 에너지가 일정하면 에너지 부족은 체중감소가 진행되는 동안 변하지 않을 것이다.

운동이 체중감소에 미치는 효과를 평가하기 위해 성인을 대상으로 계획한 여러 연구에서 운동 그 자체는 체중감소를 유도할 수 있지만, 체중감소가 매우 많지는 않다(Ballor & Keesey, 1991). 소아 비만치료에서는 운동만 하는 것이 더 효과적이기도 했다. 일본의 남녀 소아를 대상으로 한 연구에서는 매일 20분간 달리기를 일주일에 7일씩 2년간 하는 것이 약 50%의 과체중 감소를 보였다(Sasaki et al., 1987). 비만소아가 프로그램화된 운동이나 생활습관의 변화를 통한 240~500kcal의 총 에너지 소비 증가는 8주 후 평균 15%의 과체중 감소를 보였다(Epstein et al., 1982). 이후 15개월간의 추가 추적관찰을 한 결과, 정형화된 운동군과 생활습관 변화군 모두에서 과체중이 추가로 10%와 19%로 줄었다(Epstein et al., 1982). 4~12개월간의 추가적인 운동은 소아의 저열량 식이에 의한 체중감소 또한 증가시켰는데(Epstein et al., 1985a; Reybrouck et al., 1990), 이는 비만한 성인의 경우에도 유사한 양상을 보였다(King & Tribble, 1991). 식사요법과 생활습관 변화를 병행하는 것은 식사요법과 프로그램화된 운동을 함께하는 것에 비해 장기적 체중감소를 유지하는 데 더 효과적이었다(Epstein et al., 1985b).

성인의 경우 여성보다는 남성, 젊은 사람보다 나이가 든 사람의 지구력 강화 운동이 복부지방을 더 빨리 동원하는 것으로 나타났다(Wing et al., 1992). 상체 지방은 특히 비만 관련 질환과 관련이 있으므로(Björntorp, 1992) 내장 지방 감소는 임상적 관심거리다. 그러나 지방분포와 유병률과의 상관관계, 지방분포에 대한 운동의 효과는 소아를 대상으로는 자세히 연구되지 않았다.

4. 일반적 원칙

활동적이고 체중이 실리는 유산소 운동에 적응된 사람들은 대개 체지방량에 대한 제지방량의 비율과 유산소 운동능력이 높고 골격근에서는 특징적인 효소 활성도를 보인다. 스키 선수, 달리기 선수 및 다른 활동적인 성인 운동선수의 외측 넓은근 HOAD(Hydroxyacyl-coenzyme-A activity)과 상대적 비만도(체지방률)는 유의한 음의 상관관계를 보인다(Parizkova et al., 1987). 비만해지기 쉬운 성인의 외측 넓은근 지방산화 효소 활성은 감소되어 있다(Raben et al., 1997).

안정 시 대사율과 호흡가스 교환율은 두 군에서 유사하지만, VO_2max는 각각 28.0(SE 1.9)과 34.2(SE 2.3)ml/(kg min)($p=0.06$)로 대조군에 비해 비만한 군에서 더 낮은 경향을 보인다. 이 연구결과에서는 구연산 합성효소의 활동도 감소와 함께 감소된 HOAD 활동도는 비만한 군에서보다 낮은 지방산 산화율을 설명할 수 있다(Raben et al., 1997). 이론적으로 운동량이 적은 사람의 낮은 유산소 운동능력과 유의하게 관련이 있는 이러한 효소적 변화는 증가된 지방축적과 관련이 있을 것이다. 이것은 자발적인 신체활동도가 성인기보다 훨씬 더 높은 때인 성장과 발달 기간에 더 잘 적용될 것이다. 성장하는 동안 활동적이고 유산소 활동 정도가 더 높은 것에 적응된 사람은 유산소 운동능력이 더 높을 뿐만 아니라, 일상적인 활동에서 사용되는 에너지의 원천으로 지방산과 다른 지방 대사물질을 사용하고, 대사하는 특정 효소의 활동도가 더 높다. 이 모든 것이 유산소 운동을 하는 운동선수의 신체 구성상 특징, 다시 말해 낮은 지방축적, 절대적이고 상대적으로 높은 제지방량과 일치한다. 현재 소아의 골격근에서 효소활동도에 운동이 미치는 영향에 대한 생검 자료는 아직 없다.

5. 신체활동과 운동 프로그램

비만은 개인 간의 다양성이 매우 큰 것이 특징이다. 비만한 소아와 청소년은 비만도, 지방분포, 비만해진 기간, 합병증 및 동반질환 등의 정도가 서로 다르다. 이전의 신체활동 정도, 체력, 기능은 연령 및 성별에 따라 다를 뿐만 아니라, 소아의 생활환경이나 이전 건강과 같은 다른 요소에 따라 매우 다양하다. 일부 과체중 소아는 특별히 작은 근육을 사용하는 기술에 능하거나 상당한 근력을 가진다. 활동 치료의 모든 요소가 개별화 · 표준화된 진료를 해야 한다.

비만소아를 대상으로 운동 프로그램을 계획할 때 근거가 되는 가이드라인은 아직 없다. 최대 심박수의 60% 이하 강도의 유산소 운동과 적어도 30분씩 주 3회 정도로 운동할 때 식욕을 자극하거나 이를 상쇄할 수 있는 운동 후 휴식의 유도를 피해야 한다. 중등도 운동을 하는 동안 더 높은 자유 지방산과 당 산화율은 축적된 지방의 고갈을 촉진시킨다. 걷는 것이 쉽고 비용이 들지 않지만, 어떤 유형의 운동을 선택하는가는 상대적으로 중요하지 않을 수 있다. 속보에서의 에너지 소비는 농구, 에어로빅, 수영, 자전거 타기와 같은 다른 운동의 에너지 소비량과 맞먹는다(Ainsworth et al., 1993). 운동 프로그램은 점진적으로 진행되어야 하고 준비운동과 정리운동 기간을 시작과 끝날 무렵에 두어야 한다. 통증, 피로, 쇠약, 어지럼증 같은 증상이 있거나 대화를 못 할 정도가 된다면 운동을 중지해야 한다. 즐겁고 열정적인 통솔력, 집단활동, 부모의 지지와 참여 등은 소아의 매우 강한 동기유발 인자다(Jopling, 1998).

예를 들어, 주거와 같은 엄격하게 통제된 상황을 제외하고는 프로그램화된 운동을 강행하기 힘들기 때문에, 여름방학을 이런 목적으로 잘 활용할 수 있다. 비만한 소아와 청소년에게 적합한 훈련 프로그램을 하는 특수 캠프가 몇몇 나라에서 1950년대부터 시행되었다(Vamberova et al., 1971).

1) 여가시간

비디오 게임과 텔레비전 프로그램은 많은 소아와 젊은이 사이에서 여가활동으로 자리 잡고 있다. 이런 프로그램에 보내는 시간은 최근 들어 점점 늘어나고 있고 이는 신체 활동을 줄어들게 하고 있다. 이것은 운동보다는 훨씬 하기 쉬운 것들이어서 비만한 사람뿐만 아니라 정상 체중인 청소년에게도 심각한 문제를 일으킨다. 이것은 초기 소아기 때부터 더 높은 활동 정도에 적응되지 않은 사람들이나 활동과 운동이 벅차고 힘든 사람들이 쉽게 선택한다. 건강하고 활동적인 생활습관의 유일한 처방은 즐거운 신체활동과 적절한 일을 할 것을 권장하는

〈표 15-3〉 신체활동 및 운동 처방의 개별적 구성 요소

준비운동
정리운동
특정 신체 부위와 근육을 위한 운동
체육교사의 지도 아래 각 소아들에게 개별적으로 고안된 운동
소아의 단체운동, 체조, 육상경기 등에 참여하기 위한 준비운동
검증된 체육교사가 조직하고 관리하는 운동
걷기 → 걷기와 달리기 → 달리기
무용

것이다.

개별적인 운동과 스포츠 이벤트는 비만소아가 힘들고 불편해서 마음이 다치지 않도록 신중하게 선택하여야 한다. 소아가 길이나 공원에서 자유롭게 놀게 허락하지 않으려는 부모는 감독하에 시행하는 활동들을 더 선호하게 된다. 공식적인 활동지도는 비용이 많이 들 수 있는데, 이러한 경우에는 부모에게 신체활동과 운동처방이 건강에 미치는 좋은 효과에 대해 권유하는 것이 필요하다. 만약 오늘날 서구사회에서 주된 전형적 생활습관을 따르고 변화시키지 않는다면, 만약 비만소아가 현재 서구사회의 주된 생활양식을 바꾸지 않고 계속 유지한다면, 비만소아가 유지할 수 있고 받아들일만한 체중이나 체질량지수, 비만도를 가진 성인으로 자라나기를 꿈꾸는 것은 비현실적이다.

2) 비만소아를 위한 운동의 선택

연령과 성별이 다르고 비만 정도와 기간이 다양한 다른 환경과 건강력을 가진 성장기 소아를 모두 다룰 수 있는 특정 운동 프로그램의 처방은 불가능하다. 시행되어야 할 운동의 종류, 기간, 강도에 대해 이미 사용되는 권고는 대부분 매우 일반적인 것들이다. 그러나 몇 가지 원칙은 세울 수 있다(〈표 15-3〉 참조).

대다수 비만소아는 좋지 못한 자세, 경도 혹은 매우 심하기까지 한 정도의 척추 측만증, 후만증, 외반슬, 어깨 비대칭, 복부근육의 약화 등과 같은 성형외과적 문제가 있는데, 이러한 것들은 구부정한 외양으로 특징짓게 한다. 비만 소아를 위한 훈련 프로그램을 계획할 때에는 이런 문제들을 고려해야 한다. 더 심각한 경우에는 매우 예민하거나 적극적으로 행동하지 않는 또래 친구들과 함께 소아가 학교 체육시간에 참여해야 하는지를 고려하는 것도 중요하다. 비슷한 의문은 여가시간의 신체활동 교육이나 스포츠에도 같이 적용될 수 있다. 어떤 나라에서는 건강 문제를 지닌 소아를 위한 특별한 체육시간이 이미 있으나, 비만소아를 위한 특별수업은 거의 없다. 만약 존재한다면 그 수업은 소아병원, 특수스포츠센터, 비만에 특별히 관심이 있는 다른 집단에 소속된 비만소아를 위한 외래 서비스에 의해 대부분 조직될 것이다.

비만소아의 흥미를 활동량 증가와 운동으로 이끌어 가는 것이 필수적이다. 환경인자의 영향과 가족의 역할은 매우 중요하다. 체육교사의 성격과 체육관, 스포츠 센터, 운동장 등의 환경은 친근하고 좋아 보여야 한다. 교사는 실수만을 지적하기보다는 친절하고 인내심 있게 작은 그 어떤 성공도 칭찬하며 격려해야 한다. 멋진 운동복 또한 스포츠의 기쁨을 더해 준다. 소아 비만에서 체중감량에 대한 정신적 접근은 16장에서 더 자세히 다룰 것이다.

이미 언급한 대로, 과도한 지방의 감소는 활동적인 유산소 운동에 의해 가장 잘 이루어지는데, 이는 체중조절 처방 초기에 비만한 사람에게는 그리 실제적이지 않다. 이후 어느 정도의 체중감량이 있고 증가된 신체활동에 적응한 후, 소아는 누워 있거나 앉아서 하는 것부터 단기간 에르고미터를 사용하는 것에 이르기까지의 운동을 더 할 수 있게 된다(〈표 15-4〉 참조).

신체활동 및 운동 프로그램에는 이러한 것들을 포함하는 것이 효율적이다.

- 아침 운동 10~15분
- 오후 및 저녁(이상적으로는 둘 다) 준비운동과 운동 15~20분
- 적어도 매일 2시간 정도 야외에서 걷기(뛰기), 게임, 스포츠 활동, 운동
- 주 2회, 학교 정규 체육, 스포츠 활동, 운동 혹은 비만한 사람에게 적합한 특별 체육
- 대단위 도시집단에서 가능하면 멀리 떨어져서 주말 동안 적어도 5~6시간의 신체활동, 게임, 운동
- 어떤 근육군(예, 복근, 엉덩이)은 좀 더 특별한 주의가 필요하지만, 이상적으로 매일 모든 근육군의 운동이 필요

부모와 다른 가족 구성원이 프로그램에 참여하게 권장해야 한다. 활동은 생기가 넘치고 즐겁고 관심을 끌 만한 것이어야 한다. 적응과 연습의 일차적 시기를 거친 후 운동을 효과적으로 할 수 있게 소아를 지도해야 한다.

시작할 때는 활동과 운동을 천천히, 효과적으로 목적을 가지고 임하며 가능하면 리듬감 있게 하는 것이 필요하다. 이러한 접근법은 비만한 사람이 자주 보

〈표 15-4〉 비만 정도에 따른 운동 프로그램의 개요

고도비만	사용하지 않았던 신체 각 부분의 근육을 지속적으로 사용하는 것이 목적 수중운동: 수영 누워서 하는 운동 앉은 자세에서 하는 운동
중등도 비만	고도비만의 경우처럼 운동을 시작하고 나서 서 있는 자세에서의 운동 자전거 에르고미터 1회 10~15분 걷기 단체운동 참여를 위한 준비운동 무용 스트레칭
경도비만	중등도비만의 경우처럼 운동을 시작하고 나서 모든 신체 부위와 근육을 이용한 운동 단체운동 경기에 참여 걷기와 달리기, 시간과 거리를 점차적으로 늘려감
체지방 감소 후의 체중유지	위 모든 운동과 유산소 운동, 오래 달리기

이는 활동의 불협화음을 감소시키고 바른자세 유지와 대칭적이고 안정적인 보행을 할 수 있게 한다(정상 체중인 사람도 이렇게 하면 도움을 받을 수 있다).

자세를 교정하는 데 목적을 둔 운동들은 활동 치료의 가장 중요한 구성요소에 속한다. 나이가 많은 소아와 청소년은 이런 운동들을 체육관에서 거울에 비친 자기 모습을 보며 배우게 할 수 있다. 운동은 비만소아의 기술, 속도, 지구력, 힘, 일반적 체력을 발달시켜야 하지만 개인적으로 적합하게 특징적이고 다른 접근법이 필요할 것이다. 비만소아를 운동 프로그램을 처음 시작할 때 오래 걷는 것을 잘 못하기 때문에 단거리 달리기 혹은 보다 짧은 거리를 따라 뛰는 것과 걷는 것을 번갈아하는 것이 사용된다. 때때로의 뜀뛰기, 장애물 코스와 다른 자연스러운 활동도 권장된다.

학령기 소아는 농구, 배드민턴, 배구 등과 같은 단체경기와 수영, 스키, 테니스 등의 계절적인 개인 스포츠에 참여하게 하는 운동을 프로그램에 포함시켜야

한다. 기본적인 육상경기 또한 추천할 만하다. 비만소아는 비만하지 않은 또래와 함께 이후에 이런 스포츠에 참여할 수 있게 몇 가지 기본적인 일련의 동작을 미리 숙달해 놓는 것도 중요하다.

예를 들어, '정상체중 소아와 함께 있을 때 보이는 억제가 비만소아만 모인 여름캠프 때는 풀어지는데, 이때 무용은 운동에 대한 좋은 동기부여가 된다. 무용의 스타일에도 에너지가 소모되어야 겠지만, 무용은 에너지 소비를 유의하게 증가시킨다. 너무 힘들고 지쳐서 다른 활동이나 운동을 못 할 때에도 대개 소아는 무용하는 것을 좋아한다.

수영에서 얻는 이득은 설명이 필요 없다. 아르키메데스의 원리에 의하면 체중만큼 들어올리는 것이 가능하다. 수영은 신체의 모든 근육이 사용되는데, 다시 말하면 자라는 소아에게 매우 적합한 만능 운동이고 유용한 기술을 가르치는 활동이기도 하다. 정상적인 속도의 자전거 타기는 흉곽 근육의 발달은 덜하지만 큰 도움이 된다.

스케이트 타는 것은 비만한 사람에게 그리 좋은 운동이 아니다. 외반슬이 비만한 소아가 흔히 문제가 되는데, 이는 스케이트를 탐으로써 더 심해질 수 있다. 스키는 어느 정도의 체중감소가 있고 운동에 적응 된 후에나 조심스럽게 크로스컨트리 같은 것을 시도할 수 있다.

에어로빅, 스트레칭, 요가 등은 젊은 성인뿐만 아니라 청소년에게도 유행되고 있다. 운동을 시작할 때, 근육의 긴장을 도와주는 스트레칭은 비만한 사람에게 도움이 될 수 있는데, 특히 다른 적합한 운동과 함께할 때 그러하다. 그러나 이것들의 에너지 소비는 상대적으로 낮다. 에어로빅은 두드러진 체중감소가 있은 후에 체중유지를 위해 대비될 만한 가장 좋은 운동이다.

3) 점진적인 자세운동의 세부적 내용

신체자세

머리를 세우고 턱과 목은 직각을 유지한다. 어깨를 편 채 내리며, 팔은 몸통에 붙이고 팔꿈치는 엄지손가락이 앞과 안쪽으로 향하게 돌린다. 복부근육을 당기고 엉덩이 근육은 수축시킨다. 골반이 지지되며 앞으로 기울어지게 된다. 허벅지를 약간 회전하면 무릎과 발이 회전된다. 서 있을 때, 발은 이런 방향을 향하게 되고 체중은 발등에 실리게 된다. 비만소아에게 흔히 있는 목의 전만 증가는 견갑골과 척추관 사이, 특히 6~9번째 척추 뼈 사이, 근육의 긴장에 의해서 개선될 수 있다(어깨를 뒤로 쫙 펴고 바로 선다.). 흉골 또한 동시에 들리고 어깨는 옆과 아래로 당겨진다. 따라서 가슴은 적절한 호흡을 하기에 더 좋은 자세가 된다.

호흡운동

호흡운동은 소아가 바른 신체자세를 한 후 해야 한다. 모든 운동을 하는 동안 소아는 폐로 막히지 않은 공기의 흐름이 들어갔다 나왔다 하는 것을 인식해야 한다. 대부분의 소아는 얕은 자동적 숨을 무의식적으로 쉰다.

의식적인 호흡은 누워 있는 자세에서 가장 잘 행할 수 있다. 호기에 주의를 집중해야 하며, 다양한 리듬이 사용된다. 이러한 운동을 하는 동안 복부는 조여야 하고 등의 일부분은 바닥을 향해 눌려야 한다. 호기는 흡기보다 더 길게 유지되어야 하는데 흡기는 완전한 호기를 한 후에야 효과적이기 때문이다. 소아가 과호흡을 하지 않게 하는 것도 중요한데, 이러한 운동은 늑골 근육을 운동시킬 수 있다. 더욱 효과적인 호흡을 하는 것은 신체자세를 향상시킬 수도 있다.

다른 운동의 경우, 비만소아는 등이나 배로 누워 있거나 앉거나 무릎을 꿇거나 등의 체중이 덜 실리는 운동부터 시작하는 것이 가장 좋다. 천천히 시작하거나 간단한 운동으로 점차적인 준비운동을 하는 것이 중요하다. 과정과 운동에서 얻게 되는 이득 및 부정확하게 실시되는 경우의 불이익은 잘 설명해야 한다. 운동과 호흡의 리듬감 있는 조화는 필수적이다. 오랜 근육이 수축하는 운동 후의 이완은 필수적이다. 초기에는 각 경우마다 운동을 4~6회 시행하지만, 이후에는 8~10회까지도 가능하다. 친절히 격려하는 방법은 소아에게 자신감을 갖게 하고 유쾌한 분위기를 만들어서 그들이 신체적 · 정신적 억압을 더 쉽게 극복하게 한다.

모든 운동은 정확하게 혹은 부정확하게 시행될 수 있다. 부정확한 기술은 그 효과에 그치는 것뿐만 아니라 해를 초래할 수도 있다. 숙련된 교사만이 비만소아를 운동시켜야 한다. 바른 운동 과정을 사용하지 않거나 감독되지 않은 환경에서 시행하는 것의 결과는 체력이 강하지 않은 비만한 사람에게 잠재적인 해를 미칠 수 있다.

신체의 각 부분 운동시키기

척추, 복근을 운동시키기 위해서는 강화 운동이 필요하고, 수축된 어깨나 근육에는 고관절과 마찬가지로 이완이 필요하다. 동시에 관절 주변 근육의 강화가 필요하다. 처음에는 소아가 누워 있다가 앉아서 일어날 때 팔을 끌어 주는 식으로 도움을 주어야 한다. 모든 운동 시에 숨을 참지 않고 호기에 집중한 채로 호흡은 이완되어야 한다. 등으로 눕거나 옆으로 누운 채로 다리와 팔의 다양한 움직임을 통해 할 수 있는 다양한 척추운동이 있다. 다른 형태의 운동은 무릎을 꿇거나 앉거나 선 자세로 할 수도 있다. 운동 후에는 휴식시간을 가져야 한다.

하지운동을 할 때는 허벅지 근육을 강화시키는 것에 중점을 둔다. 허벅지가 굵은데도 허벅지 근육은 대개 약하거나 경직되어 있다. 이러한 목적으로 즉석에서 속보로 걷거나 무릎을 높이 들어 올리거나 줄넘기를 하는 것이 도움이 된다. 활동 프로그램의 초기에는 이런 운동의 횟수를 제한해야 하지만, 점차 증가시킬 수 있다. 깡충깡충 뛰는 것은 낮게 하고 이완된 상태로 해야 한다. 좋은 자세와 규칙적 호흡을 유지하기 위한 방법으로 때때로 웅크리고 앉는 등의 동작을 할 수도 있다.

상지의 활동은 다른 신체 부위의 활동적인 지지가 있어야 하고, 서거나 앉거나 무릎을 꿇거나 누워 있는 자세로 행할 수 있다. 다른 모든 관절과 마찬가지로 어깨관절은 이완되어야 한다. 이런 운동은 수업 전 준비운동으로 사용될 수 있으며, 주된 활동에 대한 준비운동은 매우 다양하고 흥미로워야 한다.

정형외과적 문제가 있는 비만소아는 그들의 요구를 특별히 충족시킬 만한 개조된 운동을 하게 한다. 예를 들어, 척추 전만증 혹은 후만증이 있는 소아는 등과 견갑골 사이, 복부근육을 강화시킬 필요가 있다. 날개견갑골이 있는 소아는 허리의 아랫부분 근육이 특히 헐겁고 약하다. 이런 소아는 어깨를 뒤로하고 견갑골이 등에 편평해지는 것을 통해 흉부자세를 더 좋게 하는 방법을 조언할 수 있다.

척추 측만증의 교정을 위한 특수운동은 굽은 등과 날개 견갑골을 교정하는 것을 도울 수 있다. 병적인 편평족, 외반슬 등을 교정하기 위한 운동이 많다. 이러한 운동, 특히 부가적인 건강문제나 정형외과적 문제가 있거나 없는 비만소아들을 위해 특별히 개발된 이러한 운동의 자세한 기술은 전문체육교사를 위해 준비된 책에서 볼 수 있다.

6. 순응도를 높이는 법

대개 비만소아는 운동 프로그램에 대한 순응도가 떨어진다(Epstein et al., 1983). 비만소아를 대상으로 한 추적 연구에 의하면, 대부분의 소아가 비만치료가 중단될 경우 체중과 소실된 지방이 다시 증가한다고 하였다. 이러한 일은 외형적 · 기능적 · 생화학적 상태가 유의하게 호전된 성공적인 외래 및 입원환자 치료 이후에도 관찰되었다. 임상경험에 의하면, 불순응 혹은 탈락의 주된 이유는 운동하는 것이 시간이 걸리고 피곤하며 또한 비용이 들며 지겹고 다칠 수 있다는 것 등이다. 프로그램은 아이들이 좋아하는 것이어야 한다. 비만을 유도하는 생활습관과 환경에의 복귀는 치료에 의한 많은 긍정적 변화를 역전시켰다. 그러나 만약 소아를 장기적으로 충분히 관찰한다면, 체중, 비만 정도, 기능 면에서 오르내림은 있지만 체력의 향상을 볼 수 있을 것이다. 4년에 걸친 여름캠프에 참가한 비만한 남자 청소년의 체질량지수, 제지방량, 지방축적, 기능의 평균치는 이전 캠프에 참가했던 때보다 동일 연령의 정상체중 남아의 평균치에 더 근접했다(Parizkova, 1998). 어떤 남아는 정상 신체 측정치에 도달하기도 했다.

프로그램의 기본개념을 알면 비만소아의 운동에 대한 순응도가 높아질 수도 있다. 예를 들면 다음과 같다.

- 지방축적 감소의 동반 없이도 증가된 체력이 중요하다. 적절하고 규칙적인 운동을 한다면, 단기간의 운동 후에도 체력 면에서 어느 정도의 이득은 있다. 키가 동시에 성장하므로 전체 체중에는 변화가 없을 수도 있다. 체질량

지수는 약간 감소할 수도 있는데, 그런 변화가 없더라도 피부주름두께의 감소와 같이 적어도 신체 표면의 일부분에서라도 변화가 있을 수 있다. 체중감소가 눈에 띄지 않더라도 노력하면 좋은 결과가 있을 것이라는 것을 인식시키며 소아를 격려해야 한다.

- 활동 프로그램을 꾸준히 잘 따르는 것이 체중과 비만 정도의 감소를 지속적으로 유지할 수 있고 기능과 신체활동성을 개선시킬 수 있다. 신체활동의 긍정적인 면을 보일 필요도 있다. 체중을 줄였거나 신체활동 프로그램에 참여한다고 알려진 대중적 인물과 같은 역할모델을 찾는 것이 도움이 될 수 있다. 이미 언급한 바와 같이 운동은 즐겁고 신나야 한다. 트레이너, 체육교사, 환경, 전반적인 분위기 등은 친근하고 친절해야 하며, 운동복은 마음에 들면서도 편안해야 한다. 이러한 모든 것이 아이들이 재미있어 하고 참가하는 것을 유지하는 데 도움이 된다.
- 다른 가족 구성원과 또래를 위한 프로그램의 긍정적 가치에 대한 평가가 필요하다. 이는 소아가 프로그램을 지속할 수 있게 격려하고, 또래가 함께 참여하는 것을 격려하기도 한다.
- 평안감과 활동에서의 성취감, 다른 사람들의 축하에 의한 지지는 운동에 대한 매우 긍정적 느낌을 가지게 한다. 좋은 결과는 집과 여가시간의 자발적인 신체활동 정도와 운동을 증가시키는 것뿐만 아니라 체육의 정형화된 형태를 지속적으로 수행하는 것을 북돋운다.
- 큰 효과가 없어 보이는 활동 프로그램으로 체중과 지방 소실을 지체하게 해서는 안 되지만, 어떤 신체적 과업을 달성하는 것이 향상되거나 외형적 형태가 좋아졌다거나 하는 증거 등의 긍정적 결과를 찾게 노력해야 한다 (Parizkova, 1995; Parizkova & Hill 2000; Strakova & Simsova, unpublished data).

7. 가족의 역할

가족 구성원은 비만소아와 가장 가까운 사람들이다. 그들의 감정적 · 정신적 지지는 성공적인 체중조절 프로그램에 필수적이다. 이상적으로 본다면, 적어도 일부라도 비만소아가 속한 가족의 구성원 모두가 처방에 따라야 한다. 비만소아 앞에서는 음식에 대한 유혹을 뿌리치며 단 음식과 에너지 밀도가 높은 음식을 먹지 않는 것이 절대적으로 필요하다. 가족 구성원이 자녀와 함께 운동 처방을 따르면 이득을 볼 가능성이 높다. 신체활동 처방 또한 같은 개념으로 적용될 수 있다. 체중이 많이 나가는 부모가 절대적으로 필요할 때만 움직이는 것을 자녀가 계속 보게 될 때 그들에게 더 큰 활동 부하를 채택하게 설득하는 것은 어렵다. 가족으로서 신체활동에 참가하는 것은 비만소아를 치료하는 것과 더불어 필수적이다. 걷는 것과 몇몇 게임은 가족 외출의 일부분이 되어야 하고 한 달에 2번 이하면 안 된다. 휴가는 야외에서 여행과 운동으로 가족이 함께 보내는 것이 좋다.

부모가 한 명 이상의 비만소아를 가졌을 때, 가족에게서 필요한 지지는 찾기 쉽다. 가족 중 비만소아가 한 명만 있을 경우에 가장 큰 문제가 발생한다. 그들의 식사와 신체활동의 필요를 충족시키기 위한 가족의 준비는 정상적인 생활습관에 방해를 받는 것으로 보일 수도 있다.

가족 구성원의 격려, 그들이 성취한 것에 대한 지지와 칭찬은 소아의 신체적 · 기능적 상태를 향상시키고 향후 활동적인 생활습관을 유지할 수 있는 운동을 계속하게 하는 자발성을 증가시킨다.

8. 결 론

적당한 강도의 운동은 체중과 체지방에 유의한 영향을 미친다. 활동적인 생활습관의 장려와 운동 프로그램의 개발은 비만치료의 성공을 증가시킬 수 있다. 운동이 비만을 감소시키지 않더라도 이것은 독립적으로 유병률을 감소시킨다. 조직화된 신체활동 처방과 운동의 증가는 통제된 에너지 섭취와 동반되어야 하는데, 증가된 에너지 소비는 좋지 않은 음식 섭취 등으로 증가한 에너지 섭취에 의해 상쇄되어서는 안 된다. 유산소 운동은 심폐기능을 향상시킨다. 골격근에서의 효소 활성 증가는 근육이 일을 하는 동안 지방대사물의 활용을 촉진한다. 이것은 그 자체로 지방축적을 감소시키고 지방분포를 변화시킨다. 따라서 유산소 운동은 비만소아에게 가장 적합한 형태의 운동이다.

향후 연구가 더 필요하겠지만, 운동 프로그램을 계획하는 데 몇 가지 원칙은 시험적으로 제안될 수도 있다. 각 프로그램은 개별화되어야 하며 특정 소아의 요구에 맞게 적용되어야 한다. 가족, 또래, 체육교사 및 학급교사 등의 지지적인 도움은 성인기까지 신체활동 치료의 지속적인 긍정적 효과를 보장하게 된다. 탈락률이 높은 것은 단체 유산소 활동을 포함하고 저강도이지만 30분이 넘는 프로그램을 통해서 줄일 수 있다.

참고문헌

Ainsworth, B. E., Haskell, W. L., Leon, A. S., Jacobs, D. R., Montoye, H. J., Sallis, J. F., & Paffenbarger, R. S. (1993). Compendium of physical activities: classification of exercise costs of human physical activities. *Medicine and Science in Sport and Exercise, 25,* 71-80.

Astrand, P. O., & Rodahl, K. (1986). *Textbook of Work Physiology.* 3rd edn. New York: MacGraw-Hill.

Ballor, D. L., & Keesey, R. E. (1991). A meta-analysis of the factors affecting exercise-induced changes in body mass, fat-mass and fat-free mass in males and females. *International Journal of Obesity, 15,* 717-26.

Belko, A. Z., Van Loan, M., Barbieri, T. F., & Mayclin, P. P. P. (1986). Diet, weight loss, and energy expenditure in moderately overweight women. *International Journal of Obesity, 11,* 93-104.

Björntorp, P. (1992). Abdominal fat distribution and disease: an overview of epidemiological data. *Annals of Medicine, 24,* 15-18.

Blaak, E. E., Westerterp, K. S., Bar-Or, O., Wouters, L. J. M., & Saris, W. H. M. (1992). Total energy expenditure and spontaneous activity in relation to training in obese boys. *American Journal of Clinical Nutrition, 55,* 777-82.

Blair, S. N., Kohl, H. V., Gordon, N. F., & Paffenbarger, R. S. (1992). How much physical activity is good for health? *Annual Review of Public Health, 13,* 99-126.

Blundell, J., Burley, V. J., & Lawton, C. L. (1993). Dietary fat and the control of energy intake: evaluating the effects of fat on meal size and postmeal satiety. *American Journal of Clinical Nutrition, 57* (Suppl.), 772-8S.

Brehm, B., & Gutin, B. (1986). Recovery energy expenditure for steady state exercise in runners and nonexercisers. *Medicine and Science in Sports and Exercise, 18,* 205-10.

Brown, D. R. (1990). Exercise, fitness, and mental health. In *Exercise, Fitness, and Health.* eds. C. Bouchard, R. J. Shepard, T. Stephens, J. R. Sutton & B. D. McPherson, pp. 607-26. Champaign, IL: Human Kinetics Books.

Caspersen, C. J., Powell, K. E., & Christensen, G. M. (1985). Physical activity fitness: definitions and distinctions for health-related research. *Public Health Reports, 100,* 126-31.

Ceesay, S. M., Prentice, A. M., Day, K. C., Murgatroyd, P. R., Goldberg, G. R., Scott, W., & Spurr, G. B. (1989). The use of heart-rate monitoring in the estimation of energy expenditure using whole body calorimetry: a validation study. *British Journal of Nutrition, 61,* 175-86.

Donnelly, J. E., Sharp, T., Houmard, J., Carlson, M. G., Hill, J. O., Whatley, J. E., & Israel, R. G. (1993). Muscle hypertrophy with large-scale weight loss and resistance training. *American Journal of Clinical Nutrition, 58,* 561-5.

Dore, C., Hesp, R., Wilkins, D., & Garrow, J. S. (1982). Prediction of energy requirements of obese patients after massive weight loss. *Human Nutrition: Clinical Nutrition, 36C,* 41-8.

Ekblom, B. (1992). Energy expenditure during exercise in obesity. In *Obesity,* eds. P. Björntorp, B. N., & J. B. Brodoff, pp. 136-44. Philadelphia, PA: Lippincott Co.

Epstein, L. H. (1995). Exercise in the treatment of childhood obesity. *International Journal of Obesity and Related Metabolic Disorders, 19* (Suppl. 4), 117-21.

Epstein, L. H., Wing, R. R., Koeske, R., Ossip, D., & Beck, S. (1982). A comparison of lifestyle change and programmed aerobic exercise on weight and fitness changes in obese children. *Behaviour Therapy, 13,* 651-65.

Epstein, L. H., Koeske, R., & Wing, R. R. (1983). Adherence to exercise in obese children.

Journal of Cardiac Rehabilitation, 4, 185-9.

Epstein, L. H., Wing, R. R., Penner, B. C., & Kress, M. J. (1985a). Effect of diet and controlled exercise on weight loss in obese children. *Journal of Pediatrics, 107,* 358-61.

Epstein, L. H., Wing, R. R., Koeske, R., & Valoski, A. (1985b). A comparison of lifestyle exercise, aerobic exercise, and calisthenics on weight loss in obese children. *Behaviour Therapy, 16,* 345-56.

Epstein, L. H., Valoski, A. M., Vara, L. S., McCurley, J., Wisniewski, L., Kalarchian, M. A., et al. (1995). Effects of decreasing sedentary behaviour and increasing activity on weight change in obese children. *Health Psychology, 14,* 109-15.

Faulkner, J. A., & White, T. P. (1990). Adaptation of skeletal muscle to physical activity. In *Exercise, Fitness, and Health,* eds. C. Bouchard, R. J. Shepard, T. Stephens, J. R. Sutton & B. D. McPherson, pp. 265-279, Champaign, IL: Human Kinetics Books.

Flatt, J. P. (1978). The biochemistry of energy expenditure. In *Recent Advances in Obesity Research,* vol. II, ed. G. A. Bray, pp. 211-19. London: Newman Publishing.

Flatt, J. P. (1987a). Dietary fat, carbohydrate balance, and weight maintenance: effect of exercise. *American Journal of Clinical Nutrition, 45,* 296-306.

Flatt, J. P. (1987b). The difference in the storage capacities for carbohydrate and for fat, and its implications in the regulation of body weight. *Annals of the New York Academy of Sciences, 499,* 104-23.

Jopling, R. J. (1988). Health-related fitness as preventive medicine. *Pediatric Review, 10,* 141-8.

King, A. C., & Tribble, D. L. (1991). The role of exercise in weight regulation in nonathletes. *Sports Medicine, 11,* 331-49.

Knip, P., & Nuutinen, O. (1993). Long-term effects of weights reduction on serum lipids and plasma insulin in obese children. *American Journal of Clinical Nutrition, 57,* 490-3.

Maffeis, C., Pinelli, L., & Schutz, Y. (1992). Effect of weight loss on resting energy expenditure in obese prepubertal children. *International Journal of Obesity, 16,* 41-7.

Maffeis, C., Schutz, Y., Schena, F., Zaffanello, M., & Pinelli, L. (1993). Energy expenditure during walking and running in obese and nonobese prepubertal children. *Journal of Pediatrics, 123,* 193-9.

Nieman, D. C., Haig, J. L., DeGula, E. D., Dizon, G. P., & Registed, U. D. (1988). Reducing diet and exercise training effects on resting metabolic rate in mildly obese women. *Journal of Sports Medicine, 28,* 79-88.

Paffenbarger, R. S., Hyde, R. T., Wing, A. L., & Hsieh, C. C. (1986). Physical activity, all-cause mortality, and longevity of college alumni. *New England Journal of Medicine, 314,* 605-13.

Parizkova, J. (1972). Obesity and physical activity. In *Proceedings of the Nutricia Symposium 'Nutritional Aspects of Physical Performance',* pp. 146-60 Papendal, The Netherlands, 1971. The Hageu: Mouton & Company.

Parizkova, J. (1977). *Body fat and physical fitness. Body composition and lipid metabolism in different regimes of physical activity.* The Hague: Martinus Nijhoff, B. V. Medical Division.

Parizkova, J. (1979). Activity, obesity and growth. *Monographs of the Society for the Research in Child Development, 35,* 28-32.

Parizkova, J. (1995). Obesity and physical fitness: an age-dependent functional and social handicap. In *Social Aspects of Obesity,* eds. I. DeGarine & N. J. Pollock, pp. 163-75. Australia: Gordon & Breach.

Parizkova, J. (1998). Treatment and prevention of obesity by exercise in Czech children. Physical fitness and nutrition during growth. In *Studies in Children and Youth in Different Environments.* ed. J. Parizkova & A. P. Hill, pp. 145-54. Basel: S. Karger.

Parizkova, J., & Hill, A. P. (2000). *Childhood Obesity: Prevention and Treatment.* Boca Raton, London: CRC Press.

Parizkova, J., Bunc, V., Sprynarova, S., Mackova, E., & Heller, J. (1987). Body composition, aerobic power, ventilatory threshold, and food intake in different sports. *Annals of Sports Medicine, 3,* 171-7.

Poehlman, E. T. (1989). A review: exercise and its influence on resting energy expenditure in man. *Medicine and Science in Sports and Exercise, 21,* 515-25.

Raben, A., Mygind, E., Saltin, B., & Astrup, A. (1997). Decreased activity of fat-oxidizing enzymes in muscle of obesity-prone subjects. *International Journal of Obesity, 21* (Suppl. 2), S43.

Ravussin, E., Lillioja, S., Anderson, T. E., et al. (1986). Determinants of 24-hour energy expenditure in man: methods and results using a respiration chamber. *Journal of*

Clinical Investigation, 78, 568-78.

Reybrouck, T., Vinckx, J., Van den Berghe, G., & Vanderschueren-Lodeweyckx, M. (1990). Exercise therapy and hypocaloric diet in the treatment of obese children and adolescents. *Acta Paediatrica Scandinavica, 79,* 84-9.

Rolls, B. J., Kim-Harris, S., Fischman, M. W., et al. (1994). Satiety after preloads with different amounts of fat and carbohydrate: implications for obesity. *American Journal of Clinical Nutrition, 60,* 476-87.

Sasaki, J., Shindo, M., Tanaka, H., Ando, M., & Arakawa, K. (1987). A long-term aerobic exercise program decrease the obesity index and increased the high density lipoprotein cholesterol concentration in obese children. *International Journal of Obesity, 11,* 339-45.

Schwartz, R. S., Shurman, W. P., Larson, V., Cain, K. C., Fellingham, G. W., Beard, J. C., Kahn, S. E., Stratton, J. R., Cerqueira, M. D., & Abrass, I. B. (1991). The effect of intensive endurance exercise training on body fat distribution in young and older men. *Metabolism, 40,* 545-51.

Surgeon General (1996). *Physical activity and health: a report of the surgeon general.* Washington, DC: US Department of Health and Human Services.

Tremblay, A., Nadeau, A., Fournier, G., & Bouchard, C. (1988). Effect of a three-day interruption of exercise-training on resting metabolic rate and glucose-induced thermogenesis in trained individuals. *International Journal of Obesity, 12,* 163-8.

Vamberova, M., Parizkova, J., & Vaneckova, M. (1971). Vegetative reactions to optimal work load as related to body weight and composition in adolescent boys and girls. *Physiologica Bohenoslovaca, 20,* 415.

WHO (1985). Energy and protein requirements: *report of a joint FAO/WHO/UNU expert consultation.* Geneva, World Health Organization, p. 189.

Wing, R. R., Jeffery, R. W., Burton, L. R., Thorson, C., Kuller, L. H., & Folsom, A. R. (1992). Change in waist-hip ratio with weight loss and its association with change in cardiovascular risk factors. *American Journal of Clinical Nutrition, 55,* 1086-92.

제 16 장
정신치료

Carl-Erik Flodmark[1) and Inge Lissau[2)

1. 비만: 질병으로 보는 시각

비만과 식사장애(특히, 폭식장애)가 함께 공존하는 경우가 있기는 하지만, 일반적으로 비만 자체가 식사장애로 간주되지는 않는다. 비만과 관련된 식사장애의 유병률은 비만 때문에 도움을 구하는 사람들의 20~50% 정도 되지만, 비만 프로그램에 참가한 청소년을 대상으로 한 최근의 연구들은 비만한 사람 중 7% 정도를 식사장애 유병률로 제시하고 있다(Decaluwe et al., 2000). 이러한 차이를 보이는 이유는 진단적 면담을 할 때 초기 설문지의 소견을 확인하지 않았기 때문이다(Stunkard et al., 1996, Ricca et al., 2000). 게다가 일반 인구 내의 비만한 소아와 비만에 대하여 도움을 구하지 않은 소아의 식사장애 유병률은 더 낮을 수 있다.

우리는 여기에서 식사장애 치료에서 정신치료를 사용하는 것에 관해서는 논

1) Department of Paediatrics, University Hospital in Malmö.
2) National Institute of Public Health, Copenhagen.

의하지 않을 것이다. 이 장에서는 정신치료가 전반적으로 비만을 더 잘 이해하고 치료하는 데 어떻게 사용될 수 있는가를 중점적으로 다룰 것이다.

비만의 발생에 강력하게 작용하는 유전적 영향을 상쇄시키기 위해서는 생활양식의 변화가 필요한데, 정신치료는 이 변화를 이루기 위한 하나의 도구다. 비만은 다요인적인 원인에 의한 것이므로 생활양식의 변화도 다양한 치료 요소를 사용한 접근을 통해서만이 성취할 수 있다. 예를 들어, 운동과 식사조절을 병행할 수 있고 사회기술 훈련을 하거나, 심각한 경우에는 약물치료를 병행할 수도 있다.

1) 사회의 정신 · 사회적 측면

정신 · 사회학적 요인은 소아 비만에서 확실히 중요한 요소다. 물론 선택된 모집단이나 가족과 또래에 의해 제공되는 환경적 지지의 차이에 따라 정신 · 사회학적 요인이 비만과 관련되는 정도가 다양하더라도 정신 · 사회학적 요인은 중요하다.

비만한 소아의 자존감에 대한 연구에서는 일관되지 않은 결과를 보인다(Braet et al., 1997a; Kimm et al., 1997; Stradmeijer et al., 2000; Strauss, 2000). 모집단 표본에서 대부분의 비만한 소아가 정상적인 자존감을 가진 것으로 나타난 연구도 있지만(Rumpel & Harris, 1994; Renman et al., 1999; Strauss, 2000), Braet 등(1997a)의 연구는 이러한 결과와 일치하지 않았다. 더 최근의 연구에서도 자존감보다는 오히려 체중 상태가 식사제한과 더 밀접한 관련이 있었다(Braet & Wydhooge, 2000).

소아 비만에서 특정 정신 · 사회적 문제의 정도와 유병률이 어느 정도이든지 간에 일부 정신 · 사회적 요인과 비만 사이의 강한 관련성은 이 영역에 더 많은 관심이 필요함을 말해 준다. 이에 대한 더 많은 논의는 6장을 참고하면 된다.

2. 비만치료

1) 새로운 치료가 필요한 이유

식사조절, 운동, 외과적 수술, 약물치료와 같이 비만에 대한 다양한 종류의 치료가 고안되었지만, 단일치료로서 완벽하게 효과적인 치료는 없다.

치료는 적절하면서 오래 지속될 필요가 있다. 단순한 신체적 치료나 짧은 기간의 치료는 불충분한데, 그 이유는 그러한 치료는 비만을 유발하는 데 일생 동안 영향을 줄 수 있는 유전적 영향이나 사회적 압력을 해결하지 못하기 때문이다. 그러나 유전에 대한 이해가 증가하면서 소아 비만에 대한 장기간의 관리가 필요하다는 인식이 더욱 확대되었다. 많은 소아가 비만 발생에 관련하여 타고난 어떠한 유전적인 취약성을 가진 것 같다. 그래서 단지 단기간의 식사조절이나 운동이 아닌 지속적인 관리가 필요하다. 단기간의 관리를 받은 소아는 지방의 감소가 성공적으로 이루어진 후에는 비만이 '치료된 것'으로 생각하고 재발될 위험을 생각하지 않은 채, 이전의 생활양식에서 아주 약간만 변화된 생활양식으로 되돌아가게 될 것이다. 만일 다시 체중이 증가되었다면, 그것은 생활양식이 정상체중인 사람들의 생활양식보다 건강하지 못하다고 볼 수 있다. 이제, 유전-환경의 상호작용에 대한 더 깊은 이해는 다른 해석에 대한 여지를 준다.

비만과 관련된 소인을 타고난 사람들에게 비만을 조절하기 위해서 평균 수준의 운동과 식사조절을 하는 생활방식을 따르도록 하는 것만으로는 불충분하다. 즉, '더 건강한 생활양식'이 필요하다는 것이다. 많은 연구에서 비만한 사람이 오히려 비만하지 않은 사람보다 적게 먹는 것으로 나타났다. 이는 보통 비만한 사람이 자신의 식사행동을 축소해서 보고하는 것으로 설명된다(Epstein, 1993). 그러나 만약 에너지 섭취를 통해 지방을 기준 수준 이상이나 이하로 유지하려고 한다면, 대사적 적응은 체지방을 기준 수준으로 되돌리려고 할 것이다(Leibel et al., 1995). 그래서 체지방과 체중에 대한 설정점에서 벗어나는 것은 어려운 일이다. 이 이론은 비만한 사람들이 적은 양의 음식을 먹어도 여전히 비만한 이유를 설명해 준다.

건강한 생활양식은 어린시절부터 이루어져야 유전적인 상속을 상쇄시킬 수 있다. 유전적 영향으로 인한 결과를 감지하지 못하고 자신이 병을 가졌다고 생각하지 않을 경우 비만해진다. 생활방식의 변화가 운동계통에 영향을 주는 병을 가진 경우 같은 외적 요인에 의해서 비롯되는 것이라면, 이런 사람들은 모두 비만하게 될 것이다.

다음에 우리는 소아 비만을 다루는 데 사용할 수 있는 전략 선택에 대해 기술할 것이다. 비만에 대한 유전적 취약성을 가지지 않은 사람이 체중을 줄이는 것은 쉬운 일로 볼 수 있다. 정상체중을 가진 사람들처럼 살면 된다. 그러나 비만 유전자를 가진 것으로 보이는 사람은 생활방식에 대한 특별한 관리가 필요하다. 그리고 성인비만에 걸릴 위험성이 높은 사람—대부분의 비만한 소아—은 전체 인구를 대상으로 하는 건강과 생활방식에 관한 프로그램들(16장 참조)이 도움이 될 것이다. 또한 구체적이고 개별화된 관리가 필수적이다.

2) 정신역동적 치료: 초기 관점

정신역동적 치료는 식사장애와 비교해서 비만치료에서는 덜 사용된다. Bruch는 비만에 대한 초기 임상적 관찰에서 대상자의 가족들을 치료 프로그램에 포함시켰다(Bruch, 1964, 1970, 1974). 비만소아는 부모와 아이 간의 의사소통에 혼란이 있는 역기능적인 가정에서 사는 것으로 보고되었다. 아이는 배고픔과 같은 신체적 감각과 감정을 구분하는 데 어려움을 가지고 있고, 따라서 먹는 것은 정서적 욕구를 대신하는 것으로 사용된다. 이러한 이상반응은 어머니와 아이의 상호작용에서 초기에 아이가 사랑과 온정, 음식 등에 대한 욕구가 충분히 충족되지 않을 때 발달하게 된다.

비만의 정신역동적 치료에 대해 최근에 발표된 연구들이 없으므로 이러한 연구결과를 받아들이고 있다(Porter, 1980).

3) 행동치료와 인지치료: 전통적 그리고 새로운 접근

행동치료는 처음 고안되었을 때부터 비만치료에서 계속 사용되고 있다(Stuart, 1967). 프로그램은 비만에 대해 '학습된 질병' 이라는 신념에 근거를 두면서, '재학습' 에 의해 충분히 고칠 수 있다고 보았다. 그러나 장기간 동안 지속되는 성공적인 치료는 이루어지지 않았다(Brownell & Wadden, 1991). 그런데도 4년에 걸친 행동치료가 10년 추후 조사에서 성인에게 지속적인 효과가 있음을 보여 주었다. 이러한 연구는 좋은 결과를 얻는 것이 얼마나 어려운 것인가와 장기간의 지속적인 치료가 필요함을 보여 준다(Björvell & Rössner, 1992).

비만에 대한 행동치료는 음식 섭취에 대한 외부 자극의 불충분한 조절 또는 보상행동이 결과적으로 음식 섭취를 증가시키는 바람직하지 않은 식사습관이라는 개념에 중점을 두고 있다. 바람직하지 않은 식사습관은 음식을 씹는 횟수나 식사 횟수 등과 같이 작은 범주로 나눌 수 있다. 부모는 소아의 식사행동을 강화할 수 있을 것이다. 예를 들어, 체중감소가 되면 돈으로 보상함으로써 소아의 식사조절을 격려할 수 있다(Epstein et al., 1980).

1983년에 Brownell 등은 행동 수정, 사회적 지지, 영양과 운동으로 구성된 프로그램을 평가하였다(Brownell et al., 1983). 그들은 집단치료자가 비만소아와 어머니를 따로 만난 집단이 소아만 만나거나 어머니와 함께 만난 집단보다 좋은 결과를 가져왔다는 것에 주목하였다.

다른 전략들은 더 효과적이다. Epstein 등(1990)은 부모의 상호작용 효과를 세 집단으로 나누어서 연구하였다. 첫 번째 집단은 부모와 소아의 행동적 변화와 체중감소를 행동적 기법에 의해 강화하는 소아와 부모 집단이었고, 두 번째 집단은 소아의 행동적 변화와 체중감소만 강화하는 소아만 있는 집단이었다. 세 번째 집단은 비특징적 통제집단으로 가족들의 참여에 대해서만 강화하였다. 이때 가장 좋은 반응은 부모와 소아의 행동적 변화 집단에서 일어났다.

최근에는 비만치료 시에 인지치료는 행동치료와 함께 사용된다. 그 가정은 바로 연습과 보상을 통하여 소아의 인지적 과정의 핵심 영역에 변화가 일어나면 행동적 변화가 생긴다는 것이다. 그러나 소아의 인지에 영향을 주려는 시도와 관찰된 행동변화 사이의 인과관계를 연구설계에 포함시켜 설명하기는 어려웠다(Kendall & Lochman, 1994).

인지행동치료를 평가한 연구는 많지 않다. 한 연구에서 7~13세의 소아 27명을 인지치료와 행동치료에 무작위로 배정하였다. 3개월과 6개월의 추후 연구에서 두 집단 사이의 차이는 없었다. 치료들은 모두 비슷한 효과를 보였으나(Duffy & Spence, 1993) 추후 연구기간이 짧았다.

다른 연구에서 행동치료는 인지치료 또는 영양교육과 함께 실시되었다(Kalodner & Delucia, 1991). 각 치료들은 체중을 통제하기 위해 다른 방법들을 도입하였다. 예를 들어, 인지치료 집단에서는 다른 집단에 비해 체중과 관련된 인지를 더 많이 다루도록 하였다. 시간이 지날수록 비만한 상태가 모두 유의미하게 달라졌으나 치료들만에 별다른 차이는 없었다. 3개월 추후 연구를 한 또 다른 연구에서도 행동치료에 인지치료를 부과하는 것이 행동치료만 시행했을 때보다 더 좋은 결과가 있는 것은 아님을 보여 주었다(DeLucia & Kalodner, 1990).

그러나 인지치료는 소아 비만을 치료하는 데 효과적일 수 있다(Braet, 1999; Braet & Van Winckel, 2000; Braet et al., 1997b). 이러한 연구들에서, 인지행동치료는 각기 다른 환경과 대상에서 6개월 동안 시행되었고, 치료 종료 6개월 후에 추후 연구가 이루어졌다. 외래치료 프로그램과 여름방학 캠프를 통해 시행된 개인치료와 집단치료가 비교되었다. 전체 프로그램에 참가할 수 없는 소아는 '1회 교육'이 실시되었다. 모든 집단들은 대조집단과 비교되었다. 캠프집단은 초기에 유의미하게 더 좋은 결과를 보였다. 다른 집단은 3개월 동안 3.3~5.7%, 6개월에는 8.3~8.4%의 체중감소를 보인 반면, 캠프집단은 3개월 동안 원래 체중의 8.2%, 6개월 후에는 15.6%의 체중 감소를 보였다. 그러나 1년 후의 전체적인 치료효과는 공변량분석을 통해 유의미한 것으로 나타났지만 집단 간에 유의미한 차이는 없었다. 1년 후에는 캠프집단은 14.7%의 체중감소를 보였고, 집단치료집단은 13.1%, 개인 치료집단은 9.8%, '1회 교육' 집단은 6.8%의 체중감소를 보였다. 대조집단은 2.5%의 체중 증가를 보였다. 가장 좋은 결과는 14세 이하의 중등도 비만소아(비만도 55% 미만) 사이에서 나타났다.

5년 후에 이 연구 참가자들의 80%가 다시 조사되었다(Braet & Van Winckel, 2000). 72명의 참가자들(72%)은 비만도가 증가하지 않았고, 18%는 더 이상 비만하지 않았으며, 29%는 중등도의 비만을 보였다. 평균 비만도는 여전히 42%였으나, 이전에 비하여 11%가 감소하였다. 비만한 청소년의 치료목표는 소아가 성장하기 때문에 연령에 따른 체질량지수와 체지방을 고려하여 성인의 치료 목표와는 다르게 되어야 한다는 것이 중요하다. 이 연구에서 식사장애 검사(Eating Disorder Inventory)(Garner et al., 1983)를 사용할 때 한 하위 집단(전체=53명)에서 5명의 청소년, 즉 9%가 폭식 하위척도(bulimia subscale)에서 '위험수준'으로 나왔다. 이것은 이러한 형태의 치료를 사용하면서 식사장애를 발달시킬 위험이 이전에 생각했던 것보다는 낮음을 보인다.

치료는 인지적 전략, 행동적 전략, 교육과 동기에 기초를 두어야 한다. 자기조절 기술은 자기 지시, 자기 관찰, 자기 평가와 자기 보상에 목적을 둔 12회기 매뉴얼에 따라 소개되었다. 모형화, 행동적 시연과 과제가 이러한 기술을 훈련하기 위해서 사용되었다. 여기에서는 엄격한 식사조절 때문에 생길 수 있는 부정적인 심리적 문제를 피하기 위해서 건강한 생활방식을 가지는 것을 강조하였다. 치료에 특수한 가족치료는 포함되지 않더라도, 가족과의 논의가 포함되어 있었다. Epstein 등(1990)은 이런 치료과정을 통해 가족을 포함시키는 것의 중요성을 보여 주고 있다.

다른 치료적 배경을 가졌지만, 이 프로그램은 가족치료에 기초를 둔 프로그램과 많은 유사성을 가지고 있다(Flodmark et al., 1993). 행동적 전략과 교육적 요소, 그리고 동기를 증가시키기 위해 필요한 작업이 유사한 점이다. 두 프로그램 모두 체중을 감소시키는 전략보다는 오히려 체중을 안정화시키는 방향으로 개발되었다. 처방된 식사에서도 약간의 열량 제한만 있을 뿐이다. 그러나 차이점도 있는데 가족치료 프로그램에서는 가족의 참여가 필수지만 인지행동치료 프로그램에서는 필요할 때에만 방문하는 것을 강조한다는 점이다(18개월 동안 6번의 가족모임). 가족이 프로그램에 거의 참여하지 않아도 유의미한 효과가 있는 이유는 가정에서의 생활이 가족보다는 치료자에 의해 감독되는 것으로 설명할 수 있다. 가족치료 프로그램에서는 가족이 소아가 운동을 하도록 격려하고 치료자 감독하의 운동은 수행되지 않는다.

이 두 연구는 서로 다른 치료 방법을 주의 깊게 선택하여 함께 적용한 프로그램들이 효과적임을 보여 준다.

4) 집단치료: 더 많은 연구가 필요하다

다른 형태의 많은 치료가 한 집단 내에서 다양하게 사용될 수 있고, 이러한 접근에 대한 연구가 진행된 바 있다. 예를 들어, 청소년을 대상으로 또래집단 행동수정 프로그램은 개인적인 프로그램보다 더 좋은 결과를 보였다(Zakus et al., 1979). 집단 응집력의 형성이 빈약하고 일시적일지라도, 가장 독립적으로 기능하는 여아가 가장 많은 체중 감소를 보였다. 그러나 이 연구는 무작위 배정이 아니고 환자집단의 인원이 적었다는 한계점이 있다. 다른 연구에서는 개인적인 영양 상담, 집단 영양상담, 행동수정을 포함한 영양상담이 비교되었다(Long et al., 1983). 첫 번째와 세 번째 치료 프로그램은 1년 추후 연구에서 동일하게 효과적이었고, 두 집단 모두 집단 영양상담보다 더 효과적이었다. 일반적으로 언뜻 생각하기에는 집단치료가 개인치료와 비교할 때 결정적인 이점은 없어 보이지만(Aimez, 1976), 예컨대 성별이나 연령, 사회적 배경에 대해 강한 동질성을 가지도록 주의 깊게 선택한 집단에 대해서는 예외적으로 이점이 있다.

학령기 전 소아는 자신의 집단을 만들려 하는 학령기 소아보다 성인에 의해 형성된 집단을 더 쉽게 수용한다. 게다가 집단활동은 학교를 다니기 전 시기에 더 성공적일 수 있다. 우리의 경험을 볼 때 사춘기 동안 이러한 집단활동의 수용은 낮은 편이다. 14세 소아의 10%만이 선별검사 후 개인치료에 대한 대안으로서 집단치료를 선택하였다. Braet 등(1997a)은 인지행동치료를 집단에 적용하는 방법에 대한 많은 정보를 주고 있으나, 소아 비만에 적용하기 위해서는 더 많은 연구가 필요한 상태다.

5) 학교에 기초를 둔 치료: 기초적 접근

행동치료는 또한 학교에서도 사용되고 있다(Brownell & Kaye, 1982). 프로그램은 행동수정, 영양교육, 신체 활동으로 구성되었고, 부모와 학교 직원이 포함되었다. 10주 프로그램을 통하여 63명의 소아(5~12세) 중 60명(95%)이 체중이 감소하였고, 이것은 대조집단의 14명 소아 중 3명(21%)만이 체중이 감소한 것과 비교되었다. 프로그램에 참여한 소아의 평균 체중 감소는 4.4kg이었고, 비만도는 15.4%가 감소하였다.

학교에서 더 넓은 범주의 치료를 제공하고 비만한 소아뿐만 아니라 모든 소아에게 좋은 생활습관을 길러 주기 위해서는 소아 비만에 대한 다양한 접근을 시도해야 한다. 그러나 이러한 접근은 치료를 받고 있는 소아가 많고 잠재되어 있는 변인도 많아서 장기간의 추후 연구를 하는 것이 어렵다. 학교에 기초를 둔 치료를 검토해 보면, 다른 프로그램보다 확실하게 좋은 단일 프로그램은 없었다. 어떤 것이 좋다고 추천을 하기도 어렵다(Ward & Bar-Or, 1986). 대부분의 프로그램은 특별히 비만한 소아들에게만 적용되는 것이 아니라 모든 수준의 영양상태에 있는 소아를 위한 것이다.

이러한 영역은 더 많은 연구가 필요하며 정신치료보다 오히려 건강교육으로 여겨야 한다.

6) 초기치료: 치료의 선택

초기치료는 10세 전후 소아 비만의 발생이 최고조에 이르기 전, 학령기 전이 소아에게 실시될 때 가장 좋은 결과를 얻을 수 있다(Davis & Christoffel, 1994). 치료가 소아집단에게 적용된다는 점에서는 학교에 기초를 둔 치료와 유사하지만, 비만한 소아에게만 특별히 실시된다는 점에서는 차이가 있다. 소아 비만의 치료는 성인 비만의 치료보다 더 효과적인 것으로 생각되고(Epstein et al., 1995a), 이상적인 체중의 160%를 초과하는 성인의 50~75%는 소아 비만 상태였다(Dietz, 1983). 그래서 초기치료는 성인으로 이어지는 심한 비만을 예방할 수 있어야 한다.

7) 가족치료: 치료에 대한 새로운 시각

가족은 소아의 심리적 발달의 근원이 되고, 소아의 삶의 질에 영향을 주는 주요한 요인이 된다. 가족치료는 행동적 · 정서적 문제가 있거나 만성적인 질병이 있는 소아에게 광범위하게 사용되어 왔다.

몇 가지 연구를 보면(Gurman & Kniskern, 1981; Hazelrigg et al., 1987; Lask, 1987; Dare, 1992), 가족치료는 천식, 당뇨병, 신경성 식욕부진증, 사별, 성인 정신분열증에 효과적임을 보여 준다. 또한 다른 증상의 아이를 둔 가족들을 위해 가족에 기초를 둔 진단적 검사를 개발하는 것도 가능하다(Hansson, 1989).

정신교육적 가족치료는 정신분열증에서 사용되어 왔다. Orhagen(1992)과 그 동료들은 프로그램의 교육영역과 치료영역 중에 어떤 것이 가장 효과적인지를 연구하였고, 양쪽 모두가 필요함을 보여 주었다. 다른 스웨덴의 연구에서는 가족치료가 소아기 천식에 비용효과적인 치료임을 설명하였다(Gustafsson, 1987).

그러므로 가족치료가 비만치료에도 도움이 될 수 있다는 연구가 제시되는 것은 당연하다(Ganley, 1986). Epstein의 집단에 대한 몇 가지 연구를 보면 비만한 소아와 부모의 상호작용에 대한 중요성이 강조되고 있다(Epstein et al., 1980, 1990). Flodmark 등(1993)은 10세 소아를 대상으로 4년 후에 비교해 본 결과, 가족치료가 비만한 소아를 위한 전통적인 치료보다 더 효과적임을 설명하였다. 이러한 가족은 모집단 표본에서 선택되었으며, 전통적 치료, 즉 의사와 영양사의 정기적인 방문을 받은 집단과 가족치료를 6회 받은 집단, 그리고 전혀 치료를 받지 않은 집단으로 나누어 비교하였다. 치료기간은 두 치료집단 모두 14~18개월이었다.

치료가 끝난 후 1년 추후 연구에서, 치료를 받지 않은 대조집단보다 가족 치료집단에서 체질량지수가 유의미하게 낮았다. 게다가 전통적 치료를 받은 집단보다 가족치료 집단에서 체력이 더 좋았고 체지방량(피부주름두께에 의해 측정된)은 더 낮았다. 가족치료 집단과 전통적 치료 집단 사이에서 평균 체질량지수의 차이는 없었는데, 아마도 체지방량 감소와 함께 체력이 향상된 것이 근육량을 증가시켜, 결과적으로 체질량지수가 변화되지 않았기 때문일 것이다.

이 연구에서는 전체 열량 중 지방에서 얻는 열량을 30%로 유지하면서 하루에 1,500~1,700kcal로 섭취하는 식사조절을 사용하였다. 이러한 식사조절은 다른 프로그램에서도 사용되었으며(Epstein et al., 1990), 이 정도는 열량 제한을 적절하게 하면서도 정상적인 사춘기 성장은 방해하지 않는다(Epstein, 1990). 그러나 식사조절에서 지방함유량은 신체적 활동과 같은 요인들을 고려해서 상향조정할 필요도 있다. 더 낮은 지방함유량을 가지는 식사조절은 거의 필요하지 않다. 식사 조절에 대한 전문지식을 가지도록 하는 것보다는 생활양식을 변화시키기 위한 일반적인 전략을 논의하는 것이 더 효과적이다.

소아는 자연스럽게 활동한다. 10세 이하의 소아는 자발적인 활동성을 가지므로 운동 프로그램을 처방할 필요는 없다. 그러나 가족에게서 움직일 수 있는 시간과 공간에 대한 지원을 받아야 하고 특히 집 밖에서 놀 수 있는 자유가 있어야 한다.

청소년은 앉아 있으려는 생활양식이 습관화되어 있으므로, 10대는 신체적 활동을 높은 수준으로 유지하도록 격려하는 것이 중요하다. 구체적인 운동과 더 활동적인 생활양식 모두를 격려하는 복합적인 접근은 여러 연구에서 조사되었다(Epstein et al., 1995a). 가장 좋은 결과는 운동을 하면서 앉아 있으려는 생활양식을 적게 하도록 하는 집단이 아니라, 단지 생활양식을 변화시키는 것에 초점을 두는 집단에서 나타났다. 일상적인 활동은 생각보다 에너지 소비가 많다(Dietz, 1991). 식사습관의 변화를 포함한 혼합된 프로그램의 범주에서 생활양식의 변화를 격려하는 것은 소아 비만에 중대한 영향을 줄 수 있다.

가족치료 기간 동안, 가족이 집에서 신체적으로 활동적인 상태가 되도록 격려하였다(Flodmark et al., 1993). 가족치료를 받고 있는 가족은 신체활동에 관하여 가족치료 집단과 유사한 충고를 받은 대조 집단보다 신체적으로 더 건강해졌다. 이것은 생활양식의 변화와 관련된 심리적 측면이 정확하게 적용되는 운동보다 더 중요함을 강조하는 것이다. 과거에는 비만을 치료할 때, 생활양식을 변화시키기 위한 전반적인 접근보다는 기술을 상당히 강조하였다(Flodmark, 1997).

어떠한 종류의 정신치료가 적용되었는가? Minuchin의 구조적 모델(Minuchin

et al., 1975, 1978; Minuchin & Fishman, 1981)과 Shazer의 단기치료 모델(Shazer, 1982, 1985, 1988, 1991)을 조합한 치료가 적용되었다.

치료자는 치료의 기본원리로 구조적 모델을 사용하였고, 이러한 모델에 해결중심적 모델이 영향을 미쳤다. 일반적으로 가족은 처방 그 자체보다는 자신이나 소아가 처방받은 식사조절이나 권유된 운동처방을 실행하면서 경험하는 어려움을 논의하기를 원한다. 치료 기간에 적절한 정보를 제공하는 것은 해결책을 찾아서 성공적인 결과를 얻는 데 필수적인 것이다. 가족들은 각 회기 사이에 집에서 다른 해결책들을 논의해야 하며, 비만한 소아의 신념이나 생각이 이러한 전체 과정에서 필수적으로 반영되어야 한다.

요약하면, 다음의 목적들이 유용한 것으로 여겨진다.

- 가족에게 낮은 강도의 비직면적인 접촉을 제공하기
- 가족의 자원을 확인하고 인식하기
- 가족을 존중하는 태도를 보이고 무비난적인 개입을 사용하기
- 다른 중요한 구성원 포함시키기
- 전체 체계를 파악하도록 노력하고 이러한 체계가 적절하도록 만들기
- 문제를 바라보는 각 구성원의 시각을 수용하기
- 언급된 이야기를 긍정적으로 바꾸기
- 긍정적인 해결책을 강조하기
- 작고 단순한 해결책부터 시작하기. 이해를 제공하기
- 현실적이고 적절한 수준에서 성취할 수 있는 가장 낮은 체중을 논의하기
- 체중감소 목표를 달성하는 데 필요한 시간에 대하여 가족에게 조언하기
- 비만을 조절하는 것은 매우 어려운 일이라는 것을 전달하기

결국, 가족치료를 제공하는 치료자의 경험과 비만한 소아와 가족에 관한 연구는 비만한 소아의 가족은 정상체중 소아의 가족과 비교할 때 소아에 대한 지지나 의사소통에 차이가 없음을 보여 준다(Valtoline & Marta, 1998).

8) 질문이 답이다

다음은 소아와 청소년 비만치료 시 각기 다른 형태의 질문을 어떻게 사용하는가에 대한 예를 소개하고 있다.

여러분은 15세 된 남아와 그 부모를 상담하고 있다. 이 장면은 아마 진료실에 있는 의사이거나 연구소에 있는 가족치료자일 것이다([그림 16-1] 참조).

선형적 질문

치료자: 준형이의 비만을 해결하기 위해 어떻게 하고 계신가요?

어머니: 준형이가 집에서는 덜 먹으려고 노력하는 것 같은데, 학교에서 오는 길에는 어떻게 하는지 잘 모르니까요…….

치료자: 준형아, 선생님이 너에게 적어 준 대로 잘 지켰니?

준 형: 노력하긴 했는데, 그 종이가 어디에 있는지 잘 모르겠어요.

치료자: 언제 보고 못 봤는데?

준 형: 잘 기억이 안 나요.

아버지: 제 아내가 그러는데, 얘는 항상 자기가 해야 할 것을 안 하려고 한대요.

치료자: 준형아, 선생님이 적어 준 종이에 뭐라고 적혀 있었는지 기억나니?

준 형: 아니요. 조금 전에 제가 기억 안 난다고 이야기했잖아요. 저는 지금 집에 가고 싶어요.

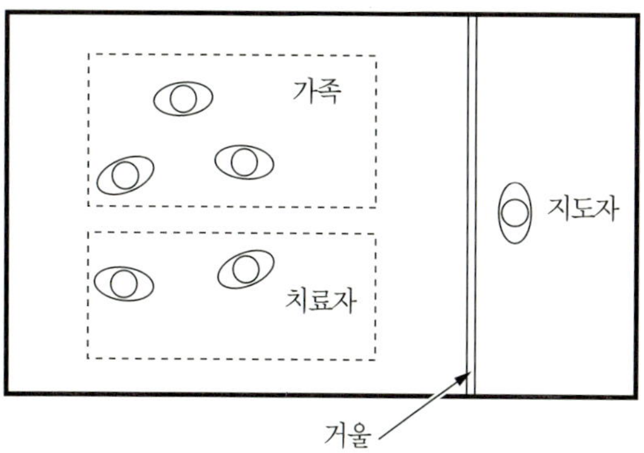

[그림 16-1] 지도자는 치료자를 훈련시키는 것이 필요하다. 일방향 거울 뒤편에서 지도자는 전화 또는 치료 중간 쉬는 시간에 치료자에게 지지와 지시를 줄 수 있다.

의도적이지 않더라도 선형적 질문은 희생양을 만드는 과정이 된다. 준형이는 식사조절을 잘 따르지 못한 것에 대해서 비난을 받고 있는데, 이러한 과정은 어머니의 불만에서 시작되었다. 치료자는 비난하려는 의도 없이 선형적 질문을 시작했지만, 이것은 어머니의 관점을 아버지가 지지해 주면서 소용없게 되었다.

순환적 질문

치료자: 준형이의 비만을 해결하기 위해 어떻게 하고 계신가요?

어머니: 준형이가 집에서는 덜 먹으려고 노력하는 것 같은데, 학교에서 오는 길에는 어떻게 하는지 잘 모르니까요…….

지금 어머니가 걱정한다는 것을 알게 되었다. 이제 그 문제를 탐색하기 위해서 순환적 질문을 사용해 보자.

치료자: 그것을 누가 알겠어요?

아버지: 제 아내가 그러는데, 얘는 항상 자기가 해야 할 일들을 피하려고만 한대요.

지금 당신은 아버지가 걱정을 하지만, 어떤 일이 일어나는지는 모른다는 것을 알게 되었다.

치료자: 준형아, 네가 체중이 많이 나가는 것을 누가 제일 많이 걱정하는 것 같니? 아버지니, 어머니니?

준 형: 어머니예요.

치료자: 그것을 어떻게 아니?

준 형: 어머니는 항상 제가 학교에서 집에 오는 길에 무엇을 먹었는지 다그치고, 잔소리를 많이 하시거든요.

치료자: 어머니와 아버지가 네가 먹은 것을 확인하는 방법에 차이가 있니?

준 형: 네. 아버지는 제가 생각나도록 해 주는데 어머니는 온종일 잔소리를 하

세요.

치료자: (아버지, 어머니에게) 오후에 준형이가 먹은 간식을 기억할 수 있도록 두 분이 서로 어떻게 도움을 주는 것이 좋을까요?

이러한 질문은 더 중립적이지만 여전히 주의가 필요하다. 순환적 질문을 사용하면서도 어머니를 더 지지하는 것이 필요할 것이다.

전략적 질문

자, 이제 좀 더 강력한 대화를 진행해 보자.

이러한 질문은 법률가와 언론인 사이에서 많이 사용되며, 비만에서는 추천되지 않는다. 그래도 일부 정신과적인 상황에서는 유용할 때가 있다. 그 예는 아래와 같다. 치료자는 아버지가 더 개입하기를 바라는 상황이다.

아버지: 저는 잘 모르겠어요.

치료자: (아버지에게) 부인을 도와주지 않으시기 때문에 혼자 실망하는 모습을 보지 못하셨어요?

아버지: 저는 직장에서 해야 할 일이 너무 많아요.

치료자: (아버지에게) 그래도, 어떻게 가족을 버릴 수가 있겠어요?

아버지: 선생님도 아시겠지만, 저는 정말 노력하고 있어요.

치료자: (아버지에게) 당신은 준형이 어머니가 당신이 일과 가족 중 어느 한 가지를 선택할 때까지 얼마나 기다릴 거라고 생각하세요?

이러한 대화 이후에 당신은 결코 가족들을 다시 볼 수 없을 것이다. 물론, 이러한 질문은 문제를 탐색하기에는 효율적일 수 있지만, 너무 강력한 면이 있다. 대신 반사적 질문을 추천한다.

반사적 질문

아버지: 저는 잘 모르겠어요.

치료자: (아버지에게) 그렇게 생각하신다면, 아버지가 돕기 위해서 할 수 있는 일은 어떤 것이 있을까요?

아버지: 회사에서 쉬는 시간에 집으로 준형이에게 전화를 할 수 있을 것 같고요. 그때 준형이가 먹는 것에 대해서 다시 이야기할 수 있을 것 같아요.

치료자: (어머니에게) 이것이 규칙적으로 이루어진다면, 준형이가 체중을 줄이는 데 도움이 될 것이라고 생각하세요?

어머니: 물론이지요. 준형이가 먹는 것에 대해서 온종일 저 혼자만 책임지지 않아도 된다면, 저는 너무 행복할 것 같아요.

반사적 질문은 처음에는 외적인 상황 때문에 불가능해 보이더라도 새로운 해결책을 떠올리고 그것을 검증할 가능성을 만들어 낸다. 그래서 '만약, 무엇을 해야 할지 모를 때 어떻게 하는 것이 가장 좋을 것이라고 생각하는가?' 많은 반사적 질문은 '만약 ~' 으로 시작한다. 이것은 환자가 새로운 해결책이 가능한가를 검증할 수 있는 여유를 준다. 이것이 가능하기 위해 변화가 필요한 외적인 요인과 이러한 과정에서 도움이 될 수 있는 사람에 대해서는 또 다른 논의가 필요하다.

9) 기타 정신치료에 대한 견해

가족치료 또는 더 정확하게 가족체계치료는 다음과 같이 정의될 수 있다. 가족치료란 가족 구성원 사이의 상호작용과 가족과 치료자의 상호작용을 관찰하고 분석함으로써 가족의 건강을 향상시키고 가족의 자원을 사용할 수 있는 능력을 향상시키는 것이다.

대조적으로, 인지치료는 연습과 보상(행동치료의 주요 요소들)의 체계를 통해서 인지과정을 변화시키는 것에 목적이 있다. 인지과정에서의 변화는 행동변화로 이어진다는 것을 가정한다.

정신역동적 치료는 비만에는 널리 사용되지 않지만 전이와 역전이—다른 정신치료에서는 널리 사용되지 않는 —를 다룬다.

〈표 16-1〉 연령과 관련된 치료과정 개요

비만 유형	권고되는 치료	다음 단계
(A) 4~10세의 소아 비만	식사조언과 신체 활동을 집단에 제공하는 학령기 전 상황이나 학교에서의 교육	인지행동치료 가족치료
(B) 10~18세의 청소년 비만	비만은 학교 건강센터에서 치료 심한 비만은 가족치료와 사회적 지지나 인지행동치료로 치료	낮 병동 프로그램 구체화된 학교환경(기숙사)
(C) 15세 이상 청소년 비만에서의 식사장애	소아지도클리닉 가족치료 인지행동치료 개인치료	낮 병동 프로그램 환경치료를 사용한 병원치료
(D) 프래더윌리 증후군과 같이 인지기능을 손상시키는 질병	가족치료 가정에서의 사회적이고 교육적인 구체화된 지지	낮 병동 프로그램 환경치료를 사용한 병원치료

앞에서 이야기하였듯이 행동치료는 비만이 '학습된 질병' 이라는 개념에 기초하고 있으며, '재학습' 에 의해서 치료될 수 있다고 본다. 그러나 요즘은 비만치료 중 가장 효과적인 치료 기법을 발견하는 것에 흔히 초점이 맞추어지고 있다. 만약 비만치료 중 조합하여 사용해서 이득이 되는 많은 효율적인 기법이 있다면, 행동치료는 다른 치료들과 연계하여 사용했을 때 더욱 효과적인 기법 중 하나일 것이다.

마지막으로 환경치료는 낮 병동 프로그램이나 치료센터, 또는 소아지도클리닉(에서 사용될 수 있는데 이것은 환자와 환자, 환자와 치료자 등 전 직원이 참여하여 식사훈련을 하면서 상호 작용하는 방법을 소아에게 가르친다.

우리는 여러 가지 프로그램의 좋은 측면들을 소아 비만을 위한 일반적인 관리 프로그램에 결합시킬 것을 제안한다. 가장 중요한 것들은 각각의 주요한 치료 프로그램에서 가장 효과적인 특징을 파악하기 위하여 과학적인 도구를 사용해야 한다는 것이다.

〈표 16-1〉은 소아 비만의 치료를 위해 사용할 수 있는 여러 가지 종류의 정신치료 프로그램을 요약해서 제시한 것이다. 치료는 학교, 특별한 환경인 낮 병동

프로그램, 기숙사 학교와 병원 같은 다양한 곳에서 제공될 수 있다. 사회적이고 교육적인 지지는 전통적인 신경정신과 치료와 함께 제공될 수 있다.

비만 유형 A

학령기 전 상황에서, 교육적 방법을 집단에게 사용할 수 있는데 이것은 개인 환자를 위한 직접적인 치료보다 좀 더 비용 효과적인 것이다. 이러한 어린 연령에서는 소아가 많은 다양한 기술을 배울 수 있고, 음식과 운동에 관한 건강한 생활양식을 배울 수도 있다. 비만한 소아만을 대상으로 할 필요는 없다. 모든 소아를 대상으로 한 건강한 생활양식에 대한 교육은 공공 건강의 관점만 고려하더라도 그 필요성이 정당화될 수 있다. 정확한 활용 방법에 대해서는 더 많은 연구가 필요하지만, 이전에 언급했던 Braet의 치료 프로그램은 좋은 예가 될 수 있을 것이다(Braet et al., 1997b; Braet, 1999; Braet & Van Winckel, 2000).

우리는 스웨덴의 Malmö에서 4세 이하 소아를 대상으로 가족치료에 기초한 프로그램을 사용하지 않는다. 4~10세의 연령의 경우, 학령기 전 어린이 집과 학교내의 모든 아이를 대상으로 건강한 생활양식을 형성하기 위한 교육에 강조를 둔다. 체질량지수가 95백분위수 이상인 소아는 건강관리를 위한 간호사나 학교 간호사로부터 기본적인 지도를 받는다. 어떤 경우에는 일차 건강관리 영양사가 기본적인 지도를 하는데, 이는 지방 섭취를 일일 전체 열량의 30%로 줄이고 전체 열량을 하루에 1,500kcal로 줄이기 위한 것이다.

가족치료는 외래 치료에서는 드물게 제공되고 치료를 제공하더라도 매우 낮은 강도로 하게 된다. 이것은 가족이 단지 1~2회 정도의 기본적인 지도를 받고 매 6개월마다 재검토를 받는 방식이다. 그렇지 않으면 치료자를 한번 만난 후, 아이의 체질량지수가 99백분위수 이상이고 부모 중 한 명 혹은 모두가 체질량지수 30 이상인 경우에 10세 때 시작되는 표준적인 치료 프로그램에 다시 오도록 한다.

미국에서의 전문가 권고안은 3세부터 치료적 개입을 하도록 제안한다. 성인 비만을 발달시키는 데 가장 위험한 시기가 청소년기지만, 양쪽 부모가 모두 비만할 경우에는 3~5세의 기간이 또한 위험하기 때문이다(Whitaker et al., 1997).

이러한 결과는 초기 개입을 권장하는 것으로 보인다. Braet 등(1997b)은 초기 개입에서 인지행동치료를 사용하였으며, 학령기 전 소아의 치료는 매우 결과가 좋고, 효과가 다소 떨어지기는 하지만 단 한 번의 치료적 개입도 유용함을 보여주었다.

비만 형태 B

Malmö에서의 우리의 프로그램은 10~11세 소아를 대상으로 학교에서 선별검사를 한 후 시작된다. 이러한 연령은 소아 비만이 가장 잘 발생하는 시기다(Rolland-Cachera et al., 1984). 체질량지수가 95백분위수 이상인 아이들은 학교 간호사를 통해 기본적인 지도를 받고 99백분위수 이상인 소아는 가족치료를 훈련받은 의사에게 의뢰되거나 소아지도 팀에 의뢰한다.

가족치료는 체질량지수가 98백분위수 이상인 소아에게 제공될 때 효과적이고 유용하다(우리는 건강관리 자원의 부족 때문에 이 정도의 체질량지수 절단값을 선택하였다).

치료를 통해 만족할 만한 수준의 체중조절을 이루지 못했을 때에는 낮 병동 프로그램이나 학령기 소아를 위해 구체화된 학교환경에서의 교육이 추가될 수 있다. 그러나 대부분의 소아가 외래를 기초로 하는 치료를 받고 있는데, 이것은 비만이 그만큼 흔한 질병이기 때문이다. 그래서 치료가 비효과적일 때에는 특별한 입원 병동을 이용하거나 부모가 일상생활에서 가족관리를 할 수 있도록 특별히 훈련된 전문가를 부모를 돕기 위해 보낸다. 이러한 접근은 이미 스웨덴에서 심한 장애로 인해 고통받는 소아를 위해서 시행되고 있다. 우리의 프로그램들은 비만치료에 초점이 맞추어져 있고 전문가는 특별한 훈련이 필요하다. 외래치료를 선택할지 아니면 입원치료를 선택할지의 결정은 항상 어려운 문제다. 소아에게 체중감량을 초기에 격려하기 위해서 입원치료가 필요하다는 것에는 논쟁이 있을 수 있다. 치료초기 단계에서의 빠른 체중감소는 체중감소를 더 쉽게 만들어 준다. 그러나 성인의 경우 행동치료에 초저열량 다이어트(보통 빠른 체중감량을 위해 시도)를 병행하는 것이 행동치료만 시행한 것에 비해 장기간의 관점에서는 더 좋은 효과를 거두지는 못했다고 보고된 바 있기 때문에, 이러한 시각을 지지하는 연구는 거의 없다(Wadden et al., 1989).

비만 형태 C

10대 후반에서 식사장애의 치료는 신경정신과의 모든 자원이 요구된다. 이러한 사례가 드물기는 하지만, 효과적인 치료가 유용할 수 있고 정확한 진단을 내리는 것이 중요하다.

비만 형태 D

프래더윌리 증후군과 같이 인지기능의 손상을 가져오는 질병이 있을 때, 치료는 매우 어렵다. 많은 사례에서 가족치료가 가족에게 부가적인 지지를 제공하기 위해서 유용하게 사용된다. 이러한 치료가 없다면, 낮 병동 프로그램이 아마도 필요할 것이다(9장 참조).

3. 결 론

다양한 형태의 정신치료가 소아 비만의 치료에 사용되어 왔다. 소아를 위한 주요한 프로그램은 정신치료 — 가족치료, 인지행동치료 — 에 기반을 두고 생활양식을 변화시키는 데 목적이 있다. 우리는 다양한 프로그램의 유용하고 좋은 부분들이 소아 비만의 치료를 위해서 일반 프로그램에 도입되어야 한다고 생각한다.

연령은 비만한 아이들의 체중조절을 돕기 위한 전략을 선택하는 데 영향을 주는 주요한 요인이다. 학령기 전 소아는 집단치료가 개인치료보다 더 중요하다. 학령기 전의 소아는 성인에 의해서 임의로 만들어진 집단을 더 잘 수용하는 편이다. 학령기 소아는 자신 스스로 집단을 만드는 것이 필요하다. 그래서 집단활동은 학령기 소아보다는 학령기 전 소아에서 더 성공적으로 이루어질 수 있다.

연령이 많아질수록 개인치료가 점점 더 필요해진다. 초기 소아기는 원래 가족의 역할이 소아 비만의 치료에서 매우 중요하지만, 10대 후반과 초기 성인기로 가면(16~25세) 새로운 가정과 사회적 집단들이 더 중요해진다. 그러나 그때에도 여전히 새로운, 자신이 선택한 가족이 다시 중요해진다. 그래서 가족치료는 성인에게도 도움이 될 수 있다. 소아 비만의 치료는 중요하다. 우리는 건강한 생활양식으로의 변화—적절한 식사 양상과 운동을 포함하는 것—는 나중에 시도하는 것보다 소아기에 학습된다면 성인기의 생활에 통합되는 것이 훨씬 쉬울 것이다.

계속되는 유전 연구에 의해 제공되는 새로운 가설과 소아 비만 예방에 대한 조금 더 효과적인 지침이 '비만의 폭발'을 더 잘 통제할 수 있는 희망을 제공하고 있다. 그러나 문제에 대한 관리가 효과적으로 이루어지려면 모든 방법이 동원되어야 한다. 또한 '식사요법은 아무 소용이 없어'라고 말하는 내용에 귀를 기울여야 한다. 모든 비만한 사람, 특별히 소아는 정상적이고 건강한 체중을 유지하기 위한 생활양식을 형성하도록 도와주는 것이 필요하다.

참고문헌

Aimez, P. (1976). [Modification of pathogenic dietary behavior. Group technics]. *Annales de Nutrition et d'Alimentation, 30,* 289-99

Barlow, E., & Deitz, W. (1998). Obesity evaluation and treatment: Expert Committee Recommendations. *Pediatrics, 102,* E29.

Björvell, H., & Rössner, S. (1992). A ten-year follow-up of weight change in severely obese subjects treated in a combined behavioural modification programme. *International Journal of Obesity, 16,* 623-5.

Braet, C. (1999). Treatment of obese children: A new rationale. *Clinical Child Psychology and Psychiatry, 4,* 579-91.

Braet, C., & Van Winckel, M. (2000). Long-term follow-up of a cognitive behavioral treatment program for obese children. *Behavior Therapy, 31,* 55-74.

Braet, C., & Wydhooge, K. (2000). Dietary restraint in normal weight and overweight children. A cross-sectional study. *International Journal of Obesity, 24,* 314-18.

Braet, C., Mervielde, I., & Vandereycken, W. (1997a). Psychological aspects of childhood obesity: a controlled study in a clinical and nonclinical sample. *Journal of Pediatric Psychology, 22,* 59-71.

Braet, C., Van Winckel, M., & Van Leeuwen, K. (1997b). Follow-up results of different treatment programs for obese children. *Acta Paediatrica, 86,* 397-402.

Brownell, K. D., & Kaye, F. S. (1982). A school-based behavior modifications, nutrition education, and physical activity program for obese children. *American Journal of Clinical Nutrition, 35,* 277-83.

Brwonell, K. D., & Wadden, T. A. (1991). The heterogeneity of obesity. *Behavior Therapy, 22,* 153-77.

Brwonell, K. D., Kelman, J. H., & Stunkard, A. J. (1983). Treatment of obese children with and without their mothers: changes in weight and blood pressure. *Pediatrics, 71,* 515-23.

Bruch, H. (1964). Psychological aspects of overeating and obesity. *Psychosomatics, 5,* 269-74.

Bruch, H. (1970). Eating disorders in adolescence. *Proceedings of the Annual Meeting of the American Psychopathological Association, 59,* 181-202.

Bruch, H. (1974). The family as background to obesity. In *The International Book of Family Therapy,* ed. F. W. Kaslow. p. 229-43. New York: Bruner.

Dare, C. (1992). Change the family, change the child? *Archives of Disease in Childhood, 67,* 643-8.

Davis, K., & Christoffel, K. K. (1994). Obesity in pre-school and school-age children. Treatment early and often may be best. *Archives of Pediatric and Adolescent Medicine, 148,* 1257-61.

Decaluwé, V., Braet, C., & Fairburn, C. (2000). Binge eating in obese children and adolescents. *International Journal of Obesity, 24* (Suppl. 1), S162.

DeLucia, J. L., & Kalodner, C. R. (1990). An individualized cognitive intervention: does it increase the efficacy of behavioral interventions for obesity? *Addictive Behaviors, 15,* 473-9.

de Shazer, S. (1982). *Patterns of Brief Family Therapy.* New York: Guilford.

de Shazer, S. (1985). *Keys to Solution in Brief Therapy.* New York: Norton.

de Shazer, S. (1988). *Clues: Investigating Solutions in Brief Therapy*. New York: Norton.

de Shazer, S. (1991). *Putting Difference to Work*, 1st edn. New York: W. W. Norton & Company, Inc.

Dietz, W. H. (1983). Childhood obesity: susceptibility, cause and management. *Journal of Pediatrics, 103*, 676-86.

Dietz, W. (1991). Physical activity and childhood obesity. *Nutrition, 7*, 295-6.

Duffy, G., & Spence, S. H. (1993). The effectiveness of cognitive self-management as an adjunct to a behavioural intervention for childhood obesity: a research note. *Journal of Child Psychology and Psychiatry, 34*, 1043-50.

Epstein, L. H. (1993). New developments in childhood obesity. In: *Obesity. Theory and Therapy*. Second edition, eds. A. J. Stunkard & T. A. Wadden. New York: Raven Press.

Epstein, L. H., Wing, R. R., Steranchak, L., Dickson, B., & Michelson, J. (1980). Comparison of family based behavior modification and nutrition education for childhood obesity. *Journal of Pediatric Psychology, 5*, 25-36.

Epstein, L. H., Valoski, A., Wing, R. R., & McCurley, J. (1990). Ten-year follow-up of behavioral, family-based treatment for obese children. *JAMA, 264*, 2519-23.

Epstein, L. H., Valoski, A., & McCurley, J. (1993). Effect of weight loss by obese children on long-term growth. *American Journal of Disease in Children, 147*, 1076-80.

Epstein, L. H., Valoski, A. M., Kalarchian, M. A., & McCurley, J. (1995a). Do children lose and maintain weight easier than adults: a comparison of child and parent weight changes from six months to ten years. *Obesity Research, 3*, 411-17.

Epstein, L. H., Valoski, A. M., Vara, L. S., McCurley, J., Wisniewski, L., Kalarchian, M. A., et al. (1995b). Effects of decreasing sedentary behavior and increasing activity on weight change in obese children. *Health Psychology, 14*, 109-15.

Flodmark, C. E. (1997). Childhood Obesity. *Clinical Child Psychology and Psychiatry, 2*, 283-95.

Flodmark, C. E., Ohlsson, T., Ryden, O., & Sveger, T. (1993). Prevention of progression to severe obesity in a group of obese schoolchildren treated with family therapy. *Pediatrics, 91*, 880-4.

Ganley, R. M. (1986). Epistemology, family patterns, and psychosomatics: the case of obesity. *Family Process, 25,* 437-51.

Garner, D. M., Olmsted, M. P., & Polivy, J. (1983). Development and validation of a multidimensional eating disorder inventory for anorexia nervosa. *International Journal of Eating Disorder, 2,* 15-34.

Gurman, A., & Kniskern, D. (1981). Family therapy outcome research: knowns and unknowns. In *Handbook of Family Therapy,* pp. 742-75. New York: Branner/Mazel.

Gustafsson, P. A. (1987). Family interaction and family therapy in childhood psychosomatic disease. Doctoral Dissertation. Linköping.

Hansson, K. (1989). Familjediagnostik. Doctoral Dissertation. Lund University.

Hazelrigg, M., Cooper, H., & Bourdin, C. (1987). Evaluating the effectiveness of family therapy: an integrative review and analysis. *Psychological Bulletin, 101,* 428-42.

Kalodner, C. R., & DeLucia, J. L. (1991). The individual and combined effects of cognitive therapy and nutrition education as additions to a behavior modification program for weight loss. *Addictive Behaviors, 16,* 255-63.

Kendall, P., & Lochman, J. (1994). Cognitive-behavioural therapies. In *Child and Adolescent Psychiatry,* eds. M. Rutter, E. Taylor & L. Hersov, pp. 844-57. London: Blackwell Science.

Kimm, S., Barton, B., Berhane, K., Ross, J., Payne, G., & Schreiber, G. (1997). Self-esteem and adiposity in black and white girls: the NHLBI Growth and Health Study. *Annals of Epidemiology, 7,* 550-60.

Lask, B. (1987). Family therapy. *British Medical Journal, 294,* 203-4.

Leibel, R., Rosenbaum, M., & Hirsch, J. (1995). Changes in energy expenditure resulting from altered body weight. *New England Journal of Medicine, 332,* 621-8.

Long, C. G., Simpson, C. M., & Allott, E. A. (1983). Psychological and dietetic counseling combined in the treatment of obesity: a comparative study in a hospital outpatient clinic. *Human Nutrition Applied Nutrition, 37,* 94-102.

Minuchin, S., & Fishman, C. (1981). *Family Therapy Techniques.* 1st edn. Cambridge MA: Harvard University Press.

Minuchin, S., Baker, L., Rosman, B. L., Liedman, R., Milman, L., & Todd, T. C. (1975). A conceptual model of psychosomatic illness in children: family organization and family therapy. *Archives of General psychiatry, 32,* 1031-8.

Minuchin, S., Rosman, B., & Baker, L. (1978). *Psychosomatic Families*. 1st edn. Cambridge MA: Harvard University Press.

Orhagen, T. (1992). Working with families in schizophrenic disorders: the practice of psychoeducational interventions. Doctoral dissertation. Linköping.

Porter, K. (1980). Combined individual and group psychotherapy: a review of the literature 1965-1978. *International Journal of Group Psychotherapy, 30,* 107-14.

Renman, C., Engström, I., Silfverdal, S., & Aman, J. (1999). Mental health and psychosocial characteristics in adolescent obesity: a population-based case-control study. *Acta Paediatrica, 88,* 998-1003.

Ricca, V., Mannucci, E., Moretti, S., Di Bernardo, M., Zucchi, T., Cabras, P. L. et al. (2000). Screening for binge eating disorder in obese outpatients. *Comprehensive Psychiatry, 41,* 111-15.

Rolland-Cachera, M. F., Deheeger, M., Bellisle, F., Sempe, M., Guilloud, B. M., & Patois, E. (1984). Adiposity rebound in children: a simple indicator for predicting obesity. *American Journal of Clinical Nutrition, 39,* 129-35.

Rumpel, C., & Harris, T. B. (1994). The influence of weight on adolescent self-esteem. *Journal of Psychosomatic Research, 38,* 547-56.

Stradmeijer, M., Bosch, J., Koops, W., & Seidell, J. (2000). Family functioning and psychosocial adjustment in overweight youngsters. *International of Journal of Eating Disorders, 27,* 110-14.

Strauss, R. (2000). Childhood obesity and self-esteem. *Pediatrics, 105,* e15.

Stuart, R. B. (1967). Behavioral control of overeating. *Behaviour Research and Therapy, 5,* 357-65.

Stunkard, A., Berkowitz, R., Wadden, T., Tanrikut, C., Reiss, E., & Young, L. (1996). Binge eating disorder and the night-eating syndrome. *International Journal of Obesity, 20,* 1-6.

Valtolina, G., & Marta, E. (1998). Family relations and psychosocial risk in families with an obese adolescent. *Psychological Reports, 83,* 251-60.

Wadden, T. A., Sternberg, J. A., Letizia, K. A., Stunkard, A. J., & Foster, G. D. (1998). Treatment of obesity by very low calorie diet, behavior therapy, and their combination: a five year perspective. *International Journal of Obesity, 2,* 39-46.

Ward, D., & Bar-Or, E. (1986). Role of the physician and physical education teacher in the treatment of obesity at school. *Pediatrician, 13,* 44-51.

Whitaker, R. C., Wright, J. A., Pepe, M. S., Seidel, K. D., & Dietz, W. H. (1997). Predicting obesity in young adulthood from childhood and parental obesity. *New England Journal of Medicine, 337,* 869-73.

Zakus, G., Chin, M. L., Keown, M., Hebert, F., & Held, M. (1979). A group behavior modification approach to adolescent obesity. *Adolescence, 14,* 481-90.

제 17 장
약물치료

Dénes Molnár[1) and Ewa Malecka-Tendera[2)

이 장의 내용은 현재 사용 중인 비만치료 약물과 개발 중인 약물에 대한 것이다. 빠르게 발전하는 이 분야에서 임상의사, 특히 소아를 진료하는 의사에게 새로운 지식을 제공하고, 소아 비만의 약물 적용에 대해 다루고자 한다.

비만의 약물 관련 역사는 석기시대로 거슬러 올라간다(bray, 1990). 최초의 약물은 1893년에 소개된 갑상선호르몬 제제였다. 비만환자는 대사율이 떨어졌다고 생각했기 때문에 갑상선호르몬제의 치료효과가 있다고 믿었다. 디나이트로페놀(Dinitrophenol)은 짝풀림 산화 인산화(uncoupling oxidative phosphorylation)로 대사율을 증가시키고, 이를 통해 체중감소를 유도하는 약으로 알려졌으나 심각한 부작용으로 현재는 사용하지 않는다. 암페타민(Amphetamine)의 합성과 발달은 비만약물의 새로운 영역을 만들었다. 비만치료 약물은 대부분 작용기전에 따라 분류된다(〈표 17-1〉 참조).

1) Department of Paediatrics, University of Pećs.
2) Department of Pathophysiology, Silesian School of Medicine, Katowice, Poland.

〈표 17-1〉 주요 작용기전에 따른 비만치료 약물의 분류

기전	카테고리	약물
식욕억제제	noradrenergic	Benzphetamine Phendimetrazine Diethylpropion Mazindol Phenylpropanolamine Phentermine
	Serotoninergic	Fenfluramine* Dexfenfluramine* Fluoxetine
	adrenergic/serotoninergic	Sibutramine
열생성 약물	adrenergic	Ephedrine, Caffeine
	$_3$-agonistst	*BRL 26830A* *BRL 35135* *RO 402148*
소화흡수억제제	lipase inhibitor	Orlistat®
	fatsubstitutes	Olestra®
호르몬 작용	*leptin analogues* *neuropeptide Y antagonists* *cholecystokinin promoters*	

주: 이탤릭체로 표시한 약물은 연구개발 중임.
*1997년에 판매금지.

1. 식욕억제제

이런 약물은 흔히 중추신경계에 작용하는 노아드레날린계 약물인 벤즈펜타민(benzphetamine), 펜디메트라진(phendimetrazine), 디에틸프로피온(diethylpropion), 마진돌(mazindol), 페닐프로파놀라민(phenylpropanolamine), 펜터민(phentermine)과 세로토닌계 약물인 펜플루라민(fenfluramine), 덱스펜플루라민(dexfenfluramine)으로 나뉜다.

1) 노아드레날린계 약물

중국식물 마황(ephedra sinica)에서 발견한 에페드린은 1933년 암페타민 합성으로 이어졌다. 현재 암페타민, 메트암페타민, 펜디메트라진은 약물 의존성 때문에 더 이상 비만치료에 사용되지 않는다(bray, 1995a). 그러나 암페타민의 고리 구조와 사이드 고리를 화학적으로 변형시켜 약물남용과 중추신경계 자극 증상을 줄인 베타-페닐라민이 나왔는데, 펜터민(Phentermine)을 제외하고 이런 약들은 잘 쓰이지 않는다(bray, 1993; national task force on the prevention and treatment of obesity, 1996).

펜터민

펜터민(Phentermine)은 식욕을 억제하는 노아드레날린 신경전달을 조절한다. 그러나 도파민 시스템에 대한 작용은 덜하여 남용 위험이 적다. 이 약의 단독 사용은 내성 때문에 제한을 받는다. 과거에 펜터민은 펜플루라민과 복합 제제로 사용하였는데, 단독으로 사용할 때보다 체중 감소 면에서 더 효과적인 것이 증명되었다(Goldstein & potvin, 1994). 펜터민의 가장 흔한 부작용은 두통, 불면증, 신경과민, 흥분성, 심계항진, 빈맥, 혈압 상승 등이다. 안전성이 입증되지 못했고 소아에게는 추천하지 않는다.

2) 세로토닌계 약물

암페타민이 외측 시상하부 내에서 도파민과 노아드레날린을 유리시킬 때, 세로토닌계 약물은 세로토닌을 유리시키고 시상하부의 뇌실결핵 내의 시냅스전 뉴론 말단에서 세로토닌의 재흡수를 억제한다. 세로토닌에 의한 식욕부진은 암페타민에 의해 유발되는 것과 다르다. 섭식을 억제하기보다는 음식 먹기를 일찍 끝내게 하고 섭식의 속도를 감소시킨다(blundell et al., 1979). 이런 식욕부진 효과는 5-히드록시트립타민(5-hydroxytryptamine, 5-HT))1B/D과 5-HT2C 수용체에 의해 매개된다. 현재 7개의 5-HT 수용체와 이의 하위계열이 알려져 있다(Baez et al., 1995). 연구에 의하면 세로토닌계 약물은 탄수화물 욕구를 감소시키고(wurtman & wurtman, 1995), 하루에 100kcal 정도의 기초대사율을 증가시킨다(scalfi et al., 1993).

펜플루라민

펜플루라민(Fenfluramine)은 1960년대에 합성되었다. 이것은 L-펜플루라민과 D-펜플루라민의 두 가지 라세믹 혼합물로, 활성형으로 대사되지만 약리학적으로는 서로 다른 생성물이다. 펜플루라민은 위약에 비해 체중을 줄이고 유지하는 데 더 효과적이다. 이중 맹검 무작위 연구에서 펜터민과 병용한 펜플루라민은 비만환자의 체중감소에 위약보다 효과적인 것으로 밝혀졌다(weintraub et al., 1992). 부작용은 일시적이고 경미하지만, 일차성 폐고혈압의 위험이 증가하는 것으로 알려졌다(abenhaim et al., 1996). 평균 11개월 동안 펜터민-펜플루라민으로 치료받은 24명의 여성에게서 심장 판막질환이 발생되었고(connolly et al., 1997), 심혈관계 증상을 호소하였다. 그리고 5명의 환자의 경우 심장 수술이 필요하였다. 심장 초음파 검사상 펜터민-펜플루라민을 복용한 291명의 무증상 비만환자에서 92명이 비정상적인 심장판막 소견을 보였다. 그리하여 펜플루라민과 덱스펜플루라민은 비만 약물시장에서 사라지게 되었다.

덱스펜플루라민

덱스펜플루라민(Dexfenfluramine) 약은 1970년대에 개발된 펜플루라민의 이성질체다. 쥐 실험에서 세로토닌 유리와 재흡수 억제를 보여 음식 섭취를 줄이는 데 효과적인 것으로 알려졌다(Campbell, 1991). 9개국 유럽의 24개 센터에서 822명의 환자를 대상으로 한 국제 덱스펜플루라민 연구(guy-grand et al., 1989)에서도 1년 이상 지속되는 효율성을 보였다. 하지만 1997년, 장기 치료 후에 발견된 심장판막 질환으로 역시 약물시장에서 사라졌다.

플루옥세틴(Fluoxetine), 플루복사민(fluvoxamine), 세르탈린(sertaline)같은 세로토닌의 선택적 재흡수억제제(SSRI)가 비만약물로 연구 중이긴 하지만(Goldstein et al., 1995; national task force on the prevention and treatment of obesity, 1996) 미국 FDA 식약청에서 공인되지 않았고 비만치료제로도 추천하

지 않는다.

노아드레날린계/세로토닌계 약물(시부트라민)

미국 FDA 식약청에서는 최근에 이 약물을 성인에서 사용하는 것에 승인하였다. 이것은 세로토닌과 노아드레날린의 재흡수 억제제다. 항우울효과는 없으면서 1과 5-HT2A/2C 수용체를 통한 음식 섭취를 감소시키고 3수용체를 자극시켜 대사를 증가시키는 것으로 생각된다(ryan et al., 1995; finer, 1997). 위약군 대조 연구(ryan et al., 1995; bray et al., 1996)에서 체중감소 효과가 발표되었다. 이런 연구들에서 부작용의 빈도는 발표되지 않지만, 가장 흔한 부작용은 변비, 구갈, 불면증이었다. 연구결과에서는 경미한 혈압과 맥박수의 상승이 관찰되었다(ryan et al., 1995; bray et al., 1996). 소아에서 시부트라민(sibutramine)의 사용에 대한 발표는 없었다.

2. 열 발생 약물

운동과 활동을 증가시키는 방법은 체중감량 프로그램의 중요한 요소다. 그러나 심각한 비만환자의 활동을 증가시키는 것은 어렵다. 따라서 안전하게 대사율을 증가시키고 과다하게 축적된 에너지를 열로서 소비시키는 약물을 찾고 개발하는 것은 비만치료에 더 효과적일 수 있다. 이상적인 열발생 약물은 심장 박동수나 심박출량, 심근의 산소소비나 혈압에 영향을 미치지 않고 열발생을 증가시켜야 한다. 초기의 열발생 약물은 디나이트로페놀(dinitrophenol)인데 여러 장기에 대한 부작용으로 사용하지 않는다. 갑상선호르몬 또한 빈맥, 부정맥, 심근경색과 단백질 소실을 증가시키는 부작용 때문에 비만의 약물치료로 임상에서는 사용하지 않는다.

1) 에페드린과 잔틴계(Xanthines)

에페드린(ephedrine)은 두 가지 기전으로(식욕 억제, 지방산화로 에너지 자극) 비만환자의 체지방을 감소시킨다(astrup et al., 1992b, 1995). 카페인과 같은 아데노신 길항제는 열발생과 에페드린의 임상작용을 촉진시킨다. 에페드린은 교감신경계에서 노아드레날린을 유리하는 간접적인 작용을 하며 베타-아드레날린 수용체에(b-AR1, 2, 주로 b-AR3) 작용하는 약물이다(astrup et al., 1995). 에페드린과 카페인의 복합제제는(20mg 에페드린과 200mg 카페인 하루 세 번) 비만치료에 효과적인 것으로 알려져 있다. 24주간 에페드린/카페인 그룹이 위약 그룹보다 체중이 3.4kg 더 줄었다(astrup et al., 1992a). 이때 나타나는 빈맥은 심혈관계 작용 때문이며 체중감소 효과 때문이 아니다. 에페드린/카페인과 덱스펜플루라민의 이중 맹검 비교시험을 보면 어리고 비만한 소아에게 전자가 더 효과적이었다. 후자의 약물은 중년 혹은 노년의 환자와 고혈압이 있는 비만환자에게 더 효과적이었다(Breum et al., 1995). 에페드린/카페인은 비만한 소아나 청소년에서 연구를 더 진행하기에는 불충분하다.

2) 비전형 베타-아드레날린 수용체 작용 약물

1983년에 비전형 베타-아드레날린 수용체 약물을 발견하였다(Arch & Ainsworth, 1983). 그리고 이어서 심장박동을 자극하는 1 효과도 아니고 근수축과 진전에 관여하는 2 효과도 아닌, 교감신경항진 약물의 열발산 효과를 중재하는 비전형 수용체 atypical receptor(3receptor)도 발견하게 되었다. 이러한 에너지 소비 관련 수용체의 발견은 새로운 열발생 약물의 발달을 촉진하였다. 동물실험에서 3 수용체는 갈색지방조직에서 열발생을 강화시키는 기전으로 작용하는 것으로 보인다. 3 수용체 길항제는 대사율을 자극하고 설치류에서는 체중감소를 가져온다. 그러나 이 현상은 사람에게는 똑같이 나타나지는 않고, 열발생 효과는 골격근의 떨림으로 인해 발생되는 열과 분리되지도 않는다(Chapman et al., 1988; Connacher et al., 1990). 사람의 3 수용체는 최근에 복제되었으며 설치류의 수용체와는 다른 것으로 알려졌다. 사람에 적용할 수 있는 좀 더 특이적인 약물이 개발되어야 하나 임상적으로 사용하기에는 긴 시간이 필요하다.

3. 소화흡수 억제제

1) 리파제 억제제

올리스타트(orlistat)는 위장과 췌장의 카르복실에스터 리파제의 강력한 비가역적 억제제(Guerciolini, 1997)로서, 섭취한 중성지방의 가수분해를 감소시킨다. 이것은 지방흡수 감소에서 양적인 반응관계를 보이며 하루에 120mg을 세 번 복용해야 최대효과를 가져온다. 단기간(12주)과 장기간(1년)의 인체 실험에서 저지방 식사와 함께 투여할 때 위약군에 비해 체중감소가 더 많았다(Drent et al., 1995; James et al., 1997). 부작용은 주로 지방 흡수장애와 관련 있는 것들이다(묽은 변, 절박 변, 지용성 비타민 부족). 2003년 FDA는 최근 이 약을 12세 이상에서 사용하는 것을 승인하였다.

2) 지방대체제

올레스트라(Olestra)는 열량이 없는 지방대체제다. 세 개의 올레스트라에 대한 연구는 체중감소에서 동일한 결과를 보고하였다(Glueck et al., 1982, 1983; Mellies et al., 1985). 올레스트라의 주요 부작용은 위장관 부작용이다(설사, 팽만감, 더부룩함, 항문 누출, 지용성 비타민 감소). 올레스트라의 사용에 금기는 없지만, 2세 미만 소아에게는 사용을 권하지 않는다. 지용성 비타민 감소증의 위험이 있는 사람은 신중하게 사용해야 한다. 소아나 노인은 올레스트라의 사용을 피해야 한다.

4. 호르몬 유사제와 호르몬 길항제

식욕에 대한 호르몬의 조절은 위장관과 중추신경계에 있는 펩타이드 등이 조절하는 복합적인 시스템이다. 이들 호르몬과 이의 길항제들은 개발 초기단계에 있다(Bray, 1995b). 건강한 사람에서 콜레시스토키닌(cholecystokinin, CCK)과 세로토닌, 인슐린은 음식섭취를 감소시킨다. 비만치료 약물에서 세로토닌 수용체 자극의 역할은 이미 논의 중이다. CCK는 말초에서나 중추에서나 음식 양을 줄이는 생리적 포만 요소다. 말초의 CCK-A수용체가 자극되면 위장관을 비우는 속도를 늦추고 미주신경을 통해 시상하부의 식욕중추에 신호를 보냄으로써 식욕을 억제한다.

CCK-A 촉진제와 CCK 대사에 관여하는 효소 억제제는 연구 중이다(Levine & Billingrton, 1996). 뉴로펩타이드 Y(Newropeptide Y, NPY)는 음식 섭취를 조절하는 가장 강력한 자극자이며 또한 에너지 발산을 증가시킨다. 렙틴이 부분적으로 시상하부 NPY를 조절함으로써 영향을 미친다(Smith et al., 1996). 제약회사에서 NPY 억제제를 개발했지만 말단으로 투여할 때 뇌혈관장벽을 통과할지는 확실하지 않다. 렙틴에 대한 폭넓은 연구도 최근에 이루어지고 있다(Caro et al., 1996).

이 책의 3, 7, 8, 10장은 비만치료에서 렙틴의 역할을 설명하고 있다. 대부분 비만한 사람은 혈중 렙틴 농도가 높지만, 낮은 환자들은 렙틴 투여로 이득을 볼 것이다.

성인의 비만치료에 대한 패러다임이 변하고 있다. (1) 비만은 장기간의 치료가 필요한 만성질환으로 인식하여야 한다. (2) 단지 10%나 아니면 체중의 5%만 감량하여도 인슐린 저항성이나 고혈압 그리고 고지혈증과 같은 건강위험요인들을 개선시키는 데 충분하다. (3) 운동, 식사조절, 행동조절만으로는 장기간 체중감소를 유지하기에는 충분하지 않으므로 약물치료에 대한 관심이 새로워지고 있다. (4) 약물치료를 중단한 후의 체중 증가를 치료 실패로 보지만, 최근의 결론은 약을 복용하지 않으면 약의 작용도 없다는 것이다.

'의학적으로 중요한' 비만의 장기간 치료로 성인에 대한 약물치료는 정당화되는 추세다. 과거에 사용하던 대부분의 비만치료 약물은 심각한 부작용으로 시장에서 사라졌고, 새로운 약물들은 여전히 실험개발 단계에 있다. 단지 시부트라민과 올리스타트만이 성인 비만의 치료로 권장되고 있다. 에페드린/카페인은 심각한 부작용이 없고 어떤 경우에는 효과적이지만, 단지 덴마크에서만 사용되고 있다.

소아의 비만치료 약물은 경험이 한정되어 있다. 비만소아를 대상으로 에페드린과 아미노필린의 열발생 효과를 조사하였다(Molnár, 1993). 두 가지 약물 모두 비만 청소년의 기초대사율을 증가시켰지만 무반응자도 많았다. 저열량 식사와 함께 에페드린을 투여한 군에서 식사요법만 한 소아에 비해 체중감소가 더 많았다(Malecka-Tendera, 1993). 부작용은 경미했고 일시적이었다. 비만 청소년을 카페인/에페드린으로 치료한 처음의 이중맹검위약군 연구결과는 고무적이었다(Molnár et al., 2000). 비만소아 경우에는 덱스펜플루라민의 이중맹검위약군 연구는 별 이득을 증명하지 못하였다(Grugni et al., 1995). 또 다른 두 개 연구는 비만소아에 대한 덱스펜플루라민 치료가 효과적이었다고 발표했다(Madeiros-Neto, 1993; Malecka-tendera et al., 1996). 프래더윌리 증후군에서 펜플루라민과 날록손(naloxone)의 효과에 대한 이중맹검위약군 연구는 애매한 결과를 보였다(Kyriakides et al., 1980; Selikowitz et al., 1990).

생합성된 성장호르몬으로 프래더윌리 증후군을 치료하자는 의견도 있다. 가장 최근의 연구(Davies et al., 1998)는 성장호르몬으로 6개월간 프래더윌리 증후군 환자를 치료한 후 체구성에 효과적인 변화가 있다는 것을 증명했다. 그러나 이 결과는 아직 논쟁거리며(Hauffa, 1997), 좀 더 장기간의 연구가 필요하다. 새로운 약물인 올리스타트와 시부트라민의 소아 대상 연구는 없으므로 소아에서 사용하는 것을 권장하지 않는다(올리스타트의 경우는 2003년 12월 12세 이상 소아에게 사용하는 것을 허가하였다). 그러나 비만이 심각한 청소년의 경우, 치료가 받아들여질지의 여부는 문제로 남아 있으며, 비만소아를 대상으로 잘 짜인 약물연구가 진행되어야 결정이 가능할 것이다.

참고문헌

Abenhaim, L., Moride, Y., Brenot, F., Rich, S., Benichou, J., Kurz, X., Higenbottam, T., Oakley, C., Wouters, E., Aubier, M., Simonneau, G., & Begaud, B. (1996). Appetite-suppressant drugs and the risk of primary pulmonary hypertension. *New England Journal of Medicine, 335,* 609-15.

Arch, J. R. S., & Ainsworth, A. T. (1983). Thermogenic and antiobesity activity of a novel β-adrenoreceptor agonist (BRL 26830A) in mice and rats. *American Journal of Clinical Nutrition, 38,* 549-58.

Astrup, A., Breum, L., Toubro, S., Hein, P., & Quaade, F. (1992a). The effect and safety of an ephedrine/caffeine compound compared to ephedrine, caffeine and placebo in obese subjects on an energy restricted diet. A double blind trial. *International Journal of Obesity, 16,* 269-77.

Astrup, A., Toubro, S., Christensen, N. J., & Quaade, F. (1992b). Pharmacology of thermogenic drugs. *American Journal of Clinical Nutrition, 55* (Suppl.), 246-8.

Astrup, A., Breum, L., & Toubro, S. (1995). Pharmacological and clinical studies of ephedrine and other thermogenic agonists. *Obesity Research, 3* (Suppl. 4), 537-40.

Baez, M., Kursur, J. D., Helton, L. A., Wainscott, D. B., & Nelson, D. L. G. (1995). Molecular biology of serotonin receptors. *Obesity Research, 3* (Suppl. 4), 441-7.

Blundell, J. E., Latham, C. J., Moniz, E., McArthur, R. A., & Rogers, P. J. (1979). Structural analysis of the actions of amphetamine and fenfluramine on food intake and feeding behaviour in animals and man. *Current Medical Research Opinion, 6* (Suppl. 1), 34-54.

Bray, G. A. (1990). Obesity: historical development of scientific and cultural ideas. *International Journal of Obesity, 14,* 909-26.

Bray, G. A. (1993). Use and abuse of appetite-suppressant drugs in the treatment of obesity. *Annals of Internal Medicine, 119,* 707-13.

Bray, G. A. (1995a). Evaluation of drugs for treating obesity. *Obesity Research, 3* (Suppl. 4), 425-34.

Bray, G. A. (1995b). Peptides and food intake. Nutrient intake is modulated by peripheral peptide administration. *Obesity Research, 3* (Suppl. 4), 569-72.

Bray, G. A., Ryan, D. H., Gordon, D., Heidingsfelder, S., Cerise, F., & Wilson, K. (1996). A double blind randomized placebo controlled trial of sibutramine. *Obesity Research, 4,* 263-70.

Breum, L., Frimodt-Moller, J., Ahlstrom, F., & Pedersen, J. K. (1995). Age, but not BMI and gender predicts weight loss during treatment with serotonergic or sympathomimetic drugs. *Obesity Research, 3* (Suppl. 4), 627.

Campbell, D. B. (1991). Dexfenfluramine: an overview of its mechanisms of action. *Review of Contemporary Pharmacotherapy, 2,* 93-113.

Caro, J. F., Sinha, M. K., Kolaczynski, J. W., Zhang, P. L., & Considine, R. V. (1996). Leptin: the tale of an obesity gene. *Diabetes, 45,* 1455-62.

Chapman, B. J., Farquahar, D. L., Galloway, S. M., Simpson, G. K., & Munro, J. F. (1988). The effect of a new β-adrenoreceptor agonist BRL 26830A in refractory obesity. *International Journal of Obesity, 12,* 119-23.

Connacher, A. A., Lakie, M., Powers, N., Elton, R. A., Walsh, E. G., & Jung, R. T. (1990). Tremor and the antiobesity drug BRL 26830A. *British Journal of Clinical Pharmacology, 30,* 613-15.

Connolly, H. M., Crary, J. L., McGoon, M. D., Hensrud, D. D., Edwards, B. S., Edwards, W. D., & Schaff, H. V. (1997). Valvular heart disease associated with fenfluramine-phentermine. *New England Journal of Medicine, 337,* 581-8.

Davies, P. S. W., Evans, S., Broomhead, S., Clough, H., Day, J. M. E., Laidlaw, A., & Barnes, N. D. (1998). Effect of growth hormone on height, weight, and body composition in Prader-Willi syndrome. *Archives of Disease in Children, 78,* 474-6.

Drent, M. L., Larsson, I., William-Olsson, T., Quaade, F., Czubayko, F., von Bergmann, K., Strobel, W., Sjostrom, L., & van der Veen, E. A. (1995). Orlistat (Ro 18-0647), a lipase inhibitor, in the treatment of human obesity: a multiple dose study. *International Journal of Obesity, 19,* 221-6.

Finer, N. (1997). Present and future pharmacologic approaches. *British Medical Bulletin, 53,* 409-32.

Glueck, C. J., Hastings, M. M., Allen, C., Hogg, E., Baehler, L., Garside, P. S., Phillips, D., Jones, M., Hollenbach, E. J., Braun, B., & Anastasia, J. V. (1982). Sucrose polyester and covert caloric dilution. *American Journal of Clinical Nutrition, 35,* 1352-9.

Glueck, C. J., Jandacek, R., Hogg, E., Allen, C., Baehler, L., & Tewksbury, M. (1983). Sucrose polyester: substitution for dietary fat in hypocaloric diets in the treatment of familial hypercholesterolemia. *American Journal of Clinical Nutrition, 37,* 347-54.

Goldstein, D. J., Rampey, A. H., Roback, P. J., Wilson, M. G., Hamilton, S. H., Sayler, M. E., & Tollefson, G. D. (1995). Efficacy and safety of long-term fluoxetine treatment of obesity-maximizing success. *Obesity Research, 3* (Suppl. 4), 481-90.

Goldstein, D. J., & Potvin, J. H. (1994). Long term weight loss: the effect of pharmacologic agents. *American Journal of Clinical Nutrition, 60,* 647-57.

Grugni, G., Guzzaloni, G., Ardizzi, A., Moro, D., & Morabito, F. (1995). Dexfenfluramine in the treatment of prepubertal subjects with essential obesity. *Acta Medica Auxologica, 27,* 69-78.

Guerciolini, R. (1997). Mode of action of orlistat. *International Journal of Obesity, 21* (Suppl. 3), 12-23.

Guy-Grand, B., Apfelbaum, M., Crepaldi, G., Gries, A., Lefebvre, P., & Turner, P. (1989). International trial of long term dexfenfluramine in obesity. *Lancet, 2,* 1142-4.

Hauffa, B. P. (1997). One-year results of growth hormone treatment of short stature in Prader-Willi syndrome. *Acta Paediatrica, 423* (Suppl.), 63-5.

James, W. P. T., Avenell, A., Broom, J., & Whitehead, J. (1997). A one-year trial to assess the value of orlistat in the management of obesity. *International Journal of Obesity, 21* (Suppl. 3), 24-30.

Kyriakides, M., Silverstone, T., Jeffcoate, W., & Laurence, B. (1980). Effect of naloxone on hyperphagia in Prader-Willi syndrome. *Lancet, 1,* 876-7.

Levine, A. S., & Billington, C. J. (1996). Peptides in the regulation of energy metabolism and body weight. In *Regulation of Body Weight: Biological and Behavioural Mechanisms,* eds. C. Bouchard & G. A. Bray, pp. 179-91. Chichester: John Wiley & Sons.

Madeiros-Neto, G. A. (1993). Should drugs be used for treating obese children? *International Journal of Obesity, 17,* 363.

Malecka-Tendera, E. (1993). Postheparine lipoprotein lipase activity in obese children treated with hypocaloric diet supplemented with ephedrine or theophylline. (Abstract.) *International Journal of Obesity, 17* (Suppl. 1), 80.

Malecka-Tendera, E., Kochler, B., Muchacka, M., Wazowski, R., & Trzciakowska, A. (1996). Efficacy and safety of dexfenfluramine treatment in obese adolescents. *Pediatria Polska, 71,* 431-6.

Mellies, M. J., Vitale, C., Jandacek, R. J., Lamkin, G. E., & Glueck, C. J. (1985). The substitution of sucrose polyester for dietary fat in obese, hypercholesterolemic outpatients. *American Journal of Clinical Nutrition, 41,* 1-12.

Molnár, D. (1993). Effects of ephedrine and aminophylline on resting energy expenditure in obese adolescents. *International Journal of Obesity, 17* (Suppl. 1), 49-52.

Molnár, D., Török, K., Erhardt, E., & Jeges, A. (2000). Safety and efficacy of treatment with an ephedrine/caffeine mixture. The first double-blind, placebo-controlled study in adolescents. *International Journal of Obesity, 24,* 1573-8.

National Task Force on the Prevention and Treatment of Obesity. (1996). Long-term pharmacotherapy in the management of obesity. *Journal of American Medical Association, 276,* 1907-15.

Ryan, D. H., Kaiser, P., & Bray, G. A. (1995). Sibutramine: a novel new agent for obesity treatment. *Obesity Research, 3* (Suppl. 4), 553-9.

Scalfi, L, D'Arrigo, E., Carradente, V., Coltori, A., & Contaldo, F. (1993). The acute effect of dexfenfluramine on resting metabolic rate and post prandial thermogenesis in obese subjects: a double blind placebo controlled study. *International Journal of Obesity, 17,* 91-6.

Selikowitz, M., Sunman, J., Pendergast, A., & Wright, S. (1990). Fenfluramine in Prader-Willi syndrome: a double blind, placebo controlled trial. *Archives of Disease in Childhood, 65,* 112-14.

Smith, F. J., Campfield, L. A., Moschera, J. A., Bailon, P. S., & Burn, P. (1996). Feeding inhibition by neuropeptide Y. *Nature, 382,* 307.

Weintraub, M., Sundaresan, P. R., Madan, M., Schuster, B., Balder, A., Lasagna, L., & Cox, C. (1992). Long term weight control study I (weeks 0 to 34). The enhancement of behavior modification, caloric restriction, and exercise by fenfluramine plus phentermine versus placebo. *Clinical Pharmacology Therapy, 51,* 586-94.

Wurtman, R. J., & Wurtman, J. J. (1995). Brain serotonin, eating behavior, and fat intake. *Obesity Research, 3* (Suppl. 4), 477-80.

제 18 장
수술요법

Alessandro Salvatoni[1)]

1. 도 입

비만의 예방과 치료에 대한 약물요법은 대부분 큰 효과를 보여 주지 못했다. 비만에 대한 수술(비만수술, bariatric surgery)은 위-십이지장 궤양이나 암 수술 중에 위나 소장 절제술을 받은 환자의 체중이 감소하는 것을 근거로 40년 전에 제안되었다.

첫 번째 수술 시도는 위장관 흡수장애를 통해 체중감소를 유도하는 소장우회술이었다. 하지만 필수영양소 결핍도 문제였을 뿐 아니라, 부작용이 예상치 못하게 나타나기도 하고 때로는 치명적이어서 소장우회술은 더 이상 시행하지 않는다. 이런 고전적 수술 이후로 여러 다양한 수술기법이 시도되었는데, 성형수술과 위장관 수술이다.

1) Paediatric Department, University of Insubria, Varese.

2. 수술기법과 합병증

1) 비만의 성형수술

미용성형 수술의 하나는 지방흡입술이고, 또 하나는 복부와 유방 주위의 지방조직과 피부를 제거하는 것이다. 이런 수술방법은 소아에게는 거의 시행하지 않는다.

2) 성인의 위장관 비만수술

두 가지가 있는데 하나는 위제한 수술로 음식섭취를 줄이는 위밴드술(gastric banding, GB, with or without vertical gastroplasty), 수직밴드위성형술(VGP)이고, 또 하나는 위장관우회술로 흡수장애를 유발하여 음식섭취를 감소시키는 루엔와이위우회술(Roux-en-Y gastric by-pass, RYGB), 담췌전환술(biliary-pancreatic diversion, BPD)이다.

현재의 복강경위밴드술(laparoscopic GB)은 구토를 줄이고 위장의 주머니 pouch 크기를 줄이는(15~25ml) 실리콘 링을 이용해서 하는데, 비만수술에서 흔히 처음으로 선택하는 방법이다(Belachew et al., 1994; Belachew & Legrand, 1998). 그러나 우회술은 여전히 위장관 제한수술이 어떤 이유로든 성공적이지 못할 때 선택적으로만 적용된다(Sugerman et al., 1996). 위장관 비만수술의 장기적인 결과는 과거 10년간 고무적인데, 그것은 체중 감소가 60~90% 일관성 있게 유지되는 것과 심각한 비만환자에서 발생한 주요 합병증이 사라진 것이다(Rand & Macgregor, 1994; Scopinaro et al., 1996). 생식능력은 체중감량 후에 증가하지만 담췌전환술 후(post-BPD) 첫 18개월간은 임신을 권하지 않는다(Marceau et al., 1998).

비만에 대한 수술요법에서 가장 중요한 것은 환자의 선택이다. 또한 수술 후 배변습관의 변화에 대한 정신 · 사회적 영향에 대해 충고하고 정보를 제공하는 것도 중요하다(Adami et al. 1994, 1995; Bonne et al., 1996).

3) 합병증

비만수술의 해부학적 합병증과 부작용은 수술 권고 전에 고려해야 한다. 거의 모든 비만수술방법은 합병증이 있다. 지방흡입술이 상대적으로 안전한 방법이고 새로운 수술기법이 예전의 방법보다 안전하다고 해도 사망이나 패혈증, 독소충격 증후군(toxic-shock syndrome), 혈전-색전 질환(thrombo-embolic disease), 지방 색전, 성인 호흡 부전 증후군과 같은 심각한 부작용이 보고되고 있다(Palmieri et al., 1995; Samdal et al., 1995).

위장관 비만수술은 수술 전후 사망률 위험이 0~0.7%까지 다양하다(Mason et al., 1992; Desaive, 1995; Hell & Lang, 1996; Scopinaro et al., 1996). 최근의 스웨덴 비만 연구회(Swedish obesity study, SOS)의 결과는 수술 전후 사망률이 2/1680, 즉 0.12%라고 보고했다(Naslund, 1998). 심각한 비만의 단기간 사망률은 알려지지 않았기 때문에 수술이 비만 관련 사망률을 감소시키는지 아닌지를 아는 것이 불가능하다. 비만수술의 주요 수술 전후 합병증은 심폐기능 부전, 감염, 위장관 누공, 심부정맥 혈전증, 상처 결손과 신장 합병증이다. 장기간 합병증의 세 가지 형태는 다음과 같다.

- 해부학적: 절개성 헤르니아(incisional hernia), 장폐색, 위-식도역류, 위궤양, 봉합선 파열(Scopinaro et al., 1996; Sugerman et al., 1996)
- 영양학적: 빈혈, 단백질 영양실조, 전해질 불균형, 비타민 결핍(Rhode et al., 1996; Seehra et al., 1996)
- 정신적: 폭식, 식욕부진(Adami et al., 1994; 1995; Bonne et al., 1996; Gandolfo et al., 1996; Hsu et al., 1996)

복강경위밴드술(laparoscopic GB)은 담췌 전환술보다 합병증이 덜하고 장점이 더 많다. 덜 아프고 호흡장애가 거의 없고 소화능력의 회복이 더 빠르며, 절개성 헤르니아의 위험도 없고 입원기간도 단축시킨다(Belachew et al., 1994; Lonroth et al., 1996; Belachew & Legrand, 1998).

위밴드술은 가역적인 수술방법이다. 밴드는 난치성 구토가 있거나 위식도 역류가 있을 때 제거할 수 있으며 적응이 된다면 담췌전환술로 바꿀 수 있다. 위밴드술을 한 환자는 아스피린이나 다른 약물을 복용하는지 물어야 하는데, 이러한 약들이 위의 미란을 일으킬 수 있기 때문이다. 위밴드술을 시행한 예의 20~30%에서 복강경이나 고전적 복부절개 수술을 하여 제위치로 바꾸어야 한다. 말기의 합병증 위험 때문에 비만수술 후에는 모든 환자가 오랜 기간 의학적 감시를 받아야 한다. 미국 국립보건원(NIH)이 비만수술 적응증에 대해 발표하였다(Anon, 1991). 그 내용은 다음과 같다.

- 체질량지수가 40 이상이거나 체질량지수가 20~40이면서 관련 질환(고혈압, 당뇨병, 수면무호흡 증후군 등)이 있는 경우
- 나이가 18~50세인 경우
- 5년 이상 일정한 비만
- 적어도 1년간의 식사요법과 약물요법에 실패한 경우
- 내분비학적 문제가 없는 경우
- 수술과 관련된 문제나 순응의 중요성을 이해하는 환자
- 약물이나 알코올에 의존이 없는 경우
- 수술 위험도가 수용할 만한 수준인 경우

그러나 장기간 체중 감소의 긍정적인 효과와 과거 몇 년간 보고된 밴드위성형술(banded gastroplasty)의 다른 형태의 말기 합병증 때문에(Brolin, 1996) 1991년 미국 국립보건원이 이 지침을 다시 고려할 것을 제안하였다.

3. 청소년의 비만수술

소아와 청소년의 심각한 병적 비만은 과잉체중 100% 이상이거나 체질량지수(BMI)가 40 이상이면서 주요한 건강상의 합병증과 관련이 있는 경우를 말한다

(Drenick, 1981). 최근의 역학조사에서 소아의 급격한 비만 유병률 증가를 보이고, 특히 고도비만이 더하였다(Troiano & Flegal, 1998). 수면무호흡증후군은 주로 외측 인후벽의 두께가 증가하여 생기는 것으로 비만의 가장 심각한 합병증 중 하나며, 소아나 청소년도 높은 사망률을 보이므로(Riley et al., 1976), 적극적인 해결책을 생각해 볼 만하다. 비만수술 적응증의 최소 연령이 18세더라도 비만의 심각성과 관련 합병증 때문에 더 어린 나이에 비만수술을 시행한 경우가 있다. 하지만 비만수술을 받은 환자들에 대한 조사에서 18세 미만 소아의 경우는 거의 없다(Desaive, 1995; Scopinaro et al., 1996). 비만 청소년의 수술에 대한 중간결과를 Rand와 Macgregor(1994)가 보고하였다. 그들은 11~19세의 평균 체질량지수가 47이었고 제한적 위수술을 받은 34명의 청소년을 6년간 추적한 결과를 발표하였다. 추적 당시의 평균 체질량지수는 32였다. 논문에서 보고된 환자 수가 적기 때문에 소아비만수술의 위험과 이득을 평가하기는 어렵다. 성인 집단에서의 결과를 소아집단에 직접적으로 적용할 수는 없는 것이다. 예를 들어, 스웨덴 비만연구회(SOS)의 임시 연구결과는 체질량지수가 40 이하인 사람들에서 주로 위밴드술이나 수직밴드 위성형술과 같은 비만수술의 긍정적인 면을 보여 주었다. 그래서 그들은 수술치료의 체질량지수 제한을 낮출 것을 제안하는데 남자는 34, 여성은 38 정도다(Naslund, 1998). 그러나 현재 소아집단에서 이러한 제한 완화를 권장할 근거는 없다.

4. 결 론

소아나 청소년의 경우 비만의 수술적 치료방법은 바람직하지 않다. 그리고 일반적으로 모든 치료방법이 실패했거나 심각하고 치명적인 비만 관련 합병증이 존재할 때에만 고려할 수 있다. 물론 비만수술은 대다수 비만환자와 심각한 비만한 소아나 청소년의 문제를 해결할 수도 없고, 또 결코 해결하지 못할 것이다.

참고문헌

Adami, G. F., Gandolfo, P., Camostano, A., Bauer, B., Cocchi, F., & Scopinaro, N. (1994). Eating disorders inventory in the assessment of psychosocial status in the obese patients prior to and long-term following biliopancreatic diversion for obesity. *International Journal of Eating Disorders, 15,* 265-74.

Adami, G. F., Gandolfo, P., Campostano, A., Cocchi, F., Bauer, B., & Scopinaro, N. (1995). Obese binge eaters: metabolic characteristics, energy expenditure and dieting. *Psychological Medicine, 25,* 195-8.

Anon (1991). NIH conference. Gastrointestinal surgery for severe obesity. Consensus Development Conference Panel. *Annals of Internal Medicine, 115,* 956-61.

Belachew, M., & Legrand, M. (1998). Update on laparoscopic surgery for morbid obesity. *International Journal of Obesity, 22* (Suppl. 3), S51.

Belachew, M., & Legrand, M. J., Defechereux, T. H., Burtheret, M. P., & Jacquet, N. (1994). Laparoscopic adjustable silicone gastric banding in the treatment of morbid obesity. *Surgical Endoscopy, 8,* 1354-6.

Bonne, O. B., Bashi, R., & Berry, E. M. (1996). Anorexia nervosa following gastroplasty in the male: two cases. *International Journal of Eating Disorders, 19,* 105-8.

Brolin, R. E. (1996). Update: NIH consensus conference. Gastrointestinal surgery for severe obesity. *Nutrition, 12,* 403-4.

Desaive, C. (1995). A critical review of a personal series of 1000 gastroplasties. *International Journal of Obesity, 19* (Suppl. 3), S55-60.

Drenick, E. J. (1981). Risk of obesity and surgical indications. *International Journal of Obesity, 5,* 387-98.

Gandolfo, P., Gianetta, E., Meneghelli, A., Cuneo, S., Scopinaro, N., & Adami, G. F. (1996). Preoperative eating behaviour and weight loss after gastric banding for obesity. *Minerva Gastroenterological Dietological, 42,* 7-10.

Hell, E., & Lang, B. (1996). 10 years experience with vertical banded gastroplasty for operative therapy of morbid obesity. *Zentralblatt fur Chirurgie, 121,* 363-9.

Hsu, L. K., Betancourt, S., & Sullivan, S. P. (1996). Eating disturbances before and after vertical banded gastroplasty: a pilot study. *International Journal of Eating Disorders,*

19, 23-34.

Lonroth, H., Dalenback, J., Haglind, E., Josefsson, K., Olbe, L., Fagevik Olsen, M., & Lundell, L. (1996). Vertical banded gastroplasty by laparoscopic technique in the treatment of morbid obesity. *Surgical Laparoscopy and Endoscopy, 6,* 102-7.

Marceau, P., Simard, S., Hould, F. S., & Biron, S. (1998). Outcome of pregnancies after obesity surgery. *International Journal of Obesity, 22* (Suppl. 3), S51.

Mason, E. E., Renquist, K. E., & Jiang, D. (1992). Perioperative risks of surgery for severe obesity. *American Journal of Clinical Nutrition, 55* (Suppl. 2), 573-6S.

Näslund, I. (1998). Effects and side-effects of obesity surgery in patients with BMI below and above 40 in the SOS (Swedish Obese Subjects) study. *International Journal of Obesity, 22* (Suppl. 3), S52.

Palmieri, B., Bosio, P., Catania, N., & Gozzi, G. (1995). Ultrasonic suction lipectomy. A mini-invasive treatment of obesity. *Recenti Progressi in Medicina, 86,* 220-5.

Rand, C. S., & Macgregor, A. M. (1994). Adolescents having obesity surgery: a 6-year follow-up. *Southern Medical Journal, 87,* 1208-13.

Rhode, B. M., Arseneau, P., Cooper, B. A., Katz, M., Gilfix, B. M., MacLean, L. D. (1996). Vitamin B12 deficiency after gastric surgery for obesity. *American Journal of Clinical Nutrition, 63,* 103-9.

Riley, D. J., Santiago, T. V., & Edelman, N. H. (1976). Complications of obesity-hypoventilation syndrome in childhood. *American Journal of Diseases of Children, 139,* 671-4.

Samdal, F., Aasen, A. O., Mollnes, T. E., Hogasen, K., & Amland, P. F. (1995). Effect of syringe liposuction on activation cascade system and circulating cells when using the superwet or tumescent technique. *Annals of Plastic Surgery, 35,* 242-8.

Scopinaro, N., Gianetta, E., Adami, G. F., Friedman, D., Traverso, E., Marinari, G. M., Cuneo, S., Vitale, B., Ballari, F., Colombini, M., Baschieri, G., & Bachi, V. (1996). Biliopancreatic diversion for obesity at eighteen years. *Surgery, 119,* 261-8.

Seehra, H., MacDermott, N., Lascelles, R. G., Taylor, T. V. (1996). Wernicke's encephalopathy after vertical banded gastroplasty for morbid obesity. *British Medical Journal, 312,* 434.

Sugerman, H. J., Kellum, J. M., DeMaria, E. J., & Reines, H. D. (1996). Conversion of failed or complicated vertical banded gastroplasty to gastric bypass in morbid obesity. *American Journal of Surgery, 171,* 263-9.

Troiano, R. P., & Felgal, K. M. (1998). Overweight children and adolescents: description, epidemiology, and demographics. *Pediatrics, 101* (Suppl. 3), 497-504.

제 19 장
다방면에 걸친 외래환자 치료

Beatrice Bauer[1) and Claudio Maffeis[2)

비만은 사회적 · 생물학적 · 정신적인 요소 등 다양한 요소의 상호작용에 의해 발생한다. 그러므로 다양한 비만의 원인을 다루기 위해서 다방면의 전문가로 이루어진 팀을 통한 접근이 필요하다. 이런 접근은 다양한 전문 기술을 통합하여 소아 비만에 대한 효율적이고 효과적인 치료를 가능하게 한다.

여기에서 다분야 치료(multi-disciplinary)와 다방면에 걸친(inter-disciplinary) 치료를 구별하는 것이 필요한데, '다분야 치료' 라는 개념은 여러 분야를 단순히 합친 것으로, 문제해결에 여러 분야의 치료가 평행하게 이루어지는 것을 의미한다. 그러나 '다방면에 걸친 치료' 라는 개념은 여러 다른 분야의 치료가 통합되어, 다양한 측면을 지닌 문제에 조화를 이룬 해결책을 찾아내는 것을 의미한다.

이 장에서는 일반적인 외래치료 센터에서 제공하는 다양한 중재방법을 설명하고, 중재방법들의 통합의 필요성과 가능성에 대해 살펴보려 한다.

1) Centre for Eating Disorders (DIDASCO), Verona.
2) Department of Paediatrics, University of Verona.

1. 목표와 일반적인 철학

소아의 식사습관을 영구적으로 건강하게 변화시키는 것이 비만치료의 주된 목적 중 하나다. 소아 비만치료 프로그램의 성공은 단기간의 체중감량이 아닌 장기간의 체중유지로 평가되어야 한다. 치료의 초점을 체중과 열량에서 좀 더 믿을 수 있는 요소인 행동 및 생활습관의 변화로 바꾸는 것이 미래의 체중감량 유지를 이끌 수 있는 방법이다. 그러나 식사습관과 음식, 체형, 건강에 대한 태도는 무수한 내적(대사, 감정, 인식), 외적(음식의 자극, 접근성, 교육)인 상황에 의해 영향을 받게 된다. 식사습관을 이루는 선행조건과 결과 사이의 복잡한 관계를 밝히기 위한 연구는 계속되고 있다. 그러나 현재까지 맞춤치료를 가능하게 하는 비만소아의 특징은 완전히 밝혀지지 않았다.

행동의 변화는 자기 스스로 행동을 통제하거나, 부모 혹은 사회적인 환경이 소아의 행동을 변화시킬 만큼 강력한 외적 통제를 가했을 때 가능하다. 체중감소에서 어떤 것을 더 강조할 것인지를 결정하는 것은 중요하며, 치료하는 동안 치료자들은 모두 이 결정을 따라야 한다.

흔히 '자기 통제'는 '의지력'이라는 말과 혼동하여 사용한다. '자기 통제'란 행동 특성인데, 개인의 생물학적 체질과 통제된 행동 및 충동에 대한 학습 경험에 의해 형성된 성격 유형으로 생각된다. 비만치료의 행동학적 접근법은 비만소아가 즉각적인 외적 압박이나 강요 없이도 자기 스스로 통제를 수행할 수 있도록 돕는다.

자기 통제의 성공은 사회적인 환경과 관련되어 있다. 방과 후에 친구와 함께 패스트푸드 음식점에 가서 치즈버거 대신 샐러드를 먹기로 결정하는 것은, (1) 레스토랑의 메뉴, (2) 다른 친구들의 결정, (3) 비만치료 과정에서 알게 된 정보, (4) 소아가 체중감량을 통해 기대하는 보상 등에 의해 영향을 받게 된다 (kanfer, 1971; Thorensen & Mahoney, 1974).

행동 변화 프로그램에서는 비만소아가 스스로의 행동을 통제할 수 있도록 돕는 행동치료를 강조한다. 이 방법은 소아가 다양한 환경에 처했을 때 자기 행동을 좀 더 잘 조절할 수 있도록 도와주는 것이 목표다. 치료의 성공은 치료자와 부모가 자녀의 올바른 행동을 어떻게 강화시킬 것인지, 외적 통제로 자녀를 어떻게 도울 수 있는지를 배움으로써 가능하다. 이전의 잘못된 행동에서 얻은 교훈을 통해 점차 행동의 변화를 가져오고 환경적 · 생물학적 · 인지적 · 감정적인 문제들을 다루는 데 필요한 능력을 소아 스스로가 개발하게 된다. 모든 긍정적인 변화는 가족의 일상생활의 일부가 되어야 하며, 궁극적으로는 소아 자신에 의해서 유지될 수 있어야 한다.

전통적으로 사용되는 식사 또는 운동 프로그램의 목적은 소아의 행동 변화를 유발하기 위한 것이지만 이러한 변화는 종종 '전부 다가 아니면 아무것도 아닌 것' 으로 여겨지는 경향이 있다. 소아는 짧은 기간에는 규칙을 잘 따른다. 부모는 강력히 통제된 환경과 권위주의적 부모-자녀 간, 또는 치료자-소아 간의 관계에서 좋은 치료결과를 얻을 것이라고 믿기 쉽다. 결과적으로 부모는 치료자가 엄격하게 권위주의적인 태도를 취해서 소아가 '규칙' 에 복종할 것을 기대하게 된다. 이러한 치료개념은 매우 위험하다. Cohen 등(1980)은 장기간 체중감량 유지 연구에서 이러한 점을 연구하였다. 1~3년 전에 체중감량에 성공한 25명의 소아를 체중유지군과 체중 재증가군으로 나누었다. 17명의 정상체중 소아도 이 연구에 참가하였다. 모든 대상자는 4일간 식사 및 운동양식을 기록하였고, 대상자의 부모도 1일간 행동양식을 기록하였다. 그 결과, 체중 재증가군이나 정상체중 소아에 비해서 체중유지군이 더 많은 자기 통제를 하며, 더 많은 신체활동을 하는 것으로 나타났다. 체중 재증가군은 정상체중군에 비해 부모의 외적 규제가 더 심한 것으로 보고하였다. 하지만 체중 재증가군의 부모가 절망적인 심정에서 소아의 행동을 더 심하게 규제했을 가능성도 있다.

소아 비만은 흔히 성인 비만으로 진행한다. 부모 또는 치료자의 외적 규제를 바탕으로 하는 치료방법의 실패율이 높기 때문에, 비만성인 중 어려서 비만했던 경우 성인이 되어서도 체중감량 치료에 특히 저항적인 것이 어쩌면 당연한 일이다.

소아 비만치료의 기본 전제는 소아 자신이 비만치료에 포함되어야 한다는 것이다. 치료는 각각의 비만소아의 동기, 추진력, 능력에 맞게 개별화되어야 한다.

치료에 개입하는 모든 분야의 목적은 규칙을 지키도록 압력을 가하는 것이 아니라, 각각 어린이의 자율성을 촉진하는 것이어야 한다. 가장 중요한 것은, 비만소아에게 자극을 통해 얻으려는 어떤 행동이나 인식의 변화라도 성공을 통해서 반복적으로 강화되어야만 장기간 유지될 수 있다는 것이다. 긍정적인 강화는 모든 종류의 외적인 보상을 통해 얻을 수 있으나, 새로운 행동양식이 소아와 가족들에게 본질적인 강화를 유발하지 않고는 그 행동이 지속될 것이라고 확신할 수 없다.

비만소아는 사회적인 차별 때문에 이미 심적 부담이 있다. 의료인은 부적절한 태도와 성공할 수 없는 방법으로 이미 낮아진 자아상을 악화시키기보다는 향상시키는 데 특별히 관심을 두어야 한다.

이러한 원칙들은 중요하다고 선언하는 것만으로는 충분하지 않다. 다방면에 걸친 팀의 치료자들은 모두 단순한 원칙을 넘어서 좀 더 일반적인 철학을 가져야 한다.

예를 들어, 치료자가 학문적인 면에서 비만소아를 대할 때 소아의 체중감량보다는 신체 구성이나 에너지 소비량 등의 생물학적 지식에 더 관심을 보일 수 있다. 이런 관점은 비만소아를 단순히 과학적인 관심의 '대상'으로 보는 것이므로 소아를 대하는 기술, 소아의 행동에 영향을 주는 치료방법 등을 전혀 알 수 없고, 또 방법을 개발할 수도 없다.

서로 다른 치료자들이 다방면에 걸친 치료 팀으로 함께 일을 하면 직업적인 배경과 무관하게 동일한 치료 지침을 따르는 것이 필요하다. 이러한 지침에는 다음과 같은 내용이 포함된다.

- 비만의 원인과 치료에 관한 동일한 이론적 지식과 연구결과
- 치료에 사용되는 학습 및 교육 술기에 대한 원칙을 동일하게 이해
- 다방면에 걸친 팀 기능에 대한 조직적인 지식
- 성공적인 팀워크를 보장하는 조직적인 행동

2. 여러 가지 치료 프로그램

1) 심리학습

비만소아와 가족들은 영양, 이상 체중, 체중감량에 대해 잘 알고 있다고 생각한다. 실제로 일반인도 흔히 접하는 문제이지만, 대중잡지나 텔레비전 광고처럼 상업적인 선전이 대부분이기 때문에 이를 좋은 정보라고 보기는 어렵다. 비만치료 프로그램의 첫 단계에서 부모와 아이가 함께 혹은 부모들끼리 짧은 모임이나 강의를 듣는 것은 비만으로 인한 문제점과 비만치료에 대한 이해를 높이는 기회가 될 수 있다.

모임에서 다룰 수 있는 주제로는 비만의 원인, 식사습관에 대한 환경적 영향, 비만과 관련된 건강위험, 고지방 식이, 어린이의 음식 선호도에 미치는 텔레비전의 영향, 운동의 중요성과 비만치료 프로그램의 목적 등이 있다. 중요한 것은 이러한 정보가 제공되는 방식이다. 첫 모임에서 소아와 그 가족들은 공동의 교육적 접근을 통해서 자신을 치료 과정의 능동적인 참여자로 느끼게 된다(Olmsted & Kaplan, 1995). 임상의사는 소아 스스로 자신이 변화할 수 있고 또 그 변화의 과정이 존중된다는 느낌을 갖도록 전문 지식과 지지를 제공해야 한다. 심리학습은 치료의 가장 기본적인 요소며, 다른 모든 중재의 기초역할을 한다. 심리학습의 그룹 모임이 끝날 즈음에, 소아와 가족은 치료 프로그램의 참여동기가 더욱 강해지거나 적어도 변화의 시작이 어렵다는 것을 좀 더 잘 이해하게 된다. 그러므로 프로그램에서 이 부분을 담당하는 전문가는 동기 향상 기술과 치료 저항을 다루는 방법을 잘 알고 있어야 한다.

2) 식사요법

비만치료 프로그램의 대부분은 에너지 섭취를 감소시키기 위한 목적으로 어떤 형태로든 식사조절에 관한 중재를 기본으로 한다(Epstein et al., 1998). 그러나 식사요법을 기본으로 하는 프로그램은 비만소아의 치료에서 가장 중요하게 여기는, 장기적인 식사습관의 건강한 변화라는 목적에 부합되지 못한다. 또한 소아기 식사요법의 부작용도 중요하게 고려해야 한다. 식사장애로 고통받는 많은 소아는 식사장애가 소아기의 다이어트에서 시작되었다고 주장한다. Patton 등(1990)은 다이어트를 하는 성인 여성이 다이어트를 하지 않는 여성에 비해서 식사장애의 위험이 8배라고 제시하였다. 여아나 성인 여성의 다이어트는 흔한 일이고 또 점점 증가하고 있다(Hill et al., 1992). 비만한 소아와 청소년의 경직된 체중감량 식사는 반드시 피해야 한다. Epstein 등(1981)의 '신호등' 식사법 같은 식품교환 체계가 여러 식사 교육 프로그램에서 널리 이용되고 있다. 소아와 부모는 하루 1,000~1,200kcal의 영양가 있고 균형 잡힌 식사를 하는 방법을 배우게 된다. 좀 더 자율적으로 소아가 자신의 식사습관을 개선하기 위해 도울 수 있는 방법은 자신이 먹은 모든 것을 기록하는 식사일기다. 식사일기는 영양상담 시간에 부모와 소아가 함께 토론할 때 사용한다. 비만치료에서 저열량 다이어트만을 강조하는 것은 최소한의 성공밖에 가져올 수 없다는 것을 기억해야 한다(Coates & Thorensen, 1978).

3) 운 동

신체활동은 하루의 전체 에너지소비량 중 기초대사량 다음으로 많은 부분을 차지한다. 개인의 신체활동량은 가족 인자에 의해 많은 영향을 받는다. 피마 인디언의 경우 자발적 신체활동의 개인 간 차이 중 55%가 가족 요소에 의한 것이었다(Zurlo et al., 1992). 그러나 집 밖에서 보내는 시간, 텔레비전 시청 시간, 친구와 노는 시간 등 다른 요소들도 소아의 신체활동에 영향을 미친다(Maffeis, 1992). 좀 더 활동적인 생활양식에 대한 교육은 전체 에너지 소비의 증가와 지방 감소를 유발한다(Maffeis & Tato, 1998). 또 근육운동은 지방산화를 촉진하여 지방량 감소에 기여한다(Flatt, 1987). 식사조절과 운동 프로그램을 함께 시행한 경우, 감소한 체중이 1~3년의 추적관찰 기간에 잘 유지되었다는 연구가 있다(Cohen et al., 1980). 비만성인과 마찬가지로 비만소아의 순응도를 향상시키는 문제가 매우 중요하다. 운동에 대한 순응도는 낮은 편인데, 가능하면 운동을 지도, 감독하에 시작하는 것이 좋다(Martin & Dubbert, 1982). 신체활동은 즐거워야 하고 보상이 있어야 한다. 운동의 유익함에 대한 치료자와 부모의 강화행동은 소아가 자신의 의지로 운동을 지속하는 데 중요한 역할을 한다. 소아가 신체적으로 더 튼튼해졌다고 스스로 느끼거나 어떤 성취를 이루었다고 느끼는 본질적인 강화가 있을 때까지 현재의 신체활동 수준을 유지한다. 운동의 자연적인 강화를 만드는 다른 방법은 소아가 생활 속에서 자기가 원하는 활동을 선택하게 하는 것이다. 그 후에 소아는 자신의 활동을 모니터하는 방법을 배우게 되고 이것이 분명한 강화로 작용한다(Epstein et al, 1982). 차를 타는 대신 걷고, 엘리베이터를 타는 대신 계단을 이용하는 등 매일의 신체활동을 결정하는 것은 비만소아의 주변 사람의 행동양식에 많은 영향을 받게 된다. 즉, 친구와 가족들이 변화를 유발할 수 있는 것이다. 긍정적인 신체활동의 변화는 주변 환경에 적합한 것일 때만 장기간 지속될 수 있다. 나쁜 식사습관과 마찬가지로, 소아의 나쁜 운동습관에 누가 책임이 있는지 생각해 보고, 소아 주위 가족들의 나쁜 운동습관을 고치려는 노력이 필요하다.

4) 행동치료

자기 감시는 가장 많이 사용하는 소아 비만 행동요법 중 하나다. 자기 감시에 의한 정보는 진단과 기능적 분석 그리고 치료 성적의 분석에 도움이 된다. 자기 감시 기간에 소아와 부모가 모아야 할 정보는 섭취한 음식의 종류, 음식의 양, 환경 및 감정적 자극에 의한 음식섭취 결과, 치료의 각 단계에서 목표로 정할 특정 행동 문제까지 다양하다. 그 외 신체운동의 빈도와 기간, 하루에 먹는 간식의 횟수, 방과 후 텔레비전을 보는 대신 다른 소아와 갖는 사회적인 관계, 음식을 거절한 횟수, 야채를 먹은 횟수 등이 있다. 자기 관찰 기간에 모은 정보를 분석함으로써 과식과 운동 부족의 원인이 되는 다양한 행동양식을 알아낼 수 있다. 이 중 하나 혹은 그 이상의 행동양식을 목표로 정하고 이를 변화시키도록 노력한다. 치료에 앞서 변화시키려는 행동을 분명하게 정해 놓고, 가능하면 소아 자신이 행동관찰 노트를 기록하게 한다. 자기 평가과정에서 훈련된 소아나 부모가 지켜야 하는 가장 중요한 규칙은 부정적인 행동에 대한 기록을 하지 않는 것이다. 언제나 긍정적인 칭찬과 강화를 통해서 긍정적인 행동을 배우게 하는 데 초점을 맞추어야 한다. 소아의 교육에서 체벌은 변화를 유발하는 쉽고 강력한 방법일 수도 있다. 그러나 체벌이 잘못된 행동을 일시적으로 멈추게 할 수는 있지만 어려운 상황에서 건강한 음식을 선택하도록 하는 등의 긍정적인 학습을 시키는 것은 아니다. 비만소아는 일반적으로 자기 효율성이 떨어지고, 자아상이 낮기 때문에 어떤 활동이라도 성공을 경험하는 것은 중요한 동기 요인이 된다.

'성공' 에 대한 정의도 실은 문제가 될 수 있다. 부모, 친구, 대중매체, 때로는 의사들까지 성공을 단기간의 체중감량 정도로 생각한다. DSM-IV의 최근의 정의에 따르면, 개인의 자존감과 외모, 체중과 체형 간의 관련성이 성인기에 식사장애를 유발하는 주된 정신병리라는 것이다. 그러므로 치료 목적을 체중감량보다 소아와 부모의 긍정적인 행동변화로 설정하는 것이 건설적인 접근방법이다.

소아 비만의 행동치료 원칙 중 하나는 부모가 소아를 다루는 방법을 이해할 수 있도록 강화기법 및 계약훈련 등의 부모 교육 프로그램을 치료에 포함해야 한다는 것이다(Senediak & Spence, 1985). 여기에는 부모 자신 및 자녀의 체중에 대한 태도가 식사장애를 유발할 뿐 아니라 치료에도 중요한 영향을 미친다는 내용을 포함한다(Pike & Rodin, 1991).

5) 부모 훈련

어떠한 비만치료 프로그램이든 부모가 부분적으로라도 참여해야 한다. Epstein 등(1994b)은 10년간의 추적연구에서 행동변화와 체중감량에 대한 부모의 참여가 자녀의 체중 및 운동습관에 미치는 영향을 연구하였다. 이 연구에서 식사환경과 가족의 지지가 자녀의 체중 및 운동습관 변화의 유의한 예측 인자였다. 부모가 프로그램에 더 많이 참여하고 프로그램의 일부로 부모 자신의 행동을 더 많이 변화시킬수록 자녀의 식사환경이 더 긍정적으로 변화하였으며, 자녀를 위한 사회적인 지지가 증가하였다.

이러한 사실은 너무나 당연해 보이지만, 부모를 비만치료에 적절하게 참여시키는 것은 종종 논쟁과 대립을 일으킨다. 어떤 부모의 경우엔 자녀의 비만을 받아들이고 적극적으로 변화를 위해 노력하기가 어렵다는 사실을 치료자가 과소평가하기 쉽다. 소아 비만치료를 시작하기 전에 '자녀에게 문제가 있다.'는 부모의 생각과, 자신들보다는 의료진이 이 문제를 '해결해 주기'를 바라는 희망 등에 대해서 관심을 기울여야 한다. 부모의 치료 동기 및 저항에 대해 1~2회의 동기부여 시간을 가짐으로써 프로그램의 조기 탈락을 방지할 수 있다. 동기강화치료는 부모가 치료에 직접 개입해야 한다는 사실을 받아들이도록 도와주며, 부모 자신의 생활방식도 변화시키도록 도와준다(Miller & Rollnick, 1991).

부모 훈련 프로그램의 내용에는 문제해결 능력에 대한 것도 있다. Graves 등(1988)은 자녀의 체중조절 과정에서 생길 수 있는 문제를 자녀와 부모가 인식하고 해결하기 위해 토론 방식의 문제해결 그룹 학습에 참여하는 실험을 수행하였다. 이 연구는 부모가 체중조절을 위한 행동치료의 일부로 문제해결 훈련에 참여하는 것이 유익하다는 긍정적인 결과를 보여 주었다. '문제해결 그룹'의 소아는 치료 후 및 6개월 추적관찰 기간 모두 '행동치료'군과 '강의 단독'군에 비해 가장 많은 체중 변화를 보였다.

6) 자기주장 훈련과 사회적 기술훈련

서구에서 비만소아의 가장 심각한 문제는 정신 · 사회적 기능이 떨어진다는 점이다(Hill & Silver, 1995). 과체중이나 비만의 문제를 가지고 성장한 소아는 음식, 식사, 건강 문제만을 가진 것이 아니다. 비만소아들에게서 종종 감정 및 대인관계 문제가 나타나는 것이다.

예를 들어, 비만소아는 음식을 먹기 시작할 때 환경적인 요인에 의존하기 쉽다. 즉, 자신의 신체적인 필요보다는 부모의 지시에 의존하는 것이다. 식사를 끝내는 것도 내적 포만감이나 생리적인 자극에 의한 것이 아니다. 관심과 사랑을 받기 위해서 부모의 규칙을 지켜야 한다는 필요가 소아의 식사습관을 변화시킨다. 음식은 여러 가지 방식으로 부모의 관심과 만족, 애정 등과 관련되었기 때문에 다양한 감정적 필요를 충족시키는 방법이 된다. 따라서 음식은 다양한 감정 상태나 사회적 상황에 적응하는 일반적인 방법이 된다(Jordan & Levitz, 1975).

비만소아가 직면하는 두 번째 어려움은 Hilde Brunch가 1974년에 기술한 바와 같다.

> "비만소아는 친구들의 놀림감과 웃음거리가 되기 쉽다. 덩치는 커도 싸움을 잘하거나 자기 주장이 강한 경우가 드물다. 조용하고 소극적이며 겁이 많고 괴롭히는 애들에 대항해서 자기를 방어하지도 못한다. 계속되는 모욕으로 비만소아는 고통을 당하고 외톨이로 지내게 된다."

이로부터 20년 후 세계보건기구의 '비만 예방과 치료에 관한 보고서'에는 비만소아의 사회적 고립 위험에 관한 '소아 비만치료에서 특수한 고려점'이라는 항목이 포함되었다(WHO, 1997).

대인관계에서 행동양식은 다양한 개인의 사회적 규범 및 역할뿐 아니라 사회문화적 강화인자를 얻는 데 중요한 역할을 한다. 효과적이고 적절한 사회적 기술을 갖지 못한 비만소아는 고독, 따돌림으로 고통을 받는다. 비만소아에게서 대인관계의 문제점이 지속된다면 학교생활과 친구관계 형성의 장애와 실패감, 고독 등을 경험하게 된다.

자기주장 훈련과 사회성에 대한 훈련은 소아가 언어적, 비언어적 의사소통 능력과 또래 및 성인과의 효과적인 대인관계, 자기주장 행동 및 사회적 기술과 문제해결 능력, 자신의 감정과 스트레스를 어떻게 다룰지에 대한 도움을 준다(McGinnis et al., 1984).

그룹치료는 이런 종류의 훈련에 좋은 방법이다. 이것은 소아에게 대인관계와 자아상을 개선시킬 방법을 찾을 수 있는 최초의 실제상황이 될 것이다.

7) 정신과적 중재

소아 비만은 성인과 마찬가지로 다 똑같지 않다. 어떤 비만소아는 심각한 감정적 문제와 성격장애를 감추고 있다(Brunch, 1975). 이것은 가족 내의 문제나 가정 밖에서 경험한 상처의 결과일 수도 있다. 비만소아의 정신과적 문제의 유병률에 대한 자료는 거의 없으나, Epstein 등(1994a)이 비만치료를 시작한 소아를 대상으로 한 연구에서 소아행동 점검표의 정신과적 문제를 가진 소아는 29%였다.

정신과적 평가는 부적절한 치료로 정신병리를 악화시키지 않도록 예방하는 데 도움이 된다. 심각한 정신과적 문제를 지닌 소아의 체중감량은 심각한 질병을 유발할 수 있다. 이런 경우에는 가족치료가 식사행동치료를 지속하는 데 필수적이다. 놀이치료는 비만한 소아가 학대를 받거나 방치된 경우에 시도할 수 있는 중재방법이다(Mann & McDermot, 1973). 놀이치료의 목적은 소아가 학대나 방치의 다양한 스트레스를 극복하도록 돕고, 정신사회적 발달을 벗어나지 않도록 예방하는 데 있다. 내부분의 학대를 경험한 소아는 자신의 심층의 감정이나 환상을 말보다는 행동으로 곧잘 표현하기 때문에 놀이가 아주 유용하다. 소아가 지나치게 파괴적이거나 공격적인 경우에도 집단치료를 시도해 볼 수 있지만(Kynissis & Halperin, 1996), 남의 말을 듣지 않고 반응이 없거나, 심각한 우울증으로 또래와 감정을 쉽게 나눌 수 없는 경우에는 집단치료가 도움이 되지 못한다.

3. 팀워크 조직하기

비만치료 센터의 여러 전문가는 서로 다른 치료방법을 조직적으로 운영하는 데 어려움을 겪는다. 지속적인 실험과 중재방법의 재조정, 팀워크의 정비와 전문가들의 통합 과정이 이상적인 치료방법을 찾는 데 필수적이다.

제한된 자원을 가지고 이상적인 전망을 세우려면 새로운 아이디어의 개발이 필요하다. 어디에서나 사용 가능한 프로그램이라도 그 지역의 문화적 · 정치적 환경에 적응하여야 한다. 혁신의 의지와 불확실성에 대한 인내, 내적 · 외적인 힘의 역동성을 유지하는 것도 필수적이다.

1) 치료과정의 조직적인 측면

다방면에 걸친 조직의 구조적 측면에 관한 문헌은 거의 없다. 문제는 치료과정이 모두(환자, 가족, 의료인, 비서, 행정직원)와 관련이 있다는 것이다.

다방면에 걸친 조직이 직면한 문제와 무엇이 조직에 문제를 일으키는지 더 잘 이해하기 위해서 다양한 측면을 분석해야 하는데, 이중 치료접근 방식이 매우 중요하다.

개별적인 맞춤형 접근방식과 표준화 접근방식, 이 두 가지의 치료접근 방식이 있다.

개별적인 맞춤형 접근방식: 다방면에 걸친 치료의 환상

전통적인 개별적 접근방식의 장점은 중재방법이 환자의 필요에 따라 쉽게 변화할 수 있다는 점이다. 흔히, 치료는 비만치료 전문인 소아과 의사가 시행한다. 개별적 치료는 치료 프로그램을 설계하기 위한 광범위하고 구조적인 노력이 필요 없다. 개별적 치료는 소아와 가족의 필요에 의해 결정되고 원하는 결과를 얻기 위해서 치료방법을 바꿀 수 있다. 비만치료 방법의 변화는 점차적으로 진행하며, 담당 의료진의 경험에 의해 이루어진다. 같은 기관에서 함께 일하는 의료진도 치료의 접근방식에 서로 다를 수 있으나 그 차이는 진료에 대한 토론 전까지는 나타나지 않는다. 의료진의 의사결정 자유는 개별적 치료의 장점 중 하나다. 그러나 임상의, 정신과 의사, 영양사의 역할을 동시에 해야 한다는 부담감이 이 방식의 가장 심각한 한계다. 개별 전문가가 동시에 여러 다른 방면의 치료자가 되어야 하므로 개인이 가진 여러 다른 분야에 대한 지식은 임상적으로 통합되지만 '1인이라는 개념적 테두리' 안으로 한정된다.

표준화 접근방식: 프로그램의 처음부터 끝까지 다방면에 걸친 치료

표준화 치료는 근거에 의해 모든 것이 미리 결정된 접근방식이다. 치료는 경험에 의하여 전문가 그룹이 인정한 '최선의 진료'로 행해진다. 소아와 가족은 미리 결정된 치료계획을 따르게 된다. 프로그램의 유일한 차이는 각각의 단계에서 소아가 적응하는 속도와 관련된 부분이다.

치료가 소아의 특정한 필요에 충분하고 적절한지 확인하는 좋은 방법은 치료 시작 전에 선별검사를 거치는 것이다. 만일 프로그램이 그 소아에게 적합하지 않은 것이 확실하다면 그의 필요에 맞는 좀 더 적절한 치료 프로그램을 수행하는 기관으로 보낸다.

표준화 치료모델은 최근에 소아비만치료를 시작한 기관이나 경험이 없고 상대적으로 자격이 부족한 전문가들이 주로 이용한다. 또는 복합적인 중재를 제공하기에 인적 · 재정적 자원이 부족한 경우에 숙련된 전문가가 사용할 수도 있다. 프로그램을 계획하는 개인 혹은 전문가 집단은 내과적, 영양학적, 정신과적 중재를 혼합한다. 치료에 참여하는 전문가들의 협조는 문서화된 지침이나 치료 지침의 사용으로 얻을 수 있다.

표준화 접근방식의 제한점은 미리 정해진 프로그램의 구성과 운영의 단순함이나. 초심사들은 보통 각 회기마다 치료방법의 자세한 설명을 갖춘 지침에 대해 안도감을 느낀다. 비만이라는 복잡한 문제의 치료에 따르는 불안과 불확실성을 지침으로 조절하려고 한다. 그래서 프로그램을 수행할 때 환자가 직면하는 문제를 중요하지 않다거나 협조 실패의 증거로 처리해 버리는 경향이 있다.

대부분 집단치료에서 이 방식을 제공하는데, 이는 서구에서 가장 흔한 형태다. 제한된 자원 때문에 표준화 접근방식을 고수하는 것이다. 집단 상호작용과 역동을 학습한 대부분의 전문가가 치료를 시작하는 데 필요한 기술에 들이는 노력보다 집단치료의 긍정적인 효과에 더 무게를 둔다는 것은 흥미 있는 일이다.

소아와 마찬가지로 성인도 집단치료로 이득을 얻을 수 있다. 긍정적인 감정과 행동은 전염된다. 집단의 일원이 역할 모델이 되면 다른 사람들도 새로운 행동을 모방하게 된다. 구성원들은 서로 도우며 서로를 지지해 주며, 이들 사이의 토론은 비판적인 생각과 책임을 받아들이는 데 도움을 준다.

두 가지 방법의 통합: 조직 안에서의 다방면에 걸친 치료

표준화 접근방식, 개별적 접근방식 외에 제3의 방법이 있는데, 이것은 조직의 시간 및 금전적 자원을 고려하는 동시에, 환자의 병리에 대한 개별적인 접근을 보장하는 방법이다([그림 19-1] 참조).

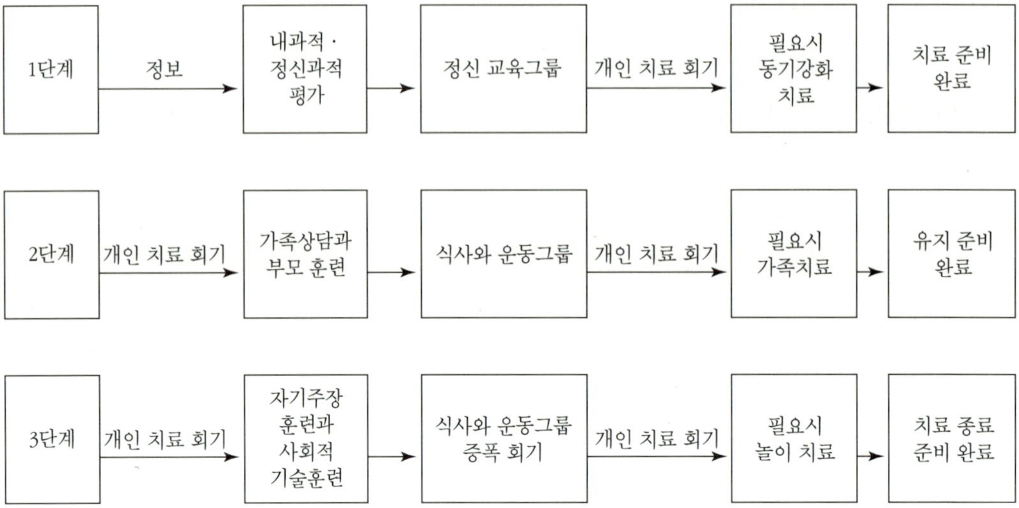

[그림 19-1] 다방면에 걸친 소아 비만 치료 접근

이 치료방식은 표준화 집단에서 몇 가지 기본치료, 즉 심리학습, 자기주장 훈련 등을 배치하여 이루어진다.

프로그램을 개별화하기 위해서는 초기평가를 통해 환자의 필요에 맞춘 적절한 치료 그룹을 제공할 수 있는, 고도로 경험 많은 치료자가 있어야 한다. 동일한 치료자가 그 후에 집단치료의 효과를 평가하고 치료시간이 가장 효과적이도록 환자를 돕는다.

이처럼 결합된 접근방식은 많은 장점이 있다. 개별적 치료의 지출을 줄일 수 있으며, 질적 수준이 높은 집단치료를 보장할 수 있다. 또 표준화된 치료를 개별적인 요구에 맞출 수 있는 기회를 제공한다. 그러나 여러 전문가의 참여에 의해 문제가 생길 수 있다. 대부분의 의료 전문가인 의사, 영양사, 심리학자 등은 개별적으로 환자를 다루도록 훈련된다. 환자와의 배타적인 관계는 그들의 전문성을 나타내는 하나의 요소이기도 하다. 다분야에 걸친 팀에서 전문가들 사이의 상호 의존이 필요하다는 사실은 종종 부담으로 여겨지곤 한다. 그러므로 이런 구도에서 완벽한 기능이 발휘되기 위해서는 참여한 전문가들에 대한 동기부여와 관리가 결정적으로 중요하다.

동료 간에 긴밀한 협조도 필요하다. 더 좋은 결과를 얻으려는 강한 동기를 가진 전문가는 동료와의 충돌에도 잘 적응할 수 있다. 그러나 동료보다 우월하려는 동기를 가졌거나 반대로 강력한 동료에게 무비판적으로 순종하는 사람들은 팀의 구성원으로 도움이 되지 않는다.

효율적인 브리핑과 빠른 비공식적 의사소통도 성공에서 중요하다. 참여한 모든 전문가가 팀워크를 형성하는 데 필요한 이러한 조건에 맞지 않는다면 문제가 발생할 수 있다.

2) 협조 문제

완전하게 통합된 접근이 이루어지면 상호 간의 협력은 더욱 원활해진다. 그러나 전문화를 중시하고, 의무와 책임, 권력이 분산되는 곳에서는 업무 구조에 대한 관료적 · 규범적 관점이 우세하게 된다. 전문화를 통해 개인은 한 가지 역할에는 능숙해도 전체 과정을 고려하지 못하는 좁은 시야를 가지므로, 전문가가 보는 것은 전체의 작은 일부분인 경우가 많다.

다분야에 걸친 팀은 복합적인 문제를 풀 수 있는 해결책이다. 소아 비만의 치료는 문제의 복합성을 무시해서는 성공할 수가 없다. 시간과 자원의 부족은 치료과정에서 겪는 문제와 어려움에 대한 변명이 될 수 없으며, 적절한 조직을 구성하기 위해 재고하는 것이 필요하다. 여기에는 시간과 금전적인 노력이 필요하다.

강력한 목표 지향과 함께 혁신적이고 효율적인 업무조직을 성취하려면 값비싼 인적 · 물질적 자원이 있어야 한다. 모든 구성원이 비만소아의 문제에 대한 공통의 시각을 공유하기까지 상호 의존관계는 결정권의 광범위한 위임이 필요하다.

참고문헌

Achenbach, T. M. (1991). *Manual for the Child Behavior Checklist/4-18 and 1991 Profile.* Burlington, VT: University of Vermont Department of Psychiatry.

American Psychiatric Association (1994). Diagnostic and Statistical Manual of Mental Disorders. Fourth Edition. Washington DC: American Psychiatric Association.

Barlow, S. E., & Dietz, W. H. (1998). Obesity evaluation and treatment: expert committee recommendations. *Pediatrics, 102,* e29.

Bruch, H. (1975). The importance of overweight. In *Childhood Obesity,* ed. P. J. Collip, Massachusetts: Publishing Science Group.

Bryant-Waugh, R. (1993). Epidemiology. In *Childhood Onset Anorexia Nervosa and Related Eating Disorders,* eds. B. Lask & R. Bryant-Waugh. Hove: Lawrence Erlbaum Ass. Publishers.

Coates, T., & Thorensen, C. (1978). Treating obesity in children and adolescents: a review. *American Journal of Public Health, 68,* 143-9.

Cohen, E. A., Gelfand, D. M., Dodd, D. K., Jensen, J., & Turner, C. (1980). Self-control practices associated with weight loss maintenance in children and adolescents. *Behavior Therapy, 11,* 26-37.

Epstein, L. H., & Wing, R., Koeske, R., Androsik, F., & Ossip, D. (1981). Child and parent weight loss in family-based behaviour modification programs. *Journal of Consulting and Clinical Psychology, 49,* 674-85.

Epstein, L., Wing, R. R., Koeske, R., Ossip, D., & Beck, S. A. (1982). Comparison of lifestyle change and programmed aerobic exercise on weight and fitness changes in obese children. *Behavior Therapy, 13,* 651-65.

Epstein, L. H., Wing, R., Penner, B., & Kress, M. J. (1985). The effect of diet and controlled exercise on weight loss in obese children. *Journal of Pediatrics, 107,* 358-61.

Epstein, L. H., Klein, K. R., & Wisniewski, L. (1994a). Child and parent factors that influence psychological Problems in obese children. *International Journal of Eating Disorders, 15,* 151-7.

Epstein, L. H., Valovski, A., Wing, R. R., & McCurley, J. (1994b). Ten-years outcomes of behavioral family-based treatment for childhood obesity. *Health Psychology, 13,* 373-83.

Epstein, L. H., Myers, M. D., Raynor, H. A., & Saclens, B. E. (1998). Treatment of pediatric obesity. *Pediatrics, 101,* 554-70.

Flatt, J. P. (1987). Dietary fat, carbohydrate balance, and weight maintenance: effect of exercise. *American Journal of Clinical Nutrition, 45,* 296-306.

Garfinkel, P. E., & Dorian, B. J. (1997). Factors that may influence future approaches to the eating disorders. *Eating and Weight Disorders, 2,* 1-16.

Graves, T., Meyers, A. W., & Clark, L. (1988). An evaluation of parental problem-solving training in the behavioral treatment of childhood obesity. *Journal of Consulting and Clinical Psychology, 56,* 246-50.

Hill, A. J., & Silver, E. K. (1995). Fat, friendless and unhealthy: 9-year old children's perception of body shape stereotypes. *International Journal of Obesity, 19,* 423-30.

Hill, A. J., Oliver, S., & Rogers, P. (1992). Eating in the adult world: The rise of dieting in childhood and adolescence. *British Journal of Clinical Psychology, 31,* 95-105.

Jordan, H. A., & Levitz, L. (1975). Behavior modification in the treatment of childhood obesity. In *Childhood Obesity,* ed. M. Winick. New York: John Wiley.

Kanfer, F. H. (1971). The maintenance of behavior by self-regulated stimuli and reinforcement. In *The Psychology of Private Events,* eds. A. Jacobs & L. B. Sachs, New York: Academic Press.

Kanfer, F. H. (1980). Self-management methods. In *Helping People Change,* eds. F. H. Kanfer & A. P. Goldstein., Pergamon General Psychology Series, Volume 52.

Krasner, L., & Ullmann, L. P. (1973). *Behavior, Influence and Personality.* New York: Holt, Rinehart & Winston.

Kynissis, P., & Halperin, D. A. (1996). *Group Therapy with Children and Adolescence,* New York: American Psychyatric Press.

Maffeis, C. (1999). Role of energy metabolism in the pathophysiology of childhood obesity. In *Progress in Obesity Research,* pp. 633-7. London: John Libbey.

Maffeis, C., & Tatò, L. (1998). Quel role jouent l'activité physique et la sedentarité dans le développement et le maintien de l'excès de poids chez les enfant? *Archives françaises de Pediatrie, 5,* 1191-6.

Mann, E., & McDermot, J. F. (1973). Playtherapy for victims of child abuse and neglect. In *Handbook of Playtherapy,* eds. Schaefer, K. J. O'Connor. New York: John Wiley.

Martin, J. E., & Dubbert, P. M. (1982). Exercise applications and promotion in behavioral medicine: current status and future directions. *Journal of Consulting and Clinical Psychology, 50,* 1004-17.

McGinnis, E., Goldstein, A. P., Sprafkin, R. P., & Gershaw, N. J. (1984). *Skillstreaming the*

Elementary School Child. Champaign, IL: Research Press.

Miller, W., & Rollnick, S. (1991). *Motivational Interviewing: Preparing People to Change Addictive Behavior*. New York: Guilford Press.

Olmsted, M. P., & Kaplan, A. S. (1995). Psychoeducation in the treatment of eating disorders. In *Eating Disorders and Obesity*, eds. K. D. Brownell & C. G. Fairburn, New York: Guilford Press.

Patton, G. C., Johnson-Sabine, E., Wood, K., Mann, A. H., & Wakeling, A. (1990). Abnormal eating attitudes in London schoolgirls - a prospective epidemiological study: outcome at twelve month follow-up. *Psychological Medicine, 16,* 49-58.

Perrone, V. (1992). L'organizzazione interdisciplinare: solo costi o anche vantaggi? In *Oltre la dieta*. Verona: Atti del convegno ANDID.

Pike, K. M., & Rodin, J. (1991). Mothers, daughters and disordered eating. *Journal of Abnormal Psychology, 100,* 198-204.

Reybrouch, T., Vinchk, J., Van de Berghe, G., & Vanderschueren-Lodeweychk, M. (1990). Exercise therapy and hypocaloric diet in the treatment of obese children and adolescents. *Acta Paediatrica Scandinavica, 79,* 84-8.

Senediak, C., & Spence, S. H. (1985). Rapid versus gradual scheduling of therapeutic contact in a family based behavioural weight control programme for children. *Behavioural Psychotherapy, 13,* 265-87.

Thorensen, C. E., & Mahoney, M. J. (1974). *Behavioral self-control*. New York: Holt, Rinehart & Winston.

WHO (1997). Report of the World Health Organization on Obesity, Geneva.

Wilkinson, J. (1984). Varieties of teaching. In *The Art and Craft of Teaching,* ed. M. M. Gullette. Cambridge, MA: Harvard University Press.

Zurlo, F., Ferraro, R. T., Fontvielle, A. M., & Ravussin, E. (1992). Spontaneous physical activity and obesity: cross-sectional and longitudinal studies in Pima Indians. *American Journal of Physiology, 263,* E296-E300.

제 20 장

다방면에 걸친 입원치료

Marie-Laure Frelut[1)]

소아기의 중증 비만은 평생 동안 지속할 가능성이 높고 급사, 동맥경화 그리고 그로 인한 합병증과 몇 가지 암의 위험이 증가하는 것으로 알려졌다. 대부분의 중증 비만에서 외래치료가 비효율적이고 소아 혹은 청소년의 부담이 아주 클 때는 입원치료가 필요할 수도 있다. 입원치료의 대안 중 하나는 여름캠프다.

입원치료는 평생 동안 점진적으로 체중감량이 진행되는 것을 목적으로, 정신·사회적이고 교육적인 지지를 하면서, 소아에게 에너지 지출과 에너지 소비 사이의 균형을 회복시키도록 도와준다.

1. 역사적 배경

비만의 입원치료가 발전한 역사는 뚜렷하지 않다. 제2차 세계대전 이후 유럽 도시, 특히 프랑스의 소아와 청소년은 '건강한 휴가'로 부모를 떠나 1~2개

1) Robert Debré University Hospital, Pairs.

월 여름캠프에 참석했다. 결핵이 유행할 당시에 도시 외곽에 개발되었던 병원들은 심하지만 전염되지 않는 만성질환을 치료하는 곳으로 방향 전환을 하게 된다. 국가보험 혹은 사보험의 지원으로 만성질환이 있는 소아나 청소년은 입원치료에 보험혜택을 받았다. 입원치료를 해 줄 수 없거나 여름캠프만 제공하는 나라는 경제적인 이유 때문에 혹은 시민의 사생활 침해를 싫어하는 전통 때문이었다. 체코 공화국, 프랑스, 독일, 벨기에와 폴란드에서 비만의 입원치료가 시행되었고 이탈리아에서는 짧은 기간(약 2개월)에 장소를 제공해 주었다. 이탈리아, 오스트리아, 미국, 영국 같은 나라는 여름캠프만 제공하였다. 유럽에서 소아 비만의 유병률이 증가하여 치료 장소의 수가 제한되었고 소수만 혜택을 받는 장기간 입원치료는 비판을 받게 된다.

언뜻 보기에 입원치료를 하는 곳이 증가하는 것이 바람직해 보이지만, 자세히 분석하면 다른 결론이 나올 수도 있다. 환자들의 중기와 장기 결과는 상당히 다양한데, 어떤 환자들은 장기적인 체중 유지가 가능했고, 어떤 사람들은 대부분 초기에 재발하였다. 이는 다양한 질환의 표현형인 비만의 생물학적, 행동학적 배경을 간과하고 있음을 시사한다.

2. 포괄적인 접근

입원치료는 소아 · 청소년의 비만치료에 포괄적이고 여러 전문 분야적 접근 방식을 제공하는 것을 그 목적이다. 비만환자의 거주자 입원센터에서 제공하는 프로그램에 대한 상세하고 객관적인 보고서는 거의 없다. 여름캠프의 중재는 신체와 영양 훈련에 의존하지만, 입원치료에서는 의학적인 추적관찰, 심리적인 지지, 신체적인 훈련, 영양교육, 요리교실과 정상적인 학교 출석을 포함한 교육적 지지를 함께 포함한다. 가족의 참여 정도는 소아의 집과 치료 장소와의 거리, 부모가 소아 · 청소년의 담당 팀과 만날 수 있는지에 따라 결정된다. 소아와 그 가족이 입원치료를 감당할 수 있는지 이런 종류의 치료를 장기적으로 적용할 수 있는지를 결정하려면 대상자를 선별하는 것이 중요하다.

1) 선 별

대부분의 센터는 정신적, 신체적으로 센터의 프로그램에 적극적으로 참석할 수 있고 가족들과 오래 떨어져 있어도 견딜 수 있는 소아와 청소년에게 초점을 두고 있다. 입원 기간은 다양한데 독일은 8주, 벨기에의 어떤 센터는 1년이다. 프로그램 치료기간이 크게 차이가 나는 이유는 치료목적이 다르기 때문이다. 단기간인 경우 체중감소를 유도하고 집으로 돌아간 이후에는 근처 병원의 감독하에 체중이 유지되도록 한다. 더 오래 머무는 경우는 소아의 이상체중이나 체질량지수(smith et al., 1997) — 대개 그 연령의 98백분위수 — 까지 체중을 감소시키고 센터를 떠나기 전에 체중을 안정시키는 것이 목표다. 퇴원 후 주요 목적은 센터에서 성취된 지방감량을 유지하는 것이다.

프랑스에서는 대부분의 입원치료 센터가 정해졌고, 센터는 개인치료와 추적 프로그램의 한 요소일 뿐이라고 강조한다.

의학적인 합병증과 정신사회적인 문제가 너무 심한 경우의 입원치료는 정당하지만, 중증 비만의 소아 · 청소년은 입원치료가 도움이 되지 않을 수도 있다. 가능한 한 대상자를 주의 깊게 선별하는 것이 절대적으로 필요하다.

Margency 치료센터의 입원치료 전 과정은 다음과 같다. 센터와 접촉하는 환자나 가족은 우선 전화를 통해 비만의 심각성과 합병증을 판단해서 선별한다. 그 다음 선별은 한 달 간격으로 이틀 반 동안 하는데, 의학 · 심리 · 영양 교육적 평가를 하게 된다. 그리고 환자의 개별적인 특별 치료 프로그램을 정하기 위해 팀의 다른 구성원이 또 평가를 한다. 이 프로그램은 입원 전에 시작한다.

비만 정도(BMI>97백분위수)와 나이(9~16세)에 기초하여 입원이 결정되고(Rolland-Cachera et al., 1991), 그 외 특별한 제외기준은 없다. 가장 흔한 제외 기준은 소아가 치료과정에 관심이 없고, 우울증이나 정신병 같은 정신적 질환과 심한 정신 지체가 있는 경우다.

수면무호흡증(Lecendreux et al., 1998)이나 대퇴골두골단분리증(Dietz, 1998)과 같은 합병증을 찾아내기 위해 선별검사를 실시하는데, 이런 질환은 입원하기 전에 치료해야 한다. 입원하는 소아 · 청소년의 약 절반은 특별한 이유 없이 학교성적이 좋지 않다. 가장 흔한 원인은 병리적인 불안, 특이한 학습장애(예, 실독증), 지적 효율성의 저하, 혹은 반대로 비만 때문에 한풀 꺾인 과활동성 등이다(Isnard et al., 1996, Unpublished data). 주요한 사회적 문제가 있을 때마다 치료팀의 사회사업가는 소아가 살고 있는 지역과 접촉해서 상황을 좀 더 잘 파악하여 치료가 잘 되도록 하고 있다.

입원치료의 주요 목적, 즉 성별 · 연령별 체질량지수가 97백분위수에 가깝게 감소하면 이러한 입원 전 모임은, 체중과 키의 관계를 일정하게 유지시키는 것에 초점을 둔다. 안정기에 들어가기 전에 입원치료 기간은 한 달에 3~5kg의 체중감소 속도를 근거로 대략 산출한다. 치료의 또 다른 요소는 소아와 부모에게 자세히 설명해 주는 것이다. 대부분의 팀은 치료센터의 정형화된 일반 규칙을 따른다.

2) 통합적인 치료

초기의 중증 소아 비만은 유전적인 요소가 중요한 역할을 하기 때문에 비만한 소아나 성인은 장기간에 걸쳐 에너지 균형을 회복해야 한다는 개념이 강조된다(Bar-Or et al., 1998). 80% 정도에서 중증 비만인 부모가 한 명 이상이었다. 따라서 치료는 식이와 영양교육 및 상담, 신체훈련, 교육적이고 심리적인 지지, 최대한의 부모의 노력 등이 포함되어야 한다.

식사 접근

나이가 많든 적든 대부분의 비만환자는 음식 섭취를 축소 보고하고 영양학적으로 균형 잡히지 않은 식사를 한다. 우리의 영양학적인 목표는 맛있고 균형 있는 식사를 회복하는 것이다. 체중감소율을 향상시키기 위해 마지막 3~5주 외에는 입원 기간 내내 중등도의 식이제한을 한다. 그러나 대체적인 음식 선호도와 신체훈련 프로그램을 고려할 때 지속적인 고탄수화물 섭취가 필요하다. 집에서 먹는 균형 잡힌 식사의 열량은 일 1,400~2,000kcal다. 나이와 성별에 따른 프랑스 권장량보다 20% 감소된 양이다(Dupin et al., 1992). 단순 당질과 포화지방은 제한된다. 소아의 예전 식사와 비교해서는 대부분 채소와 과일 섭취는 증가된다(Lloyd et al., 1998). 매일 아침, 점심, 오후 간식과 저녁으로 네 끼를 제공하며, 식사는 식당에서 다른 소아와 함께 먹는다. 입원기간 중 음식 섭취 에너지는 200kcal씩 서서히 증가해서 환자가 안정된 체중이 되도록 하루에 1,600~2,400kcal까지 증가시킨다.

목적은 같지만 어떤 센터에서는 약간 다른 식사방법을 사용한다. 예를 들어, 에너지 섭취가 하루 최대 1,500kcal로 더 낮다. 어떤 곳에서는 체중이 예정된 속도로 감소하면 음식의 질이 아니라 음식의 양을 제한하지 않는다. 3~5명으로 이루어진 소그룹 소아들이 매 2주마다 기초영양 및 요리교육에 2시간씩 참석한다. 요리교육은 지방의 요리 관습에 따라 변형된다. 파티 혹은 음식점이나 패스트푸드점에서 외식을 하는 특별한 상황에서 체중을 유지할 수 있도록 식사지침이 마련되어 있다. 소아와 영양사는 학교 만찬과 같이 소아가 집으로 돌아갔을 때 일어날 수 있는 상황에 대해 토론을 한다.

부모는 소아가 입원할 동안 소아와 동일한 식이 조언을 듣고, 한 학기에 두 번씩 특별 부모 강좌를 듣는다. 부모는 영양이나 식이에 관한 의문점이나 문제가 있을 때마다 적어도 전화로 영양사와 접촉하도록 안내를 받는다. 유럽의 여러 지역에서는 가족에 기초한 전통요리가 많은데, 이에 대해 토론하도록 권유한다. 치료의 목적은 전통 조리법의 긍정적인 면은 보존하고 현대 도시의 신체활동에 비해 기름지거나 양이 많은 경우는 개선하기 위함이다.

단백질 보존 식이는 소아나 청소년 비만의 입원치료로는 잘 사용되지 않는다. 이것은 건강하고 균형 잡힌 가족생활 양식을 재정립하는 것이 목적인 치료 프로그램에는 맞지 않는다. 어떤 저자들(Rolland-Cachera et al., 1998)은 균형 잡힌 식이 중 저단백 식이의 치료결과가 더 좋은지 여부를 살피고 있다. 지금까지 살펴본 바로는 차이는 없다.

신체훈련

신체훈련은 여러 이유로 치료에서 아주 중요한 요인이다. 대부분의 환자는 학교에서 시행하는 운동을 포함해서 스포츠나 신체훈련을 포기해 왔다. 이는 비만 소아들이 운동하기를 주저하기보다는 동료와 비교하여 바보스럽고 성공하지 못할 것 같은 부끄러움 때문에 스포츠나 신체활동을 부정적으로 인식하기 때문인 것 같다. 성공적인 신체훈련은 자신감과 사회생활을 향상시키기 위한 중요한 과정이다(Saelens & Epstein, 1998). 신체훈련은 에너지 균형을 향상시키고 서서히 에너지 소비를 늘리며(Torun et al., 1996), 지방을 감소시키기 위해 필요한 열량 제한도 줄인다. 비만한 사람이 적절한 체력을 회복했을 때(Katzmarzyk et al., 1998) 신체활동은 에너지 소비를 더 증가시켜 장기적인 에너지 균형을 촉진하는데 기여한다. 늘어난 신체활동 때문에 비만소아의 식욕이 증가하지는 않는데, 이는 중등도의 신체훈련을 하는 건강한 성인에서의 결과와 같다(King, 1998; Spreit & Peters, 1998). 선택된 스포츠 활동은 아래와 같은 기준을 만족해야 한다.

- 에너지원으로 저장된 지방을 사용한다(최소 20분 이상 지속되는 최대하 운동).
- 비만하고 숙련되지 않은 환자에게 적용 가능하고 재미있어야 한다.
- 심혈관, 정형외과적이거나 가능한 다른 위험을 고려해야 한다(Ward et al., 1997; Dietz, 1998; Horton, 1998).

운동의 선택, 운동의 권장, 점진적인 단련은 프로그램의 중요한 측면이다.

여름캠프 프로그램은 하루 3~4시간의 신체활동을 포함하고, 다른 시기에는 자율적인 활동이나 학교통학을 제외하고 대개 일주일에 3~6시간을 신체 활동으로 사용한다. 치료센터의 지리적인 위치는 신체활동의 다양성에 영향을 미친다. 대부분의 센터에는 각각 한 시간가량의 체조, 수영, 산책 시간이 있으며 기타 스포츠는 시설 여부 및 계절에 따라 다르다. 자연스럽게 일어나는 활동은 무엇이든지 적극 권장된다.

심리적 지지

비만으로 인한 심리적 혼란은 소아 · 청소년 비만과 관련된 합병증의 주요 요인이다. 비만으로 인해 활동량이 줄어들고 사회적 회피가 일어나 신체활동은 더 감소하고 음식 섭취는 증가되어 비만이 악화된다. 따라서 심리적 지지의 첫째 목적은 비만 소아 · 청소년이 이런 악순환의 고리에서 탈출하도록 도와주는 것이다. 비만이 갈등의 주요 원인이 되는 가족에게서 분리되고, 부정적 인식이 없는 성인에게 교육적인 지지를 받게 되고, 비슷한 문제로 고통을 당하는 또래집단으로 통합하는 것은 입원치료의 심리적인 이득이다.

심리적 지지의 두 번째 목표는 비만과 관련해 일어나는 혼란을 찾아 치료하는 것이다. 고도의 불안은 흔히 볼 수 있는 소견인데, 이로 인해 학교성적이 나빠 따돌림을 받고, 가정 밖에서 도움을 줄 수 있는 사람을 만날 수 없게 된다. 발표와 작문을 돕는 수업이나 정신운동 수업도 있고(Kazdin & Weizs, 1998), 이완치료를 제공하는 팀도 있다(Zwiauer & Schmidl, Unpublished data).

가족과 떨어져 소아 · 청소년을 관찰함으로써 이들이 가족의 기능장애를 이해하고 대응하도록 도와주는 기회를 제공하거나 가족 전체를 도와줄 수도 있다. 체중감소는 소아를 좀 더 자율적인 개인으로 발달시켜 가족과 친구들이 이들을 좀 더 긍정적으로 받아들일 수 있게 해 준다.

심리적 중재에는 비공식적인 행동치료도 있다. 이 분야에 능숙한 의사가 별로 없어서 입원치료의 심리적인 효과는 거의 분석되지 않았다. 치료 전 우울점수는 정상체중인 형제보다 비만청소년이 유의하게 높았으나, 치료받고 정상으로 돌아온 이후에는 자존감이 급격하게 증가하였다(Isnard et al., 1996, Unpublished data). Gately 등(1998)은 여름캠프 동안 자기 인식, 자존감, 신체상이 현저하게 좋아졌다고 보고하였다. Epstein이 보고한 자료와도 일치하지만, 체중감소와 비특이적인 치료의 효과를 구별하는 데는 실패하였음을 강조한다(Epstein et al., 1997, 1998).

교육적 지지

입원치료 동안, 소아 · 청소년은 함께 살고(한 그룹은 평균 30명이고, 15~75명이 있다.), 각자 학교생활을 제외하고는 일상을 함께한다. 센터에서는 그룹의 조직을 담당하는 선생님들이 도와주지만, 팀의 다른 구성원과도 친근함을 유지할 수 있도록 한다. 이 선생님들은 여러 분야를 담당하고, 때로는 신체훈련에도 참여한다. 선택과 조절 사이에서 균형을 유지하는 것을 도와주며, 소아가 직면하는 다양한 변화와 새로운 변화를 실행하도록 도와준다. 소아에게 선생님에게서 도움을 청하고 필요할 때 조언을 구하라고 장려한다. 반대로 선생님은 심리학자와 소아과 의사에게 지지를 받고 영양사와 물리치료사와 함께 협력한다.

부모와의 관계는 가정과의 지리적인 위치에 따라 센터가 활동하는 방식에 달려 있는데, 센터 간에 주요한 차이가 있다. 어떤 곳은 한 학기에 한 번 어린이들을 1~2주 집으로 휴가를 보낸다. 다른 곳에서는 정상적인 가족생활을 유지하기 위해 주말을 가족들과 함께 보내게 한다. 이런 센터에서는 선생님이 소아의 가족과 함께 일주일에 한 번씩 만남을 유지한다.

가족 참여

부모는 입원치료의 효과에 아주 중요한 요소다. 부모들은 적극적인 역할을 유지해야 하고 중요한 피드백을 해줘야 한다. 전문가 팀의 역할에는 부모와 자녀 관계를 변화시키는 것도 포함되어 있다. 보통 입원기간에는 가족치료를 하지 않지만, 추적관찰 때에는 할 수도 있다. 가족관계를 나쁘게 만드는 어려움을 평가하기 위해서는 복잡하고 점진적인 방법이 필요하다. 외래치료 시에 지지가 잘 안 되는 소아 · 청소년은 치료에 성공하기가 어렵다. 사회사업가는 치료 당시와 이후에도 지지를 강화하는 데 도움이 될 수 있다.

3. 결 과

대부분의 소아가 상당한 체중을 감소하기 때문에 단기적인 결과는 아주 좋은 것으로 보고된다. 하지만 센터에서 퇴원 이후 추적조사를 하지 않기 때문에 장기적인 결과는 거의 전무하다. 미국에서는 Boek 등(1993)이 청소년을 대상으로 평균 8개월 동안의 입원 후 장기간의 결과에 대해 보고하였다. 21명 환자의 입원 당시 평균 BMI는 47.5kg/m^2였고, BMI의 평균 감소는 11Kg/m^2였다. 9명의 환자는 사회적 · 심리적인 문제로 프로그램을 다 마치지 못했다.

1990년과 1997년 프랑스의 Margency 비만 클리닉에 다닌 259명의 청소년을 후향적으로 분석해 보았다. 환자들의 결과는 추적을 담당한 의사를 면담하거나 처음에 청소년을 병원으로 보낸 사람을 면담하거나 신체검사를 통해 평가하였다. 81명의 환자는 입원 도중 즉각적인 치료실패로 인해 분석에서 제외되었다. 실패의 주된 이유는 정신질환이나 뇌종양으로 인한 이차적인 비만이었다. 241명의 소아 중 118명(49%)에 대한 정보를 얻었다(156명의 여아와 85명의 남아). 입원 당시 평균 연령은 여아는 13.8±2.2세고, 남아는 13.3±1.8세였다. 평균 BMI는 입원 당시 34.9kg/m²였고 퇴원 시는 26.2kg/m²까지 떨어졌으나, 추적 시에는 29.2kg/m²였다. 추적 기간 중 모든 시기에 체질량지수는 입원 당시보다 유의하게 낮았다(Frelut et al., 1999).

입원치료에서 사용되는 일반적인 원칙은 소아 · 청소년 비만의 치료와 차이가 없다. 여러 가지 치료방법을 사용하는 것은 비만의 건강에 나쁜 결과를 감소시키는 데 항상 필요하다(Suskind et al., 1993; Williams et al., 1997; Dietz et al., 1998; Epstein et al., 1997). 입원치료는 치료기간과 팀, 소아 · 청소년 집단 간의 상호작용 등으로 인해 외래치료보다 더 많은 치료 가능성을 제공할 것이다. 입원치료가 이론적으로나 실제적으로 청소년기의 치료 중재로 가장 좋은 것으로 보일 수도 있으나, 이런 결론도 역시 검증되어야 할 것이다.

소아 비만의 모든 치료처럼 장기간의 체중감소와 성인기의 비만 관련 위험요인에 관한 자료는 아직 없다. 하지만 단기적인 조절로 심혈관 위험요인을 유의하게 개선됨이 확인되었다(Epstein et al., 1998).

4. 결 론

숙련된 팀이 합리적인 목표를 세우고 통합적인 접근방법을 사용할 때 입원치료는 소아 · 청소년의 중증 비만을 장기적으로 치료할 수 있는 효과적인 방법이다. 그러나 이의 비용 대비 효과가 높은지를 평가하기 위해서는 외래치료뿐 아니라 치료되지 않은 초기 중증 비만의 세계적 · 사회적 · 의료적인 비용과도 비교해야 할 것이다.

참고문헌

Bar-Or, O., Foreyt, J., Bouchard, C., Brownell, K. D., Dietz, W. H., Ravussin, E., Salbe, A. D., Schwenger, S., St Jeor, S., & Torun, B. (1998). Physical activity, genetic, and nutritional considerations in childhood weight management. *Medicine and Science in Sport and Exercise, 30,* 2-10.

Boeck, M., Lubin, K., Loy, I. et al. (1993). Initial experience with long term impatient treatment in morbidly obese children. *Annals of the New York Academy of Sciences, 699,* 257-9.

Bratteby, L. E., Sandhagen, B., Lotborn, M., & Samuelson, G. (1997). Daily energy expenditure and physical activity assessed by an activity diary in 374 randomly selected 15-year-old adolescents. *European Journal of Clinical Nutrition, 51,* 592-600.

Dietz, W. H. (1998). Health consequences of obesity in youth: childhood predictors of adult disease. *Pediatrics, 101,* 518-24.

Di Pietro, M., De Cristo Faro, P., Campanaro, P. et al. (1998). School-camp: short and long term results. *International Journal of Obesity, 22* (Suppl. 4), S32.

Dupin, H., Abraham, J., & Giachetti, I. (1992). *Apports nutritionnels Conseils pour la Population Française.* Paris: Tec & Doc, Lavoisier.

Epstein, L. H., Saelens, B. E., Myers, M. D. et al. (1997). Effects of decreasing sedentary behavior on activity choice in obese children. Health Psychology, 2, 107-13.

Epstein, L. H., Myers, M. D., Hollie, A. R. et al. (1998). *Treatment of Pediatrics, 101,* 554-70.

Frelut, M. L., Azancot, A., Boromée, V. et al. (1995). High rate of mile cardiac abnormalities in obese children. Impact of weight loss. *International Journal of Obesity, 19* (Suppl. 2), S122.

Frelut, M. L., Isnard, P., Pérès, G. et al. (1999). Etude retrospective de 259 adolescents obèses traités en centre de moyen séjour entre 1990 et 1997. *Archives de Pédiatrie, 6* (Suppl. 2), S556.

Frelut, M. L., Dao, H. H., Oberlin, F. et al. (2000). Changes in fat free mass and muscular strength in obese adolescents during weight reduction. *International Journal of Obesity, 24* (Suppl. 1), S581.

Gately, P., Cooke, C., Barth, J. H. et al. (2000). Efficacy of a 6 week residential program for children. *International Journal of Obesity, 24* (Suppl. 1), S96.

Gately, P., Knight, C., Butterly, R. J. et al. (1998). The effect of an 8 week diet, exercise and behavioral/educational camp program on obese children. *International Journal of Obesity, 22,* (Suppl. 4), S32.

Horton, T. J. (1998). Exercise and obesity. *Proceedings of the Nutrition Society, 57,* 85-91.

Isnard, P., Frelut, M. L., Naja, W. et al. (1996). Psychopathology in obese adolescents before and after a treatment program in a dietetic center. Proceedings of the International Congress on Eating Disorders, New York.

Katzmarzyk, P. T., Malina, R. M., Song, T. M. K. et al. (1998). Physical activity and health related fitness in youth: a multivariate analysis. *Medicine and Science in Sport and Exercise, 30,* 709-14.

Kazdin, A. E., & Weizs, J. R. (1998). Identifying and developing empirically supported child and adolescent treatment. *Journal of Consulting and Clinical Psychology, 66,* 19-36.

King, N. A. (1998). The relationship between physical and food intake. *Proceedings of the Nutrition Society, 57,* 77-84.

Lecendreux, M., Frelut, M. L., Quera-Salva, M. A. et al. (1998). Weight loss reduces sleep associated breathing disorders in obese children. *Journal of Sleep Research, 7* (Suppl. 2), 152.

Lisa, L., Blaha, P., & Srajer, J. (1997). Problems of obese children in the Czech Republic. In *Proceedings of The Round Table Meeting on Obesity Management in Central Europe,* eds. W. Hainar & M. Kunesova, pp. 31-2. Prageu: The Czech Society for the Study of Obesity.

Lloyd, T., Chinchilli, V. M., Rollings, N. et al. (1998). Fruit consumption, fitness and cardiovascular health in female adolescents: the Penn State Youth Young Women's Health Study. *American Journal of Clinical Nutrition, 67,* 624-30.

Oberlin, F., Frelut, M. L., Novo, R. et al. (1998). Body composition and mineralization in obese children. *Bone, 23* (Suppl. 5), S393.

Rolland-Cachera, M. F., Cole, T. J., Sempé, M., Tichet, J., Rossignol, C., & Charraud, A. (1991). Variations of the Wt/Ht^2 index from birth to age 87 years. *European Journal of Clinical Nutrition, 45,* 839-46.

Rolland-Cachera, M. F., Thibault, H., Soulié, D. et al. (1998). Weight loss in two groups of obese children consuming diets containing different amounts of proteins. *International Journal of Obesity, 22* (Suppl. 4), S32.

Saelens, B. E., & Epstein, L. H. (1998). Behavioral engineering of activity choice in obese children. *International Journal of Obesity, 22,* 275-7.

Savigny, A. (2000). Evolution des aptitudes physiques chez des adolescents de 9 à 17 ans atteints d'obésité majeure primaire sous traitement multidisciplinaire dont les activités physiques. Thèse de Médecine, Faculté de Médecine Lariboisière-Saint Louis, Université Paris VII.

Smith, J. C., Sorey, W. H., Quebedeau, D. et al. (1997). Use of body mass index to monitor treatment of obese adolescents. *Journal of Adolescent Health, 20,* 466-9.

Spreit, L. L., & Peters, S. J. (1998). Influence of diet on the metabolic response to exercise. *Proceedings of the Nutrition Society, 57,* 25-33.

Suskind, R. M., Sothern, M. S., & Farris, R. P. (1993). Recent advances in the treatment of childhood obesity. *Annals of the New York Academy of Sciences, 699,* 181-99.

Torun, B., Davies, P. S. W., Livingstone, M. B. E. et al. (1996). Energy requirements and dietary energy recommendations for children and adolescents 1 to 18 years old. *European Journal of Clinical Nutrition, 50* (Suppl. 1), S37-S81.

Valverde, M. A., Patin, R. V., Oliveira, F. L. C. et al. (1998). Outcomes of obese children and adolescents enrolled in a multidisciplinary health program. *International Journal of Obesity, 22,* 513-19.

Vettor, R., Macor, C., Rossi, E. et al. (1997). Impaired counterregulatory hormonal and metabolic response to exhaustive exercise in obese subjects. *Acta Diabetologica, 34,* 61-6.

Ward, D. S., Trost, S. G., Felton, G. et al. (1997). Physical activity and physical fitness in African-American girls with and without obesity. *American Journal of Clinical Nutrition, 5,* 572-7.

Williams, C. L., Campanaro, L. A., Squillace, M. et al. (1997). Management of childhood obesity in pediatric practice. *Annals of the New York Academy of Sciences, 817,* 225-40.

제 21 장
소아 비만의 미래

W. Philip T. James[1]

1. 도 입

이 장에서 다룰 주제는 앞으로 20년 동안 소아 비만 분야에서 어떤 일들이 일어날 것인가에 대한 추측이다. 이 주제가 쉬워 보일 수도 있겠지만 예상이 항상 맞는 것도 아니고, 예측 대상의 범위가 넓을수록 틀릴 가능성 또한 큰 법이다. 그렇지만 광범위한 추론을 통해 어떤 예측이 오류인가를 증명함으로써 비생산적인 작업들은 종결하고 새로운 연구의 장을 개척하도록 하기 위해 이 장을 마련하였다. 여기서 예측의 범위는 분자적 수준부터 공중보건과 정치적인 수준까지 모두 포함한다.

2. 소아 비만의 평가

소아 비만을 정의하는 데는 일관성 있고 명확한 의미가 있으면서도 간단한

1) International Obesity TaskForce, London.

도구가 필요하다. 국제 비만 특별 대책 위원회(International Obesity Task Force, IOTF)는 이를 위해 여러 가지 방법을 시도하였다. 18세까지는 체질량지수 25~30kg/m^{2}에 해당하는 연령별 체질량지수의 백분위수를 사용하는 것이 합리적이다(1장 참조). 물론 하나의 체질량지수 절단값만을 사용할 경우, 동일한 연령과 성별의 소아집단에서도 신장에 따라 서로 다른 과체중의 유병률을 보이므로, 체질량지수가 아주 정밀한 도구는 아니다(Franklin, 1999). Franklin에 따르면, 키가 큰 소아는 같은 체질량지수라도 키가 작은 소아에 비해 과체중으로 분류될 가능성이 많아 체질량지수는 신뢰도가 높지 못하다고 강조한다. 최근에는 컴퓨터로 계산하는 편리한 방법을 사용하여, 프랭클린의 제안처럼 6~15세의 소아에서 신장의 누승(power, p)을 보정한 새로운 공식이 나왔다. 이렇게 하면 체질량지수의 문제점을 어느 정도 보완할 수 있을 것이다.

청소년은 같은 집단에서도 급성장하는 시기가 서로 다를 수 있기 때문에 체질량지수를 절단값으로 사용하는 데 문제가 될 수 있다. 그러므로 성인기 정상 체중에 대한 세계건강기구의 절단값인 체질량지수 25가 아시아인에게는 너무 높다는 사실(세계건강기구/IASO/국제 비만 태스크 포스, 2000)을 인정해야 하고, 성인뿐 아니라 소아에서도 국가적 · 인종적으로 적절한 절단값을 얻어야 한다. 그러면 최근 제3세계 소아의 신장이 작기 때문에 이들의 소아 비만이 더 과장되었고, 새로운 측정방법이나 체중과 신장을 이용한 새로운 계산법이 필요하다는 주장이 제기될 것이다. 풍요로운 서구사회에서만 사용이 가능한 측정법이 소아의 신장, 성별, 나이에 대하여 기대되는 체지방값의 정확한 측정이 가능하다고 하여 일부 서구 소아의 표준치로 결정된다면, 기술적 발전과 공공 보건적 측면 사이에서는 불가피하게 이견이 생길 것이다. 최근 세계건강기구의 대규모 연구에서 6개월 동안 모유 수유만 한 소아를 만 5세가 될 때까지 추적조사하였는데, 이 자료가 국제적인 표준으로 확장될 수 있을 것이다. 현대적인 측정기법, 즉 전기저항법이나 제지방과 체지방 비율을 측정하는 방법들이 사용된다면, 이를 서로 다른 인구집단의 체중과 신장에 대한 연구에 도입하여야 하는데, 이 또한 쉬운 일은 아니다. 세계건강기구의 모유 수유 연구는 서구세계뿐 아니라 이미 몇몇 제3세계 나라에서도 수행되며, 이를 통해 삶의 첫 단계가 동일하더라도 인구

집단이 다르면 소아의 체지방에 차이가 나는 것을 증명할 수도 있을 것이다. 비만한 인도 성인의 제지방 비율이 가장 작고 중국 성인은 중간 정도며, 코카시안 성인의 평균이 가장 높다는 것은 이미 알려진 사실이다. Yajnik(2000)는 태아기에 제지방이 적은 것은 산모의 식사 습관과도 관련이 있고, 또 성장기 근육 및 제지방은 적으면서 신체 크기에 비해서 체지방이 많은 저체중아의 발생과도 관련이 있다는 것을 밝히고 있다. 이는 유전적인 문제가 아니라 환경적인 영향임을 나타내는 것일 수 있다.

서로 다른 인구집단에서 제지방의 성장과 지방축적에 차이가 나는 것은 30년 전의 공공보건과 관련한 논란을 반복하는 것으로 연결될 수 있다. 30년 전 많은 소아과 의사는 공공보건 관련 통계수치들을 통하여 다른 유전적인 가능성을 가진 제3세계 소아의 비만이 큰 문제가 될 수 있음을 확신하였다. 하지만 불과 얼마 지나지 않아 유전적인 영향보다 환경적인 영향이 더 중요하다는 것이 명백해졌다. 이 시점에서 소아의 체지방과 그 분포에 대한 연구들을 합리적인 측정법에 대한 공공보건학적 수요와 관련시킬 수 있는 능력이 필요하다. 세계건강기구의 연구가 더 보강되면 이러한 문제의 일부를 해결할 수 있을 것이다.

이러한 신체 구성성분에 대한 접근은 소아에서 성인이 되었을 때 내당능 장애, 지질대사 이상, 고혈압 또는 다른 질환의 위험요인이 발생할 가능성이 확률적으로 높아질 것을 예견하는 특정 체질량지수나 신체 지방량에 대한 설명을 요구한다. 6~18세를 대상으로 인슐린 저항성, 지질대사, 혈압, 기타 위험요인과 성인에서의 질병 위험을 관찰할 수 있는 종적 연구들을 보면 불가피하게 이러한 판단을 하게 된다. 이미 몇몇의 종적 연구들이 영국이나 미국 등에서 효과적으로 수행되었고 이러한 결과들을 잠비아, 멕시코, 중국과 같은 제3세계와 연계할 수 있는 또 다른 기회가 있다. 그러나 적정 건강상태를 위한 참고 기준치를 세우려 할 때 불가피한 어려움이 있을 것이다.

3. 소아 인체계측법의 인종적 차이

개발도상국 소아의 지방분포가 미국이나 영국의 참고치와 다르다는 것은 잘 알려져 있다. 이들은 신장과 비교하면 정상체중인데도 삼두근피부주름두께 수치가 견갑하피부주름두께와 비교해 매우 작다. 이것은 개발도상국에 사는 비코카시안 소아의 특징으로서 인종적 차이나 유전적인 것으로 여겨졌다. 최근에 이러한 지방분포 차이가 복부비만 경향과 관련되어 후에 복부비만이 발생할 가능성이 높아질 수 있다는 견해가 나오고 있다. 예를 들면, 이는 중국, 멕시코, 인도 중년 여성의 지방이 남성형으로 분포하는 것에서 뚜렷하게 나타난다. 제3세계 소아가 낮은 삼두근피부주름두께치를 보이는 것은 유전에 의한 것이고, 성인의 복부비만 위험이 높아지는 것과 관련 된다는 것을 인정하려면 이를 재평가해야 한다. 이미 일본과 중국의 연구자들은 허리둘레가 매우 작고 체질량지수가 겨우 23 또는 24 정도더라도 남성, 여성 모두 내당능 장애, 고혈압, 비정상적인 지질대사 등의 위험이 증가한다는 것을 강조하였다. 이것은 복부비만을 동반한 병태생리학적 변화에 대한 위험이 높아진다는 것을 의미한다.

한 가지 합리적인 가설은 Björntorp의 연구(Björntorp & Rosmond, 2000)와 산모의 단백질 섭취가 부족할 때 산모의 코르티솔이 태아의 혈액순환에 필요 이상으로 전달되어 소아의 고혈압을 유발한다는 가정에 근거한 것이다. 이는 제3세계 사람들의 코르티솔 조절과 시상하부 대사를 완전히 재설정하는 것이다. 비만은 이제 저소득층과 빈곤층에 영향을 미치고 이러한 인구집단 산모의 불량한 영양상태가 소아의 미래의 질병 위험과 관련될 가능성이 높아진다. 불량한 산모 영양은 태아의 코르티솔을 상승시키고 이것이 코르티솔스테로이드에 대한 조절을 재설정하여 과도한 분비를 발생시킨다면 이러한 호르몬 변화는 태아기의 문제이지 유전적인 것이 아니다. Björntorp의 연구 결과는 세계의 일부 지역에서 복부비만과 내장지방을 가진 사람들의 성장호르몬 수치가 낮아지고 남성의 경우 테스토스테론이 감소하는 등 부신의 과장된 반응을 보이는 것과 일치하고 있다. 중국에서 비만이 증가하고 이러한 현상이 소아는 물론 지금은 성인 여성에게서, 또한 우리가 잠재적인 쿠싱병으로 연구해 왔던 형태로 나타난다는 것은 주목할 만하다. 지방의 분포, 적은 제지방조직, 가느다란 팔과 쿠싱병에서 나타나는 것과 비슷한 선조의 발생과 함께 내당능 장애와 고혈압의 증가를 동반한다.

이것은 제3세계에 만연하는 복부비만, 당뇨, 고혈압에 의한 문제들을 예방할 수 있다는 점에서 큰 의미를 가진다. 이러한 예방적 요구는 후기 소아기나 성인기의 문제에 대한 것뿐 아니라 산모의 건강과 태아의 환경적 요소와도 관련이 있다. Yajnik의 연구는 출생체중이나 신장 같은 태아 성장 지표의 수치가 낮을 경우 자메이카에서는 4세에 인슐린 저항성과 고혈압의 경향을 보이고 인도에서는 4~8세에 그러한 경향을 나타내며, 남아프리카에서는 청소년기에 지속적인 연관성을 보임으로써 자메이카와 남아프리카에서의 증거를 보강하였다(Yajnik, 2000). 더 염려스러운 것은 출생체중으로 측정한 태아 성장부전이 출생 후 첫 수년 동안에 급격한 따라잡기 성장이 동반될 때 위험은 더욱 증가한다고 주장하는 Yajnik의 연구결과다. 의사들은 따라잡기 성장의 가치를 강조하였고 이는 발육이 위축된 소아의 지적 발달과 관련하여 매우 중요한 가치가 있다(지적 발달을 촉진하기 위한 지적 자극과 좋은 영양의 중요성에 대한 Grantham-McGregor의 자료 참조, Grantham-McGregor et al., 1999). 이제 우리가 세계건강기구의 참고치를 기준으로 한 신장과 체중에 도달하기 위해서 따라잡기 성장의 중요성을 지속적으로 강조한다면, 우리는 소아를 초기 결핍에 이은 급격한 성장을 하게 만듦으로써 당뇨와 고혈압의 커다란 위험으로 몰아넣는 것이 될 수도 있다. 우리는 소아가 어린 나이에 인슐린 저항성과 고혈압의 경향을 보이는 것을 방지하기 위하여 임신기간에 필요한 중재를 확립해야 한다.

4. 절약 유전자

일부 인구집단에서는 절약 유전자(thrifty genotype)를 선택적으로 획득하였다는 Neel의 가설이 다시 강력하게 떠오르고 있다(Neel, 1999). 예를 들면, 시상하부의 글루코코르티코이드 수용체의 프로모터 부위의 차이에 의해서 에너지의 선택적인 증가나 단백질 또는 지방에 대한 에너지 분율, 복부비만과 함께 높은 코르티코이드 반응을 보이는 경향을 촉진하는 유전적 차이가 다양한 인종 사이에 존재하는지 알아보기 위해 현대적인 유전자적 기술을 사용하는 방법이 있다.

Solomons와 Kumanyika(2000)는 인종 간 차이 유무에 대한 정치적으로 민감한 의문점을 해결하기 위하여 위원회를 구성하였다. 환경적인 요인은 매우 중요하다. 제3세계 소아의 현저한 성장 지연에 실망한 제3세계 연구자들을 달래기 위해 1950~1960년대에 국가적인 근거를 가진 성장 차트를 만들려는 노력으로 결국 환경적인 요소의 중요성을 인식하게 되었다. 유전자적 탐구에 대한 현대의 집착 때문에 연구기금이 비만에서의 환경적 위해와 관련된 문제에 쓰이지 않고, 환경적인 영향을 고려하지 않는 유전자 연구로 넘어가지 않도록 해야 한다. 이는 인구에 따른 유전자적 차이가 중요하다는 것을 부정하는 것은 아니다. 영양사들은 세계적으로 리포프로틴 E_4 유병률의 차이(Simopoulos, 1997), 히스패닉계통 사람들에게서 리포프로틴 Lp(a)가 상대적으로 적게 나타날 경우 관상동맥 질환의 위험 감소 가능성이 있다는 것(Haffner et al., 1992), 다양한 민족에서 알코올이나 유당 대사에 차이가 있다는 것 등을 긍정적으로 받아들인다. 예를 들어, 프랑스 남성과 여성에게서 $\beta 2$ 수용체의 글루타민이 글루타메이트로 변환되면 $\beta 2$ 수용체 변화를 야기하여, 이 사람들의 활동량이 적을 경우 체질량지수가 높아지고 비만이 3배 증가하도록 만든다는 것을 알아내는 것은 상대적으로 간단한 일이다. 이것은 생리적으로 중요한 에너지 보존 효율 증가에 대한 단서다. 이러한 예비연구를 절약 유전자 가설에 적용할 수 있을지 여부는 두고 봐야 할 일이지만, 이는 인구의 1/3에 영향을 끼친 단 한 개의 염기 변화이고 비만과 비만에 대한 환경적 촉진인자들은 양쪽 모두와 관련이 있다.

그러나 에너지 효율의 직접적인 증거를 찾는 것은 매우 어렵다. 우리가 에너지 균형을 다루는 능력에서 2%나 3%의 차이를 찾기 바란다면 식사 평가에 대한 측정오차는 너무나 크고, 열량계함에 사람을 넣거나 일상환경에서 D_2O^{18}을 사용하는 것은 여전히 문제가 있다. 식욕, 에너지 대사, 자발적인 식사나 신체활동 관련 행동에 영향을 미치는 유전자를 찾는 것은 향후 10년 이상 지속적으로 연구비 지원을 받을 것이다. 그런데도 절약 유전자가 정말로 지금 일어나는 비만의 비정상적인 증가와 관련 있는가에 대해서 확신을 갖기 전에 세계 여러 곳에서 환경적 요소에 대해 심도 깊은 연구들을 진행하고 있는 여러 다른 연구자가 일관된 결과를 내야 할 것이다.

5. 소아 비만의 유병률

우리가 현재 유병률을 정의하는 데 국제 비만 특별 대책 위원회의 방법을 사용한다면 이것은 건강통계학의 국제센터(National Center for Health Statistics, NCHS) 약 85백분위수와 관련이 있다. 그래서 우리는 영양결핍이고 왜소하거나 저체중인 소아를 정의하는 데 여전히 사용되는 2 표준편차(standard deviation, SD)와 매우 다른 정의를 사용하는 것이다. 2 표준편차를 사용한 Gurney의 원래 시도는 소아과 용어로 내부적인 일관성을 가지고 있으나 장기적인 적용이나 성인의 체질량지수 절단값과의 일관성이 없다. 아직까지는 전 세계적인 유병률 자료가 한정되긴 해도 잘 분석해 보면 NCHS 85백분위수에 근거한 과체중 유병률이 심각하다는 것을 알게 될 것이다. 이미 멕시코에서 과체중 유병률은 24%로 보고되었다.

전쟁과 AIDS의 위험에 처한 사하라 사막 이남 지역을 제외하면 세계적으로 평균 연 약 1%의 비만 증가율을 볼 것이라 예측한다. 이러한 관점에서 2020년에는 소아의 30~50%가 과체중이 될 것이라고 예상할 수 있고 이것은 엄청난 수치다. 이러한 문제는 중국의 자녀 한 명 가족에서의 '소황제'나 중동지역의 확실한 비만소아의 경우에 국한된 것이 아니라 유럽이나 북미 및 남미 지역에서 이미 관찰된 것과 같은 추세로 발생할 것으로 보인다.

6. 이유 실천과 조기 식사습관

건강한 식사습관을 확립하는 과정이 이유와 함께 시작된다는 것은 논란의 여지가 있다. 최근 적절한 모유 수유 기간에 대해서 세계건강기구, UNICEF, 식품업계 사이에서 논란이 있다. 유아식을 만드는 회사들을 위하여 실행 규약을 설정하는 데 역할을 한 세계건강기구는 한때 모유 수유를 4~6개월 동안 반드시 지속할 것을 명시하였다. 이에 대한 국제적인 동의가 있었는데도 각 지역 단위에서의 적용은 불완전했을 뿐 아니라 지키지 않는 나라도 있었다. 최근

UNICEF와 각 정부는 업계에서 4~6개월이라는 규정을 영아가 12주 앞당겨서 이유과정을 시작해야 한다는 것으로 해석하는 것을 방지하기 위하여 모유 수유가 '약 6개월' 동안 지속되어야 한다고 명시하였다. 모유 수유 성적이 좋은 국가는 거의 없다. 95%의 여성이 적어도 4개월 동안 모유 수유만을 하였고, 90% 이상이 6개월 동안 모유 수유만 하였다고 보고하는 노르웨이처럼 모유 수유율이 높은 국가는 거의 없다. 인도에서 대부분의 산모는 모유 수유를 하지만 사실 감염의 원인이 될 수 있는 물, 차, 기타 약초 우린 물을 추가로 소아에게 공급한다는 사실이 종종 논란이 되고 있다.

모유 수유가 어려운 것처럼 이유를 위한 첫 음식으로 곡류보다는 채소나 과일을 사용해야 한다는 권유를 따르기도 쉽지 않다. 세계 대부분의 여성은 모유 수유가 업무 복귀에 장애가 될 수 있는 도시 환경으로 이동하고 있기 때문에 스낵 푸드, 과자류나 심지어는 청량음료 등이 1세 이전의 많은 영아에게 일상적으로 주어지고 있다. 세계건강기구의 아기친화병원 운동은 많은 나라에 거의 알려져지지 않았으며, 생후 수개월 정도의 소아를 위한 대체식에 관한 식품업계의 대대적인 광고는 산모가 모유 수유만으로는 아기에게 충분한 영양을 공급하지 못할 것이라는 걱정을 만든다. 당분, 염분, 지방이 많은 스낵을 쉽게 제공하는 것은 소아에게 불가피하게 과도한 체중증가를 일으키고 한번 길들여지면 변하기 어려운 식습관을 형성하는 것을 어머니가 묵인하는 것이다.

7. 비만 유발 환경

아프리카와 러시아를 제외한 지역의 출산율 감소와 수명 연장으로 결혼과 이혼에 대한 태도가 급격히 변화하면서 가족의 사회적인 구조가 극적으로 변하고 있다. 세계 전역에서 도시화와 함께 농업 고용이 감소하여 취업을 위해서 도시로 이동하면서 소아는 이전의 대가족 구성원의 보살핌 없이 자라고 있다. 점점 더 많은 여성이 기초 가계수입을 유지하기 위해서 일해야 하므로 가족의 식사를 위해서 전통적인 음식을 준비하느라 시간을 보내는 것은 이제 더 이상 현실적인 선택이 아니다. 가정에서 배울 기회가 감소하는 것처럼 시간과 비용이 부족하다는 이유로 조리기술은 교육 과정에서 제외되었다. 대다수 소아가 냉장고나 음식점에서 식사를 얻고 성인의 지도 없이 지방, 염분, 당분이 많은 즉석음식을 쉽게 먹을 수 있다. 서구문명은 전 세계적인 텔레비전 네트워크에 의해서 가속화되면서 놀랍운 속도로 퍼져 나가고 있다. 다양한 요리기술을 보여 주는 텔레비전 요리사가 기형적으로 늘어나면서 가정에서 음식을 조리하는 것은 급격히 감소하였다. 외식이 잦아지면서 알 수 없는 고열량 재료로 만들어진 많은 양의 음식을 한 끼에 소모하게 되었다.

또한 많은 소아가 놀이터가 거의 없는 마을이나 도시환경에서 시간을 보낸다. 무계획적인 도시개발과 소아 안전에 대한 공포감으로 자동차나 버스로 통학을 하는 학생들이 늘어나게 되었다. 휴일이나 방과 후에는 가정에서 쉽게 간식을 먹을 수 있고 텔레비전이나 비디오, 컴퓨터 게임을 하며 지낸다. 이는 소아가 좌식생활과 부적절한 식사습관에 더 길들여지게 만든다. 이러한 환경에서는 신체활동을 위한 기회나 자극이 거의 없고 좋지 않은 식사습관은 규제되지 않은 선전에 의해서 지속적으로 강화된다. 적절한 식사와 행동의 원칙을 본보기로 가르칠 수 있는 전통적인 가정환경은 거의 보기 힘들다.

학교급식의 식사 지침을 다시 소개하는 최근의 시도가 있었는데도 정부와 업계의 음식과 건강에 대한 관점이 변할 것이라는 증거는 거의 없다. 학령기 전부터 성인기까지 영국 소아의 식사를 조사해 보면 과자류, 간식과 청량음료가 과다하다. 학교는 자금을 마련하기 위해서 청량음료나 과자류 판매의 이익에 의존한다. 이익 추구는 또한 교내급식 관련 경영자가 지방과 당분이 많은 음식을 만들도록 부채질하는 학교급식 부분에서도 드러났다. 사실 12세 이하 소아의 경우 비록 지능이 높고 적절한 환경에서 교육을 받았더라도 적절한 음식 선택을 하기 어렵다고 한다. 소아는 또한 등하교 길에 청량음료, 간식, 사탕, 초콜릿 등을 사먹기 위해서 2,400억 원을 소비하고 있다. 따라서 세입을 위협할 수 있는 정책이 제안되었을 때 장관에게 직접 접근이 가능한 업계의 이해관계가 고려될 수밖에 없다. 이는 자유시장경제와 정부에 대한 업계의 로비가 많은 환경에서 우리가 어떻게 공공 보건을 신장할 것인가에 대한 근본적인 문제를 야기한다.

8. 공공보건학적 정책 주도에 대한 도전

정부가 국민의 선택권에 간섭하기를 꺼리는 '복지국가'적 접근의 형태인 자유시장경제체제에서는 어렵겠지만, 소아에 대한 음식광고를 엄격하게 규제해 온 몇몇 스칸디나비아 국가의 사례를 배워야 한다. 이들 국가에서는 업체가 자사의 상품을 팔기 위해서 선전공세를 함으로써 소아의 생활습관을 교묘하게 조작하지 못하도록 소아들을 교육시킬 필요가 있다는 깨달음에 근거하여 학교급식과 적극적인 학교 주변 환경조성을 수립하였다. 여기서는 특히 과일 섭취를 다루었다. Bangor 연구(Horne et al., 1995)에서는 고학년 소아에게 이러한 음식에 대해서 수차례의 강화 훈련과 함께 여러 번 교육한 것을 보여 주었다. 소아가 이른 나이에 다양한 채소와 과일의 장점을 배우면 적절한 식사습관을 좀 더 쉽게 확립할 수 있는 것으로 보인다. 더 넓은 의미에서, 핀란드는 음식점과 매점에서 샐러드와 야채를 각 항목마다 분리해서 가격을 책정하는 것보다는 항상 식사의 일부로서 제공하는 것을 정책으로 장려하였다. 이것은 채소 섭취를 꺼리는 사람들이 채소 섭취를 늘릴 수 있게 하였다.

공공보건학적 견지에서는 의학이나 과학계 연구자들이 산업체에서 연구비를 받는 것을 대부분의 정부가 장려하는 것은 염려스럽다. 이러한 접근이 몇몇 연합국가 기관에 퍼진 것에서 볼 수 있듯이 이는 점점 더 증가하는 것으로 보인다. 식품업체는 자사의 정치적 로비나 시장구조에 놀랍도록 조직적으로 움직인다. 그들은 자사의 사업에 방해가 될 만한 안건들을 객관적인 입장에서 고려하지 않는다는 점에서 담배업체와 닮은 점이 있다. 사실 미국의 주요 담배업체는 현재 이익과 성장 가능성이 적은데도 식품업체를 사들이고 있다. 담배업체의 이익은 더 이상 로비활동을 위한 합법적인 영역으로 여겨지지 않기 때문에 이러한 업체가 의회 내부의 로비그룹에 접근할 수 있는 방법으로 이러한 홍정이 이루어진다.

예를 들면 지방, 당분, 염분에 대한 과학적인 근거나 치아 우식증에 대한 탄산음료의 영향(Dental Practice Board for England and Wales, unpublished data) 등은 증명하기가 어려워서 식품광고에 대한 반대압력을 행사하기가 담배의 경우보다 더 어렵다. 이 모든 요인을 포함한 자료를 분석, 통합하는 과정이 필요하다. 과학자가 담배업체의 견해를 지지하거나 받아들이도록 하려는 관습은 이제 식품업체의 중요한 요소로 퍼져 나가고 있다. 영양사, 소아과나 일반 의사 등으로 이루어진 여러 단체는 공공보건학적 과제를 간과하는 관점에 대한 전략이나 지원에 의존하는 정부와 연구지원을 더욱 수용하고 있다. 제당업체가 최근 미국의 식사 지침에서 설탕에 관련된 부분을 변경해 달라고 정부에 요청할 때, 그리고 그들의 전임 로비스트가 국가 영양사회의 일원으로 일할 수 있도록 임금을 지불할 때, 소아나 성인에서 증가하는 비만 문제를 다루려는 새로운 공공보건학적 주도권은 도전받게 된다.

9. 새로운 정책의 고안과 적용

이러한 암울한 상황에서는 거의 세계적으로 확산되는 비만 경향과 싸울 수 있는 혁신적인 전략이 필요하다. 해결책을 찾기에는 문제가 너무나 크고 시간이 많이 걸리기 때문에 전문적 공무원이나 보건장관은 여전히 성인 비만의 책임을 개인에게 전가하고 자기 조절에 대한 필요성을 강조하는 구호 뒤에 숨어 버린다. 그러나 6세 소아가 심각한 과체중이나 비만 문제를 보이는 것은 그것을 개인의 문제만으로 단정 지을 수는 없다. 특히 비만 유병률의 증가가 이를 더욱 뒷받침해 준다.

그래서 소아 비만치료에 참여한 보건 전문가들은 비만의 증가와 관련한 광범위한 문제를 강조해야 하며, 어머니나 가족에게 책임을 묻는 접근방식에 빠지지 말아야 한다. 정책 입안자들은 보통 어머니를 더 잘 교육시켜야 한다는 표준적이고 반복적인 주장을 한다. 일반 보건교육이 통합적인 보건전략의 필수불가결한 요소인데도 건강증진을 위한 '교육적' 접근은 이제 가장 비효율적인 방법으로 판명이 났다. 의사들은 더 방대한 사회적 문제를 회피함으로써 비만과 관련된 문제들에 대해서 자신이 의도하지 않은 강화 요인이 될 수 있다는 것을 잘 모르고 있다. 그들은 공공보건적 필요와 맞서는 강도 높은 압력에 대한 인식 없이 개인의 책임을 강조하며 일상적으로 접근하고 있다.

우리는 더 나은 식사와 활동 실천을 달성한 일부 국가의 사례를 배울 필요가 있다. 스칸디나비아처럼 만성질환의 위험요인을 감소시키고 일반 인구의 건강상태를 향상시키거나, 타이나 코스타리카와 같은 나라에서 영양결핍을 극복한 것처럼 우수한 의사, 영양사, 신체활동 전문가, 공공보건인력 등에 의한 강력한 지지가 절실하게 필요하다. 이는 국가적인 차원에서 적절한 방법으로 협력하여 이루어져야 하며 정책적 차원에서 정치적 과정으로 접근하여 한다. 그리고 정책 입안자는 업체의 대대적인 압력에서 독립적으로 우리의 명백한 목표를 세워야 한다. 이는 과학자와 의사들이 공공 보건의 주도권에 대한 제안서를 냈을 때 그 동료들의 적극적인 지지와 동의가 있을 때 가능하다. 노르웨이는 영양 자문회를 확립하여 이러한 어려운 과정을 다루었고 지금은 신체활동에 대한 부분도 추가되었다. 이것은 복잡한 주도권 획득 과정과 고도의 정치적 차원에서 이루어지는 영양 정책결정과정을 통하여 이루어졌다. 이러한 접근의 일부분은 뛰어난 의사와 영양사에 의한 논쟁과 공론화를 수반한다. 핀란드에서는 중년의 남성과 여성 사망률이 증가하는 사회현상과 의사의 주도적 역할이 실패함으로써 만성질환 개념에서 거대한 변화가 일어났다. 국민 스스로 의사들이 지혜를 짜내도록 하였다. 이어서 핀란드의 국립보건원에서는 모유 수유를 위한 전략을 고안하고 의사, 영양사와 함께 적절한 실천에 대한 지침을 만들면서 학동 전기와 학령기 급식 정책을 조정하고 관찰하였다. 공공기금에 의해 운영되는 매점에서는 학생들의 습관을 바꿀 수 있도록 적절한 영양학적 목표가 세워졌다. 음식점에서는 식사 가격 안에 채소나 샐러드를 포함하도록 하였다. 전 인구에 영향을 미칠 수 있는 대대적인 식습관 변화로 핀란드의 건강 관련 수치는 가혹한 법 없이도 20년 동안 변화되었다. 그런데도 기본적으로 정부가 성인과 소아의 행태 변화에 중요한 역할을 한다는 스칸디나비아의 추측은 좌익사회 공학과 복지국가에 대한 부담이라는 반대의견에 의해 극적으로 변화되고 있다. 개인의 자율과 주도권이 강조되면서 사회 다수의 안녕을 추구하는 환경을 창조해야 하는 사회의 책임은 사라지는 개념이 되었다. 단지 영향력 있고, 교육 받은 지식인만이 이러한 개인의 행동과 주도권에 기초한 철학의 결과와 맞설 수 있다. 공공 보건 분야를 위한 도전은 보건교육을 일차적인 활동으로서가 아니라 유용한 방법으로서 어떻게 정부와 여러 분야의 필요를 강조하는가다.

우리는 간호 자원과 함께 산부인과와 소아과 서비스를 어머니와 자녀를 적절하게 돌보는 현대적 개념 방향으로 변화시킬 필요가 있다. 어머니가 직장으로 돌아가야 할 때 소아가 적절한 환경에서 돌보아질 수 있는 새로운 지방정부의 발전 또한 필요하다. 학동 전기와 초기 학령기에는 어떤 음식이 주어져야 하는가에 대한 엄격한 통제와 그들이 배워야 하는 신체적 활동을 위한 환경이 있어야 한다. 세계건강기구의 Healthy School Initiative는 좋은 영양과 신체활동을 강조한 놀이터와 학교 환경을 기본적으로 갖추도록 권한다. 대부분의 여학생은 경쟁적인 스포츠를 잘 하려고 하지 않기 때문에 8세 이후에 그들이 좌식생활에 길들여지지 않도록 여러 가지 개인적인 활동을 가르칠 필요가 있다. 여학생들이 정상적인 식욕조절시스템에서는 그들의 에너지 균형을 조절하기 힘든 고열량 간식을 먹으면서도 활동량은 적은 사회에서 이러한 노력이 발전하고 있다. 많은 여학생이 자신의 식사량을 줄이기 위해서 흡연을 한다는 것은 놀라운 일도 아니다. 학생들이 안전하게 등하교할 수 있는 도보와 자전거도로를 확보하고 학교를 평생교육을 위한 지역사회 센터화하는 것과 부모와 지역사회 일원이 학교환경을 변화시키기 위하여 참여하도록 하는 것이 지금으로서는 가장 중요한 것으로 인식되고 있다.

미래를 바라본다는 것은 우리에게 기존의 사고의 틀을 벗어날 것을 요구할 것이다. 예를 들면, 마을 설계는 기본적으로 소아에게 영향을 미치기 때문에 새로운 도시 설계를 할 때 교통이 복잡한 지역을 위해서 지름길로 사용될 도로를 만든다면 소아는 나가서 놀기 어려울 것이다. 반면 차가 없고 보행자만 다닐 수 있는 지역을 만드는 것은 소아의 행동을 바꾸는 데 기본적인 것이다. 이것은 소아과 영역에서 급성장하는 소아 비만과 싸우기 위해 유용한 어떤 일을 하려 한다면 새로운 차원에서 생각해야만 한다는 좋은 본보기다.

참고문헌

Björntorp, P., & Rosmond, R. (2000). Obesity and cortisol. *Nutrition, 16*, 924-36.

Franklin, M. F. (1999). Comparison of weight and height relations in boys from 4 countries. *American Journal of Clinical Nutrition, 70,* 157-62S.

Gardner, D. S., Jackson, A. A., & Langley-Evans, S. C. (1998). The effect of prenatal diet and glucocorticoids on growth and systolic blood pressure in the rat. *Proceedings of the Nutrition Society, 57,* 235-40.

Grantham-McGregor, S. M., Fernald, L. C., & Sethuraman, K. (1999). Effects of health and nutrition on cognitive and behavioral development in children in the first three years of life. *Food and Nutrition Bulletin, 20,* 53-99.

Haffner, S. M., Gruber, K. K., Morales, P. A., Hazuda, H. P., Valdez, R. A., Mitchell, B. D., & Stern, M. P. (1992). Lipoprotein(a) concentrations in Mexican Americans and non-Hispanic whites: the San Antonio Heart Study. *American Journal of Epidemiology, 136,* 1060-8.

Horne, P. J., Lowe, C. F., Fleming, P. F., & Dowey, A. J. (1995). An effective procedure for changing food preferences in 5-7-year-old children. *Proceedings of the Nutrition Society, 54,* 441-52.

Neel, J. V. (1999). The 'thrifty genotype' in 1998. *Nutrition Reviews, 57,* S2-9.

Petry, C. J., & Hales, C. N. (2000). Long-term effects on offspring of intrauterine exposure to deficits in nutrition. *Human Reproduction Update, 6,* 578-86.

Simopoulos, A. P. (1997). Genetic variation: nutrients, physical activity and gene expression. *World Review of Nutrition and Dietetics, 81,* 61-71.

Solomons, N. W., & Kumanyika, S. (2000). Implications of racial distinctions for body composition and its diagnostic assessment. *American Journal of Clinical Nutrition, 71,* 1387-9.

WHO/IASO/IOTF (2000). The Asia-Pacific perspective: redefining obesity and its treatment. February 2000. Full document available from: http://www. idi. org. au/obesity_report. htm

Yajnik, C. (2000). Interactions of perturbations in intrauterine growth and growth during childhood on the risk of adult-onset disease. *Proceedings of the Nutrition Society, 59,* 1-9.

찾아보기

편저자소개

Walter Burniat
University Hospital for children 'Queen Fabiola', Free University of Brussels

Tim J. cole
Institute of child Health, London

Inge Lissau
National Institute of Public Health, Copenhagen

Elizabeth M. E. Poskitt
International Nutrition Group, London School of Hygiene and Tropical Medicine

역자소개 (가나다순)

강지현
이화여자대학교 의과대학 졸업
이대목동병원 가정의학과 전공의 수료
이대목동병원 가정의학과 전임의 수료
현재 건양대학교병원 가정의학과 조교수

김수진
울산대학교 의과대학 졸업
서울아산병원 가정의학과 전공의 수료
서울아산병원 가정의학과 전임의 수료
현재 우리가정의학과 원장

박경희
서울대학교 의과대학 졸업
서울대학교병원 가정의학과 전공의 수료
서울대학교병원 가정의학과 전임의 수료
현재 한림대성심병원 가정의학과 전임강사

박수연
연세대학교 의과대학 졸업
영동세브란스병원 가정의학과 전공의 수료
영동세브란스병원 가정의학과 전임의 수료
가천의대 길병원 가정의학과 임상강사
현재 21세기 연세클리닉 원장

서희선

연세대학교 의과대학 졸업
영동세브란스병원 가정의학과 전공의 수료
이대목동병원 가정의학과 전임의 수료
현재 가천의대 길병원 가정의학과 전임강사

성은주

서울대학교 의과대학 졸업
서울대학교병원 가정의학과 전공의 수료
서울아산병원 가정의학과 전임의 수료
현재 성균관의대 강북삼성병원 가정의학과 조교수

손중천

연세대학교 의과대학 졸업
영동세브란스병원 가정의학과 전공의 수료
아주대학교병원 가정의학과 전임의 수료
현재 을지의대 을지병원 가정의학과 전임강사

송홍지

고려대학교 의과대학 졸업
서울대학교병원 가정의학과 전공의 수료
고려대학교안암병원 전임의 수료
현재 한림대성심병원 가정의학과 조교수

심수정

인제대학교 의과대학 졸업
서울백병원 가정의학과 전공의 수료
서울아산병원 가정의학과 전임의 수료
현재 서울녹색병원 가정의학과 과장

오미숙

서울대학교 의과대학 졸업
서울대학교병원 가정의학과 전공의 수료
현재 군포시 보건소 관리의사

윤영숙

영남대학교 의과대학 졸업
서울 아산병원 가정의학과 전공의 수료
서울 아산병원 가정의학과 전임의
현재 인제의대 일산백병원 가정의학과 조교수

이선영

인제대학교 의과대학 졸업
인제대학교 상계백병원 가정의학과 전공의 수료
인제대학교 상계백병원 가정의학과 전임의 수료
현재 인제대학교 상계백병원 가정의학과 조교수

이영호

고려대학교 의과대학 졸업
고려대학교 병원 신경정신과 전공의 수료
인제대학교 서울백병원 신경정신과 교수 및 과장
현재 나눔신경정신과의원, 나눔비만 · 식사장애클리닉 원장

최은영

서울대학교 의과대학 졸업
서울대학교병원 가정의학과 전공의 수료
서울대학교병원 가정의학과 전임의 수료
현재 단국대학교병원 가정의학과 조교수

허시영

인제대학교 의과대학 졸업
인제대학교 서울백병원 신경정신과 전공의 수료
현재 나눔신경정신과의원, 나눔비만 · 식사장애클리닉 원장

역자와의
협약으로
인지생략

소아 · 청소년 비만
Child and Adolescent Obesity

2006년 1월 25일 1판 1쇄 인쇄
2006년 1월 31일 1판 1쇄 발행

지은이 • Walter Burniat · Tim Cole · Inge Lissau · Elizabeth Poskitt 공편
옮긴이 • 대한가정의학과 비만연구회 소아비만연구팀 · 나눔신경정신과의원 공역
강지현 · 김수진 · 박경희 · 박수연 · 서희선 · 성은주 · 손중천 · 송홍지
심수정 · 오미숙 · 윤영숙 · 이선영 · 이영호 · 최은영 · 허시영
펴낸이 • 김진환
펴낸곳 • 학지사
121-837 서울시 마포구 서교동 352-29 마인드월드빌딩 5층
대표전화 • (02)326-1500 팩스 (02)324-2345
등록 • 1992년 2월 19일 제2-1329호
홈페이지 www.hakjisa.co.kr

ISBN 89-5891-217-0 93180

가격 20,000원

파본은 구입처에서 교환하여 드립니다.